GUIDE MILITA[IRE]

DES ÉTUDIANTS

DES

MÉDECINS ET PHARMACIENS DE RÉSERVE
ET DE L'ARMÉE TERRITORIALE

COMPRENANT

Les matières de l'examen prescrit :
Pour la nomination des étudiants à l'emploi de médecin auxiliaire
et pour l'avancement des médecins et pharmaciens
dans les cadres de réserve et de l'armée territoriale

AVEC

Les lois, décrets, règlements, circulaires et décisions
ministérielles les concernant

PAR

MM. Arthur PETIT et Lucien COLLIN

Médecins-Majors de l'Armée

(TROISIÈME ÉDITION)

Ornée de nombreuses figures dans le texte et hors le texte, et mise au
courant des derniers règlements ministériels

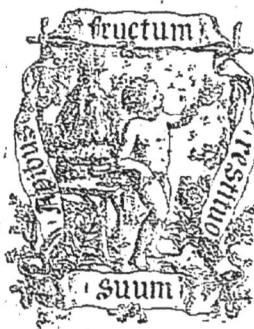

fructum *restituo* *suum*

PARIS
SOCIÉTÉ D'ÉDITIONS SCIENTIFIQUES

PLACE DE L'ÉCOLE-DE-MÉDECINE

4, RUE ANTOINE-DUBOIS, 4

—

1897

Tous droits réservés.

GUIDE MILITAIRE

DES ÉTUDIANTS

ET DES

MÉDECINS ET PHARMACIENS DE RÉSERVE

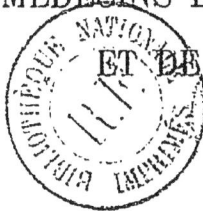

ET DE L'ARMÉE TERRITORIALE

A LA MÊME SOCIÉTÉ D'ÉDITIONS

LETULLE (Dʳ). — **Guide pratique des Sciences médicales**, publié
sous la direction scientifique du Dʳ LETULLE, professeur agrégé à la
Faculté de médecine de Paris, médecin des Hôpitaux. Encyclopédie de
poche pour le praticien. Ouvrage in-18 de 1500 pages, cartonné à
l'anglaise . . . . **12 fr.**

Nous ne saurions mieux faire pour éclairer le praticien sur la valeur de
notre Guide pratique que de reproduire textuellement l'article paru dans le
Bulletin général de thérapeutique.

Voici ce qui a été dit de notre encyclopédie de poche :

C'est un véritable chef-d'œuvre que ce *Guide pratique des sciences médicales*
qui vient de paraître, car on trouve réuni dans ce petit volume tout ce qui a
trait à la médecine, à la chirurgie, à l'obstétrique. Rien n'est omis : maladies
cutanées, électricité médicale, odontalgie, analyse des urines, toxicologie, tout
est traité et c'est un véritable tour de force de la part des auteurs, d'avoir
réussi à condenser ainsi les connaissances indispensables de l'art médical.

On est surpris en lisant cet ouvrage, de voir résumés en quelques lignes
les symptômes, les complications, le diagnostic et le traitement de chaque
maladie ; les détails les plus minutieux y ont trouvé place.

La partie thérapeutique est des plus soignées, et, en outre des paragraphes
spéciaux consacrés au traitement à la fin de la description de toutes les
affections, il existe quatre formulaires : 1ᵒ un formulaire général extrêmement
bien fait ; un formulaire spécial pour les maladies de la peau, renfermant les
principales formules des maîtres en dermatologie ; 3ᵒ un formulaire spécial
pour les maladies des nouveau-nés et des enfants ; 4ᵒ un formulaire spécial
d'odontologie.

Ce qui caractérise essentiellement ce manuel, c'est que, conçu et exécuté
par des jeunes, il est absolument pratique et tout à fait au courant des idées
les plus modernes. Aussi est-il appelé, à notre avis, à un grand et légitime
succès ; en effet, tout médecin voudra le posséder et sera, comme nous,
charmé de trouver réunis dans le même volume tant de documents.

Il nous reste, en terminant, à féliciter chaudement les auteurs et la Société
d'Editions scientifiques d'avoir si heureusement mené à bien la tâche difficile
qu'ils s'étaient tracée ; ils ont voulu faire œuvre utile, et ils ont grandement
réussi.

Le supplément pour 1892, in-18 de 420 p., cart. . . . . **5 fr.**
Le supplément pour 1893, in-18 de 440 p., cart. . . . . **5 fr.**

NOTA. — Le dernier supplément, digne de ses devanciers et restant d'une façon absolue
sur le terrain exclusivement pratique, contient : la *Bactériologie pratique*, par le Dʳ NICOLLE,
chef au laboratoire Pasteur — le *Choléra*, par le Dʳ LESAGE, chef de clinique chargé de diverses missions contre les épidémies par le gouvernement français. — les *Accouchements*,
par le Dʳ DEMELIN, chef de clinique à la Maternité, — les *Maladies de l'Estomac*, les
Maladies du Foie, par le Dʳ NICOLLE (Charles).

**Adresser par conséquent 22 fr. pour recevoir tout ce qui est paru du GUIDE
PRATIQUE DES SCIENCES MÉDICALES depuis sa publication première.**

GUIDE MILITAIRE

DES ÉTUDIANTS

ET DES

MÉDECINS ET PHARMACIENS DE RÉSERVE
ET DE L'ARMÉE TERRITORIALE

COMPRENANT

Les matières de l'examen prescrit :
Pour la nomination des étudiants à l'emploi de médecin auxiliaire
et pour l'avancement des médecins et pharmaciens
dans les cadres de réserve et de l'armée territoriale

AVEC

Les lois, décrets, règlements, circulaires et décisions
ministérielles les concernant

PAR

MM. Arthur PETIT et Lucien COLLIN

Médecins-Majors de l'Armée

(TROISIÈME ÉDITION)

Ornée de nombreuses figures dans le texte et hors texte, et mise au
courant des derniers règlements ministériels

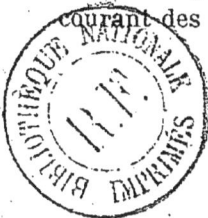

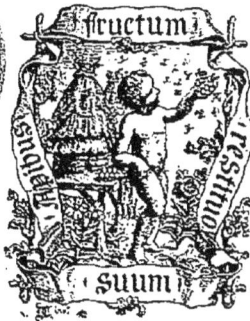

PARIS
SOCIÉTÉ D'ÉDITIONS SCIENTIFIQUES

PLACE DE L'ÉCOLE-DE-MÉDECINE

4, RUE ANTOINE-DUBOIS, 4

—

1897

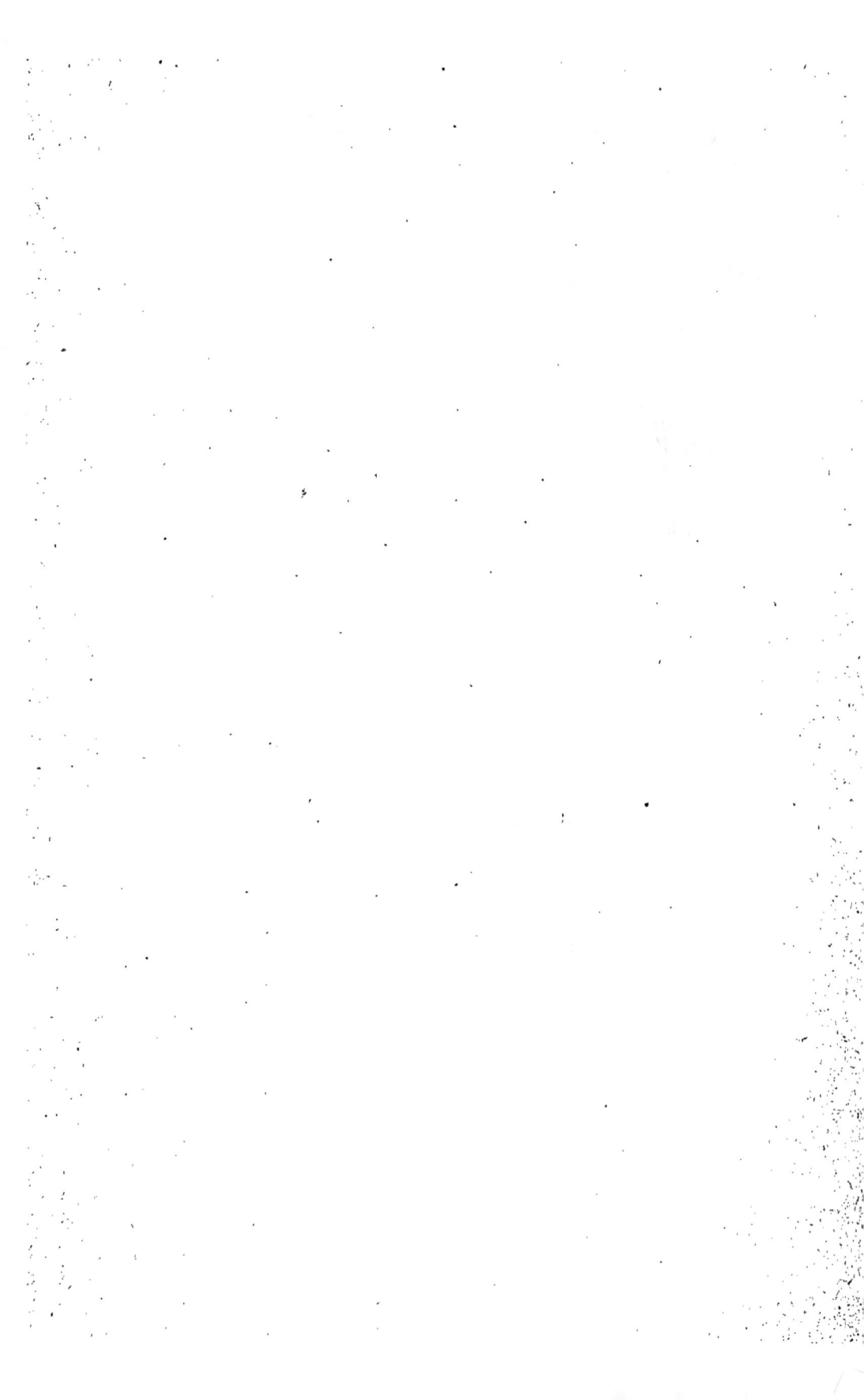

PRÉFACE DE LA 3e ÉDITION

Cette troisième édition, suivant de si près les deux premières, prouve que le public a apprécié notre « Guide » : Aussi n'avons-nous fait que la mettre au point des règlements les plus récents.

Toutefois nous avons cru devoir remanier le chapitre, trop écourté, relatif au service pharmaceutique : « *L'organisation et le fonctionnement de la pharmacie militaire en temps de paix et en campagne* » constitue une leçon nouvelle (XVIIe) de cette troisième édition. Nous la devons à l'extrême obligeance de Monsieur le pharmacien-major Bodard, que nous sommes heureux de remercier de sa précieuse collaboration.

M. le docteur Labonne, directeur de la « Société d'Editions scientifiques, société basée sur la mutualité », a droit aussi à toute notre gratitude pour son concours intelligent et dévoué.

GUIDE MILITAIRE
DES ÉTUDIANTS
ET DES
MÉDECINS ET PHARMACIENS DE RÉSERVE
ET DE L'ARMÉE TERRITORIALE

INTRODUCTION

Un décret en date du 6 avril 1888 dispose que les étudiants en médecine, en possession de douze inscriptions, *sont tenus* de subir un examen d'aptitude au grade de « *médecin auxiliaire* », qui leur assure des prérogatives spéciales. Cet examen est *obligatoire* également pour les docteurs et les pharmaciens de 1re classe désireux d'être nommés aides-majors de réserve ou de l'armée territoriale.

D'autre part, aux termes du décret du 19 décembre 1889, le grade de médecin-major de 2e classe ne peut être conféré, dans la réserve et l'armée territoriale, que sous condition de satisfaire aussi à certaines épreuves administratives.

Or, les matières de ces programmes étant éparses dans diverses publications que les intéressés n'ont pas à leur portée, grand est leur embarras : Nous avons pensé à leur venir en aide en les groupant sous forme de leçons.

Elles constituent la première partie de ce guide, et suivent rigoureusement les indications des programmes ministériels.

La seconde partie contenant les lois, décrets, règlements, circulaires, etc., qui régissent étudiants, médecins auxiliaires, médecins et pharmaciens de réserve et de l'armée territoriale, sera pour eux un code d'une réelle utilité pratique.

Permettre aux candidats de préparer leurs examens, et faire connaître exactement à tous les intéressés leurs obligations et leurs droits, dans les diverses situations où ils peuvent se trouver, au point de vue militaire :

Tel est le but de ce guide.

Mis au courant des réglementations les plus récentes, nous pensons qu'il pourra être aussi de quelque utilité à nos camarades de l'armée active, qui préparent leur « *examen pour l'avancement au choix des médecins et pharmaciens majors* », prescrit par la décision ministérielle du 10 juin 1896.

A. PETIT.   L. COLLIN.

TABLE ANALYTIQUE DES MATIÈRES

APPENDICE

TABLEAUX, CROQUIS & PLANCHES

Tableaux

Croquis

Planches

DEUXIÈME PARTIE

Lois décrets, décisions, règlements, circulaires concernant les étudiants, les docteurs en médecine et les pharmaciens dans leurs rapports avec l'autorité militaire.

TITRE I — RECRUTEMENT DES ÉTUDIANTS EN MÉDECINE ET EN PHARMACIE. — *Sommaire* : Conditions auxquelles la dispense de deux ans de service leur est accordée.— Circulaire ministérielle du 28 mai 1890 et

PREMIÈRE PARTIE

———

PROGRAMME DE L'EXAMEN D'APTITUDE

CONCERNANT

LES ÉTUDIANTS EN MÉDECINE

ET LES MÉDECINS ET PHARMACIENS DE RÉSERVE

ET DE L'ARMÉE TERRITORIALE

———

PREMIÈRE LEÇON

Notions sur l'organisation générale de l'armée, la discipline et la hiérarchie militaires.

I

De l'organisation générale de l'armée.

Considérations générales. — Loi du 24 Juillet 1873 sur l'organisation générale de l'armée. — Division du territoire. — Composition des corps d'armée. — Commandement et administration. — De l'incorporation et de la mobilisation. — De l'armée territoriale.

Lois des 13 mars 1875, 25 juillet 1893 et 29 juin 1894 constitutives des cadres et des effectifs. — Composition de l'armée active. — Composition du cadre de réserve de l'état-major général et des officiers de réserve. — De l'armée territoriale.

Lois du 16 mars 1882 et du 1er juillet 1889 sur l'administration de l'armée et l'autonomie du service de santé militaire. — Dispositions générales — Dispositions générales du service de santé. — Administration des corps de troupe. — Contrôle de l'administration de l'armée.

CONSIDÉRATIONS GÉNÉRALES

Après la guerre de 1870, l'armée française fut réorganisée sur des bases nouvelles qui reposent sur les lois suivantes :

1° Loi du 24 juillet 1873 sur l'organisation générale de l'armée.

2° Lois des 13 mars 1875, 25 juillet 1893 et 29 juin 1894 constitutives des cadres et des effectifs de l'armée territoriale.

3° Lois du 16 mars 1882 sur l'administration de l'armée, et du 1er juillet 1889 portant autonomie complète du service de santé militaire.

4° Lois des 15 juillet 1889, 6 novembre 1890, 11 et 19 juillet 1892 sur le recrutement de l'armée (1).

1° Loi du 24 juillet 1873
sur l'organisation générale de l'armée.

DIVISION DU TERRITOIRE

La France est divisée en *régions de corps d'armée*: c'est là la base fondamentale de l'organisation générale. Ces régions sont au nombre de 18, subdivisées en 8 *subdivisions de région*. Chaque région est occupée par un corps d'armée qui y tient garnison et comprend : 2 divisions d'infanterie, composées de 4 brigades (8 régiments) — 1 brigade de cavalerie (2 régiments) — 1 brigade d'artillerie (2 régiments) — 1 bataillon du génie — 1 escadron du train des équipages militaires ; ainsi que les états-majors et les divers services nécessaires (Voir plus loin la « *loi constitutive des cadres* », page 5) : En tout de 35 à 40,000 hommes.

COMPOSITION DES CORPS D'ARMÉE

A la tête de chaque corps d'armée est un général de division qui prend le titre de « *Général commandant le*

(1) Nous consacrerons une leçon spéciale à cette loi en raison de son importance (Voir 2e leçon).

corps d'armée ». Ses pouvoirs lui sont confiés pour trois ans ; mais il peut être maintenu dans ses fonctions, au-delà du terme légal, par décret spécial rendu en Conseil des ministres.

COMMANDEMENT ET ADMINISTRATION

Dans chaque région, le général commandant le corps d'armée a sous son commandement le territoire, les forces de l'armée active, de réserve et de l'armée territoriale, ainsi que tous les services et magasins affectés à ces forces.

Il est secondé dans sa tâche par un service d'état-major placé sous la direction d'un *major général* et divisé en deux sections :

1° Section active, marchant avec les troupes ;

2° Section territoriale, attachée à la région d'une manière permanente et chargée, en tout temps, d'assurer le recrutement des divers services.

Il commande aussi aux états-majors particuliers de l'artillerie et du génie ; aux services administratif et sanitaire, divisés également en sections active et territoriale.

Un officier supérieur est chargé du service du recrutement, dans chaque subdivision. Tous les militaires domiciliés dans la subdivision relèvent de lui.

DE L'INCORPORATION ET DE LA MOBILISATION

En cas de modification, le général commandant le corps d'armée reçoit, du Ministre, l'ordre de mobiliser tout ou partie de ce corps. Aussitôt il prescrit au commandant de recrutement d'aviser immédiatement tous les hommes de la disponibilité (voir page 33)

et de réserve, destinés à porter au complet de guerre
l'effectif du temps de paix.

Ces *ordres d'appel* sont toujours préparés d'avance
et portent des indications précises, auxquelles les intéressés doivent se soumettre très exactement. La mobilisation peut aussi avoir lieu par *voie d'affiches* et de
publications sur la voie publique. Dans ce cas, les
hommes doivent se mettre en route sans attendre la
notification individuelle. Aussitôt l'ordre de mobilisation
reçu, un officier général du cadre de réserve (voir plus
loin page 10), désigné par avance, vient assister le
général commandant le corps d'armée, et prend le
commandement du territoire, dès que les troupes
mobilisées sont mises en route.

DE L'ARMÉE TERRITORIALE

L'armée territoriale a une constitution particulière
définie par la loi des cadres (voir plus loin page 10).

Les hommes qui la composent ne quittent leurs
foyers que sur l'ordre de l'autorité militaire. Quant à la
réserve de cette armée, elle n'est appelée qu'en cas
d'insuffisance de l'armée territoriale et successivement
par classes, en commençant par les plus jeunes.

Destinée en principe à la garde des places fortes, lignes
et postes d'étapes, à la défense des côtes, etc., l'armée
territoriale peut aussi être mobilisée comme l'armée
active. Comme celle-ci, elle est organisée en divisions
et brigades et soumise aux lois et règlements qui régissent l'armée active. Les hommes appartenant à la réserve
de l'armée territoriale peuvent, avec l'autorisation
nominative du Ministre, coopérer au fonctionnement
des Sociétés d'assistance aux malades et blessés.

2° Lois des 13 mars 1875, 25 juillet 1893 et 29 juin 1894 constitutives des cadres et des effectifs (1).

Ces lois définissent en détail la composition de l'armée active et de l'armée territoriale.

COMPOSITION DE L'ARMÉE ACTIVE

L'armée active comprend :

1° Les troupes de toutes armes ;

2° Le personnel de l'état-major général et des services généraux ;

3° Le personnel des états-majors et des services particuliers ;

4° La gendarmerie ;

5° Le régiment de sapeurs-pompiers de la ville de Paris.

1° TROUPES DE TOUTES ARMES

A. — INFANTERIE (2)

163 régiments à 3 bataillons (3) de 4 compagnies, dont 18 dits « régionaux » à 4 bataillons qui ne sont pas endivisionnés dans les corps d'armée.

---

(1) Le mot *cadre* exprime l'ensemble des officiers, sous-officiers et soldats formant l'armée. Il ne faut pas confondre les cadres avec les *effectifs* ; ce dernier mot indiquant le nombre réel (effectif) des sujets composant l'armée, par comparaison avec le nombre légal.

(2) Outre les régiments actifs, l'armée de première ligne comprend un nombre égal de régiments de réserve à 3 bataillons, constitués par des réservistes et commandés par le lieutenant-colonel du régiment actif correspondant. Ces régiments de réserve portent le numéro de l'unité active augmenté de 200.

Ainsi le 1er régiment de réserve a le numéro 201, etc. Il en est de même des autres armes artillerie, cavalerie, génie. Les régiments de réserve sont constitués en brigades, divisions et corps d'armée.

(3) 4 bataillons sur le pied de guerre.

3o bataillons de chasseurs à pied à 4 compagnies, dont 12 dits *bataillons alpins* à 6 compagnies (1).

L'infanterie comprend en outre, les troupes suivantes spéciales au corps d'armée d'Algérie (19ᵉ) savoir :

4 régiments de zouaves à 4 bataillons de 4 compagnies, plus 2 de dépôt ;

4 régiments de tirailleurs algériens ayant la même composition, avec une seule compagnie de dépôt ;

2 régiments étrangers à 5 bataillons de 4 compagnies ;

5 bataillons d'infanterie légère d'Afrique.

4 compagnies de fusiliers de discipline.

B. — CAVALERIE (2)

La cavalerie comprend 91 régiments à 5 escadrons, savoir :

14 régiments de cuirassiers, — 32 de dragons, — 21 de chasseurs, — 14 de hussards, — 6 de chasseurs d'Afrique, — 4 de spahis et 8 compagnies de cavaliers de remonte. En outre, elle comprend : 19 escadrons d'éclaireurs volontaires qui sont constitués de tout temps et rattachés, pour l'administration, à l'un des régiments de cavalerie du corps d'armée (3).

---

(1) Les autres bataillons seront portés successivement au même effectif suivant les ressources budgétaires.

(2) A chaque corps d'armée est affectée une brigade de cavalerie (2 régiments dits *régiments de corps*, dont un de cavalerie légère (hussards ou chasseurs) et l'autre de dragons). Les autres régiments, en dehors de ceux d'Algérie et de Tunisie, sont réunis en *divisions indépendantes* (6 régiments par division (2 de cuirassiers, 2 de dragons et 2 de cavalerie légère). Ces « divisions de cavalerie d'armée » opèrent isolément, indépendamment des corps d'armée.

(3) Il est formé, en plus, des troupes sahariennes d'infanterie et de cavalerie montées à Méhara, spécialement chargées de l'occupation et de la surveillance des régions sahariennes. L'infanterie est organisée en bataillons de 4 compagnies (il

C. — ARTILLERIE (1)

L'artillerie comprend :

A. — 40 régiments divisés en 19 brigades. Le nombre de leurs batteries est de 12 et 9; chaque batterie a 6 pièces. — Les batteries sont dites *batteries montées* ou *batteries à cheval*, suivant que les servants sont assis sur les caissons ou à cheval.

On les réunit en groupes pour accompagner les divisions d'infanterie (batteries divisionnaires) ou pour rester en réserve sous l'action directe du général commandant le corps d'armée (batteries de corps).

Il est formé des groupes de batteries (2 batteries), toutes à cheval, pour accompagner les divisions de cavalerie indépendante; ces groupes sont commandés par un chef d'escadrons.

B. — 18 bataillons d'artillerie à pied, à 6 batteries chacun, en principe (2).

C. — 10 compagnies d'ouvriers d'artillerie.

D. — 3 compagnies d'artificiers.

En outre l'artillerie comprend : 12 batteries de montagne affectées aux Alpes, et 16 pour l'Algérie, la Tunisie et la Corse.

D. — GÉNIE

Les troupes du génie se composent de 7 régiments, soit : 4 de sapeurs-mineurs à 5 bataillons de 4 compa-

---

n'en existe encore qu'une seule) « bataillon de tirailleurs sahariens ». La cavalerie est organisée en escadrons (il en existe deux actuellement) portant le nom « d'*escadrons de spahis sahariens* ».

(1) La loi du 29 juin 1894, en supprimant les pontonniers, a créé deux nouveaux régiments d'artillerie et 28 batteries montées réparties entre les régiments et les bataillons d'artillerie à pied.

(2) Si le nombre de batteries dépasse le chiffre de 6, le bataillon pourra être commandé par un lieutenant-colonel (même loi).

gnies, 1 régiment de « *chemins de fer* » à 3 bataillons de 5 compagnies, dont une de sapeurs-conducteurs ; et 2 régiments « *d'équipages de pont d'armée* », remplaçant les anciens régiments de pontonniers.

A chaque corps d'armée correspond un bataillon de sapeurs-mineurs, qui en porte le numéro.

Chaque régiment a une compagnie de sapeurs-conducteurs.

E. — TRAIN DES ÉQUIPAGES

Le train des équipages militaires comprend :

20 escadrons de 3 compagnies :

Ils sont chargés des transports spéciaux de la guerre et du service des hôpitaux de campagne et ambulances ; ils conduisent les mulets haut-le-pied et porteurs de litières et de cacolets, sous les ordres du médecin-chef de la formation sanitaire.

F. — GENDARMERIE

La gendarmerie comprend : 27 légions départementales, des légions d'Afrique et des colonies, et la légion de la garde républicaine (1).

G. — SAPEURS-POMPIERS DE LA VILLE DE PARIS

Les sapeurs-pompiers de Paris constituent un régiment spécial d'infanterie dont la solde et l'entretien sont à la charge de la Ville de Paris.

(1) Quelques-unes de ces légions sont dites bis et ter (6e, 15e corps, etc.)

2° PERSONNEL DE L'ÉTAT-MAJOR GÉNÉRAL ET DES SERVICES GÉNÉRAUX

Le personnel de l'état-major général et des services généraux comprend :

L'état-major général (généraux de division et de brigade).

Le service d'état-major (officiers d'état-major et archivistes).

Le corps du contrôle de l'administration de la guerre.

3° ÉTATS-MAJORS ET SERVICES PARTICULIERS

Ils comprennent :

L'état-major particulier de l'artillerie et du génie.

Les fonctionnaires de l'intendance militaire.

Les officiers du corps de santé.

Les officiers d'administration.

Les sections de secrétaires d'état-major et de recrutement.

Les sections de commis et ouvriers d'administration.

Les sections d'infirmiers.

Les aumôniers militaires.

Les vétérinaires militaires.

Les interprètes militaires.

Le recrutement et la mobilisation.

Les services de la trésorerie et des postes.

Le service de la télégraphie militaire.

Les services militaires des chemins de fer.

Les écoles militaires.

La justice militaire.

Les dépôts de remonte.

Les affaires indigènes, en Algérie, et les bureaux de renseignements, en Tunisie.

COMPOSITION DU CADRE DE RÉSERVE DE L'ÉTAT-MAJOR GÉNÉRAL ET DES OFFICIERS DE RÉSERVE

La 2ᵉ section du cadre de l'état-major général comprend :

1º Les généraux de division et de brigade, et les fonctionnaires assimilés ayant atteint la limite d'âge (65 et 62 ans), à moins qu'ils n'aient commandé en chef devant l'ennemi ; dans ce cas ils sont maintenus dans le cadre d'activité sans limite d'âge.

2º Les officiers généraux placés dans cette situation par anticipation.

Les officiers de réserve, destinés à fournir à toutes les armes et à tous les services, pour compléter le personnel nécessaire à la mobilisation de l'armée active, se recrutent parmi :

1º Les officiers généraux et fonctionnaires assimilés, en retraite, qui en font la demande.

2º Les officiers et fonctionnaires retraités à 20 ans de service, jusqu'à ce qu'ils aient accompli 30 ans ; et les officiers, retraités après 30 ans, qui en feraient la demande.

3º Les officiers et les fonctionnaires démissionnaires qui, après démission, sont astreints, par leur âge, aux obligations militaires, soit dans l'armée active, soit dans la réserve ; et les officiers qui, quoique ayant dépassé cet âge, demandent à servir dans la réserve.

4º Les sous-officiers et les anciens engagés conditionnels qui satisfont à certaines conditions d'aptitude ou à des examens spéciaux.

5º Les jeunes gens, appartenant à la disponibilité ou à la réserve de l'armée active, qui sont docteurs en médecine ou pharmaciens de 1ʳᵉ classe (Voir 2ᵉ partie).

Tous ces officiers ou fonctionnaires de réserve ont droit, quand ils sont en service, aux mêmes prérogatives que ceux de l'armée active. A grade égal, ils marchent après ces derniers. S'ils n'ont pas servi dans l'armée active ils ne pourront, dans ce cas, de même que les officiers de l'armée territoriale (art. 43 et 57), exercer les fonctions soit de chefs de corps ou de service, soit de commandant de dépôt. Quand ils ont atteint l'âge de passer dans l'armée territoriale, le Ministre peut les maintenir, sur leur demande, dans les cadres de la réserve.

COMPOSITION DE L'ARMÉE TERRITORIALE

L'armée territoriale est formée aussi de troupes de toutes armes. L'infanterie est recrutée et organisée par subdivisions de région ; les autres armes le sont sur l'ensemble de la région.

L'infanterie de l'armée territoriale comprend :

145 régiments ayant un nombre de bataillons variable, suivant les ressources du recrutement. Ils sont numérotés dans l'ordre des régions de corps d'armée et des subdivisions ; ainsi les 8 premiers régiments appartiennent aux 8 subdivisions de la 1re région, et ainsi de suite.

Les troupes de cavalerie territoriale comprennent :

Dans chaque région, 4 escadrons de dragons et 4 escadrons de cavalerie légère.

Les troupes d'artillerie territoriale sont constituées à raison de un régiment par région, commandé par un lieutenant-colonel.

Le nombre des batteries est variable.

Chaque régiment porte le numéro de la région à laquelle il appartient.

Le génie a un bataillon territorial par région. Le

nombre des compagnies est fixé par le Ministre. Les bataillons portent le numéro de leur région.

Le train a aussi un escadron territorial de même composition que l'unité correspondante de l'armée active.

Il y a également des sections territoriales d'infirmiers et de troupes d'administration.

Enfin les douaniers et les chasseurs forestiers sont enrégimentés, en temps de paix, pour concourir, en temps de guerre, à la défense du territoire.

Outre le régiment d'artillerie et l'escadron du train des équipages constitués dans chaque région, il est formé :

1° Un régiment territorial d'artillerie rattaché à la 19e brigade d'artillerie.

2° Un 19e escadron territorial du train des équipages rattaché au 19e escadron actif.

3° Au besoin, il pourra être formé un 20e escadron territorial du train rattaché au 20e escadron actif.

Les corps de troupes de l'armée territoriale sont rattachés aux corps de troupes correspondants de l'armée active désignés par le Ministre, pour tout ce qui concerne l'administration, l'instruction et la mobilisation.

Sont officiers, dans l'armée territoriale, tous les officiers de réserve au moment où, par leur âge, ils passent de droit dans cette armée, s'ils ne sont pas maintenus dans le cadre des officiers de réserve (Art. 44) ; et les officiers retraités pour ancienneté de services qui restent à la disposition du Ministre pendant cinq ans, après leur radiation des contrôles de l'armée active.

3° Loi du 16 mars 1882 sur l'administration de l'armée (1).

Trois principes généraux dominent dans la loi sur l'administration de l'armée :

1° La subordination de tous les services au commandement.

2° La séparation de ces services en : direction, gestion ou exécution, et contrôle.

3° L'autonomie du service de santé.

DISPOSITIONS GÉNÉRALES

L'administration de l'armée comprend :

Le service de l'artillerie.

Le service du génie.

Le service de l'intendance.

Le service des poudres et salpêtres.

Le service de santé.

Le Ministre de la guerre est le chef responsable de l'administration de l'armée; mais il délègue ses pouvoirs, pour les crédits, aux directeurs des services ordonnateurs des dépenses.

Il appartient aux directeurs de tous les services de procéder à des vérifications et d'exercer une surveillance rigoureuse sur tout ce qui dépend de leur direction, pour la régularité des dépenses et l'exécution parfaite des règlements.

Les directeurs des services sont sous les ordres immédiats du général commandant le corps d'armée ; et toute

---

(1) Jusqu'au vote de cette loi, le corps de santé faisait partie des services administratifs et, comme tel, était sous la direction de l'intendance. Il est représenté depuis, auprès du Ministre, par une direction spéciale (7ᵉ Direction), (Art. 2 de la loi et Décret du 27 mai 1882).

leur correspondance avec le ministre de la guerre doit passer par son intermédiaire. Les directeurs le tiennent au courant de tout ce qui concerne leur service ; ils veillent à ce que les approvisionnements des magasins et le matériel soient au complet réglementaire, dans un bon état d'entretien et toujours disponibles.

En cas de formation d'armée, le Ministre, seul responsable de son administration, délègue ses pouvoirs au général en chef, qui est assisté des directeurs des divers services dans l'administration de son armée.

DISPOSITIONS GÉNÉRALES DU SERVICE DE SANTÉ

Le service de santé s'administre lui-même et a, sous la haute autorité du commandement, une complète autonomie.

Dans chaque corps d'armée il y a un directeur du service de santé, ayant autorité sur tout le personnel affecté à ce service.

Il peut, dans les cas urgents, prescrire sous sa responsabilité, même pécuniaire, des dépenses non prévues par les règlements ; mais, en ce cas, l'ordre doit être donné par écrit. Il est rendu compte aussitôt au commandement.

Le médecin directeur, dans tout le corps d'armée, et le médecin chef, dans son établissement hospitalier, exercent une surveillance active sur les approvisionnements et le matériel du service de santé ; ils veillent à ce qu'ils soient au complet réglementaire, en bon état d'entretien et disponible pour le service. A ce sujet ils adressent au commandement toutes les demandes nécessaires, et lui font connaître leurs besoins.

Dans les corps de troupes, le directeur n'a d'autorité sur le personnel médical qu'au point de vue technique.

Loi du 1ᵉʳ juillet 1889

La loi du 16 mars 1882 ayant été jugée insuffisante, au point de vue de l'autonomie du corps de santé, elle a été complétée par celle du 1ᵉʳ juillet 1889 qui, en chargeant les médecins de l'ordonnancement des dépenses, de la vérification de la comptabilité et de la fourniture des approvisionnements, et en leur donnant pleine autorité sur les officiers d'administration des hôpitaux et les infirmiers des sections, a consacré absolument son autonomie.

ARTICLE 16. — « Les directeurs du service de santé dans le corps d'armée, ainsi que les chefs de service de santé dans les hôpitaux, ambulances et établissements pharmaceutiques, sont pris parmi les membres du corps de santé militaire. Ils ont, en ce qui concerne l'exécution du service de santé, autorité sur tout le personnel militaire ou civil attaché d'une manière permanente ou temporaire à leur service. Ils donnent des ordres en conséquence aux pharmaciens, aux officiers d'administration et aux infirmiers des hôpitaux et ambulances, ainsi qu'aux troupes des équipages militaires et aux hommes de troupe momentanément détachés auprès d'eux pour assurer le service de santé. Les infirmiers et hommes de troupe, ainsi détachés, relèvent de leurs chefs de corps respectifs en ce qui concerne l'administration, la police et la discipline intérieure du corps. »

ARTICLE 18. — « Les directeurs du service de santé, dans les corps d'armée, ordonnancent toutes les dépenses du service de santé. Les directeurs ainsi que les médecins-chefs de service vérifient la gestion, en deniers et matières, des pharmaciens et des officiers d'administration placés sous les ordres ; ils leur donnent directement

des instructions pour la bonne tenue des écritures et
l'observation des lois et règlements sur la comptabilité.
Le service de santé est également chargé, sous l'autorité
du commandement, d'assurer la fourniture du matériel
et des approvisionnements nécessaires aux hôpitaux et
ambulances. »

ARTICLE 41. — « Les sections d'infirmiers sont commandées et administrées par un officier d'administration
de leur service. En ce qui concerne la discipline et la
police intérieure des corps, les sections d'infirmiers
militaires sont placées *sous l'autorité supérieure des
médecins militaires chefs du service de santé.* »

ADMINISTRATION INTÉRIEURE DES CORPS DE TROUPE.

La gestion est exercée, dans les corps de troupes,
par le conseil d'administration, et dans les dépôts de
convalescents par le commandant du dépôt. Le service
de l'intendance vérifie les dépenses.

CONTRÔLE DE L'ADMINISTRATION DE L'ARMÉE.

Le corps du « Contrôle de l'administration de l'armée », créé par la loi du 16 mars 1882, est composé d'un
personnel indépendant ne relevant que du Ministre.

Il a une hiérarchie propre qui ne comporte aucune
assimilation.

Sa mission est de sauvegarder les intérêts du Trésor
et de veiller à l'observation exacte des lois, décrets,
règlements, etc.... en vigueur. Le contrôle s'exerce sur
tous les corps et services de l'armée. Agents directs du
Ministre, les contrôleurs agissent comme ses délégués
et procèdent, soit par des vérifications sur pièces, soit
par des inspections inopinées.

II

De la hiérarchie et de la discipline

Considérations générales. — De la hiérarchie
De la discipline

CONSIDÉRATIONS GÉNÉRALES

« Le secret de la puissance militaire est dans la répartition éclairée du commandement, dans le fractionnement rationnel des unités ou parties constitutives de l'armée, dans la méthode d'après laquelle ces parties s'articulent les unes avec les autres, et dans la connaissance que les chefs doivent avoir de ce mécanisme. »

Mais, pour que les décisions du chef soient acceptées sans contrôle, pour que sa volonté imprime à tous les rouages du grand mécanisme militaire l'unité d'action nécessaire et une solidarité complète, il faut qu'un principe régulateur prévienne toute discordance, et ne permette jamais un écart dans l'ensemble du système : Ce principe, c'est la hiérarchie, d'où découle naturellement la subordination.

DE LA HIÉRARCHIE

La hiérarchie est l'échelle continue des divers grades auxquels le soldat peut successivement s'élever, d'une part, par son mérite ou ses actions d'éclat, d'autre part, en vertu des lois régulatrices de l'avancement qui, à son tour, assure le maintien permanent de l'effectif des cadres de la hiérarchie militaire.

La hiérarchie militaire comprend les grades ci-après :

Hommes de troupes	Caporal ou brigadier.	
	Sous-officiers	Sergent ou maréchal des logis.
		Sergent-major ou maréchal des logis chef.
		Adjudant.
Officiers subalternes	Sous-lieutenant. Lieutenant. Capitaine.	
Officiers supérieurs	Chef de bataillon, d'escadrons ou major. Lieutenant-colonel. Colonel.	
Officiers généraux	Général de brigade. Général de division (1).	
Dignitaires	Maréchal de France (2).	

Si nous n'avons pas à nous occuper ici de la division de certains *grades* en *emplois* conférant de véritables prérogatives de commandement, nous devons, au contraire, pour faire comprendre la position qu'occupent, dans l'armée, les officiers du corps de santé, définir ce que l'on entend par *assimilation* et par *correspondance de grade.*

Il n'y a pas, dans l'armée, que des officiers de troupe ; il y existe des catégories à part d'officiers bénéficiant de la loi du 19 Mai 1834, mis en possession de grades qui leur confèrent, en tout ou en partie, les prérogatives des officiers : Ce sont les assimilés des services particuliers mentionnés au paragraphe 3 de l'article 1er de la loi du 13 Mars 1875.

(1) Les armées et les groupes d'armées sont commandées par des généraux de division qui prennent les titres de « *commandant d'armées* » et de « *commandant en chef* ». Ils reçoivent du Président de la République une commission temporaire.

(2) Il n'y a plus de maréchaux en France, mais la dignité n'est pas supprimée.

L'assimilation n'entraîne point nécessairement la correspondance complète des grades ; car assimilation est un mot, qui crée des séries parallèles dont certains degrés sont réciproquement à la même hauteur. Qui dit, au contraire, *correspondance*, dit conformité d'une chose à une autre. C'est ainsi que le corps de l'intendance militaire et celui des officiers du corps de santé jouissent de la correspondance de grade ; ce qui signifie, qu'en réalité, tel ou tel grade de l'un de ces corps est en conformité ou équivalence absolue avec tel autre grade de la hiérarchie des officiers combattants. Le corps du contrôle, au contraire, qui devait, par la nature même de ses fonctions, rester indépendant des autorités militaires, possède une hiérarchie proche ne comportant aucune assimilation de grades. D'où il résulte que les membres de cette hiérarchie ne peuvent exercer d'autorité que dans leur propre hiérarchie, ou sur les personnels qui concourent à l'exécution des services dont ils ont la responsablité.

Le personnel des officiers d'administration forme un corps distinct qui a une hiérarchie propre.

La correspondance de grades appartenant aux officiers du corps de santé est résumée dans le tableau ci-contre (page 20).

Le fait de la hiérarchie entraîne, avons-nous dit, le principe de la subordination, en vertu duquel tout grade inférieur de l'échelle hiérarchique a des devoirs fixes et généraux à l'égard de tous les grades plus élevés que lui (respect, obéissance, etc...), et des obligations spéciales de service inhérentes à la position qu'occupe celui qui en est revêtu.

TABLEAU indiquant la hiérarchie, la correspondance de grades, les insignes, le nombre et la limite d'âge des officiers du corps de santé militaire et des officiers d'administration des hôpitaux:

	GRADES	CORRESPONDANCE DE GRADES	INSIGNES DE GRADES	Nombre	Limite d'âge pour la retraite	OBSERVATIONS
Médecins et Pharmaciens	Médecin-Inspecteur général . .	Général de division	Dolman à parements et collet en velours cramoisi, képi brodé sur col et parements brodés sans étoiles, chapeau, ceinture soie mi-blanche et rouge (inspect' génér¹) ou mi-blanche et bleu (inspecteur²) culotte blanche (grande tenue).	1	65 ans	Les pharmaciens ont les mêmes insignes de grade que les médecins. Parements et collet en velours vert.
	Médecin ou Pharm. Inspecteur.	Général de brigade	velours (petite tenue). Tunique à	9	62 »	
	Médecin principal de 1ʳᵉ classe.	Colonel	Col et parements velours cramoisi — au-dessus des parements, 5 galons circulaires en or.	45	60 »	Les médecins stagiaires du Val-de-Grâce ont la tenue d'aide-major sans galons.
	Médecin principal de 2ᵉ classe.	Lieutenant-Colonel	5 galons dont 2 en argent et 3 en or.	45	58 »	
	Médecin-major de 1ʳᵉ classe . .	Chef de bataillon.	4 galons or	320	56 »	Les élèves de l'École du service de santé de Lyon ont une tenue spéciale, semblable à celle des élèves de l'École polytechnique, sauf que le pantalon et le képi sont de couleur garance — au collet de la tunique, attribut médical sur velours cramoisi. Pas de galons.
	Médecin-major de 2ᵉ classe . .	Capitaine . . .	3 galons or	480	53 »	
	Médecin aide-major de 1ʳᵉ classe	Lieutenant. . .	2 galons.	300	52 »	
	Médecin aide-major de 2ᵉ classe.	Sous-Lieutenant .	1 galon	100	52 »	
	Médecin auxiliaire	Adjudant . . .	1 galon mi-soie et or . .	variable		
Officiers d'administration	Officier d'administr. principal .	Les Officiers d'administration ont une hiérarchie propre.	Broderies or sur drap garance au collet du dolman, cannelure autour du pan-dean qui est en drap noir, cadencé brodé sur la partie médiane, pas de galons, boutons de médecins.	14	60 »	
	Officier d'admin. de 1ʳᵉ classe .			56	58 »	
	Officier d'admin. de 2ᵉ classe.			56	56 »	
	Officier d'adm. adjoint de 1ʳᵉ cl.			112	56 »	
	Officier d'adm. adj. de 2ᵉ classe.			112	56 »	

DE LA DISCIPLINE

Le principe de la hiérarchie étant absolu, et la subordination, qui en est la conséquence forcée, étant mise en pratique dans toutes ses obligations, la discipline existe ; car, en effet, qui dit discipline dit : exécution indiscutée des ordres venus d'en haut, et transmission, à son tour indiscutable, des mêmes ordres à tous les degrés inférieurs.

Qui dit discipline dit aussi : observation intégrale des règlements militaires dans tous leurs détails. La discipline n'est donc, en un mot, que l'exécution complète, rigoureuse des devoirs militaires ; elle est, dans l'ordre moral, l'auxiliaire nécessaire de l'organisation. Ses moyens conservateurs sont de deux sortes :

1° Les récompenses et les châtiments ; 2° le concours d'une administration active et prévoyante.

En ce qui concerne les châtiments, qu'il suffise de citer le principe posé en tête du règlement sur le service intérieur (20 Octobre 1882) : « Si l'intérêt du service demande que la discipline soit ferme, il veut, en même temps, qu'elle soit paternelle. Toute rigueur qui n'est pas de nécessité, toute punition qui n'est pas déterminée par le règlement, ou que ferait prononcer un sentiment autre que celui du devoir ; tout acte, tout geste, tout propos outrageant d'un supérieur envers son subordonné, sont sévèrement interdits. Les membres de la hiérarchie militaire, à quelque degré qu'ils y soient placés, doivent traiter leurs inférieurs avec bonté, être pour eux des guides bienveillants, leur porter tout l'intérêt et avoir envers eux tous les égards dus à des hommes dont la valeur et le dévouement procurent leurs succès et préparent leur gloire. »

DEUXIÈME LEÇON

Loi du 15 juillet 1889 sur le recrutement de l'armée

(Modifiée par les Lois des 6 Novembre 1890; 11 et 19 Juillet 1892)

DISPOSITIONS GÉNÉRALES

Cette loi sanctionne le grand principe du service militaire *personnel* (art. 1) et égal pour tous pendant une durée de 25 ans (art. 2) :

Le temps de service dans chacune des catégories de l'armée a été modifié par la loi du 19 juillet 1892 (Voir page 32).

L'article 7 décide que nul n'est admis dans une administration de l'Etat (Loi du 14 août 1893) ou ne peut être investi de fonctions publiques électives s'il ne justifie avoir satisfait aux obligations imposées par la présente loi.

L'article 9 spécifie l'interdiction du vote pour les militaires et assimilés de tous grades et de toutes armes, quand ils sont présents à leurs corps, à leur poste ou dans l'exercice de leurs fonctions.

L'article 47 introduit, pour la première fois, une sanction des peines disciplinaires encourues pendant le service. Les militaires qui, pendant la durée de leur service, auront subi des punitions de prison ou de cellule, seront maintenus au corps après le départ des hommes de leur classe, pendant un nombre de jours égal au nombre des journées de prison ou de cellule qu'ils auront subies, à moins qu'ils ne soient gradés au départ de leur classe. Si le nombre des jours de prison ou de cellule dépasse soixante. la durée du maintien au corps sera fixé par un conseil de discipline statuant en dernier ressort ; elle ne pourra être inférieure à 3 mois ni supérieure à un an.

Les hommes naturalisés français ne sont assujettis qu'aux obligations de la classe à laquelle ils appartiennent par leur âge.

DES APPELS. — RECENSEMENT. — TIRAGE AU SORT
CONSEIL DE RÉVISION

Les *appels* se font dans les conditions suivantes (art. 10 à 34) :

Chaque année le Maire dresse, dans chaque commune, un *tableau de recensement* des jeunes gens ayant atteint l'âge de 20 ans révolus, l'année précédente ; ce tableau. qui mentionne la profession de chacun des jeunes gens inscrits, est publié et affiché dans chaque commune. Les jeunes gens *omis* doivent se faire connaître, sous peine d'être inscrits sur les tableaux de recensement de la classe qui est appelée après la découverte de l'omission, et d'être soumis à toutes les obligations de cette classe. Le sous-préfet, assisté des maires du canton, fait, en séance publique, au chef-lieu de ce canton, l'examen des tableaux de recensement de chaque commune, qui sont lus à haute voix. Les jeunes gens, leurs parents ou représentants sont entendus dans leurs observations. Les tableaux sont ensuite arrêtés et visés par le sous-préfet et les maires.

L'opération du *tirage au sort* a lieu par canton, toujours sous la présidence du sous-préfet, qui compte publiquement les numéros et les dépose dans l'urne, après s'être assuré que leur nombre est égal à celui des jeunes gens appelés à y prendre part Les noms des omis et des jeunes gens convaincus de fraude sont inscrits en tête de la liste du tirage ; les premiers numéros leur sont attribués de droit et, en conséquence, extraits de l'urne immédiatement.

La liste du tirage est publiée et affichée dans chaque commune, puis a lieu le *conseil de révision cantonal* composé :

Du préfet, président ; à son défaut, du secrétaire général, et, exceptionnellement, du vice-président du conseil de préfecture ou d'un conseiller de préfecture délégué par le préfet ;

D'un conseiller de préfecture désigné par le préfet ;

D'un membre du Conseil général du département, autre que le représentant élu dans le canton où la révision a lieu, désigné par la commission départementale ;

D'un membre du Conseil d'arrondissement, autre que le représentant élu dans le canton où la révision a lieu, désigné comme ci-dessus, et, dans le territoire de Belfort, d'un deuxième membre du Conseil général ;

D'un officier général ou supérieur, désigné par l'autorité militaire ;

D'un sous-intendant militaire, du commandant de recrutement ; enfin d'un médecin qui, à défaut d'un médecin militaire, peut être un médecin civil, désigné par l'autorité militaire.

Le conseil ne peut statuer qu'après avoir entendu l'avis du médecin. Cet avis est consigné dans une colonne spéciale, en face de chaque nom, sur les tableaux de recensement.

DISPENSES. — LOI DU 6 NOVEMBRE 1890

Sont exemptés, par le conseil de révision, les jeunes gens que leurs infirmités rendent impropres à tout service actif ou auxiliaire. Il leur est délivré, pour justifier de leur situation, un certificat qu'ils sont tenus de représenter à toute réquisition des autorités militaire, judiciaire ou civile (art. 20).

Peuvent être ajournés, deux années de suite, à un nouvel examen du conseil de révision, les jeunes gens qui n'ont pas la taille réglementaire d'un mètre cinquante-quatre centimètres, ou qui sont reconnus d'une complexion trop faible pour un service armé. Ces jeunes gens reçoivent également un certificat destiné à être présenté au besoin à l'autorité militaire, judiciaire ou civile (art. 27).

Le conseil de révision classe dans le *service auxiliaire* les jeunes gens qui, en raison de certaines défectuosités, ne sont pas absolument aptes à tous les services de guerre et qui, néanmoins, peuvent être employés à certains services de seconde ligne, c'est-à-dire de l'arrière — en cas de mobilisation seulement — (bureaux), magasins, ateliers, stations — haltes — repas, etc., etc.).

En dehors des maladies, infirmités ou vices de con-

1*

formation qui exemptent du service militaire, les
catégories de dispenses sont les suivantes :

I. — L'aîné d'orphelins de père ou de mère, ou l'aîné
d'orphelins de mère dont le père est légalement déclaré
absent ou interdit. — Le fils unique ou l'aîné des fils, ou,
à défaut de son fils ou de son gendre, le petit-fils unique
ou l'aîné des petits-fils d'une femme actuellement veuve
ou d'une femme dont le mari a été légalement déclaré
absent ou interdit, ou d'un père aveugle ou entré dans
sa soixante-dixième année. — Le fils unique ou l'aîné
des fils d'une famille de sept enfants au moins. Dans les
cas prévus par les trois paragraphes précédents, le frère
puîné jouira de la dispense si le frère aîné est aveugle
ou atteint de toute autre infirmité incurable qui le rend
impotent. — Le plus âgé des deux frères inscrits la
même année sur les listes de recrutement cantonal ou
faisant partie du même appel (addition stipulée dans la
loi du 6 novembre 1890). Cette loi spécifie en outre que
— sur deux frères se suivant à moins de trois ans
d'intervalle et reconnus tous deux aptes au service, l'un
des deux ne fera qu'un an en temps de paix ; — si ces
deux frères servent comme appelés, le dispensé qui en
fera la demande ne sera incorporé qu'après l'expiration
du temps obligatoire de service de l'autre frère.

— Celui dont un frère sera présent sous les drapeaux
au moment des opérations du conseil de révision, soit
comme officier, soit comme appelé, soit comme engagé
volontaire pour trois ans au moins, soit comme rengagé,
breveté ou commissionné, après avoir accompli cette
durée de service, — celui dont le frère est mort en
activité de service ou aura été réformé ou admis à la
retraite pour blessures reçues dans un service commandé
ou pour infirmités contractées dans les armées de terre
ou de mer. Ces dispenses ne seront appliquées qu'à un

seul frère pour un même cas, mais elles seront répétées dans la même famille autant de fois que les mêmes droits se reproduiront.

Ces dispositions ne sont applicables qu'aux enfants légitimes et ces dispensés sont *de droit* envoyés en congé dans leurs foyers, sur leur demande, jusqu'à la date de leur passage dans la réserve (1).

Pour les deux catégories suivantes de dispensés, le renvoi dans les foyers, après un an de présence sous les drapeaux, est une faveur et non un droit.

II. — *Peuvent* (Art. 22), après un an de service, être envoyés en congé dans leurs foyers, sur leur demande, jusqu'à la date de leur passage dans la réserve, les jeunes gens qui remplissent effectivement les devoirs de *soutiens indispensables de famille*. La liste en est présentée par le Maire, avec approbation du conseil municipal, au conseil de révision, qui décide. Leur nombre ne peut dépasser 5 % du contingent à incorporer pour 3 ans. Mais le Ministre de la guerre peut autoriser les chefs de corps à délivrer, en plus, des congés à titre de soutiens indispensables de famille, dans la proportion de 1 % après la première année de service, et de 1 % également après la seconde.

Tous les ans, le Maire de chaque commune présente, au conseil de révision, une délibération du conseil municipal faisant connaître la situation du jeune homme renvoyé comme soutien de famille, ainsi que les plaintes des personnes dans l'intérêt desquelles l'envoi en congé a eu lieu. Le Conseil décide s'il y a lieu ou non de maintenir ces dispenses.

III. — *Peuvent* (Art. 23), sur leur demande, être renvoyés dans leurs foyers après un an de service :

1° Les jeunes gens qui contractent l'engagement de

(1) (Art. 21) modifié par la loi du 20 juillet 1895.

servir pendant dix ans dans les fonctions de l'instruction publique, dans les institutions nationales des sourds-muets ou des jeunes aveugles, dépendant du ministère de l'intérieur, et y rempliront effectivement un emploi de professeur, de maître répétiteur ou d'instituteur.

Les instituteurs laïques ainsi que les novices et membres des congrégations religieuses vouées à l'enseignement et reconnues d'utilité publique, qui prennent l'engagement de servir pendant dix ans dans les écoles françaises d'Orient et d'Afrique subventionnées par le Gouvernement Français ;

2° Les jeunes gens qui ont obtenu ou qui poursuivent leurs études en vue d'obtenir :

Soit le diplôme de licencié ès-lettres, ès-sciences, de docteur en droit, de docteur en médecine. de pharmacien de première classe, de vétérinaire, ou le titre d'interne des hôpitaux nommé au concours dans une ville où il existe une Faculté de médecine ;

Soit le diplôme délivré par l'École des Chartes, l'École des Langues orientales vivantes et l'École d'administration de la Marine ;

Soit le diplôme supérieur délivré aux élèves externes par l'École des Ponts et Chaussées, l'École supérieure des Mines, l'École du Génie maritime et l'École Centrale ;

Soit le diplôme supérieur délivré par l'Institut national agronomique ; l'École des Haras du Pin aux élèves internes, les Écoles nationales d'agriculture de Grandjouan, de Grignon et de Montpellier, l'École des Mines de Saint-Étienne, les Écoles des maîtres-ouvriers mineurs d'Alais et de Douai, les Écoles nationales des Arts et Métiers d'Aix, d'Angers et de Châlons, l'École des Hautes Études commerciales et les Écoles supérieures de commerce reconnues par l'État ;

Soit l'un des prix de Rome, soit un prix ou une médaille d'État dans les Concours annuels de l'École nationale des Beaux-Arts, du Conservatoire de Musique et de l'École nationale des Arts décoratifs ;

3° Les jeunes gens exerçant les industries d'art qui sont désignés par un jury d'état départemental formé d'ouvriers et de patrons. Le nombre de ces jeunes gens ne pourra, en aucun cas, dépasser un demi pour cent du contingent à incorporer pour trois ans ;

4° Les jeunes gens admis, à titre d'élèves ecclésiastiques, à continuer leurs études en vue d'exercer le ministère dans l'un des cultes reconnus par l'État ;

— En cas de mobilisation, les étudiants en médecine et en pharmacie et les élèves ecclésiastiques sont versés dans le service de santé (art. 23).

Tous les jeunes gens envoyés en congé, après un an de présence sous les drapeaux par application de l'art. 23, seront appelés à l'activité pendant quatre semaines, dans le cours de l'année où ils doivent passer dans la réserve de l'armée active.

Cette disposition devant recevoir la première application en 1893, le Ministre a décidé le 21 juin 1893 :

Que l'appel des jeunes gens qui, par leur carrière ou leur situation (élèves ecclésiastiques), ne sont pas destinés à devenir officiers de réserve, ainsi que l'appel des étudiants en médecine susceptibles de devenir médecins de réserve, pourront, sur la demande des intéressés, être reportés à une date quelconque de l'année où ils doivent passer dans la réserve ou des années suivantes.

Les demandes, dûment motivées (maladie, coïncidence de l'appel avec les épreuves d'un examen ou d'un concours), seront soumises aux généraux commandant les corps d'armée, qui apprécieront, dans chaque cas particulier, la suite à leur donner.

Les jeunes gens en voyage ou en résidence à l'étranger. aux colonies ou dans les pays de protectorat, seront considérés comme en ajournement renouvelable.

ARTICLE 24. — Les jeunes gens visés au paragraphe 1ᵉʳ de l'article précédent qui, dans l'année qui suivra leur année de service, n'auraient pas obtenu un emploi de professeur, de maître répétiteur ou d'instituteur ou qui cesseraient de le remplir avant l'expiration du délai fixé ;

Ceux qui n'auraient pas obtenu, avant l'âge de 26 ans, les dispenses ou les prix spécifiés à l'art. 23 (1).

Les jeunes gens qui ne fourniraient pas les justifications professionnelles prescrites (voir 2ᵐᵉ partie) ;

Les élèves ecclésiastiques mentionnés qui, à l'âge de 26 ans, ne seraient pas pourvus d'un emploi de ministre de l'un des cultes reconnus par l'Etat ;

Les jeunes gens visés par les articles 21, 22 et 23, et qui n'auraient pas satisfait, dans le cours de leur année de service, aux conditions de conduite et d'instruction militaire déterminées par le Ministre de la guerre (voir 2ᵐᵉ partie) ;

Ceux qui ne poursuivraient pas régulièrement les études en vue desquelles la dispense a été accordée ;

Seront tenus d'accomplir les deux années de service dont ils avaient été dispensés.

ARTICLE 25. — Quand les causes de dispenses prévues aux articles 20, 22 et 23 viennent à cesser, les jeunes gens qui avaient obtenu ces dispenses sont soumis à toutes les obligations de la classe à laquelle ils appartiennent.

(1) Il est fait exception en faveur des étudiants en médecine dont la limite d'âge a été reportée à 27 ans par la loi du 13 juillet 1895, avec effet rétroactif qui l'a rendu applicable à partir du 1ᵉʳ janvier 1895.

Ils peuvent se marier sans autorisation.

— Le conseil de révision, après avoir statué sur les cas d'exemption, ainsi que sur toutes les réclamations auxquelles les opérations peuvent donner lieu, arrête définitivement la liste du recrutement cantonal de la classe. Quand les listes de recrutement de tous les cantons du département ont été arrêtées, le conseil de révision, auquel sont ajoutés deux autres membres du Conseil général, se réunit au chef-lieu du département (*Conseil de révision départemental*) et prononce en séance publique sur les demandes de dispenses à titre de soutiens de famille stipulées à l'article 22.

TAXE MILITAIRE

Si la loi de 1889 a supprimé les engagements conditionnels d'un an, elle a décidé (art. 35) que tous ceux qui, par suite d'exemption, d'ajournement, de classement dans les services auxiliaires ou dans la seconde partie du contingent, de dispense ou pour tout autre motif, bénéficieront de l'exonération du service dans l'armée active, seront assujettis au payement d'une *taxe militaire annuelle*.

En sont seuls dispensés :

1° Les hommes réformés ou admis à la retraite pour blessures reçues dans un service commandé ou pour infirmités contractées dans les armées de terre ou de mer ;

2° Les contribuables se trouvant dans un état d'indigence notoire.

La taxe militaire se compose de : 1° une taxe fixe de six francs ; 2° une taxe proportionnelle égale au montant en principal de la cote personnelle et mobilière de l'assujetti.

Si ce dernier a ses ascendants du 1er degré, ou l'un d'eux, la cote est augmentée du quotient obtenu en divisant la cote personnelle et mobilière de celui de ces ascendants qui est le plus imposé, en principal, par le nombre des enfants vivants et des enfants représentés dudit ascendant.

Au cas de non-imposition des ascendants du 1er degré, il sera procédé, comme il vient d'être dit, sur la cote des ascendants du 2e degré en tenant compte des enfants de l'ascendant de chaque degré.

Ces ascendants sont responsables du payement de la taxe due par l'assujetti.

Il n'est plus tenu compte de la cote des ascendants quand l'assujetti a atteint l'âge de 30 ans révolus et qu'il a un domicile distinct de celui des ascendants.

La taxe fixe n'est pas due par les hommes exemptés pour infirmités entraînant l'incapacité absolue du travail.

BASES DU SERVICE (Loi du 19 juillet 1892).

Les bases du service, édictées par la loi du 15 juillet 1889, ont été modifiées tout récemment. Par la loi du 19 juillet 1892, la durée du service militaire dans la réserve de l'armée active est portée de 7 à 10 années ; elle est maintenue à 3 ans dans l'armée active, à 6 années dans l'armée territoriale et réduite de 9 à 6 années dans la réserve de cette armée : au total elle reste toujours de 25 ans, que l'homme ait dépassé ou non l'âge de 45 ans, ainsi que l'indique l'instruction du 31 décembre 1889, relative à l'application de la loi du 15 juillet 1889.

La loi nouvelle autorise le Ministre de la guerre à affecter des officiers de l'armée active ou de réserve à des formations territoriales et, sur leur demande, des officiers de l'armée territoriale à des formations de l'armée active.

Enfin la loi fait appel aux officiers qui, bien qu'ayant dépassé les limites d'âge fixées par l'article 56 de la loi du 13 mars 1875, ont néanmoins conservé des aptitudes suffisantes pour être employés dans les fonctions sédentaires.

DISPONIBILITÉ

Chaque année, après l'achèvement des opérations de recrutement, le Ministre de la guerre fixe, sur la liste du tirage au sort de chaque canton, et proportionnellement, en commençant par les numéros les plus élevés, le nombre d'hommes qui seront envoyés dans leurs foyers *en disponibilité* après leur 1ʳᵉ année de service. Ces jeunes soldats (2ᵉ partie du contingent) resteront néanmoins à la disposition du Ministre, qui pourra les conserver sous les drapeaux ou les rappeler, si leur conduite et leur instruction laissent à désirer ou si l'effectif budgétaire le permet.

DURÉE DU SERVICE

ARTICLE 40. — La durée du service compte du 1ᵉʳ novembre de l'année de l'inscription sur les tableaux de recensement et l'incorporation doit avoir lieu, au plus tard, le 16 novembre de la même année.

En temps de paix, chaque année, au 31 octobre, les militaires qui ont accompli le temps de service prescrit :

1° Soit dans l'armée active ;
2° Soit dans la réserve de l'armée active ;
3° Soit dans l'armée territoriale ;
4° Soit dans la réserve de l'armée territoriale.

Sont renvoyés respectivement :

1° Dans la réserve de l'armée active ;

2° Dans l'armée territoriale ;

3° Dans la réserve de l'armée territoriale ;

4° Dans leurs foyers, comme libérés à titre définitif.

DURÉE DES CONVOCATIONS

DANS LA RÉSERVE ET L'ARMÉE TERRITORIALE.

JURIDICTIONS

ARTICLE 48. — Les hommes envoyés dans la réserve de l'armée active, dans l'armée territoriale, et dans la réserve de la dite armée, sont tenus de rejoindre leurs corps en cas de *mobilisation*, de rappel de leur classe, ordonné par décret et de convocations pour des manœuvres ou exercices.

ARTICLE 49. — Les hommes de la réserve de l'armée active sont assujettis, pendant leur temps de service dans ladite réserve, à prendre part à deux manœuvres, chacune d'une durée de quatre semaines.

Les hommes de l'armée territoriale sont assujettis à une période d'exercices dont la durée sera de deux semaines.

La loi du 19 juillet 1892 a ajouté la disposition suivante :

Les hommes de la réserve de l'armée territoriale peuvent être soumis, pendant leur temps de service dans la dite réserve, à une revue d'appel pour laquelle la durée du déplacement imposé n'excèdera pas une journée.

ARTICLE 51. — En cas de *mobilisation*, nul ne peut se prévaloir de la fonction ou de l'emploi qu'il occupe pour se soustraire aux obligations de la classe à laquelle il appartient.

Sont seuls autorisés à ne pas rejoindre immédiatement, dans le cas de convocation par voie d'affiches et de publications sur la voie publique, les titulaires des fonctions et emplois désignés dans les tableaux annexés à la présente loi, sous la condition qu'ils occupent ces fonctions et ces emplois depuis six mois au moins.

TABLEAU A

Personnel placé sous les ordres des ministres de la guerre et de la marine ou mis à leur disposition, en cas de mobilisation.

Ministère de l'intérieur

Médecins et chirurgiens des hospices.
Médecins-chefs de service des hospices.
Médecins et chirurgiens des services pénitentiaires, maisons centrales, pénitenciers.

TABLEAU B

Services publics.

Désignation des fonctionnaires et agents qui, en cas de mobilisation, sont autorisés à ne pas rejoindre immédiatement, quand ils n'appartiennent pas à la réserve de l'armée active.

Ministère de l'intérieur

Établissements nationaux de bienfaisance.

Directeurs.
Médecins en chef.

Administration départementale

Directeurs des asiles publics d'aliénés.
Médecins titulaires des asiles publics d'aliénés.

Services spéciaux de la ville de Paris ressortissant de la
Préfecture de la Seine.

Directurs des hôpitaux et hospices.
Receveurs et économes des hôpitaux et hospices.

Agents de l'assistance publique.

Directeur de l'administration centrale.
Chefs de division.
Inspecteurs des Enfants-Assistés.

Article 52. — Sous les drapeaux, les hommes de la
réserve et de l'armée territoriale sont soumis à toutes
les obligations imposées aux militaires de l'armée
active par les lois et règlements en vigueur.

Ils sont justiciables des tribunaux militaires, en
temps de paix comme en temps de guerre :

1° En cas de *mobilisation*, à partir du jour de leur
appel à l'activité jusqu'à celui où ils sont renvoyés
dans leurs foyers ;

2° Hors le cas de *mobilisation*, lorsqu'ils sont convoqués pour des manœuvres, exercices ou revues,
depuis l'instant de leur réunion en détachement pour
rejoindre, ou de leur arrivée à destination, s'ils rejoignent isolément, jusqu'au jour où ils sont renvoyés
dans leurs foyers ;

3° Lorsqu'ils sont placés dans les hôpiaux militaires
ou dans les salles des hôpitaux civils affectés aux militaires et qu'ils voyagent comme militaires sous la
conduite de la force publique, qu'il se trouvent détenus

dans les établissements, prisons et pénitenciers militaires ou qu'ils subissent dans un corps de troupe une peine disciplinaire.

Toutefois, les circonstances atténuantes pourront être accordées, alors même que le code de justice militaire n'en prévoit pas, aux hommes qui, n'ayant pas trois mois de présence sous les drapeaux, se trouveront dans l'une des positions indiquées aux paragraphes 2 et 3 ci-dessus. ·

ARTICLE 53. — Lorsque les hommes de la réserve et de l'armée territoriale, même non présents sous les drapeaux, sont revêtus d'effets d'uniforme, ils doivent à tout supérieur hiérarchique, en uniforme, les marques extérieures de respect prescrites par les règlements militaires et sont considérés sous tous les rapports comme des militaires en congé.

ARTICLE 54. — Le seul fait, pour les hommes inscrits sur le registre matricule sur lequel figurent tous les jeunes gens portés sur les listes de recrutement cantonal de se trouver revêtus d'effets d'uniforme dans un rassemblement tumultueux et contraire à l'ordre public, et d'y demeurer et contrairement aux ordres des agents de l'autorité ou de la force publique, les rend passibles des peines édictées à l'article 225 du code de justice militaire.

ARTICLE 57. — Les hommes de réserve de l'armée active, de l'armée territoriale ou de sa réserve sont justiciables des tribunaux militaires en temps de paix comme en temps de guerre, pour les crimes et délits prévus et punis par les articles du code de justice militaire énumérés dans le tableau annexé à la loi (tels que : voies de fait et outrages envers un supérieur, rebellion, etc.), lorsque après avoir été appelés sous les drapeaux ils ont été renvoyés dans leurs foyers.

Toutefois, les hommes appartenant à l'armée territoriale ou à la réserve de cette armée ne sont plus
justiciables des tribunaux militaires, en temps de paix,
lorsqu'ils ont été renvoyés dans leurs foyers depuis plus
de six mois, à moins que, au moment où les faits incri-
minés ont été commis, les délinquants fussent revêtus
d'effets d'uniforme.

CHANGEMENTS DE DOMICILE OU DE RÉSIDENCE

Le changement de *domicile* est l'abandon du lieu
que l'on habite, sans esprit de retour, pour se fixer
définitivement ailleurs ; le changement de *résidence* n'est
qu'une absence plus ou moins prolongée du domicile,
qui reste le même (art. 110 de l'Instruction du 28
décembre 1895.

ARTICLE 55. — Tout homme inscrit sur le registre
matricule est astreint, s'il se déplace, aux obligations
suivantes :

1° S'il se déplace pour changer de domicile ou de
résidence, il fait viser, dans le délai d'un mois, son
livret individuel par la gendarmerie dont relève la localité où il transporte son domicile ou sa résidence ;

2° S'il se déplace pour voyager pendant plus d'un
mois, il fait viser son livret avant son départ par la
gendarmerie de sa résidence habituelle ;

3° S'il va se fixer en pays étranger, il fait de même
viser son livret avant son départ et doit en outre, dès
son arrivée, prévenir l'agent consulaire de France, qui
lui donne récépissé de sa déclaration et en envoie copie
dans les huit jours au Ministre de la guerre ; à l'étranger, s'il se déplace pour changer de résidence, il en
prévient, au départ et à l'arrivée, l'agent consulaire de
France, qui en informe le Ministre de la guerre.

Lorsqu'il rentre en France, il se conforme aux prescriptions du paragraphe premier ci-dessus.

ARTICLE 56. — Les hommes qui se sont conformés aux prescriptions de l'article précédent ont droit, en cas de *mobilisation* ou de rappel de leur classe, à des délais supplémentaires pour rejoindre, calculés d'après la distance à parcourir.

Ceux qui ne s'y sont pas conformés sont considérés comme n'ayant pas changé de domicile ou de résidence. (1)

MARIAGES

ARTICLE 58. — Les hommes de la disponibilité et de la réserve de l'armée active peuvent se marier sans autorisation. Ils restent soumis néanmoins à toutes les obligations de service imposées à leur classe.

Les réservistes qui sont pères de quatre enfants passent de droit dans l'armée territoriale.

DISPOSITIONS PÉNALES

ARTICLE. 69. — Toutes les fraudes et manœuvres, par suite desquelles un jeune homme a été omis sur les

---

(1) Ces dispositions simplifient notablement les formalités que les hommes avaient à remplir jusqu'à ce jour lorsqu'ils changeaient de domicile. Les déclarations à faire aux mairies dans les formes prescrites par les articles 34 et 35 de la loi du 27 juillet 1872 et l'article 2 de la loi du 18 novembre 1875 sont supprimées.

Est également supprimée la déclaration à la gendarmerie du point de départ. Cette déclaration n'est plus effectuée que dans les deux cas particuliers de déplacement pour voyager ou pour se fixer à l'étranger.

Enfin il y a lieu de remarquer que le délai de deux mois accordé par l'ancienne législation aux hommes qui changeaient de résidence pour faire leur déclaration, est réduit à un mois et s'applique aussi bien aux changements de domicile qu'aux changements de résidence.

(*Circulaire ministérielle du 27 novembre 1889.*)

tableaux de recensement sont déférées aux tribunaux et punis d'emprisonnement de 6 mois à un an.

Même disposition en ce qui concerne les jeunes gens (auteurs ou complices) qui, par fraudes ou manœuvres, se sont abstenus de comparaître devant le conseil de révision ou se font exempter ou dispenser par lui — sans préjudice de peines plus graves, en cas de faux.

ARTICLE 70. — La peine prononcée contre tout homme coupable de s'être rendu impropre au service militaire, soit temporairement, soit d'une manière permanente dans le but de se soustraire aux obligations du service militaire, est aussi prononcée contre les complices. Si les complices sont des médecins, des officiers de santé ou des pharmaciens, la durée de l'emprisonnement est pour eux de deux mois à deux ans, indépendamment d'une amende de 200 francs à 1,000 francs qui peut être aussi prononcée, et sans préjudice de peines plus graves dans le cas prévu par le code pénal.

ARTICLE 71. — Les médecins militaires ou civils qui, appelés au conseil de révision à l'effet de donner leur avis, ont reçu des dons ou agréé des promesses pour être favorables aux jeunes gens qu'ils doivent examiner, sont punis d'un emprisonnement de 2 mois à 2 ans.

Cette peine leur est appliquée, soit qu'au moment des dons ou promesses ils aient déjà été désignés pour assister le conseil de révision, soit que les dons ou promesses aient été agréés en prévision des fonctions qu'ils auraient à remplir.

Il leur est défendu, sous la même peine, de rien recevoir, même pour une exemption ou dispense justement prononcée.

Ceux qui leur ont fait des dons ou promesses sont punis de la même peine.

ARTICLE 73. — Tout jeune soldat appelé, au domicile duquel un ordre de route a été régulièrement notifié, et qui n'est pas arrivé à sa destination au jour fixé par cet ordre, est, après un délai d'un mois en temps de paix, et de deux jours en temps de guerre, et hors le cas de force majeure, puni, comme insoumis, d'un emprisonnement d'un mois à un an, en temps de paix, et de deux à cinq ans, en temps de guerre. Dans ce dernier cas, à l'expiration de sa peine, il est envoyé dans une compagnie de discipline.

En temps de guerre, les noms des insoumis sont affichés dans toutes les communes du canton de leur domicile ; ils restent affichés pendant toute la durée de la guerre. Le condamné pour insoumission ou désertion en temps de guerre sera, en outre, privé de ses droits électoraux.

En cas d'absence du domicile, l'ordre de route est notifié au maire de la commune dans laquelle l'appelé a été inscrit sur la liste de recensement.

A l'égard des appelés, le délai d'un mois sera porté :

1° A deux mois, s'ils demeurent en Algérie, en Tunisie ou en Europe ;

2° A six mois, s'ils demeurent dans tout autre pays.

En temps de guerre ou en cas de mobilisation par voie d'affiches et de publications sur la voie publique, les délais ci-dessus seront diminués de moitié.

L'insoumis est jugé par le conseil de guerre de la région de corps d'armée dans laquelle il est arrêté.

Le temps pendant lequel le jeune soldat appelé aura été insoumis ne compte pas dans les années de service exigées.

La prescription contre l'action publique résultant de l'insoumission ne commence à courir que du jour où l'insoumis atteint l'âge de 50 ans.

ARTICLE 77. — Les peines prononcées par l'article 71 de la présente loi sont applicables aux tentatives des délits prévus par cet article.

En dehors des appels annuels, la loi du 15 juillet 1889 autorise aussi le recrutement de l'armée par des engagements volontaires (art. 59 à 63) ; des rengagements (art. 63 à 68), et par des commissions (art. 68), dont les titulaires ne peuvent quitter l'emploi sans avoir reçu notification de l'acceptation de leur démission.

ENGAGEMENTS VOLONTAIRES. — LOI DU 11 JUILLET 1892.

Les engagements conditionnels d'un an sont supprimés ; on ne peut s'engager que pour trois, quatre ou cinq ans.

L'engagé volontaire doit :

1° Avoir dix-huit ans accomplis et au moins la taille de 1ᵐ54 ;

2° N'être ni marié, ni veuf avec enfants,

3° N'avoir jamais été condamné pour vol, escroquerie, abus de confiance, attentat aux mœurs ;

4° Jouir de ses droits civils ;

5° Être de bonnes vie et mœurs ;

6° S'il a moins de vingt ans, être pourvu du consentement de son père, mère ou tuteur ; ce dernier doit être autorisé par une délibération du conseil de famille.

Les hommes exemptés ou classés dans les services auxiliaires peuvent, jusqu'à l'âge de 30 ans accomplis, être admis à contracter des engagements volontaires s'ils réunissent les conditions d'aptitude physique exigées.

En dehors de la marine et des troupes coloniales, pour lesquelles il ne faut avoir que 16 ans accomplis, et qui comportent des engagements de cinq ans avec primes pendant les deux dernières années, il ne pourra être reçu d'engagements volontaires que pour les corps d'infanterie, de cavalerie, d'artillerie et du génie.

En cas de guerre, tout Français ayant accompli le temps de service prescrit pour l'armée active, la réserve de ladite armée et l'armée territoriale, est admis à contracter, dans le corps de son choix, un engagement pour la durée de la guerre.

Cette faculté cesse pour les hommes de la réserve de l'armée territoriale lorsque leur classe est rappelée à l'activité.

L'art. 59 de la loi du 15 juillet 1889 disposait que l'engagé volontaire admis, après concours, à l'École normale supérieure, à l'École centrale des arts et manufactures, ou à l'une des autres écoles spécifiées à l'article 23, pourrait bénéficier des dispositions dudit article après un an de présence sous les drapeaux, à condition que la demande ait été formulée au moment de l'engagement.

Une loi du 11 juillet 1892 décrète que l'engagé volontaire qui remplira *l'une quelconque* des conditions fixées par l'article 23 pourra bénéficier des dispositions dudit article, après un an de présence sous les drapeaux, à la condition que la demande ait été formulée au moment de l'engagement.

RENGAGEMENTS

Les soldats décorés ou médaillés ou inscrits sur les listes d'aptitude pour le grade de caporal ou brigadier, ainsi que les caporaux ou brigadiers, pourront être admis à contracter des rengagements pour 2, 3 ou 5 ans, pendant le cours de leur dernière année de service sous les drapeaux. Pour les troupes coloniales les rengagements peuvent être signés après 6 mois de service.

Les rengagements sont renouvelables jusqu'à une durée totale de 15 ans de service effectif.

Ils sont contractés devant les Sous-Intendants militaires sur les preuves que le contractant peut rester ou être admis dans le corps pour lequel il se présente.

Un premier rengagement de 5 ans donne droit à une prime dont le montant est fixé par décret et payable immédiatement après la signature de l'acte. Pour un premier rengagement de 2 ou 3 ans la prime est fixée au ¼ ou à la ½ de la prime totale.

En outre, des hautes payes journalières, distinctes pour les gradés et les soldats, sont allouées aux rengagés à partir du jour où leur rengagement commence à courir. Après cinq ans elles sont augmentées de moitié pour les premiers, d'un tiers pour les soldats.

· Après 15 ans de service effectif, les rengagés auront droit à une pension proportionnelle égale au $\frac{15}{25}$ du minimum de la pension de retraite du grade dont ils seront titulaires depuis deux ans au moins, augmentée de $\frac{1}{25}$ pour chaque année de campagne.

Tout homme appartenant à la cavalerie peut contracter un rengagement d'un an dans le cours de sa troisième année de service. Il aura droit aussi à une haute paye et à ne rester que trois ans dans la réserve.

Une peine de trois mois au moins d'emprisonnement enlève au rengagé tout droit à la gratification annuelle et à la haute paye.

Une loi du 18 mars 1889 (1) est spéciale au renga-

(1) Une nouvelle loi du 6 janvier 1892, qui a modifié celle du 18 mars 1889, prévoit, pour les sous-officiers, des rengagements sans prime.

gement des sous-officiers. Elle les autorise à contracter pour deux, quatre et cinq ans, des rengagements
renouvelables jusqu'à 15 ans de service effectifs ; après
quoi ils peuvent être maintenus sous les drapeaux en
qualité de « commissionnés ».

COMMISSIONS

Peuvent être maintenus sous les drapeaux en qualité de commissionnés :

1° Les sous-officiers de toutes armes dans les conditions indiquées par la loi du 18 mars 1889 (première
mise d'entretien payée immédiatement, prime de rengagement payée au départ, gratification annuelle, solde
spéciale et haute paye qui s'accroît avec chaque nouvel
engagement de cinq ans) ;

2° Les gendarmes et les sapeurs-pompiers de Paris
et le personnel employé dans les écoles militaires ;

3° Les caporaux ou brigadiers et soldats affectés
dans les divers corps ou services à certains emplois
déterminés par le Ministre.

A l'exception des militaires de la gendarmerie et de
la justice militaire, les commissionnés ne peuvent être
maintenus sous les drapeaux après l'âge de 50 ans.
Après 25 ans de service ils sont tous susceptibles d'être
mis à la retraite.

Les commissionnés ont droit à la haute paye de leur
grade dans les mêmes conditions que les rengagés, et,
après 15 ans de service effectif, à une retraite proportionnelle analogue. En cas d'inconduite, les effets de la
commission peuvent être suspendus par le Ministre ou
la révocation prononcée définitivement. Les militaires
ayant accompli le temps de service exigé dans l'armée
active et rentrés dans leurs foyers depuis moins de trois

ans, peuvent également être réadmis comme commissionnés, mais ils n'auront droit à la pension proportionnelle qu'après avoir servi cinq ans en cette qualité.

RECRUTEMENT EN ALGÉRIE ET AUX COLONIES

Les dispositions de la loi du 15 juillet 1889 sont applicables dans les colonies de la Guadeloupe, de la Martinique, de la Guyane, de la Réunion. En ce qui concerne l'Algérie et les autres colonies, les Français et naturalisés Français qui y résident sont incorporés dans les corps stationnés soit en Algérie, soit aux colonies, et, après une année de présence effective sous les drapeaux, envoyés dans la disponibilité s'ils ont satisfait aux conditions de conduite et d'instruction militaire déterminées par le Ministre.

En cas de mobilisation générale ils sont réincorporés, s'ils ont terminé leurs vingt ans de service, avec la réserve de l'armée territoriale du pays.

S'ils s'établissaient en France avant l'âge de 30 ans, ils devraient y compléter le temps réglementaire de service dans l'armée active, sans toutefois pouvoir être retenus sous les drapeaux au-delà de l'âge de 30 ans.

TROISIÈME LEÇON

Loi du 19 mai 1834 sur l'état des officiers. — Décret du 31 août 1878 portant règlement sur l'état des officiers de réserve et des officiers de l'armée territoriale. — Décret du 3 janvier 1880 modifiant le précédent.

Du grade. — Des positions de l'officier. — De l'activité, la non-activité. — La réforme. — La retraite. — De la solde. — Dispositions transitoires. — Dispositions générales.
Décret du 31 août 1878. — Du grade. — De la radiation des cadres. — De la révocation. — Des situations de l'officier. — De la suspension. — Des Conseils d'enquête. — Dispositions générales.
Décret du 3 février 1880.

Loi du 19 mai 1834

DU GRADE

ARTICLE PREMIER. — Le grade est conféré par le Roi; il constitue l'état de l'officier. L'officier ne peut le perdre que par l'une des causes ci-après :

1° Démission ;

2° Perte de la qualité de Français, prononcée par jugement ;

3° Condamnation à une peine afflictive ou infamante ;

4° Condamnation à une peine correctionnelle, pour

délits prévus par la section première et les articles 402,
403, 405, 406 et 407 du chapitre II du titre II du livre III
du Code pénal ;

5° Condamnation à une peine correctionnelle d'emprisonnement, et qui, en outre, a placé le condamné
sous la surveillance de la haute police, et l'a interdit
des droits civiques, civils et de famille ;

6° Destitution prononcée par jugement d'un conseil
de guerre.

Indépendamment des cas prévus par les autres lois
en vigueur, la destitution sera prononcée pour les
causes ci-après déterminées :

1° A l'égard de l'officier en activité, pour absence
illégale de son corps, après trois mois ;

2° A l'égard de l'officier en activité, en disponibilité
ou en non-activité, pour résidence hors de France sans
autorisation, après quinze jours d'absence.

DES POSITIONS DE L'OFFICIER

ARTICLE 2. — Les positions de l'officier sont :
L'*activité* et la *disponibilité* ;
La *non-activité* ;
La *réforme* ;
La *retraite*.

DE L'ACTIVITÉ

ARTICLE 3. — L'*activité* est la position de l'officier
appartenant à l'un des cadres constitutifs de l'armée,
pourvu d'emploi, et de l'officier hors cadre employé
temporairement à un service spécial ou à une mission.

La disponibilité est la position spéciale de l'officier
général ou d'état-major appartenant au cadre consti-
tutif et momentanément sans emploi.

DE LA NON-ACTIVITÉ

ARTICLE 4. — La *non-activité* est la position de l'officier hors cadre et sans emploi.

ARTICLE 5. — L'officier en activité ne peut être mis en non-activité que par l'une des causes ci-après :

Licenciement de corps.

Suppression d'emploi ;

Rentrée de captivité à l'ennemi, lorsque l'officier, prisonnier de guerre, a été remplacé dans son emploi ;

Infirmités temporaires ;

Retrait ou suspension d'emploi.

ARTICLE 6. — La mise en non-activité par retrait ou suspension d'emploi a lieu par décision royale, sur le rapport du Ministre de la guerre.

ARTICLE 7. — Les officiers en non-activité par licenciement de corps, suppression d'emploi ou rentrée de captivité à l'ennemi, sont appelés à remplir la moitié des emplois de leur grade vacants dans l'arme à laquelle ils appartiennent.

Le temps passé par eux en non-activité leur est compté comme service effectif pour les droits à l'avancement, au commandement, à la réforme et à la retraite.

ARTICLE 8. — Les officiers en non-activité pour infirmités temporaires et par retrait d'emploi ou suspension d'emploi, sont susceptibles d'être remis en activité.

Le temps passé par eux en non-activité leur est compté comme service effectif pour la réforme ou pour la retraite seulement.

DE LA RÉFORME

ARTICLE 9. — La *réforme* est la position de l'officier sans emploi qui, n'étant plus susceptible d'être rappelé à l'activité, n'a pas de droits acquis à la pension de retraite.

ARTICLE 10. — La réforme peut être prononcée :
1º Pour infirmités incurables ;
2º Par mesure de discipline.

§ Ier. DE LA RÉFORME POUR INFIRMITÉS INCURABLES

ARTICLE 11. — La réforme pour infirmités incurables sera prononcée dans les formes voulues par la loi du 11 avril 1831, sur les pensions de l'armée de terre.

§ II. DE LA RÉFORME PAR MESURE DE DISCIPLINE

ARTICLE 12. — Un officier ne peut être mis en réforme, pour cause de discipline, que pour l'un des motifs ci-après :
Inconduite habituelle ;
Fautes graves dans le service ou contre la discipline ;
Fautes contre l'honneur ;
Prolongation au-delà de trois ans de la position de non-activité, sauf les restrictions énoncées en l'article suivant.

ARTICLE 13. — La réforme par mesure de discipline des officiers en activité et des officiers en non-activité sera prononcée par décision royale, sur le rapport du Ministre de la guerre, d'après l'avis d'un conseil d'enquête, dont la composition et les formes seront déterminées par un règlement d'administration publique.

La réforme, en raison de la prolongation de la non-activité pendant trois ans, ne pourra être prononcée qu'à l'égard de l'officier qui, d'après l'avis du même conseil, aura été reconnu non susceptible d'être rappelé à l'activité.

Les avis du conseil d'enquête ne pourront être modifiés qu'en faveur de l'officier.

DE LA RETRAITE

ARTICLE 14. — La *retraite* est la position définitive de l'officier rendu à la vie civile et admis à la jouissance d'une pension, conformément aux lois en vigueur.

DE LA SOLDE

La solde d'activité et celle de disponibilité sont réglées suivant les tarifs approuvés par le Roi.

La solde de non-activité est fixée :

1° Pour l'officier sorti de l'activité par suite de licenciement de corps, de suppression d'emploi, de rentrée de captivité à l'ennemi ou d'infirmités temporaires, à moitié de la solde d'activité dégagée de tous accessoires et de toute indemnité représentative ;

2° Pour l'officier sorti de l'activité par retrait ou par suspension d'emploi, aux deux cinquièmes de la même solde.

Les lieutenants et sous-lieutenants en non-activité toucheront les trois cinquièmes de la solde d'activité dépouillée de tous accessoires, par exception au paragraphe premier de l'article précédent.

La solde de réforme est ainsi régie, par l'article 2 de la Loi du 17 août 1879 qui modifie l'art. 18 de la Loi du 19 mai 1834 :

Nul officier réformé n'a droit à un traitement s'il n'a

accompli le temps de service imposé par la loi de recrutement. — Tout officier réformé ayant moins de 20 ans de service recevra, pendant un temps égal à la moitié de la durée de ses services effectifs, une solde de réforme égale aux deux tiers du minimum de la pension de retraite de son grade, conformément à ce qui est déterminé par les lois en vigueur ; la solde ne sera que de la moitié de ce minimum, si l'officier a été réformé pour cause de discipline. — L'officier ayant au moment de sa réforme vingt ans au plus de service effectif, recevra une pension de réforme dont la quotité sera déterminée d'après le minimum de la retraite de son grade, à raison d'un trentième pour chaque année de service effectif, s'il appartient à l'armée de terre, ou à raison d'un vingt-cinquième s'il appartient à l'armée de mer, et sous les conditions indiquées aux paragraphes 1er et 3 de l'article 1er de la loi du 18 avril 1831. Si l'officier a été réformé pour cause de discipline, la pension ne sera que de la moitié du minimum de la pension de retraite de son grade, augmentée par chaque année de service effectif au-delà de vingt ans, savoir : de l'annuité d'accroissement fixée pour la pension d'ancienneté, s'il appartient à l'armée de terre, et de deux annuités s'il appartient à l'armée de mer, et sous les conditions ci-dessus rappelées. — La solde ou la pension des officiers réformés pour prolongation de la position de non-activité au-delà de trois ans seront réglées conformément aux dispositions qui précèdent, suivant qu'ils auront été mis en non-activité pour cause d'infirmité ou pour cause de discipline.

Les officiers jouissant d'un traitement ou d'une solde de réforme peuvent être admis dans les établissements hospitaliers, en cas d'urgence, ou lorsqu'ils sont atteints de maladies aiguës ou nécessitant des opérations sérieuses.

Les officiers qui jouissent du traitement de réforme régi par les ordonnances des 21 mars et 2 novembre 1862 ne touchent que la moitié de ce traitement lorsqu'ils sont admis au compte du département de la guerre dans les établissements hospitaliers.

Les pensions et traitements de réforme ci-dessus déterminés peuvent se cumuler avec un traitement civil.

Les pensions de réforme, accordées après vingt ans de service, seront inscrites au livre des pensions du Trésor public. Elles seront, comme les pensions de retraite, incessibles et insaisissables, excepté dans les cas de débet envers l'État, ou dans les circonstances prévues par les articles 203, 205 et 214 du Code civil.

Dans ces deux cas, les pensions de réforme sont passibles de retenues qui ne peuvent excéder le cinquième pour cause de débet, et le tiers pour aliments.

Dans aucun cas, il ne peut y avoir lieu à réversibilité de tout ou partie de la pension de réforme sur les veuves et les orphelins.

DISPOSITIONS GÉNÉRALES

ARTICLE 26. — Les dispositions de la présente loi sont applicables au corps de l'intendance militaire.

Elles sont également applicables aux officiers du corps de santé des armées de terre et de mer, aux officiers d'administration des hôpitaux et aux agents du service de l'habillement et du campement (1).

---

(1) Ces dispositions sont également applicables :
1° Aux officiers d'administration des subsistances militaires (décret du 9 janvier 1852, article 8);
2° Aux vétérinaires militaires (décret du 28 janvier 1852, art.9);

ARTICLE 27. — Tout officier condamné par jugement à un emprisonnement de plus de six mois, sera suspendu de son emploi, ou mis en réforme, en se conformant aux dispositions des articles 6 et 13 de la présente loi.

La durée de l'emprisonnement ne comptera jamais comme temps de service effectif, même pour la retraite.

Décret du 31 août 1878

DU GRADE

ARTICLE Ier. — Le grade des officiers de réserve et des officiers de l'armée territoriale est conféré par décret du Président de la République, sur la proposition du Ministre de la guerre, conformément aux articles 31 de la loi du 24 juillet 1873 et 41 de la loi du 13 mars 1875 ; il constitue l'état de l'officier et ne se perd que par l'une des causes ci-après :

1° Radiation des cadres prononcée dans les formes et les conditions prévues par les articles 2, 3, 4 et 5 du présent décret ;

2° Démission acceptée par le Président de la République ;

3° Perte de la qualité de Français prononcée par jugement ;

4° Condamnation à une peine afflictive ou infamante ;

3° Aux employés de l'artillerie, du génie et des équipages militaires (décrets des 28 mars 1852, art. 7 et 29 août 1865, art. 3), à l'exception des ouvriers d'État (décret du 29 août 1865) ;

4° Aux officiers d'administration des bureaux de l'intendance militaire (décret du 1er novembre 1853, article 4) ;

5° Aux officiers d'administration de la justice militaire (décret du 29 août 1854, art. 7) ;

6° Aux contrôleurs de l'administration de l'armée, aux ingénieurs des poudres et salpêtres (loi du 16 mars 1882).

5° Condamnation à une peine correctionnelle pour délits prévus par les articles 379 à 407 du Code pénal ;

6° Condamnation à une peine correctionnelle d'emprisonnement et qui, en outre, a placé le condamné sous la surveillance de la haute police et l'a interdit des droits civiques, civils et de famille ;

7° Destitution prononcée par jugement d'un conseil de guerre ;

8° Révocation prononcée dans les formes et les conditions prévues par les articles 6 et 7 du présent décret.

DE LA RADIATION DES CADRES

ARTICLE 2. — Les officiers de réserve sont rayés des cadres de l'armée active, lorsqu'ils sont appelés par leur âge à passer dans l'armée territoriale, à moins qu'une décision du Ministre de la guerre, rendue sur leur demande, ne les admette à rester dans les cadres des officiers de réserve, conformément à l'article 144 de la loi du 13 mars 1875.

Les officiers maintenus, malgré leur âge, dans le cadre des officiers de réserve et les officiers de l'armée territoriale sont rayés des cadres, à l'expiration du temps de service exigé par la loi de recrutement, à moins qu'une décision du Ministre de la guerre, rendue sur leur demande, ne les admette à rester, soit dans la réserve, soit dans l'armée territoriale, conformément aux articles 44 et 56 de la loi du 13 mars 1875.

ARTICLE 3. — Les officiers de tout grade, retraités par application de la loi du 22 juin 1878, sont rayés des cadres de l'armée, lorsqu'ils sont restés à la disposition du Ministre de la guerre pendant cinq ans à partir de leur mise à la retraite, conformément à l'article 2 de ladite loi, à moins qu'une décision du Ministre de la guerre, rendue sur leur demande, ne les maintienne dans la réserve ou dans l'armée territoriale, s'ils n'ont pas atteint la limite d'âge fixée par l'article 56 de la loi du 13 mars 1875.

ARTICLE 4. — Sont également rayés des cadres les officiers de réserve et ceux de l'armée territoriale qui ont atteint l'âge fixé par l'article 56 de la loi du 13 mars 1875.

ARTICLE 5. — La radiation des cadres des officiers de réserve ou des officiers de l'armée territoriale peut encore être prononcée par décret du Président de la République, sur les certificats des médecins désignés à cet effet par l'autorité militaire, et après avis du comité technique de santé :

1° Pour tout officier reconnu atteint d'infirmités incurables ;

2° Pour tout officier placé hors cadres pour raison de santé depuis trois ans.

DE LA RÉVOCATION

ARTICLE 6. — La révocation est prononcée par décret du Président de la République :

1° Contre tout officier de réserve ou contre tout officier de l'armée territoriale déclaré en état de faillite ;

2° Contre tout officier, possédant une charge d'officier ministériel, qui est destitué par jugement ou révoqué par mesure disciplinaire.

ARTICLE 7. — La révocation peut être prononcée par décret du Président de la République, sur l'avis conforme d'un conseil d'enquête :

1° Pour révocation d'un emploi civil par mesure disciplinaire ;

2° Pour faute contre l'honneur, à quelque époque qu'elle ait été commise ;

3° Pour inconduite habituelle ;

4° Pour fautes graves dans le service ou contre la discipline ;

5° Pour condamnation à une peine correctionnelle, lorsque la nature du délit et la gravité de la peine paraissent rendre cette mesure nécessaire ;

6° Contre tout officier qui, ayant été l'objet d'une condamnation pour avoir manqué aux prescriptions des articles 2 et 3 de la loi du 18 novembre 1875, n'a pas, au bout de trois mois, fait connaître officiellement sa résidence, ou commet une nouvelle infraction à ces dispositions ;

7° Contre tout officicier qui, en dehors de la période d'activité, adresse à un de ses supérieurs militaires ou publie contre lui un écrit injurieux, ou commet envers l'un d'eux un acte offensant ;

8° Contre tout officier qui publie ou divulgue, dans des conditions nuisibles aux intérêts de l'armée, des renseignements parvenus à sa connaissance en raison de sa position militaire ;

9° Contre tout officier suspendu de son grade par mesure disciplinaire dans les conditions prévues par l'article 16 ci-après.

DES SITUATIONS DE L'OFFICIER

ARTICLE 8. — Les officiers de réserve et ceux de l'armée territoriale sont compris dans les cadres ou placés hors cadres.

ARTICLE 9. — Sont compris dans les cadres, tous les officiers faisant partie d'un corps de troupes ou pourvus d'un des emplois prévus par les articles 38 et 51 de

la loi du 13 mars 1875, qu'ils soient appelés à un service actif ou qu'ils restent dans leurs foyers à la disposition du Gouvernement.

ARTICLE 10. — L'officier hors cadres est celui qui est
pourvu d'un grade, sans cependant compter dans un
corps de troupe ni être affecté à l'un des emplois prévus par les articles 38 et 51 de la loi du 13 mars 1875,
et qui est temporairement dispensé de tout service.
Tout officier mis hors cadres est remplacé dans son
emploi.

ARTICLE 11. — Sont placés hors cadres :

1° Les officiers de réserve ou ceux de l'armée territoriale auxquels cette situation est conférée en raison
des emplois ou fonctions qu'ils remplissent dans
l'ordre civil, et dont la nomenclature est déterminé par
décret du Président de la République inséré au Bulletin
des lois.

Ces officiers rentrent dans les cadres aussitôt qu'ils
cessent d'exercer les fonctions qui avaient motivé leur
mise hors cadres.

2° Les officiers de réserve ou ceux de l'armée territoriale, reconnus par les médecins militaires, désignés à
cet effet, incapables d'exercer leurs fonctions militaires
pendant six mois au moins ; cette situation ne peut se
prolonger plus de trois années.

A l'expiration de la troisième année, les certificats
médicaux concernant ces officiers sont examinés par le
comité technique de santé, qui émet son avis sur la
question de savoir s'il y a lieu de les rayer des cadres.

ARTICLE 12. — Sont également placés hors cadres
les officiers suspendus pour un an, conformément aux
articles 14 et 15 du présent décret, jusqu'au moment où
ils sont réintégrés dans un emploi.

ARTICLE 13. — Le temps passé hors cadres ne compte pas pour la fixation du rang d'ancienneté.

DE LA SUSPENSION

ARTICLE 14. — Tout officier, durant la période d'activité ou en dehors de cette période, peut être suspendu disciplinairement de ses fonctions par décision du Président de la République, sur le rapport du Ministre de la guerre, pendant trois mois au moins et un an au plus.

ARTICLE 15. — L'officier suspendu pour un an est remplacé dans son emploi.

Tout officier suspendu ne peut porter l'uniforme ni prendre part à aucune réunion.

Le temps de la suspension ne compte pas pour la fixation du rang d'ancienneté.

ARTICLE 16. — En cas de mobilisation, tout officier suspendu pour moins d'un an est réintégré dans ses fonctions ; celui qui est suspendu pour un an est, dans le même cas, envoyé devant un Conseil d'enquête ; il peut être révoqué sur avis conforme de ce conseil, sinon il est réintégré dans un emploi de son grade.

DES CONSEILS D'ENQUÊTE

ARTICLE 17. — Lorsqu'il y a lieu de réunir un conseil d'enquête pour émettre un avis sur la situation d'un officier de réserve, en dehors de la période d'activité, ce conseil est nommé et fonctionne comme les conseils d'enquête de l'armée active, soit de régiment ou de corps de troupe, soit de région ou de corps d'armée, suivant le cas ; il est composé de cinq membres désignés conformément aux tableaux annexés au présent décret.

ARTICLE 18. — Lorsqu'ils y a lieu de réunir un conseil d'enquête pour émettre un avis sur la situation d'un officier de l'armée territoriale, en dehors de la période d'activité, ce conseil est nommé et fonctionne comme les conseils d'enquête de région ou de corps d'armée de l'armée active ; il est composé de cinq membres désignée conformément aux tableaux annexés au présent décret.

ARTICLE 19. — Si, dans la localité désignée par l'autorité militaire pour la réunion d'un conseil d'enquête de régiment ou de corps de troupe, il ne se trouve pas d'officiers de réserve du même corps de troupe en nombre suffisant pour constituer régulièrement le conseil, il y est suppléé par des officiers de réserve du même corps de troupe de la même arme, ou, en cas de nécessité dont l'autorité militaire reste juge, par des officiers de l'armée active.

Si, dans la localité désignée pour la réunion d'un conseil d'enquête de région ou de corps d'armée, il ne se trouve pas d'officiers en nombre suffisant pour constituer régulièrement le conseil, il y est suppléé par des officiers de réserve du même corps d'armée, et, à leur défaut, par des officiers de l'armée active.

Les dispositions du paragraphe précédent sont applicables aux conseils d'enquête appelés à se prononcer sur le compte des officiers de l'armée territoriale.

ARTICLE 20. — Pendant la période d'activité, les conseils d'enquête appelés à exprimer un avis au sujet d'officiers de réserve ou d'officiers de l'armée territoriale, fonctionnent dans les conditions spécifiées par le décret du 29 juin 1878, relatif aux conseils d'enquête de l'armée active.

ARTICLE 21. — Les officiers de réserve ou ceux de l'armée territoriale, qu'il y a lieu de traduire devant un conseil d'enquête, sont envoyés devant le conseil par décision du Ministre de la guerre.

Cette décision peut être prise d'office ou sur le rapport des autorités militaires desquelles relèvent ces officiers, c'est-à-dire des généraux commandant les régions et subdivisions de région, et, dans les places de guerre ou villes de garnison, des commandants de place ou des officiers qui en remplissent les fonctions.

ARTICLE 22. — Lors de la réunion d'un conseil d'enquête pour un officier de l'armée territoriale, soit pendant la période d'activité, soit en dehors de cette période, le président du conseil pose, suivant les cas, séparément, et dans les termes ci-après, les questions suivantes, savoir :

M.   , est-il dans le cas d'être révoqué de grade comme ayant été révoqué de son emploi civil par mesure disciplinaire ?

M.   , est-il dans le cas d'être révoqué pour faute contre l'honneur ?

M.   , est-il dans le cas d'être révoqué pour inconduite habituelle ?

M.   , est-il dans le cas d'être révoqué pour fautes graves dans le service ?

M.   , est-il dans le cas d'être révoqué pour fautes graves contre la discipline ? ·

M.   , condamné à une peine correctionnelle de   , par jugement du   , est-il dans le cas d'être révoqué ?

M.   , est-il dans le cas d'être révoqué pour,

2·

après avoir été l'objet d'une condamnation par application des articles 2, 3, 15 et 20 de la loi du 18 novembre
1875, n'avoir pas fait connaître sa résidence au bout de
trois mois, ou avoir commis une nouvelle infraction aux
dispositions des articles 2 et 3 de cette loi ?

M.   , est-il dans le cas d'être révoqué pour
avoir, en dehors de la période d'activité, adressé à un
de ses supérieurs militaires ou publié contre lui un
écrit injurieux, ou avoir commis contre l'un d'eux un
acte offensant ?

M.   , est-il dans le cas d'être révoqué pour
avoir publié ou divulgué, dans des conditions nuisibles
aux intérêts de l'armée, des renseignements parvenus
à sa connaissance en raison de sa position militaire ?

· M.   , suspendu de ses fonctions pour un
an, est-il dans le cas d'être révoqué ?

DISPOSITIONS GÉNÉRALES

ARTICLE 23. — Les dispositions édictées par le présent décret pour les officiers de réserve et pour ceux
de l'armée territoriale sont applicables aux fonctionnaires assimilés ou ayant rang d'officier.

ARTICLE 24. — Sont rapportées les dispositions des
décrets antérieurs, en ce qu'elles ont de contraire au
présent décret.

Décret du 3 février 1880 modifiant celui du 31 août 1878.

ARTICLE Iᵉʳ. — Les officiers admis à la retraite et
placés, pendant cinq ans, à la disposition du Ministre de
la guerre, par application de la loi du 22 juin 1878, sont
pourvus d'emplois dans les cadres de l'armée territo-

riale, de préférence aux officiers de cette même armée qui n'ont pas la même origine.

Ces derniers peuvent être mis à la suite, par décret du Président de la République, rendu sur le rapport du Ministre de la guerre.

ARTICLE 2. — Tout officier mis à la suite, par application de l'article précédent, et qui atteint la limite du temps de service exigé dans la réserve de l'armée territoriale, peut être rayé des cadres par décision ministérielle.

ARTICLE 3. — Les conseils d'enquête, qu'il y a lieu de réunir en vertu du décret du 31 août 1878 sur l'état des officiers de réserve et des officiers de l'armée territoriale, sont composés conformément aux tableaux annexés au décret du 29 juin 1878 sur les conseils d'enquête de l'armée active.

Dans chaque conseil d'enquête, l'officier le moins élevé en grade est pris parmi les officiers de réserve ou parmi ceux de l'armée territoriale ; les autres membres du conseil sont pris dans l'armée active.

ARTICLE 4. — Sont abrogées les dispositions du décret du 31 août 1878, contraires au présent décret, ainsi que les tableaux annexés audit décret du 31 août 1878.

QUATRIÈME LEÇON

Décrets du 29 juin 1878 et 8 juin 1879 sur la composition et le fonctionnement des Conseils d'enquête. — Note ministérielle du 20 juillet 1881 sur les Conseils d'enquête des officiers de réserve et de l'armée territoriale.

De la composition des conseils d'enquête. — Des formes de l'enquête. — Dispositions générales. — Décret modificateur du 8 juin 1879. — Note ministérielle du 20 juillet 1881.

Décret du 29 juin 1878.

DE LA COMPOSITION DES CONSEILS D'ENQUÊTE

ARTICLE Iᵉʳ. — Il y a trois espèces de conseils d'enquête :

1° Le conseil d'enquête de régiment ou de corps de troupe formant bataillon ou escadron ;

2° Le conseil d'enquête de région ou de corps d'armée;

3° Le conseil d'enquête spécial pour les généraux de brigade, les généraux de division et les fonctionnaires qui leur sont assimilés.

ARTICLE 2. — Chaque conseil d'enquête est composé de cinq membres qui, sauf les cas prévus par l'article 4 ci-après, sont désignés d'après le grade ou l'emploi de l'officier objet de l'enquête, conformément aux tableaux annexés au présent décret.

Deux membres au moins doivent être de l'arme ou du service militaire auquel appartient l'officier objet de l'enquête.

ARTICLE 3. — Les membres des conseils d'enquête sont choisis parmi les officiers ou assimilés en activité, soit d'un grade supérieur, soit plus anciens de grade que l'officier objet de l'enquête.

Le président et les membres de chaque conseil d'enquête de régiment ou de corps de troupe sont désignés par l'officier général commandant la division dont fait partie le corps de troupe.

Sauf l'exception prévue par le paragraphe 3 de l'article suivant, les membres du conseil, autres que le président, à moins d'empêchements admis par le général appelé à les désigner, sont pris à tour de rôle et par l'ancienneté de grade, savoir :

1° Si l'officier, objet de l'enquête, est capitaine, lieutenant, sous-lieutenant, médecin-major de 2° classe ou aide-major, vétérinaire ou aide-vétérinaire, dans un régiment ou dans un corps de troupe formant bataillon ou escadron, parmi les officiers de ce corps et, à défaut d'officiers de ce corps en nombre suffisant, parmi les autres officiers placés sous le commandement du général chargé de désigner les membres du conseil ;

2° S'il est officier supérieur, officier du service d'état-major, ou de l'état-major particulier de quelque arme que ce soit, officier de gendarmerie, officier en non-activité ou hors cadre, sous-intendant militaire, adjoint à l'intendance, officier, fonctionnaire ou agent d'un des services de l'armée, ne faisant pas partie d'un régiment, d'un bataillon ou d'un escadron, ou, s'il est détaché d'un corps de troupe, parmi les officiers de la région ou du corps d'armée ;

3° S'il est médecin, ou pharmacien inspecteur, intendant militaire ou intendant général, général de brigade ou de division, parmi les médecins ou pharmaciens inspecteurs, les intendants militaires ou intendants généraux, les généraux de brigade ou de division.

ARTICLE 4. — En cas d'absence ou d'empêchement constaté, les membres absents ou empêchés sont remplacés par des officiers du même grade, et, à défaut, du grade immédiatement inférieur, mais sans que les officiers nouvellement désignés puissent être ni moins anciens, ni de grade moins élevé que l'officier objet de l'enquête.

Si, à raison de l'ancienneté du grade, le remplacement ne peut avoir lieu, il y est pourvu par la désignation d'officiers du grade immédiatement supérieur à celui de l'officier absent ou empêché.

Si, faute d'un ou plusieurs officiers réunissant les conditions voulues pour faire partie d'un conseil d'enquête, on ne peut constituer, soit le conseil de régiment ou de corps de troupe formant bataillon ou escadron, soit le conseil de région ou de corps d'armée, il en est référé, dans le premier cas, au général commandant la région ou le corps d'armée, et, dans le second cas, au Ministre de la guerre, qui prennent les mesures nécessaires pour constituer ou compléter le conseil.

ARTICLE 5. — Ne peuvent faire partie du conseil d'enquête :

1° Les parents ou alliés de l'officier objet de l'enquête, jusqu'au quatrième degré inclusivement ;

2° Les auteurs de la plainte ou du rapport spécial qui a motivé la réunion du conseil ;

Un officier ayant fait partie d'un conseil d'enquête ne

peut siéger dans un second conseil qui serait appelé à connaître de la même affaire.

DES FORMES DE L'ENQUÊTE

ARTICLE 6. — Aucun officier ne peut être envoyé devant un conseil d'enquête sans l'ordre spécial du Ministre de la guerre.

Néanmoins, toutes les fois que, hors du territoire français européen et de l'Algérie, il y a lieu d'envoyer un officier devant un conseil d'enquête, les gouverneurs généraux et les généraux en chef exercent les mêmes pouvoirs que le Ministre de la guerre, excepté dans le cas où il a lieu de réunir le conseil d'enquête spécial prévu à l'article 1er.

ARTICLE 7. — Lorsque, pour l'une des causes prévues aux articles 12 et 27 de la loi du 19 mai 1834, un officier en activité ou en non-activité est dans le cas d'être envoyé devant un conseil d'enquête, un rapport spécial avec la plainte, s'il en est formé, est transmis par la voie hiérarchique au Ministre de la guerre. La plainte peut être portée par toute personne qui se prétend lésée, ou d'office par l'un des supérieurs de l'officier qu'elle concerne.

Quel que soit le grade de l'officier qui la reçoit, il est tenu de la faire parvenir hiérarchiquement au Ministre de la guerre.

Le rapport spécial est fait, savoir :

Pour les officiers et assimilés faisant partie d'un régiment ou d'un corps de troupe formant bataillon ou escadron.	Par le commandant du corps ou l'officier supérieur qu'il désigne.
Pour les officiers, fonctionnaires ou agents attachés à un établissement ou à un service, jusqu'au grade de colonel ou assimilé inclusivement.........	Par le directeur de l'établissement ou le chef de service.

Pour les chefs de corps, les directeurs d'établissements et les chefs de services, soumis à l'autorité d'un général de brigade, les officiers de gendarmerie, les officiers sans troupe et ceux en disponibilité ou en non-activité jusqu'au grade de colonel inclusivement................	Par le commandant de brigade, de la subdivision ou du département, suivant le cas.
Pour un général de brigade ou fonctionnaire assimilé.....................	Par un général de division désigné par le Ministre de la guerre.
Pour un général de division ou fonctionnaire assimilé.................	Par un maréchal de France, un amiral ou un général de division choisi dans les conditions prévues au troisième paragraphe de l'art. 2, désigné par le Ministre de la guerre.

Les officiers par l'intermédiaire desquels la plainte et le rapport spécial sont transmis au Ministre de la guerre les visent sans émettre d'opinion.

Le Ministre de la guerre peut, lorsqu'il le juge nécessaire et sans l'accomplissement des formalités ci-dessus prescrites, envoyer d'office un officier en activité ou en non-activité devant un conseil d'enquête pour l'une des causes spécifiées aux articles 12 et 27 de la loi du 19 mai 1833.

ARTICLE 8. — Conformément à l'article 13 de ladite loi, tout officier qui est resté en non-activité pendant trois ans doit être envoyé devant un conseil d'enquête par le Ministre de la guerre.

ARTICLE 9. — Lorsque le Ministre de la guerre envoie un officier devant un conseil d'enquête, il adresse au général commandant la région ou le corps d'armée toutes les pièces propres à éclairer le conseil. S'il s'agit d'un conseil d'enquête de régiment ou de corps de troupe formant bataillon ou escadron, le général commandant la région ou le corps d'armée transmet ces pièces au général chargé de la désignation des membres du conseil. Ces pièces, s'il s'agit d'un officier en non-activité depuis trois ans, doivent faire connaître les causes de la mise en non-activité, et présenter tous les renseignements donnés par les autorités civiles et militaires sur sa conduite et sur son état physique.

S'il s'agit d'un officier condamné par jugement à un emprisonnement de plus de six mois, une expédition du jugement doit faire partie du dossier.

ARTICLE 10. — A la réception des pièces envoyées par le Ministre de la guerre, le général chargé de la nomination des membres du Conseil d'enquête désigne les officiers ou assimilés qui doivent faire partie de ce conseil, et nomme parmi eux un rapporteur, qui est toujours d'un grade supérieur à celui de l'officier objet de l'enquête.

Il convoque ensuite le conseil, en indiquant à chacun de ses membres l'époque, le lieu et l'objet de la convocation.

- Il donne également ordre à l'officier objet de l'enquête de se rendre au conseil, aux lieu, jour et heure indiqués, et lui fait connaître le nom du rapporteur.

Lorsqu'il s'agit d'un conseil d'enquête spécial, le Ministre de la guerre remplit lui-même les formalités prescrites par le présent article.

Si l'officier objet de l'enquête est général de division

ou assimilé, le rapporteur est désigné parmi les officiers ou assimilés du même grade.

ARTICLE 11. — Toutes les pièces qui ont donné lieu à la convocation du conseil d'enquête sont d'abord envoyées au président qui les remet au rapporteur ; celui-ci fait connaître, à l'officier qu'elles concernent, l'objet de l'enquête. L'accomplissement de cette formalité est mentionné au procès-verbal contenant l'avis du conseil.

ARTICLE 12. — A l'ouverture de la séance, le président, après avoir fait introduire l'officier objet de l'enquête, donne lecture au conseil des articles 9, 10, 12, 13, 18 et 27 de la loi du 19 mai 1834, et, s'il y a lieu, des articles 5 et 6 de la loi du 4 août 1839 ou de l'article 2 de la loi du 25 juin 1861.

ARTICLE 13. — Si l'officier objet de l'enquête ne se présente pas aux lieu, jour et heure indiqués, et s'il ne fait valoir aucun empêchement légitime, il est passé outre, et il est fait mention de son absence au procès-verbal contenant l'avis du conseil d'enquête.

ARTICLE 14. — Le rapporteur donne lecture de l'ordre de convocation et de toutes les pièces transmises par le Ministre de la guerre.

ARTICLE 15. — L'ouvrier envoyé devant un conseil d'enquête, à raison de la prolongation de sa non-activité pendant trois ans, ou par application de l'article 2 de la loi du 25 juin 1861, est visité par des médecins militaires désignés par le président.

Dans ce cas, le procès-verbal contenant l'avis du conseil d'enquête fait mention de la déclaration de ces médecins.

ARTICLE 16. — Le conseil entend successivement et séparément toutes les personnes qui peuvent lui fournir des renseignements, et qui sont appelées soit d'office, soit sur la demande de l'officier objet de l'enquête.

L'officier objet de l'enquête et les membres du conseil peuvent leur adresser les questions qu'ils jugent convenables, mais par l'organe du président.

Dans les cas prévus par l'article précédent, le conseil entend les médecins.

ARTICLE 17. — Les personnes appelées devant le conseil entendues, l'officier objet de l'enquête présente ses observations.

Le président consulte ensuite les membres du conseil pour savoir s'ils se trouvent suffisamment éclairés. Dans le cas de l'affirmative, il fait retirer l'officier objet de l'enquête ; dans le cas contraire, l'enquête continue.

ARTICLE 18. — L'enquête terminée, le président, suivant les cas, pose séparément, et dans les termes ci-après, les questions suivantes :

POUR CAUSE DE DISCIPLINE

1° M.   , est-il dans le cas d'être mis en réforme pour inconduite habituelle ?

2° M.   , est-il dans le cas d'être mis en réforme pour fautes graves dans le service ?

3° M.   , est-il dans le cas d'être mis en réforme pour fautes graves contre la discipline ?

4° M.   , est-il dans le cas d'être mis en réforme pour fautes contre l'honneur ?

POUR CAUSE DE CONDAMNATION A UN EMPRISONNEMENT DE PLUS DE SIX MOIS

M.   , condamné à plus de six mois de prison par jugement du   , est-il dans le cas d'être mis en réforme ?

POUR CAUSE DE NON-ACTIVITÉ PAR RETRAIT OU SUSPENSION D'EMPLOI

M.   , en non-activité par retrait ou suspension d'emploi depuis plus de trois ans, est-il dans le cas d'être mis en réforme comme reconnu non susceptible d'être rappelé à l'activité ?

POUR CAUSE DE NON-ACTIVITÉ POUR INFIRMITÉS

M.   , en non-activité pour infirmités temporaires depuis plus de trois ans, est-il dans le cas d'être mis en réforme comme reconnu non susceptible d'être rappelé à l'activité ?

PAR APPLICATION DE LA LOI DU 25 JUIN 1861

M.   , en non-activité pour infirmités temporaires et ayant vingt-cinq ans de service, est-il dans le cas d'être mis à la retraite comme n'étant pas susceptible d'être appelé à l'activité ?

ARTICLE 19. — Aucune autre question que celles indiquées en l'article précédent ne peut être soumise au conseil d'enquête.

Sur chacune des questions que le conseil a à décider, pour former son avis, les membres votent au scrutin secret, en déposant dans une urne, pour l'affirmative, une boule sur laquelle est inscrit le mot *oui*, et, pour la négative, une boule sur laquelle est inscrit le mot *non*.

La majorité forme l'avis du conseil.

Le résultat du vote est consigné dans le procès-verbal contenant l'avis du conseil.

ARTICLE 20. — Le procès-verbal contenant l'avis du conseil d'enquête est signé par tous les membres ; il est envoyé, avec toutes les pièces à l'appui, au Ministre de la guerre, par l'intermédiaire des autorités mentionnées aux articles 9 et 11 du présent décret, et directement par le président du conseil, si celui-ci est maréchal de France, amiral ou général de division désigné conformément aux dispositions du paragraphe 3 de l'article 2.

ARTICLE 21. — Les séances du conseil d'enquête ne peuvent avoir lieu qu'à huis-clos.

Le conseil d'enquête est dissous de plein droit aussitôt après qu'il a donné son avis sur l'affaire pour laquelle il a été convoqué.

ARTICLE 22. — En temps de guerre, les attributions conférées au Ministre de la guerre par le 5° paragraphe de l'article 3, le 3° paragraphe de l'article 4, les articles 6, 7, 9, le 4° paragraphe de l'article 10 et l'article 20, sont exercées par le général commandant en chef.

DISPOSITIONS GÉNÉRALES

ARTICLE 23. — L'ordonnance du 21 mai 1836 est abrogée.

COMPOSITION DES CONSEILS D'ENQUÊTE

DÉSIGNATION DU GRADE des Médecins ou des Pharmaciens objet de l'enquête.	PRÉSIDENT	MEMBRES
Pour un aide-major de 2ᵉ classe.........	Un général de brigade.	Un colonel ou lieutenant-colonel ou un médecin ou pharmacien principal, un officier supérieur (chef de bataillon ou d'escadrons, ou major), un médecin ou pharmacien-major de 2ᵉ classe, un aide-major de 2ᵉ classe.
Id. de 1ʳᵉ classe.	Un général de brigade.	Un colonel ou lieutenant-colonel ou un médecin ou pharmacien principal, un officier supérieur (chef de bataillon ou d'escadrons, ou major), un major de 2ᵉ classe, un aide-major de 1ʳᵉ classe.
Pour un major de 2ᵉ classe.	Un général de brigade.	Un colonel ou lieutenant-colonel ou un médecin ou pharmacien principal, un officier supérieur (chef de bataillon ou d'escadrons, ou major), deux majors de 2ᵉ classe.
Id. de 1ʳᵉ classe.	Un général de division.	Un général de brigade ou un médecin ou pharmacien inspecteur, un colonel ou lieutenant-colonel, deux majors de 1ʳᵉ classe.
Pour un principal de 2ᵉ classe.........	Un général de division.	Un général de brigade ou un médecin ou pharmacien inspecteur, un colonel, deux principaux de 2ᵉ classe.
Id. de 1ʳᵉ classe.	Un général de division.	Un général de brigade, un médecin ou pharmacien inspecteur, deux principaux de 1ʳᵉ classe.
Pour un médecin ou pharm. inspecteur.	Un général de division.	Un général de division, un général de brigade, deux médecins inspecteurs.

Décret du 8 juin 1879 modifiant le précédent.

ARTICLE 1ᵉʳ. — Par dérogation aux dispositions des sixième et huitième paragraphes de l'article 3 du décret du 29 juin 1878, sur les conseils d'enquête, les membres des conseils d'enquête de région ou de corps d'armée, autres que le président, sont pris, dans le gouvernement militaire de Paris, toutes les fois que cela est possible, dans la division d'infanterie ou de cavalerie, dans la brigade d'artillerie, ou dans le service de l'armée dont fait partie l'officier objet de l'enquête.

En cas d'impossibilité, le gouverneur de Paris les nomme, par ordre d'ancienneté, parmi les autres officiers de son commandement.

A cet effet, la liste des officiers qui peuvent être appelés à tour de rôle et par ancienneté de grade à faire partie d'un conseil d'enquête de région ou de corps d'armée, est dressée par le gouvernement militaire de Paris, par division d'infanterie ou de cavalerie, par brigade d'artillerie ou par grand service de l'armée.

ARTICLE 2. — Le Ministre de la guerre est chargé de l'exécution du présent décret, qui sera inséré au *Bulletin des Lois*.

Note ministérielle du 20 juillet 1881.

Le Ministre de la guerre a été consulté sur la manière dont doit être constitué un conseil d'enquête de région, lorsque l'officier de réserve ou de l'armée territoriale appelé à comparaître devant ce conseil se trouve être le plus ancien de son grade.

La solution de cette question nécessitant une interprétation des règlements d'administration publique qui régissent la matière (décrets du 29 juin et 31 août 1878), le Ministre a soumis la question à l'examen du Conseil d'État qui, dans sa séance du 28 avril dernier, a formulé l'avis que l'article 19 du décret du 31 août 1878, qui ne contient aucune disposition contraire au décret du 3 février 1880, est resté en vigueur et doit être appliqué aux officiers de réserve ou de l'armée territoriale appelés à faire partie d'un conseil d'enquête, de même que le décret du 29 juin 1878 est applicable à la nomination des officiers de l'armée active appelés à faire partie d'un conseil d'enquête réuni pour apprécier la situation d'un officier de réserve ou de l'armée territoriale.

Le Ministre a adopté cet avis. En conséquence, il y a lieu de s'y conformer à l'avenir.

L'article 19 du décret du 31 août 1878 visé dans cette note est ainsi conçu : Si, dans la localité désignée par l'autorité militaire pour la réunion d'un conseil d'enquête de régiment ou de corps de troupe, il ne se trouve pas d'officiers de réserve du même corps de troupe en nombre suffisant pour constituer régulièrement le conseil, il y est suppléé par des officiers de réserve du même corps de troupe domiciliés dans la même subdivision de région ou dans les subdivisions limitrophes, et, à leur défaut, par des officiers de réserve d'autres corps de troupe de la même arme, ou, en cas de nécessité dont l'autorité militaire reste juge, par des officiers de l'armée active.

Si, dans la localité, désignée pour la réunion d'un conseil d'enquête de région ou de corps d'armée, il ne se trouve pas d'officiers en nombre suffisant pour constituer régulièrement le conseil, il y est suppléé par des officiers de réserve du même corps d'armée, et, à leur défaut, par des officiers de l'armée active.

Les dispositions du paragraphe précédent sont applicables aux conseils d'enquête appelés à se prononcer sur le compte des officiers de l'armée territoriale.

———

CINQUIÈME LEÇON

Règlement du 25 novembre 1889 sur le service de santé à l'intérieur.
Notions sur son organisation générale.

Organisation générale du service de santé. — Direction centrale au Ministère de la guerre. — Comité et section techniques de santé. — Attributions générales des médecins inspecteurs. — Direction dans les corps d'armée. — Attributions des directeurs dans les corps d'armée. — Pouvoirs disciplinaires. — Surveillance des hôpitaux. — Des évacuations. — Propositions pour l'avancement et la Legion d'honneur. — Ordonnancement. — Gestion. — Recrutement des médecins et des pharmaciens militaires. — Des vaccinations et revaccinations. — Des désinfections dans l'armée.

ORGANISATION GÉNÉRALE DU SERVICE DE SANTÉ

Le service de santé de l'armée a pour objet : l'étude et l'application des règles de l'hygiène dans ses rapports avec l'armée, et le traitement des militaires malades ou blessés.

Il possède une direction centrale au ministère de la guerre, et des directions régionales dans les gouvernements militaires et les corps d'armée.

Le personnel d'exécution comprend :

1º Les médecins de l'armée active, du cadre de réserve et de l'armée territoriale ;

2º Les pharmaciens (active, réserve et armée territoriale) ;

3° Les officiers d'administration des hôpitaux (armée active, réserve et armée territoriale) ;

4° Les infirmiers régimentaires, titulaires et auxiliaires, porte-sacs et porte-sacoches, ainsi que les brancardiers régimentaires ;

5° Les sections d'infirmiers militaires ;

6° Éventuellement, les détachements du train des équipages militaires ou d'autres troupes ;

7° Les aumôniers militaires ;

8° Les sœurs hospitalières ;

9° Le personnel civil attaché d'une manière permanente ou temporaire au service hospitalier.

Les établissements où les militaires malades reçoivent des soins sont :

1° Les infirmeries régimentaires, les dépôts de convalescents et les infirmeries-hôpitaux ;

2° Les hôpitaux militaires ;

3° Les hospices mixtes ou militarisés ou civils proprement dits, et certains établissements spéciaux.

La gestion de ces établissements est assurée : dans les corps de troupe par les conseils d'administration, et dans les hôpitaux militaires, sous l'autorité du médecin chef, par l'officier d'administration gestionnaire.

DIRECTION CENTRALE AU MINISTÈRE DE LA GUERRE. —
COMITÉ ET SECTION TECHNIQUES DE SANTÉ

Comme les autres armes ou services spéciaux, le service de santé est représenté auprès du Ministre par une direction spéciale (*7ᵉ Direction*), et par un « comité technique » composé de neuf membres, présidé par le Médecin inspecteur général.

La 7ᵉ Direction centralise tout ce qui a trait au service de santé de l'armée. Elle comprend dans ses attributions tout ce qui concerne les membres du corps de santé ; les deux écoles de Lyon et du Val-de-Grâce, les hôpitaux, le matériel courant et de mobilisation, le personnel, etc.

A la tête de la 7° Direction est un médecin inspecteur assisté de médecins et pharmaciens militaires et de chefs et sous-chefs de bureau, civils.

Les attributions du *Comité technique de santé* consistent à examiner toutes les questions dont l'étude lui est confiée par le Ministre de la guerre et à émettre, sur chacune d'elles, son avis motivé.

Composé de médecins inspecteurs et principaux, il a pour secrétaire un médecin principal qui est le chef de la « *Section technique de santé* ».

Il apprécie, aussi, avant qu'ils soient soumis au Conseil d'État :

1° Les dossiers de pensions de retraite pour infirmités consécutives à des maladies ou à des blessures ;

2° Les dossiers pour pensions à accorder aux veuves, ou pour secours annuels aux orphelins des militaires morts par suite de maladies ou de blessures ;

3° Les dossiers pour gratifications renouvelables ou temporaires de réforme ;

4° Les propositions de mise en non-activité pour infirmités temporaires, ou en réforme pour infirmités incurables.

Pour l'aider dans sa tâche et préparer les éléments de ses décisions, le comité technique est secondé par une *Section technique de santé* qui fonctionne sous ses ordres.

Cette section, composée de médecins, de pharmaciens et d'officiers d'administration de divers grades, a pour chef le médecin principal, secrétaire du comité technique.

ATTRIBUTIONS GÉNÉRALES DES MÉDECINS ET DU PHARMACIEN INSPECTEURS

Outre leurs fonctions spéciales au *comité technique*, les médecins inspecteurs procèdent, chaque année, à l'inspection générale de toutes les parties du service de santé ; ils peuvent aussi être appelés à remplir certaines missions spéciales.

Dans les gouvernements militaires ou certains corps d'armée désignés par le Ministre, ils remplissent les fonctions de directeurs.

Les inspecteurs établissent le classement des officiers du service de santé et président les jurys des concours et examens. — Le Pharmacien inspecteur préside les concours et examens des pharmaciens ; il procède aussi aux inspections du service pharmaceutique.

DIRECTION DANS LES CORPS D'ARMÉE ET ATTRIBUTIONS DES DIRECTEURS

A la tête du service de santé des gouvernements militaires et des corps d'armée sont des médecins inspecteurs ou principaux de première classe, qui prennent le titre de « *Directeur du service de santé* » du gouvernement ou du corps d'armée auquel ils sont attachés.

Le directeur réside au chef-lieu du corps d'armée et ne relève que du gouverneur ou du général commandant, pour son service spécial. Son entrée en fonctions est mise à l'ordre du corps d'armée.

A chaque direction de santé sont attachés, pour seconder le directeur : un médecin-major, des officiers d'administration, des infirmiers commis aux écritures et des infirmiers remplissant les fonctions de planton.

L'action du directeur du service de santé s'exerce sur les corps de troupe, sur les hôpitaux militaires, les hospices mixtes, le matériel et les approvisionnements destinés au corps d'armée.

Toutefois son action, dans les corps de troupe, est limitée au personnel médical, aux locaux, au matériel et aux approvisionnements sanitaires. Toutes les questions techniques sont de son ressort ; il peut, dans cet ordre d'idées, sur l'ordre du commandement, visiter les casernements. Les chefs de corps sont informés hiérarchiquement de cette visite. Il est reçu par le lieutenant-colonel. Il centralise les rapports des médecins des corps relatifs à l'instruction des brancardiers, aux opérations de vaccination et à toutes les questions concernant la santé des troupes. Il les transmet au Ministre. Il consigne, avant l'arrivée du général inspecteur et du médecin-inspecteur, son avis sur les rapports que le médecin chef de service établit, chaque année, à l'occasion de ces deux inspections générales.

Les demandes de matériel et de médicaments faites par les corps sont soumises à son visa, de même que les propositions de réforme de matériel. Il y apporte telles modifications qu'il juge nécessaires.

Dans les hôpitaux, l'autorité du directeur est beaucoup plus étendue. Elle s'exerce sur toutes les parties du service. Il veille aux approvisionnements, au matériel, à la direction, à la police, à la répartition du personnel et au service des évacuations.

Il est tenu, par le médecin chef, au courant de l'exécution du service de l'hôpital, et adresse au général commandant le corps d'armée toutes les demandes nécessaires au bon fonctionnement de ce service. Son action est la même dans les magasins et les établissements où sont entretenus le matériel de campagne et les approvisionnements de mobilisation destinés au service de santé du corps d'armée.

Dans la première quinzaine de chaque semestre, il établit et adresse au Ministre une situation générale des approvisionnements de mobilisation. A cet effet il reçoit, tous les six mois, la situation du matériel de service de santé, d'une part, du directeur du service de l'artillerie, d'autre part, des conseils d'administration des corps de troupe et enfin des établissements détenteurs du matériel sanitaire de mobilisation.

D'une façon générale, il porte tout spécialement son attention sur les manifestations épidémiques dont il doit, autant que possible, étudier les causes, de façon à être à même de les prévenir par des mesures appropriées. Il tient, à cet effet, un registre spécial. La centralisation de la statistique médicale du corps d'armée lui incombe.

ACTION DU DIRECTEUR SUR LE PERSONNEL.
POUVOIRS DISCIPLINAIRES

Le directeur n'a autorité, sur les médecins des corps de troupes, qu'au point de vue professionnel. Mais, dans les établissements hospitaliers, son action s'étend sur tout le personnel militaire ou civil attaché d'une façon permanente ou temporaire aux dits établissements.

Son autorité s'exerce également sur les médecins et les pharmaciens de réserve et de l'armée territoriale, domiciliés dans le corps d'armée.

Tous les ans, il procède à l'inspection de ce personnel, qu'il répartit pendant les périodes d'appel et dont il annote les rapports individuels établis, à la fin de leur stage, par les médecins chefs de service auprès desquels ces médecins ont servi.

1º Il soumet au général commandant le corps d'armée : les propositions nécessaires aux désignations des médecins, pour les différents services dans les places, les hospices mixtes, les prisons, la gendarmerie, les conseils de révision, etc....

2º Il rend compte des mutations que nécessite, parmi les infirmiers militaires, l'exécution du service.

3º Il signale l'excédent ou l'insuffisance du personnel des médecins, des pharmaciens, des officiers d'administration et des infirmiers militaires. Le général en chef statue ou en réfère au Ministre, selon les cas.

En cas d'urgence, il prescrit de convoquer des médecins, des pharmaciens ou des officiers d'administration du cadre de réserve, et au besoin requiert des médecins ou des pharmaciens civils qui reçoivent des indemnités fixées par le règlement sur le service de santé (voir 2ᵉ partie).

Le directeur du service de santé est investi, à l'égard de tout le personnel des hôpitaux, des pouvoirs disciplinaires attribués aux généraux de brigade ou aux colonels, suivant qu'il a le grade d'inspecteur ou de principal de 1ʳᵉ classe.

SURVEILLANCE DES HÔPITAUX

La surveillance du directeur s'exerce sur toutes les parties du service hospitalier.

Il s'assure que les règlements sont bien observés et que les malades reçoivent tous les soins qu'exige leur état.

Il veille aussi, dans les hospices civils, à l'exécution des conventions passées entre les commissions administratives et le Ministre de la guerre.

DES ÉVACUATIONS

En cas d'épidémie ou d'encombrement d'un hôpital il peut, de sa propre initiative, ou sur la demande du médecin chef, proposer au général commandant le corps d'armée l'évacuation collective des malades sur un autre hôpital du corps d'armée. Le général statue et rend compte au Ministre.

Il peut autoriser les évacuations individuelles des malades sur un autre établissement hospitalier du corps d'armée; il en rend compte au général.

Les évacuations sur les établissements d'un autre corps d'armée sont subordonnées à l'autorisation du Ministre.

PROPOSITIONS POUR L'AVANCEMENT
ET LA LÉGION D'HONNEUR

Il consigne son avis sur les états de notes et les mémoires de proposition pour le grade ou la Légion d'honneur, qui sont établis, au moment de l'inspection générale, par les médecins chefs dans les hôpitaux, les chefs de corps et les médecins chefs de service dans les corps de troupe.

Il établit lui-même les mémoires de proposition en faveur du personnel attaché à la direction, des médecins chefs des hôpitaux militaires, des médecins civils chargés du traitement des malades militaires dans les hospices civils proprement dits, et les remet au médecin inspecteur.

Il établit de même les rapports et les mémoires de proposition concernant les médecins et les pharmaciens du cadre de réserve et de l'armée territoriale, domiciliés dans le corps d'armée.

En Algérie, en raison de l'étendue du territoire, le

directeur du service de santé est secondé par des
médecins principaux qui ont, dans chaque division
d'Alger, d'Oran et de Constantine, la direction du service de santé de leur division.

ORDONNANCEMENT ET GESTION

Le directeur du service de santé ordonnance toutes
les dépenses de son service, et exerce la surveillance
administrative sur les hôpitaux militaires et sur les
salles militaires des hospices mixtes ou militarisés.

Il procède à des vérifications périodiques ou inopinées des caisses et des magasins.

Il constate les effectifs en personnel et en malades,
et s'assure de l'emploi des fonds, des denrées, des
objets de consommation et du matériel de toute sorte.

Il surveille la régularité des comptes du pharmacien
et de l'officier d'administration gestionnaire, auxquels
il adresse des instructions à cet effet, de même qu'aux
commissions administratives des hospices civils.

Il prend part aux conférences relatives aux travaux
à exécuter dans les hôpitaux, et passe les conventions
avec les commissions administratives des hospices civils.

RECRUTEMENT DES MÉDECINS ET DES PHARMACIENS
MILITAIRES

Avant la guerre de 1870, les médecins militaires se
recrutaient à l'École du service de santé de Strasbourg.
Après la perte de nos deux provinces de l'Est, le recrutement s'exerça, par voie de concours, parmi les médecins civils qui, une fois en possession du grade de docteur, entraient au Val-de-Grâce en qualité de médecins
stagiaires. Cet état de choses dura jusqu'en 1888, époque

à laquelle a été ouverte la nouvelle *Ecole du service de santé militaire* près la Faculté de médecine de Lyon (Décrets des 14 et 25 décembre 1888).

Les élèves de « l'école du service de santé » sont recrutés par voie de concours parmi les étudiants en possession de quatre inscriptions, validées par le premier examen de doctorat.

Ils sont casernés et soumis au régime des écoles militaires. Au point de vue technique, ils suivent les cours et les cliniques de la Faculté et concourent, avec les étudiants civils, aux différents emplois d'externe, d'interne, de chef de clinique, etc.

Outre cet enseignement général, ils reçoivent, à l'école, un complément d'instruction par les soins de répétiteurs militaires qui leur font des conférences et de fréquentes interrogations, et les dirigent dans les exercices pratiques.

Quand ils sont reçus docteurs, après la 4ᵉ année, ils sont envoyés à l'école d'application au Val-de-Grâce (*médecins stagiaires*) où, pendant un an encore, ils complètent leur instruction militaire et professionnelle.

Enfin, s'ils satisfont à l'examen de sortie de cette école, les médecins stagiaires sont nommés *aides-majors de deuxième classe* et employés, selon les besoins, dans le service régimentaire ou hospitalier.

Les « médecins stagiaires » ne sont pas recrutés exclusivement parmi les élèves de « l'école de santé de Lyon ». Quelques places sont réservées à des docteurs en médecine qui peuvent entrer directement au Val-de-Grâce par voie de concours. Les épreuves ont lieu, tous les ans, à une époque fixée par le Ministre : elles portent sur la pathologie générale (composition écrite), la clinique, l'anatomie et l'hygiène.

L'école de Lyon ne reçoit pas de pharmaciens. Les

étudiants concourent, suivant leur degré de scolarité, pour être « *élèves en pharmacie du service de santé* ». S'ils sont admis, l'État leur accorde des avantages pécuniaires, pendant toute la durée de leurs études ; et, dès qu'ils sont reçus pharmaciens de 1ʳᵉ classe, ils entrent à l'école d'application du Val-de-Grâce en qualité de « *pharmaciens stagiaires* »; à leur sortie, ils sont nommés *pharmaciens aides-majors de* 2ᵐᵉ *classe* (1).

DES VACCINATIONS ET DES DÉSINFECTIONS DANS L'ARMÉE

Outre son texte, le règlement du 15 novembre 1889 contient des notices nombreuses, notamment sur le régime alimentaire des hôpitaux, le recrutement et l'instruction des infirmiers et des brancardiers régimentaires, les allocations attribuées aux médecins civils requis, l'envoi des militaires aux eaux minérales, les rapports à fournir par les médecins militaires, etc., etc.

Il est fait mention des dispositions de la plupart de ces notices au cours des leçons sur le service de santé à l'intérieur. Nous ne résumerons que les deux suivantes relatives aux vaccinations et aux désinfections dans l'armée.

DES VACCINATIONS

Tout soldat qui arrive au corps (notice nᵘ 3) est vacciné ou revacciné. L'opération doit être renouvelée chez les sujets réfractaires pendant les 4 mois qui suivent le premier essai. Toutefois exception est faite

---

(1) Il y a chaque année, du 1ᵉʳ au 15 novembre, un concours pour l'admission aux emplois d'*élève en pharmacie du service de santé militaire*, d'après un programme arrêté par le Ministre de la guerre. (Décret du 14 novembre 1891).

pour les réservistes et les territoriaux qui ont subi l'opération avec succès depuis moins de huit ans.

On se sert, pour les vaccinations et revaccinations, de pulpe glycérinée animale préparée par les cinq instituts vaccinogènes du Val-de-Grâce, Châlons, Bordeaux, Alger et Philippeville (circulaire du 29 novembre 1888). Ces établissements ont des provisions suffisantes pour satisfaire toujours aux demandes qui leur sont adressées.

Ils en préparent dès le temps de paix, pour les besoins de la mobilisation.

La notice n° 3 fixe les recommandations suivantes en ce qui concerne l'opération :

On aura soin de pratiquer les piqûres ou scarifications sous la peau du deltoïde à la face externe et moyenne du bras.

Les hommes désignés pour être inoculés devront auparavant avoir lavé soigneusement leurs bras. On lavera en outre la région à inoculer à l'aide d'un tampon de ouate trempé dans de l'eau chaude ayant bouilli et on l'essuiera avec un linge propre ; une lancette fortement chargée servira à effectuer au maximum trois piqûres ou scarifications sur le même sujet. Elle devra ensuite être flambée ou trempée dans de l'eau bouillante et épongée avec soin avant d'être rechargée.

DES DÉSINFECTIONS

La notice n° 7 règle la pratique des désinfections. Cette opération s'applique aux locaux, vêtements, literie, etc.

Selon leur importance les désinfections sont prescrites par le chef de corps, sur la proposition du médecin-chef de service, ou sur l'ordre du Ministre.

On emploie, suivant le cas, l'acide sulfureux, l'acide phénique, le sublimé, le lait de chaux, le chlorure de zinc, le sulfate de cuivre, le crésyl, l'huile lourde de houille, etc., etc.

En outre, le service de santé dispose de pulvérisateurs antiseptiques du système de Geneste et Herscher, et d'étuves à désinfection par la vapeur sous pression.

SIXIÈME LEÇON

Des infirmeries régimentaires.
Composition des sacs, des sacoches d'ambulance
et des voitures médicales régimentaires

But des infirmeries régimentaires. — Composition du personnel médical des corps de troupe. — Du médecin chef de service. — Rapports du médecin chef avec le directeur du service de santé. — Des médecins en sous-ordre. — Du sous-officier d'infirmerie et des infirmiers régimentaires. — Exécution du service. — Des entrées. — Des sorties. — Du régime alimentaire spécial de l'infirmerie. — Des locaux de l'infirmerie. — Administration et approvisionnement de l'infirmerie. — De la masse. — De la comptabilité. — Des dépôts de convalescents. — Personnel et locaux. — Exécution du service. — De l'approvisionnement de l'infirmerie régimentaire de campagne. — Composition des sacs et sacoches d'ambulance. — Rouleaux de secours aux asphyxiés. — Du chargement des voitures médicales régimentaires. — Cantines médicales. — Paniers de réserve de pansements. — Objets en vrac. — Musettes à pansement — Du chargement des petites voitures à deux roues pour blessés.

BUT DES INFIRMERIES RÉGIMENTAIRES

Les infirmeries régimentaires sont instituées pour permettre de traiter au corps les militaires atteints d'affections légères, dont l'instruction du 9 juin 1888 sur la statistique médicale de l'armée donne la nomenclature. Les infirmeries régimentaires peuvent recevoir également les militaires sortant des hôpitaux, pendant la durée de leur convalescence.

Le nombre des lits à affecter à une infirmerie régimentaire est fixé à 3 % de l'effectif normal, pour toutes les troupes de cavalerie, et à 2 ½ ou 2 % pour les troupes d'infanterie.

COMPOSITION DU PERSONNEL MÉDICAL DES CORPS DE TROUPE

Le personnel médical des corps de troupe, en temps de paix, comprend :

Dans l'infanterie :
Un médecin-major de 1re classe, chef de service ;
Un médecin-major de 2e classe ;
Un médecin aide-major de 1re ou de 2e classe (1).

Dans l'artillerie :
Un médecin-major de 1re classe, chef de service ;
Un médecin aide-major.

Dans le génie :
Un médecin-major de 1re classe, chef de service ;
Un médecin aide-major.

Dans la cavalerie et les bataillons de chasseurs :
Un médecin-major de 2e classe, chef de service ;
Un médecin-aide-major.

Dans les bataillons d'artillerie à pied et les escadrons du train :
Un médecin-major de 2e classe.

DU MÉDECIN-CHEF DE SERVICE

Un médecin-major de première classe (infanterie et artillerie) ou de deuxième classe (cavalerie, bataillons

---

(1) Quelques régiments ont deux médecins-majors de 2e classe sans aide-major.

de chasseurs à pied, escadrons du train, bataillons d'artillerie à pied) seul ou avec un ou deux médecins sous ses ordres, dirige le service, sous l'autorité du chef de corps. Il fait au commandement telles propositions qu'il juge nécessaires à la conservation de la santé des hommes.

Il assure, avec ses aides, le service médico-chirurgical de l'infirmerie, ainsi que les vaccinations et les revaccinations des recrues, des engagés volontaires, des réservistes et des territoriaux. Il procède à l'examen médical des hommes à leur arrivée au corps, etc., etc.

Il rédige la consigne de l'infirmerie et la soumet à l'approbation du chef de corps.

Il a autorité sur tout le personnel attaché à l'infirmerie, sur les brancardiers, sur les malades qui y sont en traitement, ainsi que sur les militaires qui y viennent le matin à la visite (Voir 2ᵉ partie : *Punitions*).

Il est seul responsable, envers le chef de corps, de l'exécution du service, et ; envers le conseil d'administration, de tout le matériel de l'infirmerie. Il soumet sa correspondance au visa du chef de corps et l'enregistre, etc.

RAPPORTS DU MÉDECIN-CHEF AVEC LE DIRECTEUR DU SERVICE DE SANTÉ

Il tient le directeur du service de santé au courant de tout ce qui concerne l'hygiène et la santé de son régiment ; il lui adresse, tous les dix jours, et, en temps d'épidémie, tous les cinq jours, un état relatif au mouvement des malades.

DES MÉDECINS EN SOUS-ORDRE

Il répartit les services intérieurs et extérieurs entre les médecins qu'il a sous ses ordres.

DU SOUS-OFFICIER D'INFIRMERIE ET DES INFIRMIERS RÉGIMENTAIRES (I).

A l'infirmerie sont attachés : un sous-officier (dans l'artillerie), un caporal ou brigadier (dans les autres armes) et des infirmiers régimentaires porte-sacs ou porte-sacoches. En outre des *infirmiers titulaires* il y a des *infirmiers auxiliaires*, en nombre variable suivant les armes, destinés à remplacer les premiers.

Le sous-officier est chargé de la surveillance du service, de la tenue des registres et de toutes les écritures se rapportant au service médical et à l'administration de l'infirmerie. Il exerce une surveillance générale sur les malades, parmi lesquels il maintient la discipline et le bon ordre.

Il concourt, comme moniteur général, à l'instruction des brancardiers et des infirmiers régimentaires.

Il est secondé par les soldats porte-sacs ou infirmiers régimentaires (2).

EXÉCUTION DU SERVICE — DES ENTRÉES ET DES SORTIES

Tous les matins, la visite médicale est passée à l'heure indiquée par le chef de corps. Les malades sont conduits à l'infirmerie par le sergent (infanterie) ou le brigadier (cavalerie et artillerie) de semaine, qui remettent au médecin le « *cahier de malades* » sur lequel ils ont fait inscrire les hommes leur ayant demandé à être portés malades.

---

(1) Le règlement sur le service intérieur porte que c'est un caporal qui est chargé des détails de l'infirmerie régimentaire. Mais le règlement sur le service de santé indique un sous-officier, toutes les fois que les ressources du corps le permettent ; et le projet de revision de la loi des cadres sanctionne ce vœu.

(2) Voir page 158. Organisation des infirmiers et des brancardiers régimentaires.

Selon le degré de l'affection dont ils sont atteints, le médecin les exempte de tout service, ou seulement de corvées, de cheval, de bottes, etc., les fait entrer à l'infirmerie ou les dirige sur l'hôpital.

Les entrées à l'infirmerie ont lieu immédiatement. Mais les malades désignés pour aller à l'hôpital n'y sont envoyés que le lendemain, pour des raisons de comptabilité, sauf le cas d'urgence.

Aussitôt que la visite est passée, le médecin adresse au chef de corps un rapport journalier, indiquant le nombre des malades à la chambre, à l'infirmerie et à l'hôpital. Il y note les circonstances qui peuvent intéresser la santé du régiment et son service particulier, y consigne les observations et demandes qui s'y rapportent, ainsi que les détails concernant les malades graves en traitement à l'hôpital, que le règlement sur le service intérieur lui prescrit de visiter au moins deux fois par semaine.

Les malades entrant à l'infirmerie n'y apportent que leurs effets d'habillement et de petit équipement.

Les prescriptions sont faites le matin pour toute la journée. Le caporal les inscrit sur un « *cahier de visite* » composé d'autant de feuilles qu'il y a de lits, et divisé en deux parties, pour les jours pairs et impairs.

Après la visite, le sous-officier ou le caporal (ou brigadier), établit un relevé des prescriptions alimentaires et le remet à la cantinière désignée spécialement pour la préparation des aliments. Ce relevé est signé par le médecin chef de service.

Les malades guéris sont désignés, à la visite du matin, pour sortir le lendemain.

DU RÉGIME ALIMENTAIRE SPÉCIAL DE L'INFIRMERIE

Les malades à l'infirmerie, qui n'ont pas besoin d'une alimentation particulière, vivent à l'ordinaire de leur compagnie, escadron ou batterie.

Le médecin désigne ceux qui doivent être soumis à *un régime spécial* en raison de leur état de santé.

Le « *régime spécial* » des malades à l'infirmerie comprend :

La diète ;

Le bouillon ;

Le bouillon avec pain ;

La demi-portion avec ou sans vin ;

La portion entière avec ou sans vin (1).

DES LOCAUX DE L'INFIRMERIE

Les locaux affectés à une infirmerie doivent comprendre :

1° Des salles pour les malades, fiévreux, blessés et vénériens ;

2° Une salle de convalescents ;

3° Une salle de visite pouvant servir en même temps de logement au caporal d'infirmerie ;

4° Une salle servant de réfectoire et de lieu de réunion aux malades et aux convalescents ;

5° Une chambre à l'usage de magasin pour les effets

---

(1) La portion entière se compose, à chaque repas, d'une soupe grasse ou maigre avec 40 grammes de pain, de 300 grammes de pain à la main et de 75 grammes de viande bouillie, rôtie ou préparée avec des légumes. Suivant le cas le médecin peut remplacer la soupe et la viande par des légumes, du lait, des œufs, des pruneaux, etc., d'après un tarif établi sur sa proposition par le chef de corps.

La portion entière de vin se compose d'un huitième de litre par repas.

des malades, les ustensiles et les approvisionnements de l'infirmerie ;

6° Une salle pour la tisanerie et le chauffage des bains ;

7° Un cabinet attenant à cette chambre, pouvant recevoir deux baignoires et des lavabos ;

8° Des latrines indépendantes de celles de la troupe et spéciales à l'infirmerie ;

9° Un local suffisant pour y installer les bains chauds à l'usage de la troupe ;

10° Et, autant que possible une cour servant de promenoir.

L'infirmerie régimentaire doit, en principe, être installée dans un pavillon séparé ou dans un corps de logis éloigné du casernement. La surveillance doit y être rendue facile par l'adoption d'un dispositif qui oblige ceux qui entrent, aussi bien que ceux qui sortent, à passer sous les yeux du sous-officier d'infirmerie.

Les salles des malades et la salle des convalescents seront situées au premier étage, bien aérées, bien éclairées et disposées de façon à assurer à chaque homme au moins 20 mètres cubes d'air, déduction faite de l'emplacement occupé par les lits et le mobilier, en tenant compte de la fixation du nombre de lits prévue par le règlement.

La salle des fiévreux ne communiquera pas avec celle des blessés et des vénériens ; on installera au rez-de-chaussée la tisanerie, le cabinet des bains et la salle de visite ; cette dernière sera toujours précédée d'une salle d'attente.

Le magasin qui reçoit une partie du matériel de l'infirmerie doit être exempt d'humidité.

Les latrines doivent être d'un accès facile.

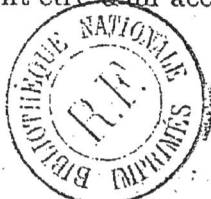

3*

Les sous-officiers sont traités dans une chambre particulière.

ADMINISTRATION ET APPROVISIONNEMENT DE L'INFIRMERIE

La gestion de l'infirmerie régimentaire appartient au conseil d'administration du corps : le médecin-chef de service est, pour l'exécution du service, l'agent du conseil, sous la surveillance du *major* (1).

Les infirmeries possèdent un matériel, des médicaments et des objets d'exploitation prévus par la nomenclature de la note ministérielle du 8 octobre 1890.

Elles sont approvisionnées, tous les trois mois, au moyen de demandes spéciales établies par le médecin-chef de service. Ces demandes sont transmises par le corps au directeur du service de santé qui, après les avoir vérifiées et approuvées, les adresse au médecin-chef de l'hôpital livrancier.

Les médicaments, le matériel et les objets d'exploitation de la pharmacie sont renfermés dans une armoire munie d'un compartiment fermant à clef et réservé aux médicaments dangereux.

Les flacons qui contiennent ces remèdes sont revêtus d'une étiquette et d'une bande circulaire rouge orangé avec la mention « poison » en lettres très apparentes et également sur papier rouge.

Le médecin doit avoir sur lui la clef de l'armoire aux poisons et ne la confier à personne. Il est tenu de veiller personnellement à la préparation et à l'administration des médicaments dangereux.

----

(1) Le major (chef de bataillon ou capitaine suivant qu'il s'agit d'un régiment ou d'un bataillon formant corps) est l'officier spécialement chargé de la surveillance, de l'administration et de la comptabilité du corps.

En l'absence du médecin, c'est le sous-officier d'infirmerie qui est responsable de la délivrance des remèdes. A cet effet, il a la clef des armoires qui les contiennent (celle des poisons exceptée).

Le matériel hors de service est proposé pour la réforme, tous les ans, au moment de l'inspection générale. Dans les corps de troupe c'est le général-inspecteur qui prononce ; tandis que, dans les hôpitaux et établissements du service de santé, la mise en réforme est prononcée par le médecin-inspecteur.

DE LA MASSE DE L'INFIRMERIE RÉGIMENTAIRE

Quand un malade de l'infirmerie a besoin d'une nourriture particulière, le médecin le soumet *au régime spécial* (voir plus haut page 92) ; aussitôt le sous-officier d'infirmerie en avise son unité administrative qui le raie de la liste des rationnaires, et verse à l'infirmerie la solde qui devait servir à préparer l'ordinaire de cet homme.

Ces versements faits à l'infirmerie régimentaire constituent la *masse de l'infirmerie ;* et les sommes versées au compte des malades soumis à la diète ou au bouillon par exemple, en forment *le boni.* Ce boni est employé à l'achat de divers objets de propreté (savon, cire, balais, etc.) ; mais aussi et surtout à l'amélioration du régime de certaines catégories de malades et des convalescents (viandes, vin, café, biscuits, confiture, etc.).

Le mouvement de fonds qui constitue la masse de l'infirmerie est inscrit sur un *registre d'alimentation* qui porte en regard les recettes et les dépenses, et que signe la cantinière préposée à l'alimentation des malades.

Le registre d'alimentation est arrêté, tous les cinq jours, au moment du prêt. Il est signé par le lieutenant-colonel et le médecin-chef de service.

DE LA COMPTABILITÉ

Le médecin chef de service tient les registres suivants :

1° Registre médical d'incorporation. — 2° Registre des malades à la chambre. — 3° Registre des malades à l'infirmerie. — 4° Registre des malades à l'hôpital. — 5° Registre de la salle des convalescents. — 6° Registre des catégories. — 7° Registre des blessures de guerre et accidents survenus dans un service commandé. — 8° Registre des vaccinations et revaccinations. — 9° Registres du matériel et des médicaments. — 10° Registre d'alimentation. — 11° Carnet d'enregistrement des bons. — 12° Registre de correspondance.

Le registre d'incorporation est d'une importance capitale. Il constitue la matricule médicale, et renferme tous les renseignements concernant les hommes, avant leur incorporation, pendant leur séjour au corps et au moment de leur libération.

Sur le « carnet d'enregistrement des bons », le médecin chef de service inscrit, à leur date, les bons qu'il établit pour :

1° Le blanchissage du linge à pansements ;

2° Le vin pour les malades et les convalescents, lorsque ce vin n'est pas payé sur la masse d'infirmerie ;

3° Les bandages herniaires, lunettes, etc. ;

4° Le combustible pour la préparation des bains, etc.

Les registres de l'infirmerie sont cotés et paraphés par le major.

DES DÉPÔTS DE CONVALESCENTS

Les dépôts de convalescents sont destinés à recevoir les militaires qui, à leur sortie de l'hôpital, ne sont pas en état de reprendre leur service. Les généraux commandant les subdivisions désignent les militaires à diriger sur ces dépôts, d'après la proposition du médecin chef de l'hôpital. Certains hommes affaiblis peuvent aussi y être envoyés directement des corps de troupe.

Il est attaché à chaque dépôt de convalescents des officiers de troupe, des médecins et des sous-officiers en nombre suffisant, suivant l'importance du dépôt.

Les attributions du commandement et du médecin chef de service sont analogues à celles que chacun d'eux exerce dans les infirmeries régimentaires.

Les militaires reçoivent, à leur entrée, un billet du même modèle que celui des hôpitaux, qui est signé par le commandant et visé par le sous-intendant. Il en est de même à leur sortie.

Une ou plusieurs cantinières préparent les aliments des malades et des sous-officiers employés au dépôt.

Les locaux affectés aux dépôts de convalescents doivent comprendre, outre les salles destinées aux malades et accessoires :

1° Une salle de bains (1 baignoire pour 100 hommes) ;
2° Une infirmerie régimentaire.

Les objets mobiliers et les fournitures de couchage des dépôts de convalescents sont les mêmes que ceux attribués aux corps de troupe. — Les hôpitaux militaires les pourvoient en médicaments et en matériel, suivant les mêmes règles que pour les infirmiers.

Chaque mois il est fourni, au Ministre, un état du mouvement des malades ; et, au directeur du service de santé, un rapport sur l'état sanitaire. Enfin, du 1er au 5, les chefs de corps reçoivent un état nominatif des militaires présents, au premier jour du mois écoulé, et de ceux qui sont entrés ou sortis pendant ce même mois,

DE L'APPROVISIONNEMENT D'INFIRMERIE RÉGIMENTAIRE
EN CAMPAGNE

L'approvisionnement d'infirmerie régimentaire comprend :

1° Des sacs d'ambulance et des équipements d'infirmiers pour les troupes d'infanterie et d'artillerie ;

2° Des sacoches d'ambulance (paire de) pour les troupes de cavalerie ;

3° Des rouleaux pour secours aux asphyxiés ;

4° Des chargements de voitures médicales régimentaires, pour les troupes d'infanterie, de cavalerie et d'artillerie, comprenant :

A. Quatre paniers-manettes en osier (1) ;

B. Une paire de paniers de réserve de pansements ;

C. Des brancards, lanternes, fanions, etc.

D. Divers objets portés en vrac ;

5° Des brassards pour le personnel médical (médecins-infirmiers-ordonnances).

6° Des musettes à pansements ;

7° Des bidons pour brancardiers ;

8° Des chargements de petites voitures à deux roues pour le transport des blessés (troupes de cavalerie et d'artillerie à cheval).

COMPOSITION DES SACS ET SACOCHES D'AMBULANCE

Des sacs d'ambulance sont attribués aux troupes d'infanterie, à raison de un par bataillon. Ils sont portés

---

(1) La légèreté de ces paniers rendra leur transport facile aux infirmiers qui pourront les prendre jusque sur le terrain de combat. Chacun d'eux, d'ailleurs, a une composition spéciale, d'un but bien défini (médicaments, opérations, pansements) ; dispositions qui faciliteront beaucoup les recherches des objets et la rapidité des secours (Voir pour leur composition : 16e leçon).

par les infirmiers régimentaires dits « porte-sacs. »
Leur forme est semblable à celle des sacs de troupe.

Le sac d'ambulance est essentiellement constitué par
un revêtement en toile et une charpente en bois. A
l'intérieur, il est divisé en compartiments, cases et
poches ; il renferme également une boîte métallique à
compartiments, spécialement destinée à contenir les
médicaments.

Ces médicaments, simples et composés, sont choisis
parmi les plus usuellement employés (éther, laudanum,
quinine, morphine, alcool, iodoforme, bismuth, etc.,
etc.).

Le sac contient encore :

1° Des objets de pansement (compresses, bandes,
écharpes, étoupe, coton, attelles en treillis, etc., etc.) ;

2° Du matériel de la pharmacie (flacons, cuvettes,
lampe à alcool, gobelets, éprouvettes, etc., etc.).

3° Du matériel et des objets de consommation
(aiguilles, fil, bougies, une bande de caoutchouc,
quelques pinces hémostatiques, etc., etc.).

4° Une boîte d'instruments et des pinces.

Tous ces objets et médicaments sont en quantité
suffisante pour parer aux premiers besoins, pendant
que les troupes sont en marche, par exemple, ou
qu'elles se trouvent éloignées d'un poste d'approvisionnement. Pendant le combat, leurs ressources seraient
insuffisantes ; on puise alors dans les voitures d'approvisionnement qui doivent se trouver à portée.

Les « *sacoches d'ambulance* » sont analogues aux sacs
d'ambulance et ont à peu près la même composition ;
elles ne diffèrent que par leur forme, étant destinées à
la cavalerie et devant être portées, par conséquent,
par un cheval.

Il en est attribué une paire par deux escadrons ou groupe de batteries à cheval.

Les sacs et les sacoches d'ambulance renferment une nomenclature spéciale indiquant en détail leur contenu.

ROULEAUX POUR SECOURS AUX ASPHYXIÉS.

Ils sont essentiellement constitués par un peignoir de molleton, des frottoirs en serge, des mouffles en crin ; le tout contenu dans un étui en coutil formant rouleau.

Il est attribué un rouleau par bataillon, deux pour les régiments de cavalerie et groupes de batteries de corps.

DU CHARGEMENT DES VOITURES MÉDICALES RÉGIMENTAIRES.

Il est accordé des chargements de voitures médicales aux troupes, en raison d'un par bataillon et par brigade de cavalerie.

Chaque chargement comprend :

1° 4 paniers ou une paire de cantines médicales (cavalerie).

2° Une paire de paniers de réserve ;

3° Divers objets en vrac.

1° *Cantines médicales (cavalerie).*

Elles sont numérotées 1 et 2.

Intérieurement elles sont divisées en plusieurs plans superposés, subdivisés eux-mêmes en cases dont l'inférieure forme appareil (cantine n° 1).

Les matières et objets renfermés dans les cantines médicales sont de même nature que ceux contenus dans les sacs et les sacoches d'ambulance, à part la quantité et la variété.

C'est ainsi qu'elles renferment :

1° Des médicaments simples et composés ;

2° Des objets d'exploitation de la pharmacie ;

3° Des objets de pansement (linge, étoupe, coton, tourbe, gaze, attelles pour fractures) ;

4° Des instruments de chirurgie et objets accessoires (gouttière, seringues, etc.) ;

5° Du matériel de pharmacie ;

6° Du matériel de service général ;

7° Des objets divers (bougies, aiguilles, fil, ficelle, ventouses, etc.).

Le linge et les appareils sont contenus surtout dans la cantine n° 2, la cantine n° 1 étant plus spécialement réservée aux médicaments et aux instruments.

Chaque cantine contient une nomenclature indicatrice.

2° *Paniers de réserve de pansements*

Ils marchent aussi par paires et, comme les cantines, sont désignés par les numéros 1 et 2. La nature des objets et matières qu'ils contiennent est analogue à ceux des cantines (médicaments, linges appareils, matériel, objets de pansement, instruments, etc.).

Le panier n° 1 renferme plus spécialement les médicaments, les bandes, le petit linge, les objets d'exploitation, le matériel du service général ; les instruments et les appareils pour fractures étant contenus dans le panier n° 2.

3° *Objets portés en vrac*

Ces objets sont des bidons de un litre pour brancardiers, des brancards avec bretelle pour les ambulances, des brassards de neutralité, un tonnelet d'eau, des musettes, des lanternes et des fanions.

Suivant les armes, il est attribué à chaque corps des

quantités variables de ces objets (voir seizième leçon).

Musettes à pansements. — Destinées aux brancardiers, les musettes renferment quelques menus objets de pansement nécessaires sur le champ de bataille, tels que bandes, linge, étoupe, écharpes, lacs, iodoforme, pinces hémostatiques, trousse d'infirmier, pour parer aux accidents d'urgence.

Quand les brancardiers ont épuisé leur approvisionnement de musettes à pansements, ils doivent profiter de leur voyage au « *relai d'ambulance* » pour se réapprovisionner.

DU CHARGEMENT DE VOITURES A DEUX ROUES
POUR LE TRANSPORT DES BLESSÉS

Il n'est attribué de voitures à deux roues pour blessés qu'aux troupes de cavalerie et d'artillerie. Les régiments de cavalerie ont deux voitures et deux chargements ; les groupes de batteries de corps une voiture et un chargement.

Des chargements de voitures à deux roues sont constitués essentiellement par : 1º un panier d'instruments, de médicaments et d'objets de pansement (les régiments de cavalerie n'ayant qu'un chargement de voiture médicale par brigade) ; 2º des brancards (deux) qui peuvent être suspendus dans l'intérieur de la voiture ; 3º des torchons, un urinoir, des récipients, un réservoir d'eau, etc.

Le panier dit : « *panier régimentaire pour troupes à cheval* », est contenu dans le coffret situé à l'arrière de la voiture.

SEPTIÈME LEÇON

Des hôpitaux militaires.
Convalescences. — Non-activité. — Réformes et retraites.

But des hôpitaux militaires. — Leur division. — Hospices mixtes ou militarisés. — Hôpitaux d'eaux minérales et bains de mer. — Hôpitaux militaires proprement dits. — Du personnel des hôpitaux militaires. — Du service de garde. — Pharmaciens et officiers d'administration. — Des infirmiers militaires. — Du mouvement des malades dans les hôpitaux. — Des entrées. — Du billet d'hôpital. — Des sorties. — Des congés de convalescence. — Des congés de réforme des militaires. — Commission spéciale de réforme. — Formalités à remplir pour la réforme n° 2. — De la réforme n° 1. — Règles administratives pour sa délivrance. — Des gratifications renouvelables et du certificat d'origine de blessures. — Non activité et réforme des officiers pour cause de maladie. — Des pensions de retraite et des formalités à remplir pour leur délivrance.

BUT DES HÔPITAUX MILITAIRES

Les hôpitaux militaires ont pour but de pourvoir au traitement des militaires, en activité de service, atteints de maladies ou de blessures qui ne doivent pas être soignées dans les infirmeries régimentaires. Ils pourvoient aussi au traitement des anciens militaires pensionnés ou retraités, et des employés civils de l'administration centrale de la guerre, de la marine et des colonies, etc.

DE LEUR DIVISION

Les établissements du service hospitalier, à l'intérieur, sé divisent en :

A. Hôpitaux militaires proprement dits (permanents ou temporaires), auxquels peuvent être rattachés des hôpitaux-annexes ;

B. Hôpitaux d'eaux minérales ;

C. Hospices civils, mixtes ou militarisés.

HOSPICES CIVILS, MIXTES OU MILITARISÉS

Les hôpitaux civils, mixtes ou militarisés ont été créés par application de la loi du 7 juillet 1877 (1). Ce sont des établissements dont les commissions administratives ont passé une convention avec l'État pour le traitement des militaires malades. Aux termes de ces conventions, les commissions administratives doivent aménager des salles spéciales pour les militaires, quand le chiffre de la garnison atteint 300 hommes ; et se conformer, autant que possible, sous le rapport du fonctionnement général, de la nourriture, de la discipline, etc., aux règlements en vigueur dans les établissements militaires.

Toutes les fois que l'effectif de la garnison excède 1,000 hommes, le service médical des salles militaires est assuré par les médecins de l'armée.

Dans les hospices civils proprement dits, les militaires peuvent être soignés dans les salles ordinaires et soumis au régime de l'hospice. Ils fonctionnent dans les garnisons de moins de 300 hommes.

(1) Loi relative à l'organisation des services hospitaliers de l'armée dans les hospices mixtes et dans les hospices civils (Journal militaire officiel, p. r., 2e semestre, p. 17). Décret du 1er août 1879 portant règlement d'administration pour l'exécution de la loi du 7 juillet 1877 (Journal militaire officiel, p. r., 2e semestre 1879, p. 41). Décret du 3 février 1880 portant division des hospices en deux catégories, en exécution de la loi du 7 juillet 1877 (Journal militaire officiel, p. r., 1er semestre 1880, p. 35.).

HÔPITAUX D'EAUX MINÉRALES ET BAINS DE MER

Les hôpitaux d'eaux minérales ont été institués pour assurer les soins nécessaires aux officiers et aux soldats en activité de service. Toutefois les anciens militaires et les individus appartenant aux divers personnels indiqués aux articles 196 et 199 du règlement sur le service de santé à l'intérieur, obtiennent la faveur d'y être traités dans les conditions des prescriptions de la loi du 12 Juillet 1873. Les hôpitaux militaires d'eaux minérales sont les suivants :

Amélie-les-Bains ;
Barèges ;
Bourbonne ;
Bourbon-l'Archambault ;
Guagno (Corse) ;
Plombières ;
Vichy ;
Sans parler des stations de l'Algérie.

Les militaires affaiblis par les fatigues du service ou dont l'organisme a besoin d'être stimulé, sont envoyés aux bains de mer où on les divise en deux catégories, suivant leur état de santé, pour qu'ils soient *hospitalisés* ou *mis en subsistance* dans un corps voisin.

Les propositions sont faites, tous les ans, dans les corps de troupe et hôpitaux, le 1er mars et le 1er mai pour les eaux minérales, le 1er juin pour les bains de mer, au moyen d'un *certificat individuel*. (1re partie). La visite est passée par le médecin traitant, la contre-visite par le médecin-chef d'un hôpital militaire.

Le médecin de l'établissement thermal consigne les effets des eaux sur une partie spéciale de ce certificat. (2e partie).

Amélie-les-Bains comprend, en outre des saisons ordinaires, deux saisons d'hiver pour lesquelles les propositions ont lieu les 1er octobre et 1er décembre de chaque année.

HÔPITAUX MILITAIRES PROPREMENT DITS

Les hôpitaux militaires sont divisés en 6 classes, d'après leur contenance et suivant l'effectif moyen des malades.

L'hôpital militaire d'instruction du Val-de-Grâce, à Paris, et l'hôpital Desgenettes, à Lyon, ont une organisation spéciale, en raison de l'École *d'application du service de santé militaire* et de *l'Ecole du service de santé* auxquelles ils sont annexés.

DU PERSONNEL DES HÔPITAUX MILITAIRES

Le personnel des hôpitaux militaires est constitué par des médecins, des pharmaciens, des officiers d'administration, des infirmiers et souvent des sœurs de charité.

Le médecin le plus élevé en grade ou le plus ancien dans le grade le plus élevé, a le titre de *médecin-chef*, avec pleins pouvoirs pour la police et l'administration. Il donne des ordres aux autres médecins, aux pharmaciens, aux officiers d'administration, et à tout le personnel d'exécution, militaire ou civil, employé à l'hôpital.

MÉDECINS

Le nombre des médecins traitants (du grade de médecin-major de 2e classe au moins) varie suivant la classe de l'hôpital. Ils sont secondés par des aides-majors chargés des pansements, de la surveillance des infirmiers, de l'observance des règlements et du service de garde.

A l'entrée des malades à l'hôpital, le médecin aide-major de garde les dirige sur l'une des trois divisions de *blessés, fiévreux* ou *vénériens*. S'il s'agit d'une affection contagieuse, il les fait isoler dans un local spécial, et envoie à la « salle des consignés » les malades punis de prison à leur corps. -

L'aide-major de garde peut être appelé à établir un certificat de visite, pour une entrée d'urgence, en faveur d'un militaire conduit à l'hôpital à la suite d'un accident sur la voie publique. Dans ce cas il en rend compte au médecin-chef.

L'aide-major de garde donne les premiers soins, et formule les prescriptions médicamenteuses et alimentaires nécessaires jusqu'à la visite du médecin traitant ; il établit un rapport qu'il remet, le lendemain matin, au médecin-chef.

PHARMACIENS (1)

Les pharmaciens assurent leur service spécial sous l'autorité du médecin-chef.

Le plus élevé en grade ou le plus ancien dans le grade le plus élevé dirige le service de la pharmacie, sous l'autorité du médecin-chef. Il assure la conservation, la préparation et la distribution des médicaments, fait les analyses, tient la comptabilité, etc.

OFFICIERS D'ADMINISTRATION

Les officiers d'administration forment un corps distinct ayant une hiérarchie spéciale.

Ils sont recrutés parmi les adjudants-élèves d'administration, lesquels sont pris parmi les élèves stagiaires de l'École d'administration de Vincennes, où ils entrent au concours.

Ils ont droit à la solde, aux pensions et aux honneurs

(1) Voir 17e leçon.

prévus pour les officiers, d'après la correspondance de grade suivante, déterminée par le décret du 27 décembre 1890, pour la solde, la loi du 15 novembre 1890, pour les pensions, et le décret du 4 octobre 1871, sur le service des places, pour les honneurs, savoir :

Officier d'administration principal . . . . . , Chef de bataillon
Officier d'administration de 1re classe . . . } Capitaine
Officier d'administration de 2e classe . . . . }
Officier d'administration adjoint de 1re classe   Lieutenant
Officier d'administration adjoint de 2e classe.   Sous-Lieutenant

Les hôpitaux militaires comprennent : un officier d'administration principal, un officier de 1re ou de 2e classe (selon l'importance de l'établissement), — gestionnaire — ayant sous ses ordres des officiers d'administration adjoints et des élèves d'administration.

Dans un hôpital l'officier d'administration gestionnaire est chargé, sous l'autorité du médecin-chef, de la gestion en deniers et en matières. Il est l'intermédiaire hiérarchique pour tous les rapports de service, entre le médecin-chef et les officiers d'administration attachés à l'hôpital. Il commande et administre le détachement d'infirmiers et assure, sous l'autorité du médecin-chef, l'ordre et la police dans tout l'hôpital.

Il prend charge des denrées et matières reçues par une commission spéciale dont il fait partie. Sa gestion en deniers et en matières est soumise à la surveillance administrative du directeur du service de santé.

Les officiers d'administration en sous-ordre tiennent la comptabilité de l'hôpital, surveillent la discipline et le fonctionnement intérieur.

INFIRMIERS MILITAIRES

Les infirmiers des hôpitaux sont réunis en sections (25). Chaque section forme un corps distinct, commandé et administré par un officier d'administration des hôpitaux, sous l'autorité supérieure des médecins-chefs.

Il ne faut pas confondre les *infirmiers militaires* avec les infirmiers régimentaires. Les premiers forment un corps a part et ont une tenue spéciale, tandis que les *infirmiers régimentaires* sont des soldats des corps de troupe employés à l'infirmerie de ces corps. Ils portent la tenue de leur arme et rien ne les distingue de leurs camarades, sauf en campagne, où ils ont le brassard de la convention de Genève, et ne sont pas armés.

La hiérarchie des infirmiers militaires est la même que celle des autres corps de troupes (adjudant, sergent-major, sergent, caporal).

Un sergent ou caporal dit *infirmier-major* est affecté à chaque division de malades (fièvreux, blessés, vénériens); son devoir est de veiller à la propreté des salles et à la bonne exécution du service dans ses moindres détails; il fournit, à ce sujet, un rapport journalier au médecin traitant et un mouvement des malades à l'officier d'administration gestionnaire.

Un décret en date du 30 juillet 1893, ayant supprimé la division des infirmiers militaires en trois catégories : *commis aux écritures, infirmiers de visite, infirmiers d'exploitation*, établie par le décret du 1er décembre 1862, le Ministre a décidé, à la date du 30 juillet 1893, que la proportion des gradés dans les sections d'infirmiers militaires qui, jusqu'ici, étaient répartis inégalement entre les trois catégories, serait dorénavant la suivante :

1 sergent et 2 caporaux sur 13 hommes comptant à l'effectif de la section.

Les militaires gradés faisant partie du cadre du dépôt de chaque section sont compris dans cette proportion.

Toutefois, les adjudants élèves d'administration, les adjudants sous-officiers et les sergents-concierges qui comptent pour ordre et au point de vue budgétaire seulement dans l'effectif des sections, ne seront pas compris dans la proportion des gradés indiqués ci-dessus.

Notice n° 12 du règlement sur le service de santé à l'intérieur relative à l'instruction professionnelle et technique des infirmiers militaires.

I. — INSTRUCTION PROFESSIONNELLE

L'instruction professionnelle est donnée pendant toute l'année à tous les infirmiers indistinctement.

Cette instruction comprend :

1° La première partie du *Manuel de l'infirmier militaire*, relative à l'organisation générale et au fonctionnement du service de santé à l'intérieur et en campagne ;

2° Les soins à donner à la personne des malades blessés, ainsi que les manœuvres spéciales du service de santé.

II. — INSTRUCTION TECHNIQUE

L'instruction dite technique est, en outre, donnée aux infirmiers classés dans le peloton spécial d'instruction prévu au paragraphe III ci après.

Elle fait partie de la deuxième partie du *Manuel de l'infirmier militaire* relative :

1° A la tenue des cahiers de visite et à l'établissement des bons et des relevés des prescriptions ;

2° A l'hygiène hospitalière, à l'asepsie et à l'antisepsie ;

3° A la petite chirurgie, à l'hydrothérapie et aux bandages.

Cette instruction est à la fois théorique et pratique ; elle est donnée simultanément avec l'instruction professionnelle. Les cours ont lieu tous les jours ; leur durée est fixée à trois mois.

III. — FORMATION DU PELOTON D'INSTRUCTION

Tous les ans, dès l'arrivée des jeunes soldats, il est formé, dans chaque hôpital militaire, un peloton spécial d'instruction avec les hommes les plus instruits de la classe nouvelle et des classes antérieures ; leur nombre n'est pas limité.

IV. — But du peloton d'instruction

Le peloton d'instruction est destiné à former :

1° Les infirmiers qui remplissent les fonctions d'infirmier de visite dans les salles ;

2° Les infirmiers dits de visite attribués à la pharmacie ;

3° Les infirmiers qui doivent être employés comme secrétaires ou commis aux écritures dans les bureaux ;

4° Les infirmiers chargés des différents services généraux tels que : dépense, magasin, etc.

5° Les candidats au grade de caporal.

V. — Formation des cadres

Les infirmiers qui ont subi avec succès les cours du peloton d'instruction portent le caducée et le conservent lors de leur promotion aux grades de caporal et de sous-officier.

VI. — Étudiants en pharmacie

Les étudiants en pharmacie, après avoir suivi les cours du peloton d'instruction, seront de préférence employés au service pharmaceutique jusqu'à concurrence du nombre déterminé par le règlement.

VII. — Secrétaires et commis aux écritures

Les infirmiers reconnus aptes aux fonctions de secrétaire ou de commis aux écritures seront employés au service des bureaux selon les besoins.

Ces infirmiers, après la terminaison des cours du peloton d'instruction, suivront en outre, pendant un mois, un cours spécial de comptabilité.

SŒURS HOSPITALIÈRES

Des sœurs hospitalières sont attachées à certains hôpitaux militaires désignés par le Ministre. Elles s'occupent, dans les salles, des travaux intérieurs, des soins à donner aux malades, des distributions, concurremment avec les infirmiers. Elles sont employées

à la dépense et à la cuisine, à la buanderie, à la lingerie,
aux ateliers de réparation.

Elles relèvent du médecin-chef et de l'officier d'administration gestionnaire. La supérieure, qui est leur
intermédiaire auprès du médecin-chef de l'hôpital, les
répartit selon les besoins.

DU MOUVEMENT DES MALADES DANS LES HÔPITAUX. —
DES ENTRÉES ET DU BILLET D'HÔPITAL

Quand un malade est envoyé à l'hôpital, il est porteur d'une feuille spéciale dite *billet d'hôpital*, dont
le fac-simile est ci-contre.

Il n'y a qu'une seule formule de billet d'hôpital
(modèle n° 44), qui sert en campagne comme en
temps de paix. Aussi fait-il partie du livret individuel
de chaque soldat.

Pour les militaires appartenant à un corps de troupe
et présents au corps, le certificat de visite du billet est
rempli par le médecin-chef de service et, en cas d'absence
ou en vertu d'une délégation spéciale, par un des
médecins placés sous ses ordres. Le billet est signé par
le commandant de la compagnie, escadron ou batterie.

Pour les officiers sans troupe, les militaires isolés,
pensionnés ou réformés, les employés de l'administration
centrale, etc., le certificat de visite est rempli par le
médecin désigné par le commandant d'armes, dans
l'ordre de visite.

Les billets sont, autant que possible, établis la veille
de l'entrée. Toutefois, lorsque le malade doit entrer le
jour même à l'hôpital, il est reçu avec un certificat de
visite spécial (modèle n° 45) délivré par le médecin. Le

billet régulier doit être envoyé, par le corps, le lendemain matin au plus tard.

Le billet d'hôpital suit le malade dans les divers établissements sur lesquels il a pu être évacué, jusqu'à sa sortie définitive (guérison ou décès).

Les dates d'entrée et de sortie y sont inscrites successivement par l'apposition d'un timbre humide, dans des cases spécialement réservées à cet effet.

Lorsque l'homme rentre à son corps, la partie administrative du billet est conservée par la compagnie, et la partie médicale est remise au médecin chef de service, pour servir à l'établissement de la statistique médicale qui est faite par lui annuellement.

DES SORTIES DE L'HÔPITAL

A la visite du matin, le médecin traitant désigne les malades qui doivent sortir, à la date du lendemain. Il arrête le cahier de visite et fait mention de la sortie sur le billet d'hôpital, à la partie médicale; il inscrit le diagnostic définitif de la maladie et le mode de sortie (guérison, convalescence, envoi aux eaux, réforme, etc.), ainsi que les autres faits qu'il importe au médecin du corps de connaître. Il signe.

Le billet d'hôpital est ensuite complété par l'inscription, à la partie administrative, de la date de la sortie, au moyen du timbre humide dont il a été parlé plus haut.

Au cas de décès, le médecin traitant certifie au verso du billet d'hôpital (partie administrative) le décès, la date et la maladie qui l'a occasionné. Ce certificat, signé par le médecin traitant et l'officier d'administration gestionnaire, est visé par le médecin chef. Le médecin traitant remplit, en outre, la partie médicale du billet.

DES CONGÉS DE CONVALESCENCE

Dans les cas de convalescences longues et pénibles qui exigent du repos ou l'air natal, l'état des malades est constaté par un certificat spécial (modèle n° 33), qui doit motiver la nécessité d'un congé de convalescence et en déterminer la durée ; il est établi par le médecin traitant. (Voir 2° partie).

Le général commandant la subdivision fait contre-visiter l'homme par le médecin chef de l'hôpital du lieu et statue sur les demandes de ce genre qui lui sont adressées.

Dans la pratique, c'est le commandant d'armes qui signe par délégation.

Les malades, au lieu de recevoir des congés de convalescence, peuvent être envoyés dans un dépôt de convalescents. Mention de la décision prise à cet effet par le général est faite sur le certificat.

Les congés de convalescence sont accordés ordinairement pour une durée de un à trois mois ; ils peuvent être renouvelés jusqu'au complément d'une période de six mois, passé laquelle il doit en être référé au Ministre.

DES CONGÉS DE RÉFORME

Toutes les fois qu'un malade est reconnu incurable ou incapable de faire un service actif, il est rendu à la vie civile et préposé, suivant le cas, pour un congé de réforme ou pour une pension de retraite.

Onglet servant à fixer le billet à la gauche du livret individuel.

CERTIFICAT DE VISITE

Le S^t ....
grade .... corps ....
sera admis à l'hôpital étant atteint de :

1o
Indication
de la blessure }
ou
de la maladie. }

2o
Moyens curatifs }
déjà employés.

3o
Observations }
générales

A ...., le 189

Le Médecin-Major,

OBSERVATIONS DU MÉDECIN TRAITANT AU MOMENT DE LA SORTIE (Diagnostic, traitement, etc.)	SIGNATURE du MÉDECIN TRAITANT

SERVICE DE SANTÉ

BILLET D'HÔPITAL CONCERNANT :

Nom ....
Prénoms ....
Grade ....
Corps ....
... e b^on, ... e Cie, n° matricule ....
ré le .... 18 ... , à ....
Canton d .... dép^t d ....
Fils d .... et de ....
Domiciliés à ...., canton de ....
Dép^t de ....
Domicilié de droit à ....
Canton d .... , dép^t d ....
Marié à D ....
actuellement domicilié à ....
Canton de .... dép^t d ....

A .... le (1) 189

Le Capitaine-commandant,

(1) Date en toutes lettres.

CASES DESTINÉS A L'APPOSITION
DU TIMBRE HUMIDE INDIQUANT

La date de l'ENTRÉE	La date de la SORTIE
N° d'enregistrement à l'hôpital.	

SERVICE DE SANTÉ

MATRICULE.	**CORPS**	CASE
N°		N°

NOM ....
Entré le 189

HABILLEMENT

Capote ......
Ceinture de flanel
Dolman ......
Epaulettes (paire)
Pantalon de drap
— de toile
Tunique......
Veste......

Képi......

GRAND ÉQUIPEMENT

Bretelle de fusil.
Cartouchière...
Casque......
Ceinturon......
Giberne......
Havresac......
Portemanteau..
Shako......

ARMEMENT

Fusil ou carabine
Nécessaire d'Arm
Revolver......
Sabre......

PETIT ÉQUIPEMENT

Bas ou chaussettes (paire de).
Bottes (paire de).
Bretelles de pantalon (paire de).
Brodequins (paire)
Caleçons......
Calottes......
Chemises......
Cravates ou cols.
Gamelles......
Gants (paire de).
Guêtres de cuir (paire de)......
Guêtres de toile (paire de)......
Mouchoirs......
Musette......
Pompon......
Quart......
Sac de petite monture......
Souliers (paire de)
Tricot......
Trousse......

Le malade entrant, L'infirmier
chargé du vestiaire,

Dans le service en campagne cette partie ne sera remplie qu'au moment de l'arrivée du malade dans un établissement de l'Intérieur. En cas d'évacuation cet inventaire suit le malade.

<table>
<tr><td>

Ordre de visite

(pour les officiers sans troupe, les isolés, etc.)

Mr..
est invité à visiter........................
Mr...
....

et à déclarer s'il est dans le cas d'entrer à l'hôpital et quels sont les motifs de son admission.

A.............., le............... 189....

Le (2) ....

Indications spéciales aux anciens militaires traités en exécution de la loi du 12 juillet 1873, aux militaires pensionnés ou réformés.

Domicilié à.................................
canton de.............. dépt de..............
titulaire d'une pension de retraite
.... sous le n°..........
ou
d'un traitement de réforme de................
ou
d'une gratification de réforme de.............

</td><td>

CASES DESTINÉES A L'APPOSITION DU TIMBRE HUMIDE INDIQUANT

LA DATE DE L'ENTRÉE	LA DATE DE LA SORTIE
N° d'enregis-trement à l'hôpital.	
N° d'enregis-trement à l'hôpital.	
N° d'enregis-trement à l'hôpital.	
N° d'enregis-trement à l'hôpital.	
N° d'enregis-trement à l'hôpital.	

</td><td>

OBSERVATIONS DU MÉDECIN TRAITANT AU MOMENT DE LA SORTIE (Diagnostic, traitement, etc.)	**SIGNATURE du MÉDECIN TRAITANT**

</td></tr>
</table>

Modèle n° 45. Art. 203 du règlement. N° 222 de la Nomenclature.

CERTIFICAT DE VISITE

pour le cas d'admission d'urgence à l'hôpital

Le S^r ....

grade .... corps ....

sera admis d'urgence à l'hôpital étant atteint de :

1°
Date et marche
de la
maladie
première atteinte
ou récidive.

2°
Moyens curatifs
déjà employés
soit au corps, soit
dans les
formations sanitaires.

3°
Observations
générales.

A .... , le .... 189 .

Le Médecin-Major,

Il y a deux sortes de congés de réforme dits : *congé de réforme nº 1 et congé de réforme nº 2.*

Le premier est accordé aux militaires qui ont contracté leur maladie ou leur infirmité dans un service commandé, ou du fait du service militaire.

Le congé de réforme nº 2 est donné aux militaires qui ont contracté leur maladie ou leur infirmité dans des circonstances indépendantes du service.

Quand il s'agit d'une infirmité grave, qui diminue ou supprime la capacité de travail, il est accordé aux militaires une pension de retraite.

Entre ces deux extrêmes (congés de réforme nº 2 et pensions de retraite), on a institué *des gratifications renouvelables*, ajoutées au congé de réforme nº 1 seulement.

Ainsi à la réforme nº 1 correspond un titre de congé spécial ; tandis que, pour la réforme nº 2, le recrutement se contente d'en faire mention sur le livret de l'homme, sans porter d'ailleurs la nature des maladies ou infirmités qui ont entraîné sa sortie définitive de l'armée.

COMMISSION SPÉCIALE DE RÉFORME

Les cas de réforme sont appréciés par une commission militaire dite : *commission spéciale de réforme* qui fonctionne au chef-lieu de chaque subdivision de région ; elle est ainsi composée :

Le général de brigade commandant la subdivision territoriale, président;

Un membre de l'intendance militaire;

Le commandant du bureau de recrutement de la subdivision;

L'officier de gendarmerie commandant la gendarmerie de l'arrondissement.

Les médecins experts qui assistent la commission sont au nombre de deux pour procéder à la contre-visite de l'homme présenté.

FORMALITÉ A REMPLIR POUR LA RÉFORME N° 2

Le médecin du corps auquel le militaire appartient, ou bien le médecin traitant de l'hôpital où il est en traitement, établit un certificat dit *certificat de visite*, avec lequel l'homme se présente devant la commission spéciale de réforme.

Il y est *contre-visité* par les deux médecins qui assistent la commission, lesquels émettent un avis contraire ou conforme. La commission prononce à la majorité des voix, celle du général président étant prépondérante. Si l'homme est réformé, il rentre dans ses foyers, libre de toute obligation militaire.

Il faut donc, pour la réforme n° 2, la signature de trois médecins concluant, après le diagnostic détaillé de l'affection, *à l'impossibilité absolue de servir*.

DE LA RÉFORME N° I

Le congé de réforme n° I, non seulement libère l'homme du service militaire ; mais il lui confère, comme la retraite, la dispense militaire à un frère et peut même lui donner des droits à un secours en argent (*gratification renouvelable*).

Règles administratives pour sa délivrance

Pour prononcer la réforme n° I, la *Commission spéciale* est aussi compétente que pour la réforme n° 2 ; seulement, au lieu d'un simple certificat de visite et contre-visite signé par trois médecins, il faut établir deux certificats dits : l'un *certificat d'examen* et l'autre *certificat de vérification*. Chacun de ces certificats doit être signé par deux médecins de grade différent, soit quatre médecins.

De plus, et avant tout, l'homme proposé doit être en possession d'une pièce spéciale appelée «*certificat d'origine de blessures* ».

Dans les cas exceptionnels où l'on ne peut délivrer de certificat d'origine, — c'est-à-dire quand on ne peut établir sérieusement que telle affection est née tel jour à telle heure, dans telle circonstance de service, — l'autorité militaire prescrit une enquête en vertu des articles 5, 6 et 7 de l'ordonnance du 2 Juillet 1831, et alors le « *procès-verbal d'enquête* » remplace le certificat d'origine.

Mais, entre ces réformes, il n'y a pas que la nature des certificats et le nombre des médecins signataires qui diffèrent. Les conclusions changent aussi complètement dans les deux cas.

Ainsi, pour la réforme n° 2, les médecins experts, après description de la maladie, concluent simplement à *l'impossibilité de servir*. Dans la réforme n° 1, outre l'impossibilité de servir, les experts spécifient *la nécessité d'un congé de réforme n° 1, établissent les relations existant entre l'infirmité et la cause qui lui est assignée au certificat d'origine* et font mention, selon le cas, du besoin d'une gratification renouvelable.

DES GRATIFICATIONS RENOUVELABLES
ET DU CERTIFICAT D'ORIGINE DES BLESSURES

La *gratification renouvelable*, qui peut s'ajouter au congé de réforme n° 1, *et à celui-là seulement*, est un secours pécuniaire éventuel qui est accordé pour deux années. Mais elle peut être renouvelée de deux en deux ans, à la condition que les membres militaires du conseil de révision réunis en commission et devant lesquels doit se présenter l'intéressé, ou bien la commission spéciale de réforme, soient d'avis de la maintenir si l'état des infirmités est resté stationnaire ou s'est aggravé.

Les médecins ne peuvent conclure à la suppression de la gratification que si le titulaire n'éprouve aucune gêne dans l'organisme et a complètement recouvré la faculté de travailler (le doute profitant à l'intéressé).

Les militaires, au sujet desquels on conclut à la suppression de la gratification, peuvent l'obtenir de nouveau si leur infirmité vient à se reproduire.

Les infirmités ayant entraîné la réforme n° 1, avec ou sans gratification, peuvent s'aggraver au point d'entrer dans la catégorie de celles qui donnent droit à la retraite. Les intéressés ont un délai de cinq ans pour demander la transformation de leur réforme en pension de retraite. C'est le Ministre qui décide le renvoi de l'homme devant la commission spéciale où quatre médecins établissent, s'il y a lieu, les certificats d'examen et de vérification pour l'obtention de la retraite,

Le *certificat d'origine de blessures* doit mentionner l'accident dont l'homme a été victime, pendant un service commandé. Il ne peut être établi que par des *témoins oculaires*, au nombre de trois, qui doivent le signer en relatant ce qu'ils ont vu, et rien de plus. Leur signature doit être légalisée par le conseil d'administration du corps.

Ce certificat est signé aussi par un médecin militaire qui, lui, constate, au point de vue technique, le résultat de la maladie ou de l'accident affirmé par les témoins, et n'intervient que pour préciser le diagnostic scientifique.

Le *certificat d'origine de blessures* doit être établi aussitôt après l'accident ; en campagne, dans les vingt-quatre heures.

Il est fait en double expédition, dont une reste au corps et l'autre est remise à l'intéressé, qui ne doit jamais s'en séparer ; en outre le médecin du corps doit transcrire le fait sur le « registre des blessures de guerre » de l'infirmerie, lequel peut faire foi plus tard, si le certificat a été égaré.

Une note ministérielle en date du 24 juin 1893 prescrit de plus, au médecin chef de service, d'en faire mention au nom de l'homme, sur le « registre d'incorporation. »

Le ministre a décidé, à la même date, que les certificats d'origine de blessure ou de maladie concernant les *officiers, assimilés* et *employés militaires*, seront toujours établis en trois expéditions ainsi réparties :

Une sera remise à l'intéressé ;

Une autre sera déposée aux archives du corps ;

La troisième sera envoyée au Ministre de la guerre (direction compétente) pour être annexée au dossier personnel de l'intéressé. .

Une décision présidentielle du 30 octobre 1852 accorde aux militaires de la *gendarmerie*, une *gratification temporaire*, égale aux 2/3 du minimum de la pension de retraite du grade, pour cause d'infirmités ou blessures provenant du service et dont la gravité ne peut entraîner de droits à la retraite.

NON-ACTIVITÉ ET RÉFORME DES OFFICIERS POUR CAUSE DE MALADIES OU D'INFIRMITÉS

Un officier peut être mis en non-activité ou en réforme par mesure disciplinaire ou pour cause d'infirmités.

Dans ce dernier cas, s'il est atteint d'une maladie qui,

sans être incurable, demande des ménagements et des soins de longue durée, il est mis en *non-activité,* c'est-à-dire qu'il est rayé momentanément des cadres de l'armée.

A cet effet, l'officier se présente devant un conseil d'enquête (voir 4° leçon) qui émet son avis motivé, et le Ministre statue.

L'officier en non-activité doit se présenter deux fois par an à l'autorité militaire, pour savoir s'il faut le maintenir dans sa position ou le rappeler à l'activité.

Après trois ans de non-activité, si leur santé ne leur permet pas de reprendre du service, les officiers sont mis en réforme ou en retraite d'office, selon leur ancienneté de service.

Pour les formalités de la mise en non-activité, les conseils d'enquête sont assistés de quatre médecins qui établissent deux certificats, un *d'examen* et un de *vérification,* comme pour la réforme n° 1 des hommes de troupe. Seulement les conclusions sont différentes ; elles spécifient ici *la nécessité de la mise en non-activité pour infirmités temporaires.*

Lorsque la maladie ou l'infirmité d'un officier est grave et *incurable, sans qu'elle puisse être rapportée aux fatigues du service,* le Ministre prononce sa réforme, toujours sur avis conforme d'un conseil d'enquête.

Dans ce cas, le médecin-chef d'un hôpital militaire établit un *certificat d'incurabilité.* Les certificats d'examen et de vérification sont rédigés, comme pour la mise en non-activité; seulement ils concluent à *l'impossibilité de rester au service et d'y rentrer ultérieurement.*

DES PENSIONS DE RETRAITE ET DES FORMALITÉS
A REMPLIR POUR LEUR DÉLIVRANCE

Pour qu'un malade obtienne une pension de retraite, il faut : 1° *que la maladie soit le fait du service ;* 2° *qu'elle soit grave et incurable ;* 3° *qu'elle empêche tout service ;* 4° *qu'elle entrave tout moyen de subsistance :* Pour un officier, *qu'elle l'empêche de rester au service et d'y rentrer ultérieurement.*

Après un long séjour à l'hôpital pour une affection ayant donné droit à un *certificat d'origine,* et quand tous les moyens de traitement ont été vainement épuisés, le médecin traitant présente le malade au médecin chef qui, après examen et avis conformes, établit un *certificat d'incurabilité.* Si le militaire n'a pas été soigné à l'hôpital (officier, par exemple), le Ministre désigne l'hôpital dont le médecin-chef doit établir ce certificat.

Cette pièce est adressée au général commandant la subdivision, qui désigne deux médecins pour examiner le militaire, en présence du conseil d'administration du corps auquel ce dernier appartient, et d'un sous-intendant militaire. Il est dressé un procès-verbal de la séance, et un *certificat d'examen* qui est établi et signé par les deux médecins présents.

Ces nouvelles pièces sont jointes au dossier de l'intéressé et adressées à l'inspecteur général, ou à tel officier général délégué par lui. Celui-ci désigne, à son tour, deux autres médecins d'un grade plus élevé que les premiers, pour *vérifier,* en sa présence, devant le conseil d'administration du corps et le sous-intendant, le bien-fondé du certificat d'examen établi dans la première séance. Après vérification conforme, ces médecins établissent un certificat dit *certificat de vérification.*

Ainsi : *certificat d'origine de blessures, certificat d'incurabilité, certificat d'examen et certificat de vérification :* telles sont les pièces médicales nécessaires pour l'obtention d'une pension de retraite.

Sous peine de nullité, les certificats d'examen et de vérification, établis en double, doivent détailler très exactement la nature de la maladie ou de l'infirmité, en faisant ressortir sa filiation avec la cause spécifiée au certificat d'origine de blessures. Il faut aussi que les médecins précisent bien, dans leurs conclusions, que l'affection est *grave, incurable* et *qu'elle empêche l'homme de pourvoir à sa subsistance.* S'il s'agit d'un officier, ils doivent ajouter après la constatation d'incurabilité, *que la maladie ou l'infirmité le met hors d'état de rester en activité et lui ôte la possibilité d'y rentrer ultérieurement.* Puis ils concluent à la mise à la retraite, et à l'application de telle ou telle classe de pension, suivant l'échelle de gravité de l'infirmité dont l'intéressé est atteint (1).

Ces pièces, établies régulièrement, sont envoyées au Ministre de la guerre qui les soumet au « *comité technique de santé* »; après quoi elles sont adressées au Conseil d'État qui statue définitivement.

Si leur infirmité s'aggrave, les pensionnés peuvent demander que leur classe soit augmentée d'un degré. Ils ont cinq ans pour faire valoir leurs droits à cet égard. Passé ce délai, il y a prescription.

L'échelle de gravité des maladies et infirmités comporte six classes auxquelles correspondent des tarifs de pensions réglés selon le grade et l'ancienneté de service (lois des 11 et 18 avril 1831 et 15 novembre 1890).

(1) Voir page 130.

Tarif des pensions des officiers mis à jour conformément à la loi du 15 novembre 1890.

GRADES	Pensions de retraite pour ancienneté de service.			Pensions de retraite pour blessures ou infirmités graves et incurables.								Pensions aux veuves.	
	Minimum à 30 ans ou 25 ans de service.	Accroissement pour chaque année de service effectif au-delà de 30 ans et pour chaque campagne le 30e de la différence du minimum au maximum.	Maximum à 50 ans, campagnes comprises.	Cécité ou amputation de 2 membres 1re et 2e classes maximum plus 20 o/o. Pension fixe quelle que soit la durée des services.	Amputation d'un membre ou perte absolue de l'usage de 2 membres 3e et 4e cl. maximum. Pension fixe quelle que soit la durée des services.	Blessures ou infirmités qui occasionnent la perte absolue de l'usage d'un membre ou infirmités équivalentes 5e classe. Minimum	Accroissement pour chaque année de service y compris les campagnes.	Maximum à 50 ans de service, campagnes comprises.	Blessures ou infirmités de la 6e classe. Minimum	Accroissement pour chaque année du service au-delà de 30 ans.	Maximum à 50 ans campagnes comprises.	Secours aux orphelins. Événements de guerre. Moitié du maxim. de la pens. d'ancien afférent au grade du mari.	Tiers du maximum.
1	2	3	4	5	6	7	8	9	10	11	12	13	14
Général de Division et assimilés . . .	7000	175	10500	12600	Le maximum de la colonne 4.	Le minimum de la colonne 2.	Le taux de la colonne 3.	Le maximum de la colonne 4.	Le minimum de la colonne 2.	Le taux de la colonne 3.	Le maximum de la colonne 4.	5250	3500
de brigade id.	6000	100	8000	9600								4000	2607
Colonel id.	4500	75	6000	7200								3000	2000
Lieutenant-Colonel id.	3700	65	5000	6000								2500	1667
Chef de bataillon id.	3000	50	4000	4800								2000	1333
Capitaine id.	2300	50	3300	3960								1650	1100
Lieutenant id.	1700	40	2500	3000								1250	833
Sous-Lieutenant id.	1500	40	2300	2760								d°	d°

GRADES	Pension proportionnelle à 15 ans de service.	Accroissement annuel de 15 à 25 ans, le 10e de la différence entre le minimum de la pension proportionnelle et le minimum de la pension de retraite.	Pension d'ancienneté à 25 ans de service.	Accroissement annuel de 25 à 45 ans, 20e de la différence entre le maximum et le minimum de la pension d'ancienneté.	Pension d'ancienneté à 45 ans de service, campagnes comprises.	Cécité ou amputation de 2 membres 1re et 2e classe maximum plus 30 o/o. Art. 5 de la loi du 25 juin 1861.	Amputation d'un membre, perte absolue de l'usage de 2 membres ou infirmités équivalentes 3e et 4e classe maximum. Art. 5 de la loi du 25 juin 1861.	Perte absolue de l'usage d'un membre ou infirmités équivalentes 5e classe. Comme pour les officiers, mais à 25 ans de service.	6e classe. Comme pour les officiers, mais à 25 ans de service.	Veuves et orphelins.	
										Moitié du maximum de la pension d'ancienneté du mari.	Événements de guerre les trois quarts.
1	2	3	4	5	6	7	8	9	10	11	12
Adjudant.......	455	54,50	1000	15	1300	1690	Le taux de la colonne 6.	Le taux de la colonne 5, plus pour chaque année de service ou campagne les annuités de la colonne 5. À 20 ans de service, campagnes comprises, le taux de la colonne 6.	Le taux de la colonne 4, plus pour chaque année de service en plus de 25 ans de service ou campagne ; le taux de la colonne 5, à 45 ans, maximum de la colonne 6.	650	975
Sergent-Major....	395	50,50	900	15	1200	1560				600	900
Sergent......	365	43,50	800	15	1100	1430				550	825
Caporal........	347	35,30	700	10	900	1170				450	675
Soldat	335	26,50	600	7,50	750	975				375	563

HUITIÈME LEÇON

Notions sur l'organisation générale du service de santé en campagne

Aperçu général du service de santé en campagne. — Division du service. — Base d'opérations. — Service des étapes. — Stations tête d'étapes de guerre et de route. — Service de santé de l'avant et service de l'arrière. — Gestion — Direction d'ensemble du service de santé et attributions communes des directeurs et des médecins-chefs. — Attributions spéciales des directeurs. — Direction du service de santé dans une armée, dans un corps d'armée, dans une division. — Direction du service de santé des étapes. — Dispositions communes à tout le personnel sanitaire. — Personnel médical des corps de troupe et des formations sanitaires. — Pharmaciens, officiers d'administration, détachements du train. — Mouvements des malades et blessés. — Billet d'hôpital. — Effets et armes des entrants. — Des approvisionnements de matériel et de médicaments en campagne. — Unités et sous-unités collectives. — Des divers modes de constitution des réapprovisionnements sanitaires.

APERÇU GÉNÉRAL DU SERVICE DE SANTÉ EN CAMPAGNE

Le service de santé, en campagne, est régi par le règlement du 31 octobre 1892.

Il a pour objet : la prévision, la préparation et l'exécution des mesures d'hygiène destinées à assurer le bon état de santé des troupes ; — les premiers soins à donner aux malades et aux blessés en marche, en station et sur le champ de bataille ; — leur triage méthodique, afin d'assurer la conservation des effectifs, et éviter l'encombrement du théâtre des opérations ; — le traitement sur place des malades atteints légèrement ou qui, en raison de la gravité de leur état, ne peuvent être évacués ; — l'évacuation rapide, vers l'arrière, de tous les autres malades et blessés ; — les mesures à prendre pour combattre les épidémies et pour protéger le territoire national contre leur importation ; — l'extension et la création des établissements hospitaliers du territoire, pour recevoir les malades évacués du théâtre des opérations ; — le service de santé dans les sièges ; — le réapprovisionnement des corps de troupe et des formations sanitaires en médicaments, objets de pansement, matériel, etc.

DIVISION DU SERVICE

Le service de santé, en campagne, se divise en :

1° *Service de l'avant.*

2° *Service de l'arrière.*

Le service de l'avant comprend toutes les formations sanitaires qui marchent avec les corps d'armée. Elles sont sous la dépendance des généraux commandant ces corps.

Le service de l'arrière comprend les formations qui ne marchent pas avec le corps d'armée mobilisé, tout en faisant partie intégrale du corps d'armée.

Echelonnée en arrière des armées d'opération, ces formations sont placées sous l'autorité du *directeur des étapes*, qui dépend lui-même du *directeur général des chemins de fer et des étapes* et du *chef d'état-major général de chaque armée* (1).

(1) Le chef d'état-major d'un groupe d'armées est un officier général qui a le titre de *major général*. Le chef d'état-major d'une armée est appelé *chef d'état-major général*.

4*

BASE D'OPÉRATIONS

Il faut, avec le règlement du 20 novembre 1889 sur le service des étapes, distinguer :

1° La zone de combat, sous le commandement du général en chef (service de l'avant) ;

2° En arrière, la zone des transports, des ravitaillements et évacuations, sous l'autorité du directeur général des chemins de fer et des étapes (service de l'arrière).

3° Le service du territoire qui relève du Ministre et est séparé du précédent par la *base d'opérations*.

La base d'opérations est, par conséquent, la ligne géographique séparant la zone de l'intérieur de la zone des étapes. (Voir croquis d'ensemble du service de santé).

SERVICE DES ÉTAPES. — STATIONS TÊTE D'ÉTAPES DE GUERRE ET DE ROUTE.

Des conventions sont signées, entre le département de la guerre et les compagnies de chemins de fer, aux termes desquelles l'exploitation des lignes, dès l'annonce d'une mobilisation, passe sous la direction des *sections techniques des chemins de fer*. — Aussitôt le service est organisé militairement dans toutes les gares.

Les troupes sont transportées par voie ferrée jusqu'à un point extrême au-delà duquel commencent les opérations de guerre.

C'est ce point terminus qui s'appelle *station tête d'étapes de guerre*. (Voir même croquis).

De là les troupes s'avançant vers l'ennemi par étapes, rencontrent le long de la route, des *gîtes d'étapes* (un

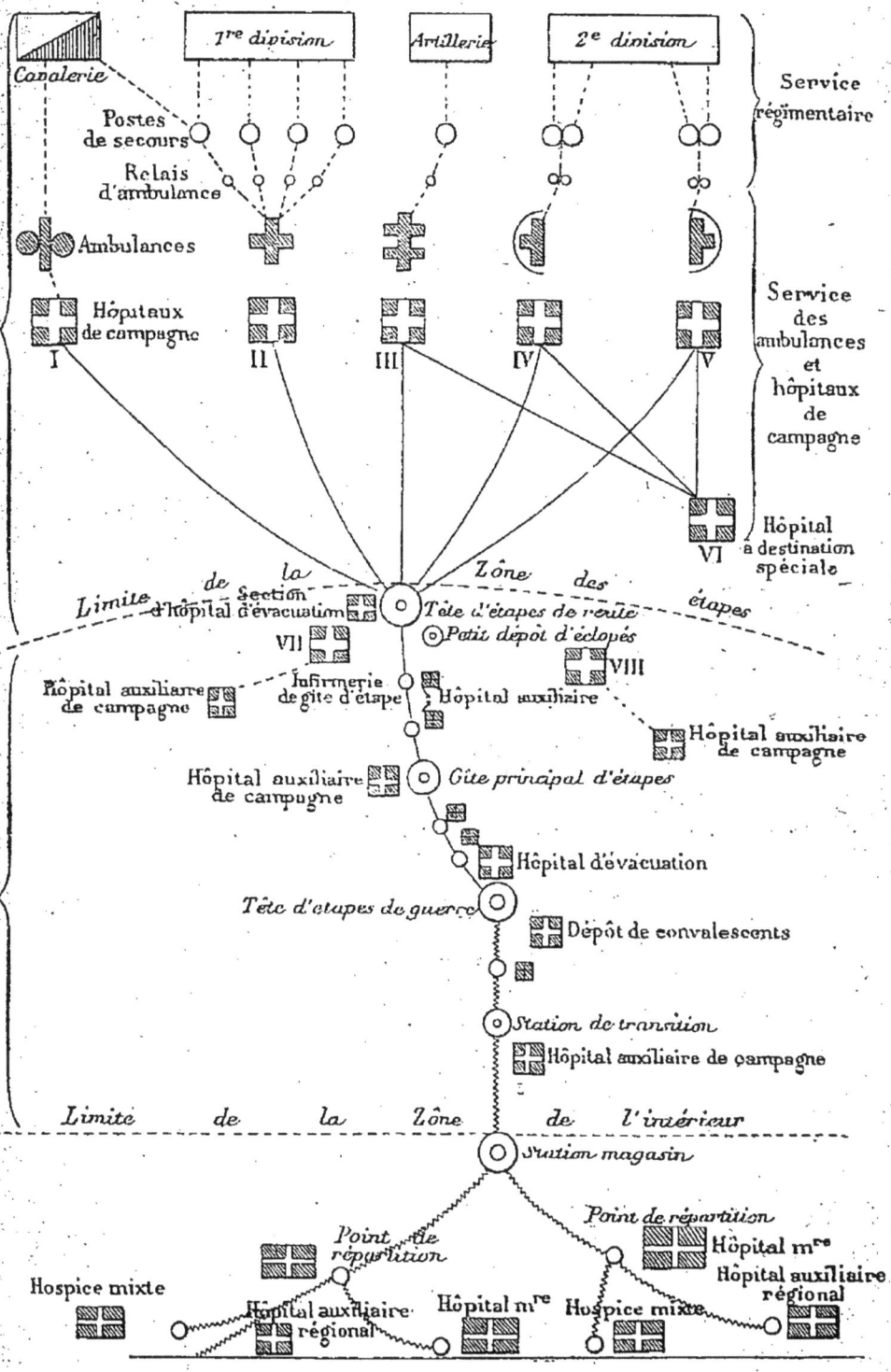

Cavalerie

1re division   Artillerie   2e division

Service régimentaire

Postes de secours

Relais d'ambulance

Ambulances

Hôpitaux de campagne

I   II   III   IV   V

Service des ambulances et hôpitaux de campagne

Hôpital à destination spéciale

VI

Limite de la Section d'hôpital d'évacuation

Zône des étapes

Tête d'étapes de route

Petit dépôt d'éclopés

VII   VIII

Hôpital auxiliaire de campagne

Infirmerie de gîte d'étape

Hôpital auxiliaire

Hôpital auxiliaire de campagne

Hôpital auxiliaire de campagne

Gîte principal d'étapes

Hôpital d'évacuation

Tête d'étapes de guerre

Dépôt de convalescents

Station de transition

Hôpital auxiliaire de campagne

Limite de la Zône de l'intérieur

Station magasin

Point de répartition

Point de répartition

Hôpital m^re

Hospice mixte

Hôpital m^re

Hospice mixte

Hôpital auxiliaire régional

Hôpital auxiliaire régional

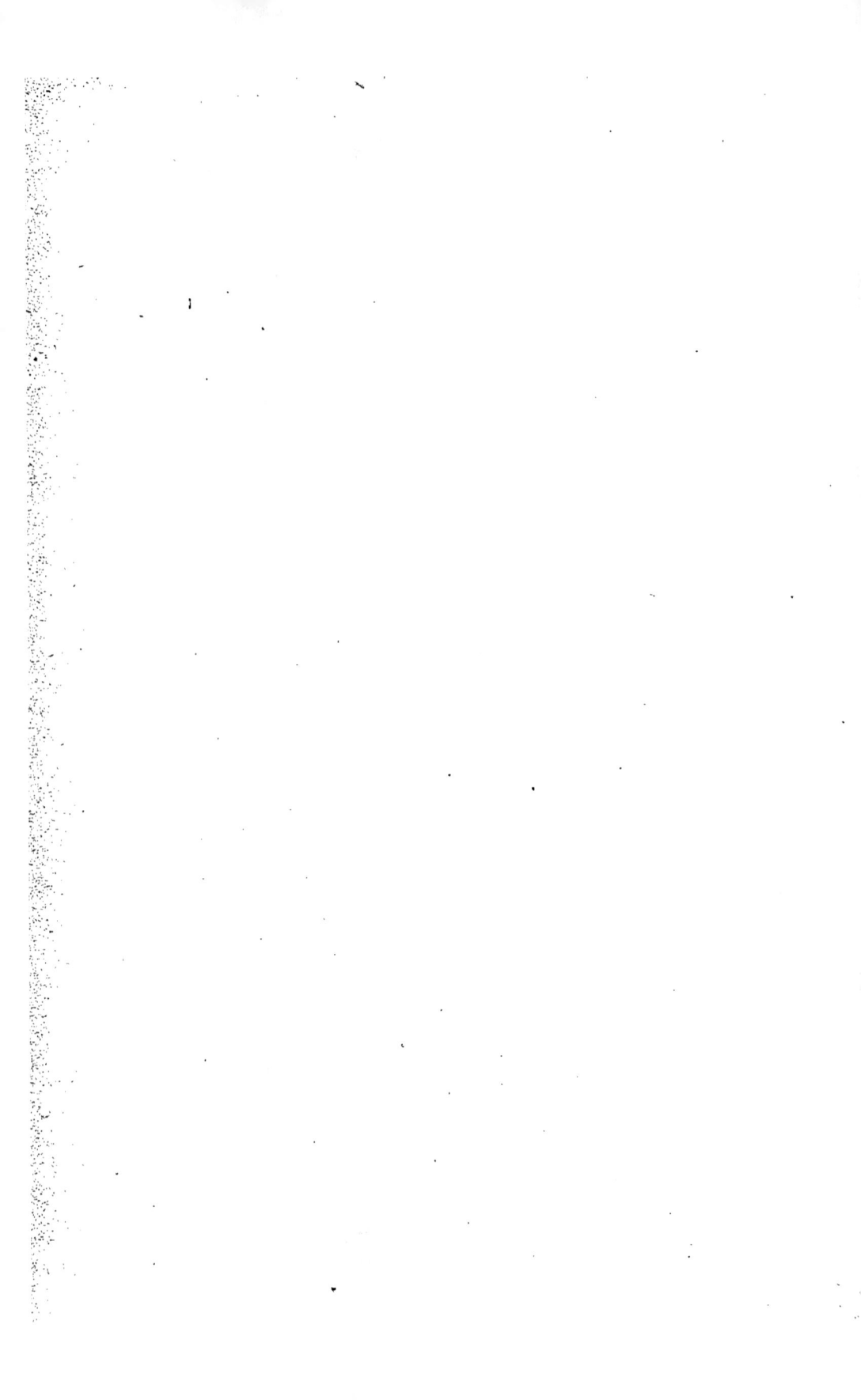

gîte principal pour quatre gîtes ordinaires, selon leur importance), jusqu'au moment où elles ont pris le contact avec l'ennemi (voir *infirmerie de gîte d'étapes*, page 187).

La dernière des étapes sur les routes suivies par les troupes, avant qu'elles n'arrivent sur le terrain du combat, est appelée *station tête d'étapes de route.*

A ces différents échelons d'étapes correspond un personnel *d'exécution et de direction*. Tout en haut de l'échelle se trouve un général qui prend le nom de *directeur général des chemins de fer et des étapes*. Il a la haute main sur tous les services, depuis la base d'opérations jusqu'à la station tête d'étapes de route. A un échelon inférieur est le *directeur des étapes* qui a la direction spéciale des services compris entre la station tête d'étapes de guerre et la station tête d'étapes de route. Puis viennent:

Les commissaires de gare, ou chefs de station, et les *commandants d'étapes*, dans chaque gîte d'étapes, assistés chacun d'un membre du corps de santé qui prend le nom de *médecin-chef* de l'unité (station tête d'étape, gîte principal ou ordinaire, etc., etc.).

Les formations sanitaires affectées à ces unités administratives sont en principe:

A une station tête d'étapes de guerre, un *hôpital d'évacuation.*

A une station tête d'étapes de route, une section d'hôpital d'évacuation ou un hôpital d'évacuation, avec le matériel nécessaire pour constituer des trains sanitaires et des convois d'évacuation.

A une station de chemin de fer, *une infirmerie de gare.*

Dans un gîte principal d'étapes, un *hôpital de campagne*, un *hôpital auxiliaire* ou du pays.

Dans un gîte ordinaire, une *infirmerie de gîte d'étapes* (1).

SERVICE DE SANTÉ DE L'AVANT ET SERVICE DE L'ARRIÈRE

Du service de l'avant. — Le service de l'avant comprend trois échelons:

A. *Le service régimentaire.*

B. *Les ambulances.*

C. *Les hôpitaux de campagne* (en partie seulement), l'autre partie étant ou pouvant être temporairement immobilisée dans la zone de l'arrière.

A. *Le service régimentaire* a pour objet d'assurer les premiers secours aux malades et aux blessés, en marche, en station et pendant le combat.

Le personnel qui concourt à l'exécution du service régimentaire comprend des médecins du cadre actif, de réserve et de l'armée territoriale, des médecins auxiliaires, des infirmiers, des brancardiers régimentaires et des conducteurs de voitures et de mulets.

B. *Les ambulances* complètent l'action du service régimentaire. En marche et en station, elles reçoivent leurs blessés et malades. Pendant le combat, elles leur donnent les soins nécessaires pour qu'ils puissent être évacués promptement (voir plus loin, page 183).

Les ambulances font partie du train de combat des colonnes (voir appendice).

Le personnel qui concourt à leur fonctionnement est composé de médecins du cadre actif, de réserve et de

---

(1) Voir 11e leçon pour les détails et le fonctionnement de ces formations.

l'armée territoriale, de médecins auxiliaires, d'officiers d'administration du cadre actif, de réserve et de l'armée territoriale, d'aumôniers, d'infirmiers, de brancardiers et de détachements du train.

C. *Les hôpitaux de campagne* sont destinés à soutenir et à relever les ambulances.

Le personnel d'exécution de ces hôpitaux est de même composition que celui des ambulances. Des médecins et des pharmaciens de la localité peuvent également être requis pour y faire le service.

Ces trois échelons du service de l'avant doivent avoir entre eux une liaison constante et se prêter un mutuel concours, dont le but final est l'évacuation des malades et blessés sur les derrières de l'armée et, par suite, le dégagement incessant et rapide du terrain de combat.

DU SERVICE DE L'ARRIÈRE

Le service de l'arrière a un double but :

1° L'*hospitalisation* sur place des malades et blessés non transportables et de ceux qui, légèrement atteints, ne doivent pas être trop éloignés du théâtre des opérations.

2° L'*évacuation* incessante et rapide des malades et blessés transportables vers les *points de répartition* (voir page 186).

A ces deux opérations correspondent deux groupes de formations sanitaires qui sont :

Pour l'hospitalisation :

Les hôpitaux de campagne (temporairement immobilisés).

Les hôpitaux et hospices permanents des pays traversés par l'armée.

Les hôpitaux auxiliaires de campagne mobilisés par les Sociétés d'assistance.

Les dépôts de convalescents et les dépôts d'éclopés.

Pour l'évacuation :

Les hôpitaux d'évacuation.

Les infirmeries de gare et de gîtes d'étape.

Les transports d'évacuation.

Les stations-magasins et les *gares points de répartition.*

Quelques-uns des hôpitaux du premier groupe, placés en dehors des grandes routes de ravitaillement de l'armée, peuvent être *exceptionnellement* affectés aux maladies contagieuses et épidémiques, à défaut d'hôpitaux permanents ou auxiliaires.

Ils sont alors signalés par un fanion jaune.

Les dépôts de convalescents établis habituellement à proximité d'un hôpital de campagne ou d'évacuation, reçoivent les convalescents qu'il n'est pas nécessaire de rapatrier ; *les dépôts d'éclopés*, les hommes momentanément indisponibles des corps de troupe.

Les uns et les autres de ces derniers sont desservis par un médecin du cadre actif.

Aux hôpitaux d'évacuation, placés à chaque station tête d'étapes de route et à chaque station tête d'étapes de guerre, on soigne. on trie et on classe, par catégories, les hommes qui y ont été dirigés pour être évacués vers le territoire.

Les infirmeries de gare et de gîtes d'étape assurent aux malades et blessés la nourriture et les soins dont ils ont besoin. En cas de nécessité, elles recueillent ceux qui ne peuvent continuer leur route, et les envoient dans un hôpital voisin.

Les transports d'évacuation se font par voie ferrée, par terre et par eau.

Aux gares points de répartition, les malades et blessés reçoivent une destination définitive sur les établissements hospitaliers du territoire national, par les soins des commissaires de gare et des directeurs du service de santé des régions correspondantes.

GESTION

La gestion consiste à prendre les objets en consignation pour les soigner, les employer, les conserver, transformer ou distribuer, et, dans tous les cas, en justifier soit comme valeur soit comme emploi.

En campagne, la gestion est assurée : dans les corps de troupe, par le conseil d'administration ; dans un dépôt de convalescents, par l'officier commandant, et dans les formations sanitaires, par l'officier d'administration gestionnaire, sous l'autorité du médecin-chef.

La comptabilité du service de santé en campagne fait l'objet d'une notice spéciale annexée au règlement du 31 octobre 1892 (notice n° 18).

DIRECTION D'ENSEMBLE DU SERVICE DE SANTÉ ET ATTRIBUTIONS COMMUNES

En campagne, le service de santé est dirigé, sous l'autorité du commandement, par des directeurs ou des chefs de service, selon l'importance de l'unité médicale.

Les uns et les autres relèvent : 1° du général qui commande l'unité à laquelle ils sont attachés (armée, corps d'armée, division, etc.) et dont ils reçoivent les ordres directement, ou par l'intermédiaire du chef d'état-major.

2° Du directeur placé immédiatement au-dessus d'eux, et dont ils reçoivent des instructions techniques.

Les directeurs ont, dans leurs attributions, l'hygiène et l'état sanitaire des formations sanitaires et des corps de troupe ; les mesures à prendre relativement aux épidémies, le service des évacuations, les mutations, les récompenses et les demandes de toute sorte en personnel, matériel, moyens de transport, etc.

Chaque directeur a, par délégation, le droit de réquisition. Il reçoit des médecins placés sous ses ordres un « état journalier du mouvement des malades et blessés »; périodiquement, des situations concernant le personnel de son ressort et, après chaque combat, un rapport spécial.

Il fournit les mêmes pièces à son général, au directeur dont il relève, et tient un journal des marches et opérations relatant, au point de vue sanitaire, les évènements importants, les mesures prises et les circonstances qui les ont motivées.

Il reçoit les crédits de l'Intendance et ordonnance les dépenses de son service (armée, corps d'armée, étapes et sièges).

Les directeurs ou chefs de service doivent assister leurs subordonnés pour les soins à donner aux malades et blessés.

Ils ont autorité sur tout le personnel du service de santé employé dans les ambulances ou hôpitaux.

Leurs pouvoirs disciplinaires sont, à l'égard des médecins des corps de troupe et de tout le personnel du service de santé des formations sanitaires et directions, ceux des officiers dont ils ont la correspondance de grade. (Décret du 12 avril 1895.)

TABLEAU

Résumant les appellations des autorités médicales directrices, suivant leur grade, leurs fonctions et leur emploi, en campagne.

LES AUTORITÉS MÉDICALES DIRECTRICES SONT :

SERVICE DE L'AVANT	Dans une armée.....	Un Médecin-Inspecteur, il prend le nom de : *Directeur du service de santé de l'armée.*
	Dans un corps d'armée	Un Médecin-Inspecteur ou Principal de 1ʳᵉ classe : *Directeur du service de santé du Xᵉ corps d'armée.*
	Dans une division....	Un Médecin-Principal : *Médecin-Divisionnaire de la Xᵉ division.*
	Dans une ambulance.	Un Médecin-Major de 1ʳᵉ classe ou de 2ᵉ classe : *Médecin-Chef de la Xᵉ ambulance.*
	Dans un corps de troupe	Un Médecin-Major de 1ʳᵉ ou 2ᵉ classe : *Médecin-Chef de service de tel régiment ou bataillon.*
Service de l'Arrière	A la direction des étapes............	Un Médecin-Principal de 1ʳᵉ classe : *Médecin-Chef du service de santé des étapes.*
	Dans les hôpitaux de camp ; les hôpitaux d'évac.; les dépôts, les hôpit. auxil.; les stations de répartit., etc.	Un Médecin-Major de 1ʳᵉ ou de 2ᵉ classe, Aide-Major ou médecins-requis : *Médecins-Chefs de tel hôpital, dépôt, etc.*
Service de Santé dans les Sièges	Dans le corps d'investissement.........	Un Médecin de grade variable selon l'importance du corps de siège dirige le service. Il prend le nom de : *Directeur du service de santé du corps de siège.*
	Auprès du général de tranchée.........	Un Médecin-Principal ou Major : *Médecin-Chef de tranchée.*
	Dans les tranchées...	Un Médecin-Major ou Aide-Major : *Médecin de tranchée.*
	Dans les places investies	Un Médecin de grade variable, suivant l'importance de la place investie, dirige le service. Il est dit : *Médecin-Chef de la Place.*
	Dans les hôpitaux et infirmeries de fort de la place........	Un Médecin-Major ou Aide-Major : *Médecin-Chef d'hôpital ou d'infirmerie de fort.*

ATTRIBUTIONS SPÉCIALES DES DIRECTEURS

A. *Directeur du service de santé dans une armée.* — Le directeur du service de santé d'une armée centra-

lise l'ensemble du service médical de son armée, y
compris la zone des étapes, sous l'autorité du général
en chef auquel il soumet toutes ses propositions.

Il doit veiller à employer efficacement le concours
des *Sociétés d'assistance* aux blessés, des municipalités
et des sociétés privées.

Il est constamment en rapport avec le chef d'état-
major de l'armée et avec le directeur général des chemins de fer et des étapes, pour ce qui a trait aux ravitaillements du matériel sanitaire, au relèvement des
hôpitaux de campagne, aux évacuations et moyens de
transport, à l'installation des hôpitaux auxiliaires et
permanents du territoire occupé, des dépôts de convalescents et d'éclopés, etc., etc.

B. *Directeur du service de santé dans un corps d'armée.*
— Le directeur dirige et surveille le service de santé
dans tout son corps d'armée, d'après les mêmes règles
qu'à l'intérieur.

Il a dans ses attributions les mesures générales
d'hygiène et de prophylaxie, l'ambulance de corps et
les hôpitaux de campagne, en marche et pendant le
combat (fractionnement de l'ambulance de corps, relèvement des ambulances et des hôpitaux de campagne) ;
éventuellement la désinfection du champ de bataille.

Il reçoit les crédits de l'Intendance et ordonnance les
dépenses du service de santé de son armée.

C. *Médecin divisionnaire.* — Lorsqu'une division
opère isolément, le médecin chef de cette division (médecin divisionnaire) a les mêmes attributions, vis-à-vis
du général de division, que les directeurs d'armée et de
corps d'armée vis-à-vis de leurs généraux en chef.

Le médecin divisionnaire reçoit communication de

toutes les instructions relatives à la santé et à l'hygiène des troupes et à la marche de la division, aux dispositifs de combat, au relèvement des ambulances et des hôpitaux de campagne, aux évacuations, etc.

Il a, dans ses attributions, le service de santé des corps de troupe, l'ambulance divisionnaire et les hôpitaux de campagne mis éventuellement à sa disposition, ainsi que l'étude de l'origine des maladies épidémiques et de leur prophylaxie.

Il se met en rapports avec les médecins-chefs des ambulances et des corps de troupe, par l'intermédiaire de son *vélocipédiste* ou *d'un planton à cheval*, mis journellement à sa disposition.

Les détails de l'emplacement et de l'installation des formations sanitaires, des postes de secours et des relais d'ambulance de sa division lui sont fournis par un *officier monté* de l'ambulance qui va les reconnaître et lui rend compte.

En principe ces fonctions sont remplies par un médecin (page 159).

D. *Direction du service de santé des étapes.* — En dehors des attributions communes à tous les directeurs, le médecin-chef des étapes a des obligations spéciales touchant le fonctionnement du service de santé dans la zone des étapes.

Activer les évacuations, depuis les « stations tête d'étapes de route » jusqu'aux « stations de répartition » des malades évacués. — hospitaliser ceux qui ne sont pas transportables. — mettre en action les hôpitaux de campagne de l'arrière : sont autant de devoirs qu'il doit remplir, en se tenant en rapport avec le chef d'état-major du directeur des étapes et le directeur du service de santé de l'armée.

Il reçoit les crédits que lui délègue l'intendant de l'armée et ordonnance les dépenses du service de santé de l'arrière.

Il lui appartient aussi de prendre les mesures nécessaires pour que les hôpitaux de campagne, temporairement immobilisés et devenus disponibles, rejoignent au plus tôt le corps d'armée auquel ils sont affectés.

Il doit s'occuper également des réapprovisionnements sanitaires, de l'hygiène des campements, cantonnements, hôpitaux et champs de bataille; — veiller à l'établissement des infirmeries de gîtes d'étapes, des hôpitaux auxiliaires ou autres, créés par les ressources locales; — des mesures relatives à l'établissement et au bon fonctionnement des hôpitaux d'évacuation et à l'organisation de la mise en route des transports (par voie ferrée, par routes ou par eau).

DISPOSITIONS COMMUNES A TOUT LE PERSONNEL SANITAIRE

Tout le personnel sanitaire est neutralisé (art. 7 de la convention de Genève), *à l'exception des brancardiers régimentaires*, et sa neutralité est garantie par le port du brassard international.

Ces brassards sont estampillés, dès le temps de paix, par les soins du Ministre de la guerre qui appose aussi son cachet sur ceux des Sociétés d'assistance aux blessés.

Médecin-chef de service d'un corps de troupe

Le médecin-chef dirige le service sanitaire, sous l'autorité du chef de corps au visa duquel il soumet toute sa correspondance. Il tient un carnet médical sur lequel il porte les indications de la plaque d'identité. Au moment de la mobilisation, il fait le triage des hommes incapables de supporter les fatigues d'une campagne, et veille à ce que tout le matériel sanitaire soit en bon état et au complet.

Au cours des opérations, pendant les marches et en station, il se préoccupe avant tout d'assurer les mesures d'hygiène qui doivent maintenir la santé des troupes et prévenir la perte des effectifs (transport des éclopés, prompte évacuation des malades). Il fait des propositions dans ce sens au chef de corps. — Quant aux approvisionnements sanitaires, il les renouvelle par des demandes adressées au directeur du service de santé ; il veille tout particulièrement au bon état d'entretien des instruments de chirurgie.

Pendant le combat il installe les postes de secours, sur l'ordre du chef de corps, et en dirige le fonctionnement.

Il est de tout temps en rapports constants avec le médecin divisionnaire qu'il doit renseigner sur son service et dont il reçoit les ordres techniques. Il inscrit, sur les certificats d'origine (page 124) le diagnostic, aussi précis que possible, des blessures constatées.

Le médecin chef de service est secondé par les médecins en sous-ordre (majors, aides-majors et médecins auxiliaires) qui, s'ils sont détachés, ont les mêmes attributions que le médecin chef de service vis-à-vis du commandant du détachement, sauf à rendre compte de ce qui se passe dans leur service à leur chef technique.

Les infirmiers régimentaires sont placés sous les ordres immédiats des médecins, qu'il secondent dans tous les détails du fonctionnement des postes de secours.

Médecin-chef des formations sanitaires.

Le médecin-chef d'une formation sanitaire a les mêmes attributions que dans un hôpital de l'intérieur.

S'il est officier supérieur il a, sur tout le personnel permanent ou auxiliaire du service de santé affecté à la formation sanitaire, les droits disciplinaires d'un chef de corps; s'il est d'un autre grade, il a ceux attribués par le règlement sur le service intérieur des corps de troupe à l'officier chef de détachement du grade correspondant au sien (décret du 12 avril 1895).

Il assure le traitement des malades et blessés, la répartition du personnel, les services de grade, la police et la discipline; — il veille à l'entretien des approvisionnements, du matériel et des moyens de transport. Il établit les procès-verbaux de perte, reçoit par délégation le droit de réquisition, les testaments des malades en traitement, assisté de l'officier d'administration gestionnaire ou de deux témoins.

Il réunit, chaque jour, au rapport, les médecins traitants, le pharmacien, l'officier d'administration gestionnaire et le commandant du détachement du train.

Il est en rapport avec le directeur du service de santé qu'il renseigne sur tout ce qui concerne le fonctionnement de sa formation, et auquel il transmet, journellement, l'état du mouvement des malades et blessés.

Il a l'initiative des propositions pour les récompenses, en faveur du personnel du service de santé sous ses ordres, y compris les hommes de troupe momentanément détachés, et note tout le personnel placé sous ses ordres. Il tient un journal des marches et opérations, un carnet médical, un carnet de correspondance et le registre des rapports journaliers.

Pharmaciens.

Les pharmaciens assurent, comme en temps de paix, le service pharmaceutique. Ils se conforment, dans l'exécution de ce service, aux prescriptions et instructions du formulaire des hôpitaux militaires.

Ils vérifient la nature et la qualité des substances médicamenteuses, notamment de celles qui proviennent de dons, d'achats ou de réquisitions.

Ils participent aux vérifications inopinées de boissons et denrées débitées dans les camps et cantonnements.

Ils tiennent, dans les formations sanitaires, un livret mensuel des entrées et des sorties des médicaments et l'envoient à la fin du trimestre, au bureau de comptabilité et de renseignements, en mettant à l'appui les bons de livraisons aux parties prenantes extérieures.

Officiers d'administration

L'officier le plus élevé en grade est gestionnaire et assure, sous l'autorité du médecin-chef, le service administratif, l'ordre et la discipline des malades et des infirmiers, vis-à-vis desquels il a les pouvoirs d'un commandant de compagnie.

Il tient les contrôles et les livrets matricules de tout le personnel, remplit les fonctions d'officier payeur et d'officier de l'état-civil.

Les officiers d'administration en sous-ordre peuvent être désignés pour diriger les brancardiers dans le relèvement des blessés sur le champ de bataille. L'un deux remplit les fonctions d'officier d'approvisionnement.

Les « Officiers d'approvisionnement » sont chargés d'assurer les subsistances ; ils ont le commandement du convoi, la prise en charge, la garde et la conservation du matériel et des denrées et leur distribution aux parties prenantes.

Ils doivent réapprovisionner les convois, soit par des prélèvements sur les convois administratifs, soit par des achats ou des réquisitions.

Dans les hôpitaux et ambulances, les officiers d'approvisionnement opèrent comme gérants d'annexes du convoi administratif du quartier général ou de la division dont ils relèvent.

Détachements du train.

Des détachements du train des équipages militaires seront affectés aux ambulances et aux hôpitaux de campagne pour la conduite des voitures et des mulets de bât.

Ces détachements, commandés par un officier, un sous-officier ou brigadier, relèvent de leur chef hiérarchique pour l'administration, la discipline et le service intérieur. Le commandant du détachement veille au bon entretien des moyens de transport. Il fait effectuer les réparations urgentes ou celles qu'il est autorisé à faire d'après les instructions du service de l'artillerie. Il provoque les remplacements nécessaires.

Les mutations qui se produisent dans le détachement et notamment celles relatives à son chef, sont portées à la connaissance du médecin-chef de la formation sanitaire par la voie hiérarchique. Les détachements du train dont il s'agit reçoivent du médecin-chef de la formation sanitaire à laquelle ils sont rattachés des ordres verbaux ou écrits pour tout ce qui concerne l'exécution du service de la formation sanitaire, tel qu'il est défini ci-après pour la police et la discipline générale.

Leur service consiste à assurer :

1° Au combat, la conduite des convois de voitures ou de mulets de bât chargés d'évacuer les blessés des postes de secours ou de l'ambulance.

2° Dans les autres circonstances, la conduite des voitures et des animaux de bât des ambulances et des hôpitaux de campagne.

Les officiers du train et les chefs de détachement peuvent en outre, être chargés, s'il y a lieu, de procéder aux réquisitions des voitures ainsi que des objets nécessaires pour adapter ces voitures au transport des blessés.

Ils peuvent être employés par le médecin divisionnaire à reconnaître, en ce qui concerne leur service spécial, l'emplacement des postes de secours.

En conséquence, les détachements du train sont neutralisés, ils recoivent du médecin chef de la formation sanitaire à laquelle ils appartiennent les brassards de neutralité qui leur sont nécessaires.

Les propositions pour l'avancement ou les décorations en faveur du personnel du train des équipages sont établies par le chef du détachement et annotées par le médecin chef de la formation sanitaire.

Ce dernier a, en outre, le devoir de signaler à l'autorité militaire dont il relève (commandant la division ou le corps d'armée) les militaires de tous grades de ce détachement qui lui paraissent mériter une récompense.

Le Médecin chef s'adresse également à l'autorité militaire dont il relève pour obtenir la répression des infractions commises par le chef de détachement du train, aux ordres, verbaux ou écrits, qu'il lui a donnés en ce qui concerne le service du détachement du train tel qu'il est défini ci dessus, la police et la discipline générale. Le rapport qu'il établit à ce propos doit faire ressortir les circonstances dans lesquelles le fait s'est produit, et les conséquences qu'il peut avoir ou qu'il a eues effectivement pour les malades et les blessés.

En cas d'attaque d'une formation sanitaire ou d'un groupe dépendant d'une formation sanitaire dans un pays où la Convention de Genève est en vigueur, le commandant du détachement du train ne devra, dans aucun cas, prendre des mesures qui puissent faire perdre aux malades et blessés le bénéfice de la neutralité.

Le médecin chef restera seul juge des mesures de sûreté indispensables.

Ministres des cultes.

Les ministres des différents cultes attachés aux formations sanitaires ont un infirmier pour les assister dans le service de leur ministère; ils sont montés. Ils touchent la solde de capitaine, mais n'ont aucune hiérarchie.

MOUVEMENTS DES MALADES ET BLESSÉS. — DU BILLET D'HÔPITAL

Quand un malade ou blessé entre dans une formation sanitaire, il y est inscrit sur un registre spécial, suivant les indications de sa plaque d'identité.

En principe, nul militaire n'est admis sans un billet d'hôpital, qui est inséré dans son livret individuel, et sur lequel doivent être apposées les signatures du commandant de son unité et d'un médecin militaire.

Toutefois, les jours de combat et dans les cas urgents, les blessés peuvent être reçus directement; dans ce cas, le médecin-chef de la formation sanitaire fait établir un billet régulier et avise le corps intéressé de l'entrée du malade.

*Le billet d'entrée est le même que celui du temps de paix.
Il sert en même temps de billet de salle, d'évacuation et
de sortie.* Il suit donc l'homme jusqu'à sa sortie définitive. (Voir page 117.)

Les dates d'entrée et de sortie sont indiquées successivement, dans chaque formation sanitaire, par l'apposition d'un timbre humide dans des cases spécialement
réservées à cet effet.

Quand l'homme rentre à son régiment, après guérison, la partie administrative du billet est gardée,
comme en garnison, par le commandant de son unité; et
la partie médicale remise au médecin du corps, qui l'envoie au bureau de comptabilité et de renseignements
pour la statistique.

Ce billet, pris dans le livret individuel du malade, y
est remplacé par les soins de la formation sanitaire où
il a été traité.

EFFETS ET ARMES DES ENTRANTS

Contrairement aux dispositions admises en temps de
paix, les malades apportent leurs effets et leurs armes
dans les ambulances et hôpitaux; mais ils ne doivent
pas y apporter leurs munitions.

Les armes sont nettoyées et graissées par des brancardiers; celles des décédés et des hommes gravement
atteints sont versées au service de l'artillerie, de même
que les munitions apportées par erreur.

DES RÉAPPROVISIONNEMENTS DE MATÉRIEL
ET DE MÉDICAMENTS

Dans le but de faciliter les réapprovisionnements, le
matériel sanitaire est groupé par « *unités* et *sous-unités
collectives* ».

Ces approvisionnements spéciaux sont contenus dans des paniers et remis *en bloc*, en échange de ceux qui ont été épuisés ou seulement diminués, *sans qu'il soit besoin de procéder à des remplacements partiels.*

Cette façon de procéder sera facile et très expéditive.

Le nombre et le type *des unités* et *sous-unités* varient avec le modèle de voitures du train des équipages affecté à chaque centre d'approvisionnements.

Il existe, en effet, trois centres d'approvisionnements sanitaires pour l'armée, en dehors des réquisitions et des versements d'une formation sur l'autre, des prêts ou des dons, etc. Ces trois centres sont :

1° *La station-magasin,* où sont déposés les approvisionnements généraux ;

2° *L'hôpital d'évacuation,* où sont déposées des *unités* et *sous-unités collectives,* ainsi que des objets divers. Ce centre dessert particulièrement les formations sanitaires.

3° *L'ambulance de corps,* où sont déposés des sous-unités collectives et des objets divers à l'usage spécial des corps de troupe.

Ces divers approvisionnements doivent être prévus par le service de santé; leur constitution aux centres désignés est ordonnée par le commandement.

Pour se réapprovisionner, corps de troupes et formations sanitaires établissent des demandes en simple expédition, visées par le directeur du service de santé du corps d'armée, et adressées, pour exécution, à l'ambulance de corps ou à l'hôpital d'évacuation.

L'hôpital d'évacuation se réapprovisionne lui-même à la station-magasin, et réapprovisionne, à son tour, l'ambulance de corps.

LIGNE DE REAPPROVISIONNEMENT D'UN CORPS D'ARMEE

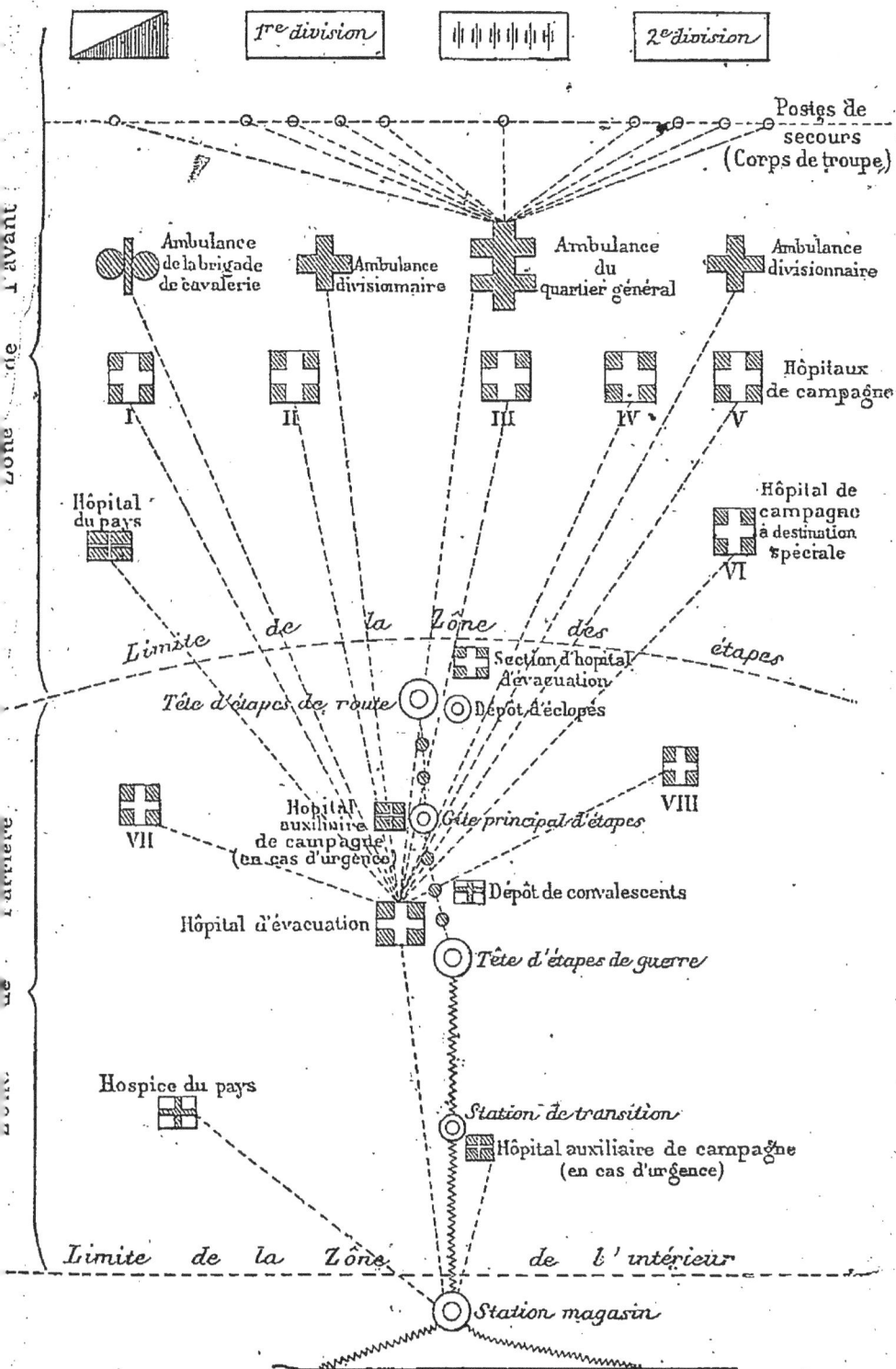

| | 1re division | | 2e division |

Postes de
secours
(Corps de troupe)

Ambulance
de la brigade
de cavalerie

Ambulance
divisionnaire

Ambulance
du
quartier général

Ambulance
divisionnaire

Hôpitaux
de campagne

I
II
III
IV
V

Hôpital
du pays

Hôpital de
campagne
à destination
spéciale

VI

Limite de la Zône des étapes

Section d'hôpital
d'évacuation

Tête d'étapes de route

Dépôt d'éclopés

VIII

Hôpital
auxiliaire
de campagne
(en cas d'urgence)

Gîte principal d'étapes

VII

Dépôt de convalescents

Hôpital d'évacuation

Tête d'étapes de guerre

Hospice du pays

Station de transition

Hôpital auxiliaire de campagne
(en cas d'urgence)

Limite de la Zône de l'intérieur

Station magasin

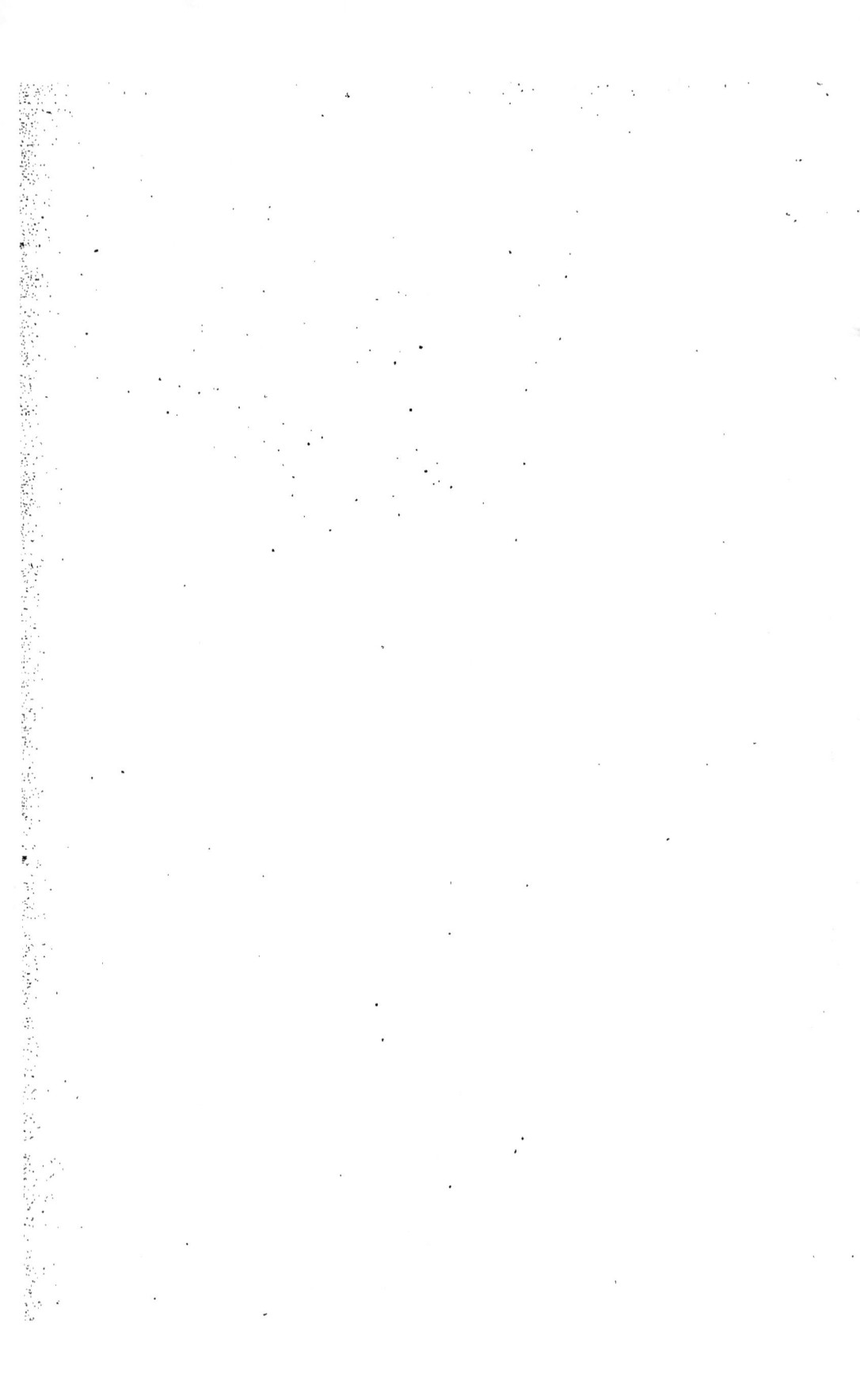

DES DIVERS MODES
DE CONSTITUTION DES APPROVISIONNEMENTS SANITAIRES

Il y a divers moyens de réapprovisionnements sanitaires, qui sont :

1° Les expéditions de la station-magasin de l'armée;
2° Les versements des formations sanitaires ;
3° Les achats sur place et par marchés ;
4° Les réquisitions ;
5° Les cessions ;
6° Les prêts ;
7° Les dons et les prises sur l'ennemi.

NEUVIÈME LEÇON

Service régimentaire en campagne.
Postes de secours
Infirmiers et brancardiers régimentaires

Aperçu général du service régimentaire en campagne. — Service
pendant les périodes de marche et de séjour. — Service pendant le combat. — Des postes de secours. — Relai d'ambulance.
— Fonctionnement des postes de secours. — De la fiche de
diagnostic. — Mouvement des troupes. — Dispositions après
le combat. — Personnel, matériel et approvisionnements des
postes de secours. — Instruction et recrutement des infirmiers
et des brancardiers régimentaires. — De la plaque d'identité
et du paquet individuel de pansement.

APERÇU GÉNÉRAL
DU SERVICE RÉGIMENTAIRE EN CAMPAGNE

Le service régimentaire est destiné à donner les premiers soins aux malades et blessés en marche, en station et pendant le combat.

SERVICE PENDANT LES PÉRIODES DE MARCHE ET DE SÉJOUR

Pendant les marches, les médecins des corps de
troupe ont à soigner des éclopés ou des malades. Ils
soulagent les plus légèrement atteints, qui continuent à
suivre les colonnes ; quant aux autres, ils les dirigent
sur les dépôts d'éclopés ou sur les ambulances voisines,
selon la gravité de leur état. Si les troupes font séjour,
les médecins improvisent une infirmerie pour décharger
d'autant les ambulances.

Chaque fois que la chose est possible, le personnel sanitaire des corps de troupe (infirmiers, conducteurs, ordonnances) vit à son unité. Toutefois, si une infirmerie régimentaire se constitue pendant les séjours, le personnel et les malades de cette infirmerie sont mis en subsistance *à la section* ou au *peloton hors rang* qui les administre (1).

Si l'infirmerie est trop éloignée de cette unité administrative, elle perçoit directement sur un bon du médecin-chef, au titre de cette unité et dans les mêmes conditions qu'elle.

Pendant la période de marche, chaque bataillon est suivi d'une voiture médicale et du personnel réglementaire en médecins et infirmiers (2). Le médecin chef de service marche à la gauche du régiment ; il groupe tout son personnel de médecins, d'infirmiers et même de brancardiers, si un combat est imminent.

Une voiture pour blessés à quatre ou à deux roues (infanterie, cavalerie, artillerie et bataillons de chasseurs) est mise journellement à la disposition des troupes pour le transport de leurs malades par l'ambulance.

Si un combat est prévu, ces voitures rejoignent rapidement leur ambulance.

A la demande du médecin chef de service, les brancardiers marchent à la gauche de leur bataillon, sous la conduite du caporal brancardier.

Dans le cas où certains malades sont susceptibles d'être dirigés sur l'ambulance, il faut les y envoyer

---

(1) La *section* ou le *peloton hors rang* (infanterie ou cavalerie) est une unité administrative comprenant les hommes qui ne font pas partie des compagnies, escadrons ou batteries, tels que les ouvriers, musiciens, muletiers, etc.

(2) Voir 16ᵉ leçon.

dans la soirée et, *exceptionnellement*, le matin, afin de
ne pas retarder la mise en route de la voiture de l'unité
à laquelle elle appartient.

Pendant la marche, le médecin chef de service reçoit
les malades et éclopés munis d'un bon délivré par le
médecin de leur bataillon. Il décide lui-même s'ils seront
admis dans la voiture d'ambulance ou simplement allé-
gés de leur sac. Dans ce cas, il les fait marcher en
groupe, en avant de la voiture d'ambulance, et profite
des haltes horaires pour renvoyer à leur compagnie ceux
qui en sont susceptibles.

En arrivant au cantonnement, le médecin chef de
service passe la visite des malades et désigne ceux qui,
le lendemain, devront suivre leur corps et être évacués
sur l'ambulance voisine, de même que ceux qui, non
transportables, devront être confiés aux soins des municipalités.

SERVICE PENDANT LE COMBAT. — POSTES DE SECOURS

Pendant le combat le service régimentaire a pour
but :

1° D'établir, à proximité des réserves du régiment,
des *postes de secours*, dont le service concorde avec celui
des ambulances ;

2° D'opérer le relèvement des blessés, au moyen des
brancardiers qui les portent aux *postes de secours*.

Ceux-ci sont établis dès que les troupes sont dé-
ployées en dispositif de combat, sur l'ordre du chef de
corps, dans un endroit qui soit protégé, autant que
possible, des projectiles de l'ennemi.

On forme généralement un seul poste de secours
par régiment, quelquefois un par bataillon.

Aussitôt que l'ordre a été donné de prendre la formation de combat, le médecin-chef groupe le personnel et le matériel nécessaires pour organiser le *poste de secours*.

Ces groupes se dirigent, avec les voitures médicales du régiment, vers l'emplacement désigné.

Lorsqu'avant d'atteindre cet endroit, les voitures médicales sont obligées de s'arrêter, les brancardiers y prennent le matériel dont ils ont besoin (brancards, musettes, bidons, paniers), y déposent leur sac et mettent leur fusil en bandoulière.

Ils vont ainsi, sous la conduite de leur caporal, installer le poste de secours.

Les voitures sont défilées, autant que possible, de la vue de l'ennemi, sous la surveillance du sergent-brancardier chargé de réapprovisionner le poste de secours.

Les musiciens sont envoyés aussi au poste, où ils déposent leurs instruments, et constituent un relai de brancardiers entre le poste de secours et le relai d'ambulance.

RELAI D'AMBULANCE

Au moment du combat, le médecin chef de service du régiment fait arrêter les voitures médicales ainsi que la grande voiture prêtée au régiment par l'ambulance. Ces voitures s'arrêtent sur l'accotement du chemin. De son côté l'ambulance envoie, à l'endroit choisi, les voitures, litières, cacolets et autres moyens nécessaires au transport des blessés qui ne vont pas tarder à affluer.

Ce point de réunion des voitures et autres moyens de transport des blessés s'appelle *relai d'ambulance*. Il sert de liaison entre l'ambulance et le poste de secours des corps engagés.

Le médecin chef de service du régiment détache, s'il y a lieu, un médecin au relai d'ambulance pour donner aux blessés les soins nécessaires et présider à leur chargement sur les voitures, litières et cacolets.

FONCTIONNEMENT DES POSTES DE SECOURS.
FICHE DE DIAGNOSTIC

Le poste de secours c'est l'infirmerie régimentaire mobilisée.

Les médecins, les infirmiers et les brancardiers ont seuls mission de relever les blessés ; ils leur donnent les premiers soins en les abritant, autant que possible, du feu de l'ennemi, et les transportent ou les conduisent au poste de secours, *dès que les circonstances le permettent.*

Tous les blessés sont indistinctement recueillis, quelle que soit leur nationalité.

Les brancardiers régimentaires ont seuls mission de relever les blessés, auxquels ils donnent les premiers soins. Ils sont munis d'un bidon d'un litre qui doit toujours contenir de l'eau en quantité suffisante ; et d'une musette renfermant des bandes, de l'ouate, des antiseptiques, du ruban, des pinces hémostatiques, etc., pour procéder aux petits pansements d'urgence.

Pendant l'action les brancardiers explorent, sous la conduite des médecins auxiliaires, la zone comprise entre les réserves de bataillon et les réserves de régiment.

La zone qui est en avant des réserves de bataillon est explorée, aussitôt que les circonstances du combat le permettent.

Le service chirurgical, dans les postes de secours (qui est un endroit de relèvement et de transport), *doit se borner à parer aux accidents immédiats tels que les hémorrhagies et les syncopes, et à appliquer des pan-*

sements ou appareils simples pouvant permettre le transport des blessés jusqu'à l'ambulance, et l'attente de soins plus complets.

Ces soins d'urgence assurés, un infirmier remplit, sous la dictée d'un médecin du poste, une *fiche de diagnostic* du modèle ci-dessous, sur laquelle il inscrit

---

FICHE DE DIAGNOSTIC

BLESSÉ NON ÉVACUABLE

○

Noms et prénoms ....

Régiment ....

Nature et région } ....
de la blessure

Simple ou compliquée ....

Opérations } ....
pratiquées } ....

Pansement } ....
appliqué } ....

A .... le .... 189 .

Le Médecin,

---

la nature de la blessure et les soins chirurgicaux intervenus. Il est fait mention également de ces indications sur le carnet médical. L'emploi de la fiche épargne aux blessés la répétition d'examens inutiles, et facilite leur classement dans les ambulances et hôpitaux.

Elle est ensuite attachée aux vêtements du blessé qui passe aux mains des brancardiers de l'ambulance.

Les fiches sont de deux couleurs : *blanches pour les blessés non évacuables, rouges pour les blessés évacuables.*

Les postes de secours se réapprovisionnent aux voitures médicales *restées en arrière*, au relai, sous la garde du sergent-brancardier.

MOUVEMENTS DES TROUPES

Si le régiment se porte en avant, le médecin groupe les blessés, à l'abri du feu de la mousqueterie, sous la garde d'un infirmier qui attire sur eux l'attention des brancardiers, dès que les circonstances le permettent. En cas de mouvement des troupes en arrière, le poste de secours évacue ses blessés, en commençant par les moins gravement atteints.

Si cette évacuation ne peut être terminée à temps, un médecin désigné d'avance et des infirmiers restent auprès des blessés, sous la protection de la convention de Genève.

DISPOSITIONS APRÈS LE COMBAT

Après le combat, les brancardiers régimentaires parcourent le terrain pour rechercher les blessés qui n'auraient pas été relevés, et achèvent l'évacuation du poste de secours.

Quand le service est terminé, les brancardiers et les musiciens reprennent leurs armes et leurs instruments, rapportent leur matériel aux voitures où ils l'avaient pris, et sont reconduits en ordre à leur bataillon.

PERSONNEL, MATÉRIEL & APPROVISIONNEMENTS
DES POSTES DE SECOURS (1)

Le personnel médical d'un régiment d'infanterie, sur le pied de guerre, se compose de 7 médecins (majors ou aides-majors) et de 3 médecins auxiliaires, soit par bataillon, un médecin-major ou aide-major et un médecin auxiliaire, sous l'autorité du médecin-major de 1re classe chef de service.

Les infirmiers régimentaires sont au nombre de 12 (4 par bataillon) ; il leur est alloué à chacun une trousse spéciale de pansements. Il y a 52 brancardiers en tout et 3 soldats conducteurs.

Le matériel et les approvisionnements consistent en 3 voitures médicales avec leurs chargements (2) (une par bataillon), 3 sacs, des rouleaux de secours, bidons et musettes.

INSTRUCTION ET RECRUTEMENT DES INFIRMIERS ET DES BRANCARDIERS RÉGIMENTAIRES (3).

A. — INFIRMIERS RÉGIMENTAIRES

1o Il y a deux catégories d'infirmiers régimentaires : les *titulaires* et les *auxiliaires* ;

2o Les infirmiers titulaires sont chargés du service de l'infirmerie et remplissent les fonctions de porte-sacs ou de porte-sacoches dans les marches militaires, les manœuvres, les exercices de service en campagne, le tir à la cible, etc.

3o Les infirmiers auxiliaires suppléent les titulaires dans leur service. Ils sont plus spécialement chargés des bains,

(1) Le personnel et le matériel varient avec les corps de troupe.
(2) Voir 16e Leçon.
(3) Notice nouvelle pour remplacer la notice no 7 annexée au règlement du 25 novembre 1889 sur le service de santé à l'intérieur.

des douches, des désinfections de toute nature, de la propreté des locaux, etc. Ils sont appelés à remplacer les titulaires au moment où ceux-ci quittent le corps.

Effectifs

4° En outre du sous-officier, caporal ou brigadier, chargé des détails de l'infirmerie régimentaire et de la salle des convalescents, il doit exister dans chaque corps de troupe, *comptant dans le rang,* le nombre d'infirmiers régimentaires déterminé ci-après, savoir :

	Nombre d'infirmiers régimentaires	
	titulaires	auxiliaires
1° Sur le pied de paix :		
Par bataillon d'infanterie.	1	1
Par régiment de cavalerie	2	2
Par bataillon d'artillerie	1	1
Par régiment d'artillerie	2	2
Par bataillon du génie.	1	1
2° Sur le pied de guerre :		
Par compagnie d'infanterie	1	1
Par escadron de cavalerie.	1	1
Par batterie d'artillerie	1	1
Par compagnie du génie	1	1

5° En campagne, dans chaque bataillon d'infanterie ou groupe de batteries, un de ces infirmiers aura le grade de caporal ou de brigadier : il sera choisi parmi les caporaux d'infirmerie du temps de paix et les réservistes ayant rempli les fonctions d'infirmier titulaire et proposés pour l'avancement.

6° Dans la cavalerie, il n'y a, en campagne, qu'un brigadier infirmier par régiment ; c'est celui qui, en temps de paix, est chargé des détails de l'infirmerie. Il compte au peloton hors rang et part avec la portion mobile du régiment.

Recrutement.

7° Les infirmiers régimentaires auxiliaires sont désignés par le chef de corps, sur la proposition du médecin-major chef de service.

8° Ils sont choisis parmi les hommes ayant trois ans de service à faire et comptant déjà une année de présence sous les drapeaux.

9° Ces hommes doivent avoir achevé leur instruction militaire, savoir lire et écrire et avoir une bonne conduite. Ils font leur deuxième année comme infirmiers *auxiliaires* et deviennent, pendant leur troisième année, infirmiers *titulaires*.

10° Les infirmiers titulaires du temps de paix et ceux qui sont passés dans la réserve sont affectés chacun à une compagnie, à un escadron ou à une batterie, de telle sorte que chacune de ces unités arrive successivement à posséder l'infirmier titulaire qui lui est attribué sur le pied de guerre.

Instruction

11° Le médecin-major chef de service est chargé de l'instruction théorique et pratique des infirmiers.

12° Tout en restant essentiellement pratique, l'instruction des infirmiers régimentaires devra se rapprocher, autant que possible, de celle des infirmiers des hôpitaux.

13° Les matières à enseigner aux infirmiers régimentaires sont contenues dans l'École de l'infirmier militaire (1).

14° Le cours d'instruction devra être achevé pour le 1er mars.

15° Lorsque le cours est terminé, les infirmiers auxiliaires complètent leur instruction en faisant un stage de deux mois à l'hôpital militaire ou à l'hospice mixte de la garnison ou, à défaut, d'une place voisine. Pendant la durée de ce stage obligatoire, les infirmiers auxiliaires suivent les visites de l'hôpital et sont exercés, sous la direction des médecins traitants, aux divers soins à donner aux malades, à l'application des appareils et des pansements, ainsi qu'à la préparation des potions simples et des tisanes usuelles. En dehors des heures de service à l'hospice mixte, ils continuent à être employés à l'infirmerie régimentaire.

(1) Vᵉ Victor Rozier, éditeur, 26, rue Saint-Guillaume.

B. — BRANCARDIERS RÉGIMENTAIRES.

Effectifs

16° Il doit y avoir, sur le pied de guerre :

4 brancardiers par compagnie d'infanterie,

—   par batterie montée ou à pied,

—   par compagnie du génie.

1 caporal ou brigadier par bataillon d'infanterie,

—   par groupe de batteries montées ou à pied.

1 sous-officier par régiment d'infanterie.

17° La cavalerie et l'artillerie à cheval n'ont pas de brancardiers régimentaires.

Recrutement

18° Les brancardiers régimentaires sont recrutés :

a) Dans l'infanterie, parmi les réservistes anciens musiciens ou, à défaut de ressources suffisantes dans cette catégorie, parmi les ouvriers tailleurs et cordonniers.

b) Dans l'artillerie, parmi les musiciens des écoles d'artillerie et les réservistes anciens musiciens.

c) Dans le génie, parmi les musiciens de l'armée active et les réservistes anciens musiciens ou, à défaut de ressources suffisantes dans ces catégories, parmi les ouvriers tailleurs et cordonniers.

19° Le sous-officier brancardier est pris de préférence parmi les sous-officiers réservistes ayant été chargés des détails de l'infirmerie ou, à défaut, parmi les caporaux ou brigadiers brancardiers proposés pour l'avancement, ou parmi les anciens caporaux d'infirmerie proposés pour l'avancement, en cas d'excédent de ces derniers.

Les caporaux ou brigadiers brancardiers sont choisis parmi les brancardiers proposés pour ce grade ou, en cas de surnombre, parmi les caporaux d'infirmerie ou les infirmiers proposés pour l'avancement.

Instruction

20° Dans le but de préparer les cadres des brancardiers régimentaires, tous les musiciens et les ouvriers tailleurs ou cordonniers des corps de troupe reçoivent, dès le temps de paix, l'instruction spéciale du brancardier militaire.

21° Les étudiants en médecine et en pharmacie et les élèves ecclésiastiques qui, en cas de mobilisation, sont versés dans le service de santé (loi du 15 juillet 1889 sur le recrutement de l'armée, article 23, § 4°, 2° alinéa), reçoivent également, pendant leur année de service dans un corps de troupe, l'instruction spéciale du brancardier militaire.

22° Les musiciens des écoles d'artillerie devant, en cas de mobilisation, être répartis dans les deux régiments de la brigade en qualité de brancardiers, sont instruits, dès le temps de paix, en principe, par le médecin-major de leur régiment respectif en même temps que les ouvriers de ce régiment.

Toutefois, en cas de nécessité, l'instruction peut être donnée en commun dans l'un des deux régiments.

23° Les matières à enseigner aux brancardiers régimentaires sont contenues dans « l'*École de l'infirmier militaire* » (3° partie).

24° Cette instruction est divisée en deux parties :

L'enseignement théorique (15 à 20 séances);

Et l'enseignement pratique (15 à 20 séances).

25° Dans les places qui en sont pourvues, des voitures pour blessés, à deux et à quatre roues, des mulets de bât porteurs de cacolets et de litières sont, d'après les ordres du général commandant le corps d'armée et sur la demande des corps intéressés, mis à la disposition des brancardiers pour un certain nombre de séances.

26° Les corps stationnés dans les autres places profitent des manœuvres d'automne pour exercer leurs brancardiers au chargement et au déchargement des blessés, en faisant usage des voitures pour blessés.

27° Les exercices d'embarquement des blessés en chemin

de fer se feront en gare au moyen de wagons prêtés ou loués, ou à l'hôpital et au dépôt de la section d'infirmiers dans un wagon simulé au moyen de planches.

En campagne, le commandement et l'administration des détachements d'infirmiers sont exercés d'après l'instruction du 29 septembre 1888. B. O. P. R., page 263.

C.—Dispositions générales

Responsabilité de l'instruction

34° Dans chaque corps, le médecin-major est, sous l'autorité du chef de corps, responsable de l'instruction des infirmiers et des brancardiers régimentaires; il est secondé par les médecins en sous-ordre, par le sous-officier ou caporal chargé des détails de l'infirmerie et les infirmiers porte-sacs.

Dans les hôpitaux militaires et les sections d'infirmiers, la responsabilité incombe au médecin-chef ou au médecin chargé de la surveillance de la section.

Instruction des réservistes

35° Les réservistes infirmiers et brancardiers rappelés pour une période d'instruction sont remis au courant de leurs fonctions

Inspections générales

36° Les inspecteurs généraux d'armes, les inspecteurs généraux du service de santé constatent les résultats de l'instruction professionnelle des infirmiers et brancardiers.

Inscriptions sur les listes et états

37° L'enseignement professionnel reçu par les infirmiers et les brancardiers est consigné dans le cadre ménagé à cet effet au verso de la couverture du livret matricule « nouveau modèle » ou sur l'état de notes conforme au modèle n° 7 de la première édition de l'instruction du 28 décembre 1879,

-collé à la partie supérieure du livret matricule « ancien modèle ». (Art. 56 de l'édition refondue de ladite instruction.)

38° Les corps inscrivent sur le livret individuel de l'homme (page 9), d'après les indications des médecins chefs de service, la mention ci-après : « Infirmier ou brancardier exercé en... » Indiquer le millésime des années pendant lesquelles l'homme a suivi l'instruction; ajouter s'il y a lieu : « Apte à être caporal ou brigadier ou sous-officier (infirmier ou brancardier). »

39° Les mêmes inscriptions sont portées, suivant le cas, sur l'état d'affectation modèle n° 7 ou modèle n° 18 de l'instruction précitée

DE LA PLAQUE D'IDENTITÉ ET DU PAQUET INDIVIDUEL
DE PANSEMENT

La plaque d'identité, attribuée à tous les soldats, est consttuée par une plaque, de forme ovale, en maillechort. Ses dimensions sont 34^{mm} et 25^{mm} avec 1^{mm} d'épaisseur. Elle est percée à une extrémité du grand diamètre d'un trou qui laisse passer un cordon de suspension.

Ces plaques portent, sur le recto : le nom et le prénom inscrits sur les registres de l'état-civil, et la classe à laquelle l'homme appartient; sur le verso : la subdivision de région et le numéro du registre matricule du recrutement.

En campagne, tout officier, sous-officier et soldat est muni d'un *paquet individuel de pansement*, qu'il porte dans une poche de son vêtement. Pour les troupes à pied, ce paquet est placé dans une poche spéciale de la capote, à gauche; pour les troupes pourvues du dolman, de la tunique, de la veste ou de la vareuse, il est placé dans la poche intérieure de droite, excepté pour la cavalerie qui le met à droite; les zouaves, tirailleurs ou spahis le placent dans une poche de droite, en dedans de leur veste.

RÉPUBLIQUE FRANÇAISE

MINISTÈRE DE LA GUERRE. — Service de santé.

PANSEMENT INDIVIDUEL

MODE D'EMPLOI

Pour ouvrir le paquet, rompre le fil noir à l'endroit de la couture où le point est plus allongé, enlever la première enveloppe et déchirer la seconde, ensuite appliquer sur la plaie :

1° L'étoupe entourée de sa gaze ;
2° La compresse ;
3° L'imperméable.

Assujettir avec la bande et les épingles en ayant soin de ne serrer que très modérément.

S'il y a deux plaies, diviser le pansement.

Ce paquet est essentiellement composé d'étoupe purifiée entourée de gaze, d'une compresse, d'une bande en coton d'un tissu imperméable et d'épingles de sûreté. Le tout enveloppé de cotonnade gris-perle et bichloruré.

Une étiquette, collée sur le paquet, indique le mode d'emploi du contenu.

Les dimensions du paquet individuel de pansement, dont nous donnons ci-contre le fac-simile, sont de 0,12/0,09 sur 0,01,5 d'épaisseur.

Ce pansement s'applique à sec en ayant bien soin de ne pas toucher la plaie avec ses mains (conseil aux brancardiers).

Dès le temps de paix, il est fait des conférences aux officiers et aux sous-officiers sur la composition et le mode d'emploi du « paquet individuel de pansement. »

Des ambulances et des hôpitaux de campagne. Organisation et fonctionnement

Considérations générales et but des ambulances. — Division des
ambulances. — Personnel, matériel et approvisionnements. —
Exécution du service pendant les périodes de marche, de
séjour et pendant le combat. — Choix de l'emplacement et
installation intérieure des ambulances. — Disposition des
ambulances suivant les mouvements des troupes engagées. —
Division des blessés en catégories au point de vue de leur évacuation.

Considérations générales et but des hôpitaux de campagne. —
Personnel, matériel et moyens de transport. — Exécution du
service en marche, en station et pendant le combat. — Choix
de l'emplacement et installation. — Disposition en cas de
mouvements des troupes.

Ambulances

CONSIDÉRATIONS GÉNÉRALES ET BUT DES AMBULANCES

Deuxième échelon du service de santé de l'avant, les
ambulances fonctionnent simultanément avec le service
régimentaire qu'elles doublent, et auquel elles doivent
prêter un concours constant.

Aussi leur but est-il le même, savoir : *d'assurer aux
malades et blessés les soins de première nécessité et de les
évacuer au plus tôt sur les derrières de l'armée.*

« *C'est un atelier d'emballage et d'expédition.* »

Cette considération a une grande importance. Les
ambulances, en effet, étant spécialement organisées pour

2ᴱ SECTION

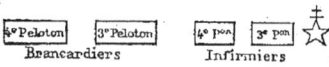

4ᵉ Peloton 3ᵉ Peloton   4ᵉ Pᵒⁿ 3ᵉ Pᵒⁿ

Brancardiers   Infirmiers

1ᴿᴱ SECTION

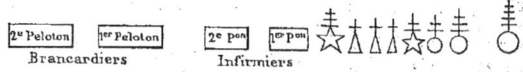

2ᵘ Peloton 1ᵉʳ Peloton   2ᵉ Pᵒⁿ 1ᵉʳ Pᵒⁿ

Brancardiers   Infirmiers

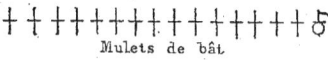

Mulets de bât

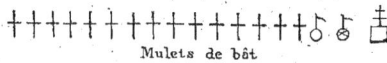

Mulets de bât

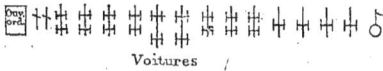

Voitures

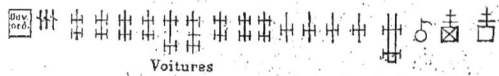

Voitures

Nota.— Si l'ambulance doit se former sur une seule ligne, les voitures prennent la gauche et le détachement d'infirmiers et de brancardiers la droite, les mulets restent au centre en conservant le même ordre.

⚲ Médecins   ☆ Officiers d'admⁿ.   △ Ministres des cultes   ☐ Officiers du train   ⊠ Vétérinaires

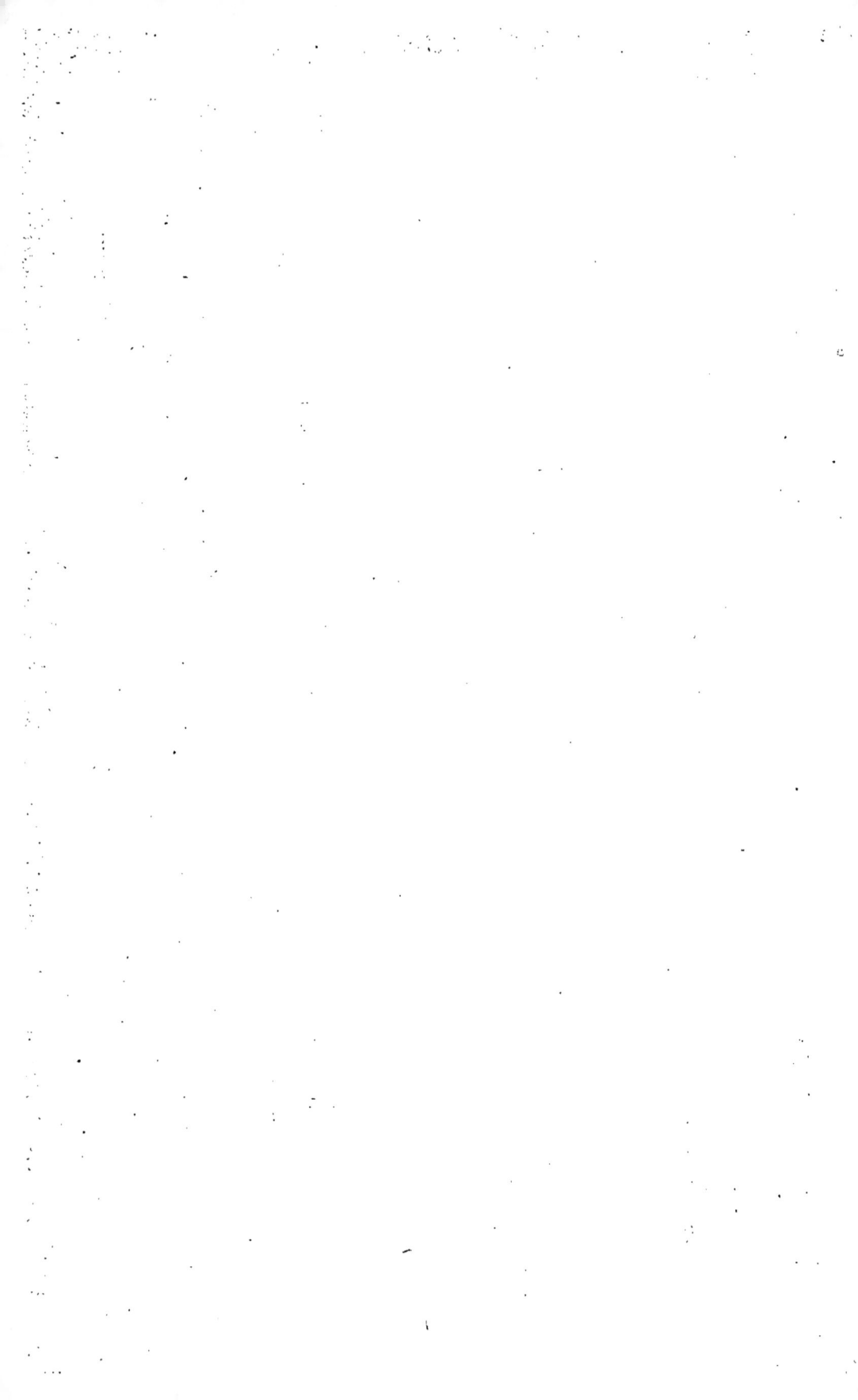

le service du combat, ne doivent être qu'un lieu de
passage pour les malades et blessés. Il faut donc qu'elles
soient constamment disponibles pour suivre l'unité à
laquelle elles sont affectées ; à cet effet, elles sont relevées, le plus tôt possible, par les hôpitaux de campagne.

DIVISION DES AMBULANCES

Dans chaque corps d'armée il y a trois types d'ambulances qui sont :

A. — *L'ambulance de quartier général*, dite *ambulance
de corps*, destinée aux troupes non endivisionnées et
formant la réserve du corps d'armée.

B. — *Deux ambulances divisionnaires d'infanterie*
(une pour chaque division entrant dans la composition
du corps d'armée ; elle sont divisées en deux sections
pouvant fonctionner séparément). (1)

C. — *L'ambulance de cavalerie* (pour les 2 régiments
de la brigade).

Cette dernière est également affectée aux divisions
de cavalerie indépendante (3 sections).

PERSONNEL, MATÉRIEL ET APPROVISIONNEMENTS

Le personnel, le matériel et les approvisionnements
varient selon le type des ambulances.

Elles ont un personnel de médecins, de pharmaciens,
d'officiers d'administration, d'aumôniers, d'officiers du
train, de vétérinaires, en nombre variable suivant
leur importance.

A côté du personnel officiers, sont des infirmiers et

---

(1) Trois ambulances si le corps d'armée est composé de trois
divisions.

des brancardiers des sections, de même que des soldats du train pour la conduite des voitures, des chevaux et mulets, et pour être employés comme ordonnances des officiers montés de la formation.

Il y a à l'ambulance de corps d'armée un ministre de chacun des trois cultes reconnus par l'État. Elle possède aussi un vélocipédiste, de même que l'ambulance divisionnaire.

Le matériel et les moyens de transport consistent en approvisionnements médicaux variés (1), en voitures de chirurgie et d'administration, omnibus, voitures pour le personnel, fourgons, litières, cacolets, chevaux de selle, de trait et mulets; trousses, brancards, bidons, brassards, etc.

Les ambulances sont divisées en deux sections, ayant le personnel et le matériel nécessaires pour fonctionner séparément.

L'organisation des brancardiers d'ambulances et régie de la manière suivante (notice 6 du règlement sur le service de santé. modifiée par celle du 22 septembre 1893) (2) :

EFFECTIF DES BRANCARDIERS D'AMBULANCE

28° Le nombre des brancardiers d'ambulance affectés à chaque formation sanitaire est déterminé par les tableaux d'effectifs de guerre.

Recrutement

29° Les brancardiers d'ambulance sont recrutés :

a) Parmi les hommes de la disponibilité ou de la réserve appartenant aux sections d'infirmiers militaires ;

(1) Voir 16° leçon.
(2) Voir page 165.

b) Parmi les élèves ecclésiastiques qui, en cas de mobilisation, sont versés dans le service de santé (loi du 15 juillet 1889, art. 28, § 4e, 2e alinéa) ;

c) Parmi les réservistes musiciens et ouvriers en excédent dans l'infanterie, l'artillerie et le génie, ayant reçu l'instruction du brancardier militaire.

Ces hommes sont désaffectés, dès le temps de paix, des corps auxquels ils appartiennent et attribués aux sections d'infirmiers militaires.

Toutefois, ces désaffectations devant être exceptionnelles, elles seront prononcées par le Ministre, sur la demande de MM. les généraux commandant les corps d'armée.

20° Les sergents et caporaux brancardiers d'ambulance sont choisis parmi les sergents et caporaux ou les brancardiers proposés pour l'avancement et, au besoin, parmi les sergents de la section.

Instructions pendant les périodes d'appel

31° Afin de faciliter leur instruction, les brancardiers d'ambulance, au lieu d'être appelés, comme les réservistes des sections d'infirmiers, à diverses époques de l'année, sont convoqués, suivant les besoins, au dépôt de la section, soit à la même date que les réservistes de l'infanterie, soit à l'époque des manœuvres spéciales du service de santé, soit à celle des manœuvres d'automne.

32° L'instruction professionnelle est donnée dans chaque section, ou hôpital, sous la direction du médecin militaire chargé de la surveillance de la section, par le médecin et l'officier d'administration désignés à cet effet par le médecin-chef, conformément à l'article 166 du règlement du 25 novembre 1889 sur le service de santé de l'armée à l'intérieur.

33° L'instruction professionnelle des brancardiers d'ambulance est la même que celle des brancardiers régimentaires. Comme celle-ci, elle est divisée en deux parties : l'une théorique et l'autre pratique sur le terrain.

EXÉCUTION DU SERVICE PENDANT LES PÉRIODES
DE MARCHE ET DE SÉJOUR

En marche et en station, les ambulances accompagnent toujours les unités qu'elles sont destinées à desservir, au rang prescrit par le règlement sur le service des armées en campagne (1).

En principe, l'ambulance de la brigade de cavalerie constitue l'ambulance de l'avant-garde.

Dans le cas où la brigade de cavalerie est chargée d'un service au loin, cette ambulance la suit; elle est alors remplacée, à l'avant-garde, par une section de l'ambulance de la division de tête.

L'ambulance divisionnaire envoie tous les matins *un planton à cheval* au médecin divisionnaire pour lui faciliter la transmission de ses ordres à l'ambulance.

Le médecin divisionnaire marche avec l'état-major de la division.

Des voitures d'ambulance sont mises, par ses soins, journellement à la disposition des corps de troupe de la division, qui lui envoient leurs malades et éclopés.

Les ambulances soignent ces malades et assurent leur évacuation, soit sur des dépôts d'éclopés, des hôpitaux d'évacuation, des établissements du pays, des hôpitaux auxiliaires, ou sur un hôpital de campagne fonctionnant dans une localité désignée.

Si le médecin-chef n'a pas d'ordre précis pour évacuer sur tel ou tel point, il dirige ses malades sur le commandement d'étapes, où fonctionne un hôpital d'évacuation qui fait le nécessaire.

Le médecin-chef de l'ambulance organise le convoi

(1) Règlement du 26 octobre 1893, modifié par celui du 20 mai 1895.

d'évacuation et réquisitionne des voitures à cet effet, si celles des autres services de l'armée sont insuffisantes.

Le convoi est placé sous les ordres d'un médecin, si besoin, ou d'un officier d'administration.

L'ambulance assure l'alimentation. Les malades dont l'état est satisfaisant marchent avec l'ambulance ; les non évacuables sont confiés aux municipalités, qui les remettront à l'hôpital le plus proche.

Pendant les marches, un médecin de l'ambulance va, chaque jour, avec le campement pour la préparation du cantonnement, selon les prescriptions du règlement sur le service des armées en campagne. Il s'informe de l'état sanitaire de la localité, des moyens de transport du pays en vue des évacuations, etc.

Il est le chef du campement de l'ambulance.

ENTRÉE EN ACTION DES AMBULANCES. — EXÉCUTION DU SERVICE PENDANT LE COMBAT

Les ambulances divisionnaires entrent les premières en action, et s'établissent à l'emplacement fixé par le général commandant la division.

Le médecin-chef envoie un *officier monté* (un médecin en principe) au médecin divisionnaire, pour l'aider à reconnaître l'emplacement des postes de secours et assurer leur liaison avec l'ambulance.

Au besoin, une section de *l'ambulance de corps* peut être appelée à seconder l'ambulance; mais l'autre section doit rester disponible le plus longtemps possible, pour parer aux éventualités.

Si les circonstances l'exigent, l'ambulance fonctionne par fractions séparées (2 fractions). De plus, les médecins des hôpitaux de campagne voisins peuvent être appelés, si besoin est, à prêter leur concours aux ambulances.

CHOIX DE L'EMPLACEMENT ET INSTALLATION INTÉRIEURE

L'ambulance doit être établie, autant que possible, à proximité des réserves de la division. Il faut préférer les points d'accès facile, abrités, pourvus d'eau, à proximité d'une route pour les évacuations, et reliés par des chemins aux relais de voitures.

Une section se dispose à fonctionner, l'autre restant prête à se déplacer.

En même temps le médecin-chef organise les brancardiers, les infirmiers et les moyens de transport en groupes distincts ; les brancardiers sont chargés de desservir par escouades, sous la conduite d'un officier de l'ambulance, tels ou tels postes de secours bien spécifiés ; les infirmiers aménagent l'ambulance et préparent les boissons, aliments, couchage, pansements, etc. Ils sont aussi répartis en groupes distincts, et affectés aux locaux que le médecin-chef a préalablement divisés :

1° Pour la visite des blessés à leur arrivée à l'ambulance ;

2° Pour l'application des appareils et des pansements;

3° Pour les opérations d'urgence ;

4° Pour les services généraux (cuisines, latrines, etc., etc.).

FONCTIONNEMENT DES AMBULANCES

Le combat est engagé et l'ambulance a pris toutes ses dispositions pour recevoir les blessés.

Ceux-ci lui arrivent des postes de secours avec leur fiche de diagnostic. D'après les renseignements qui y

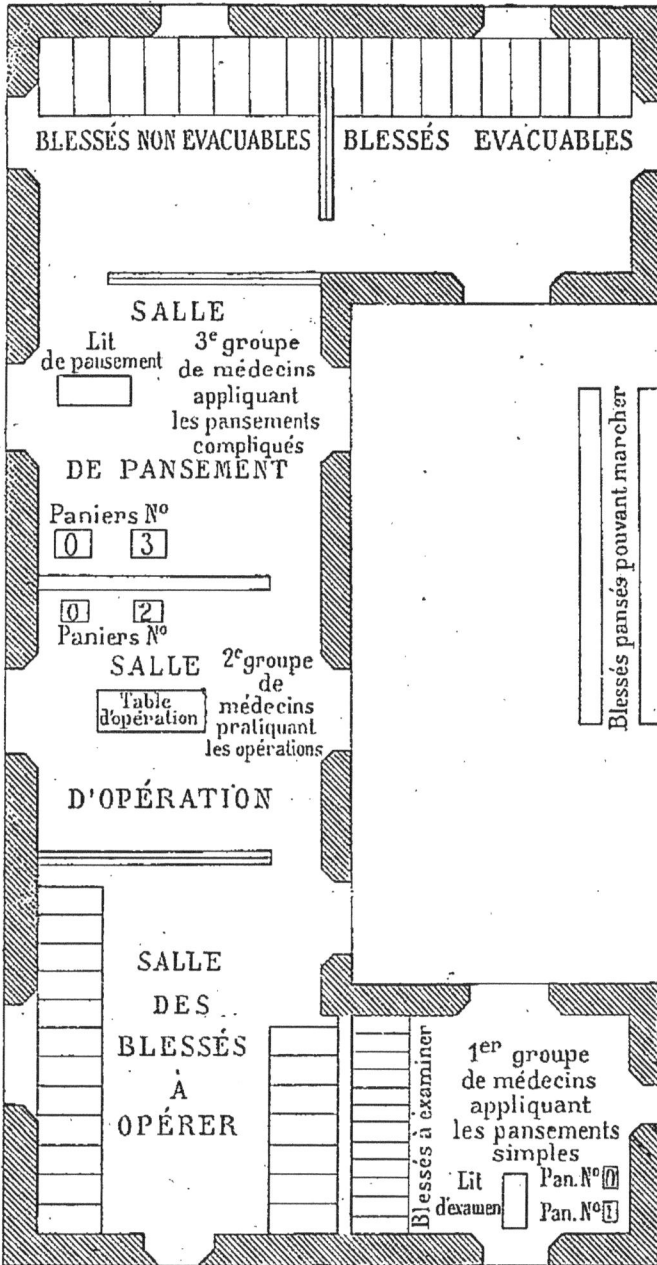

BLESSÉS NON EVACUABLES | BLESSÉS EVACUABLES

SALLE

Lit de pansement   3ᵉ groupe de médecins appliquant les pansements compliqués

DE PANSEMENT

Paniers Nᵒ
[0]   [3]

[0]   [2]
Paniers Nᵒ

SALLE   2ᵉ groupe de médecins pratiquant les opérations

Table d'opération

D'OPÉRATION

Blessés pansés pouvant marcher

SALLE
DES
BLESSÉS
À
OPÉRER

Blessés à examiner

1ᵉʳ groupe de médecins appliquant les pansements simples

Lit d'examen   Pan. Nᵒ [0]
                      Pan. Nᵒ [1]

sont portés, un médecin trie les blessés en trois catégories, suivant qu'ils sont :

Pansés ;

A panser ;

A opérer ;

et rectifie, s'il y a lieu, le diagnostic.

Les blessés, qui viennent à l'ambulance sans fiche, en reçoivent une, *rouge ou blanche, suivant qu'ils sont évacuables ou non.*

Comme aux postes de secours, les médecins des ambulances ne pratiquent que les opérations absolument urgentes. Il ne faut pas oublier, en effet, que si le poste de secours est un endroit de relèvement et de transport, l'ambulance est surtout un *endroit d'emballage et d'expédition.*

On refait les pansements, s'il y a lieu, et on applique des appareils, toujours dans le but de rendre les blessés transportables et de les évacuer, pour éviter l'encombrement.

DISPOSITIONS DES AMBULANCES SUIVANT LES MOUVEMENTS DES TROUPES ENGAGÉES.

Lorsque les troupes et, avec elles naturellement, les postes de secours se portent en avant, si l'ambulance n'est pas libre pour suivre le mouvement, le médecin chef en détache, au plus vite, une section pour conserver le contact de son unité. Il rejoint lui-même plus tard, avec le reste de son ambulance, lorsqu'il s'est libéré de tous ses malades en les évacuant, ou en les remettant à un hôpital de campagne qui a reçu l'ordre de venir prendre la place de l'ambulance. Si les deux sections de l'ambulance sont engagées, le directeur du service de santé envoie une section de l'ambulance de quartier général, ou un hôpital de campagne, pour les libérer. S'il n'y a pas d'hôpital de campagne libre à proximité, le médecin-chef confie ses blessés aux municipalités, à un hôpital auxiliaire ou à un établissement permanent ou improvisé du pays.

En cas de mouvement rétrograde des troupes, le médecin chef de l'ambulance hâte les évacuations de ses malades, en commençant par ceux qui sont le moins gravement atteints. S'il ne peut les mettre tous en route, il laisse sur place, pour soigner ceux qui restent, une partie de son personnel et de son matériel, réduite au strict nécessaire.

Cette petite fraction sanitaire est garantie par la convention de Genève.

De son côté, le médecin chef suit le mouvement des troupes avec le gros de l'ambulance, en donnant des ordres au personnel resté sur place pour qu'il rejoigne dès qu'il aura assuré le sort de ses blessés.

Si l'ambulance est sur le point de tomber aux mains de l'ennemi, le médecin chef a soin de faire disparaître tous les documents qui pourraient le renseigner sur les opérations militaires projetées.

DIVISION DES BLESSÉS EN CATÉGORIES AU POINT DE VUE DE LEUR ÉVACUATION.

Les blessés reçus à l'ambulance sont divisés en trois catégories :

1° Blessés légèrement atteints et pouvant suivre l'ambulance, en attendant qu'ils rejoignent leur corps ;

2° Blessés graves, mais transportables ;

3° Blessés intransportables devant être remis à un hôpital de campagne qui viendra relever l'ambulance.

Ainsi le médecin chef a à organiser deux convois

d'évacuation sur les points qui lui sont indiqués par son directeur ou par le médecin divisionnaire : Ces convois correspondent aux malades des deux premières catégories. Ils se font à pied pour les premiers, sous le commandement du blessé le plus élevé en grade; et par des moyens de transport appropriés (voitures, litières, cacolets) pour les blessés de la deuxième catégorie. Un médecin accompagne ces évacués et les dirige sur des formations voisines (hôpitaux de campagne ou d'évacuation).

Les malades intransportables sont laissés aux soins des municipalités ou à un hôpital du pays.

Il va sans dire que les moyens de transport normaux seront souvent insuffisants, et que les médecins divisionnaires devront recourir à la réquisition. Le personnel et les moyens de transport appartenant à l'ambulance la rejoignent, au plus vite, pour continuer les évacuations. Après chaque engagement, le médecin chef établit un rapport détaillé sur le fonctionnement de l'ambulance, à l'aide du carnet médical. Ce rapport est adressé au directeur, avec l'état du mouvement des malades et blessés.

Hôpitaux de campagne

CONSIDÉRATIONS ET BUT DES HÔPITAUX DE CAMPAGNE.

Troisième échelon du service de santé de l'avant, les hôpitaux de campagne, non immobilisés dans la zone de l'arrière, ont un double but :

1° Relever les ambulances divisionnaires et traiter, à proximité du champ de bataille, les blessés gravement atteints.

2° Soigner, sur place, les malades qu'il est impossible d'évacuer sur l'intérieur, ou de diriger sur un établissement hospitalier de la contrée traversée.

Les hôpitaux de campagne portent un numéro formant une série distincte pour chaque corps d'armée (hôpital n° 1, 2, 3 du Xe corps).

Ils font partie intégrante du corps d'armée. Le nombre en est fixé par le Ministre (4 par division ordinairement).

PERSONNEL, MATÉRIEL ET MOYENS DE TRANSPORT (1).

Le personnel, le matériel et les moyens de transport des hôpitaux de campagne sont bien réduits par rapport à ceux des ambulances. Il y a des médecins du cadre actif, de réserve et de l'armée territoriale, des pharmaciens, des officiers d'administration, des officiers du train et un vétérinaire. Comme personnel d'exécution : des infirmiers, des brancardiers des sections et des soldats du train.

Les hôpitaux de campagne ne concourant pas immédiatement au service du champ de bataille, ne possèdent pas de voitures spéciales pour transporter les blessés. Le médecin-chef de ces formations a recours, dans ce but, à la réquisition. Leur matériel consiste en approvisionnements médico-chirurgicaux, trousses, brancards, fourgons, voiture pour le personnel, en chevaux de trait et de selle, etc.

EXÉCUTION DU SERVICE EN MARCHE ET PENDANT LES SÉJOURS.

Lorsqu'il n'y a pas d'hôpitaux dans le pays, que les transports sont difficiles ou impossibles pour l'évacuation des malades et blessés en arrière, le commandement prescrit la concentration, dans une ou plusieurs localités, d'hôpitaux de campagne, pour assurer l'installation et le traitement des malades.

(1) Voir 16e leçon.

Si les troupes doivent stationner longtemps, les généraux de corps d'armée font installer un ou plusieurs hôpitaux de campagne à proximité des cantonnements.

EXÉCUTION DU SERVICE PENDANT LE COMBAT

Lorsqu'un engagement est prévu à bref délai, le commandant du corps d'armée fait avancer un certain nombre d'hôpitaux, qui restent groupés à la suite du corps d'armée ou sont répartis entre les divisions. Ils marchent en tête du train régimentaire, derrière la gendarmerie ou l'ambulance de corps.

Les hôpitaux désignés pour fonctionner s'établissent à proximité des ambulances qu'ils doivent assister ou relever.

En cas de besoin, ils reçoivent directement les blessés des postes de secours et fonctionnent alors comme ambulances.

EMPLACEMENT ET INSTALLATION

Le directeur doit affecter, aux hôpitaux de campagne, un endroit situé à des nœuds de routes et près d'une voie ferrée ou navigable, pour la facilité des évacuations.

Il faut aussi rechercher les localités salubres et riches en ressources de tout genre (bois, eau, alimentation, objets de literie et de couchage, etc.). On réquisitionne, pour les installer, les établissements du pays, en donnant la préférence aux bâtiments neufs et en n'occupant, qu'en cas d'urgence, les locaux qui servent d'ordinaire à des agglomérations humaines pour prévenir les affections contagieuses (couvents, lycées, casernes, etc.). Les qualités de l'eau sont soigneusement examinées.

L'établissement trouvé, le médecin-chef fait disposer les approvisionnements ; le personnel est fixé, de suite, sur ses attributions spéciales, de même que les locaux sont nettement affectés à telle ou telle catégorie de malades et de blessés et aux services généraux (cuisines, bureaux, latrines, etc.).

Dès que l'installation est achevée, le médecin-chef fait hisser les funions et les lanternes.

Il s'occupe aussi de réquisitionner tout ce qui est nécessaire à la marche du service de son hôpital (objets de couchage, matériel de cuisine, denrées, etc.), qui doit fonctionner, autant que possible, comme à l'intérieur. Les malades atteints d'affections contagieuses sont isolés. En cas d'insuffisance des locaux, on installe des tentes ou des baraques.

DISPOSITIONS EN CAS DE MOUVEMENTS DES TROUPES

Si les troupes gagnent du terrain et, avec elles naturellement, les postes de secours et les ambulances, qui ne doivent jamais les perdre de vue, le médecin-chef de l'hôpital hâte les évacuations et libère de suite, au moins une section de sa formation, pour suivre le mouvement et conserver le contact des deux autres échelons sanitaires.

Lui-même rejoint, dès qu'il le peut, avec le reste de son hôpital.

Si, au contraire, les troupes battent en retraite, le médecin-chef désigne le personnel et le matériel qui doit rester sur place, pour continuer les soins aux malades non transportables ou qui n'ont pu être évacués.

Cette petite section, réduite au strict nécessaire, est garantie par la convention de Genève. Elle rallie le gros de l'hôpital dès qu'elle a assuré le sort de ses malades (évacuations, remise aux municipalités, aux hôpitaux de la région, etc.).

ONZIÈME LEÇON

Du service de santé dans la zone de l'arrière

CONSIDÉRATIONS GÉNÉRALES

- Le service de santé de l'arrière a pour objet :

1º La continuation du traitement des malades et
blessés non transportables ;

2º Le traitement sur place de ceux qui, légèrement
atteints ou simplement éclopés. sont susceptibles de
rejoindre rapidement leurs corps et ne doivent pas être
éloignés du théâtre des opérations ;

3º L'évacuation incessante des malades et blessés
transportables sur les gares dites *points de répartition ;*

4º Le réapprovisionnement en médicaments, objets
de pansement et matériel.

On a vu plus haut (page 139) que les formations
sanitaires de l'arrière constituent deux groupes destinés : le premier à *l'hospitalisation* sur place, le second
à *l'évacuation* et aux *réapprovisionnements.*

HÔPITAUX DE CAMPAGNE ET DE L'ARRIÈRE
BUT ET EMPLACEMENT

Les hôpitaux de campagne, temporairement immobilisés dans la zone de l'arrière, fonctionnent sur place et

gardent les malades jusqu'à leur guérison définitive ou leur évacuation sur d'autres établissements.

Dans cette zone, ils sont sous les ordres et dépendent du *médecin-chef du service de santé des étapes*.

En ce qui concerne les évacuations, le médecin-chef classe ses malades en trois catégories, suivant qu'ils ne peuvent voyager que dans des trains sanitaires permanents, dans des trains improvisés ou dans des trains ordinaires (1). Ce classement est adressé au commandant d'étapes, qui en assure l'envoi au médecin-chef de l'hôpital d'évacuation sur lequel les malades sont dirigés.

Les hôpitaux de campagne de l'arrière sont relevés, *le plus tôt possible*, soit par des hôpitaux improvisés au moyen des ressources locales, soit par des hôpitaux auxiliaires de campagne des Sociétés d'assistance. — Les médecins-chefs de ces formations se concertent entre eux et font les échanges nécessaires. — L'hôpital relevé établit des demandes pour recompléter son matériel.

Le personnel, le matériel et les moyens de transports sont indiqués à la 16e leçon.

Quelques-uns de ces hôpitaux sont parfois affectés aux maladies épidémiques ou contagieuses, *mais seulement à défaut d'établissements du pays ou d'hôpitaux auxiliaires; on les signale alors par un fanion jaune*, et leurs abords sont interdits à toute personne étrangère au service. Un dépôt de convalescents spécial y est annexé.

Lorsque la fermeture de ces hôpitaux est ordonnée, le personnel et le matériel, ainsi que la literie, les effets, les baraques et les tentes, sont soumis à des mesures de désinfection ou de police sanitaire. La paille et les abris

(1) Voir la 12e leçon.

légers sont détruits par le feu ; il en est de même, au besoin, des effets et de la literie.

Cette prescription ne doit être éludée sous aucun prétexte.

DES HÔPITAUX D'ÉVACUATION

Ces hôpitaux sont habituellement établis à la tête de chaque ligne d'évacuation (voies ferrées, de terre et d'eau) et relèvent du chef de service de santé des étapes.

A chaque hôpital d'évacuation d'une station tête d'étapes de guerre, sont attachés le personnel et le matériel nécessaires pour le service des trains sanitaires improvisés, ainsi que le matériel nécessaire pour les évacuations par routes. (Voir 16e leçon).

En cas de stationnement prolongé, si les locaux spéciaux affectés, dans le voisinage de la gare, à l'installation de l'hôpital d'évacuation sont insuffisants, le médecin chef provoque l'envoi de tentes et de baraques mobiles ou même la construction de baraquements.

Comme personnel, les hôpitaux d'évacuation ont des médecins du cadre actif, de réserve et de la territoriale, des pharmaciens, des officiers d'administration, des infirmiers et brancardiers et des ordonnances du train.

Le matériel consiste en approvisionnements médico-chirurgicaux, trousses, brancards et brassards. — Ils possèdent des ressources de matériel pour les ambulances et les hôpitaux de campagne et les corps de troupe. (Voir 16e leçon).

FONCTIONNEMENT ET INSTALLATION DES HÔPITAUX D'ÉVACUATION

Les locaux d'un hôpital d'évacuation comprennent :
1° Une salle d'attente où sont réunis les malades et blessés pendant la formation des trains d'évacuation ;

2° Des salles pour les malades et blessés qui ont besoin d'un traitement hospitalier ;

3° Un local d'isolement pour les hommes atteints de maladies contagieuses.

Les malades et blessés destinés à être évacués par les voies ferrées sont classés en trois catégories, suivant qu'ils peuvent être transportés dans des trains ordinaires, des trains sanitaires permanents ou des trains improvisés.

Les contagieux sont dirigés vers les établissements spéciaux à eux affectés.

DES INFIRMERIES DE GARE ET DE GITE D'ÉTAPES.
ORGANISATION ET EMPLOI

Les infirmeries de gare sont établies dans des gares et des bifurcations importantes.

Leur but est de distribuer des aliments préparés et des médicaments aux malades et blessés de passage, et de recueillir ceux qui ne peuvent continuer leur route, pour les évacuer sur un hôpital voisin de la région. Elles assurent aussi l'évacuation, vers le territoire national, des hommes qui leur sont renvoyés, dans ce but, par ces hôpitaux.

En général, c'est la *Société de secours aux blessés* qui les organise ; dans le cas contraire, elles fonctionnent comme un hôpital-annexe.

Dans les gîtes principaux d'étapes fonctionnent un hôpital de campagne, un hôpital auxiliaire ou un établissement du pays. Dans les gîtes ordinaires, c'est, en général, un établissement du pays ou une infirmerie dite *de gîte d'étapes*, organisée par le commandant d'étapes au moyen des ressources locales.

DÉPÔTS DE CONVALESCENTS ET DÉPÔTS D'ÉCLOPÉS

Ces formations ont pour but d'éviter l'évacuation au loin, ou le maintien inopportun dans les hôpitaux, d'hommes capables de reprendre leur service après quelques jours de repos ou de traitement.

Ces dépôts sont organisés par le directeur des étapes et fonctionnent comme à l'intérieur. Les moyens de couchage sont réquisitionnés.

RÉPARTITION DES MALADES ET BLESSÉS DANS LES HÔPITAUX DE L'INTÉRIEUR.
POINTS ET ZONES DE RÉPARTITION.

La répartition des malades et blessés est faite aux hôpitaux d'évacuation, d'après un plan d'ensemble établi par le Ministre.

Le commissaire militaire de la *station tête d'étapes de guerre* reçoit, chaque jour, des directeurs des régions affectées à l'hospitalisation des blessés de l'armée dont il assure les évacuations, l'avis du nombre des places disponibles dans l'ensemble des établissements de ces régions.

D'après ces indications et les instructions données par la commission du réseau ou du chemin de fer de campagne dont elle relève, la commission de gare, après concert avec le médecin-chef de l'hôpital d'évacuation, fixe la composition et l'heure de départ des trains d'évacuation.

Elle désigne la gare *point de répartition* sur laquelle les trains seront dirigés.

A ces *gares points de répartition* le directeur du service de santé de la région, ou son délégué, fixe immédiatement la répartition des malades et blessés dans les divers établissements de sa région. La commission de gare assure ensuite le transport à la station définitive par les premiers trains disponibles et sans transbordement.

Service de santé dans les sièges

Le service de santé dans les sièges varie, suivant qu'il s'agit de l'*attaque* ou de la *défense* des places.

A. *Service de santé dans l'attaque des places.* — Le nombre et le grade des médecins marchant avec le corps de siège varie suivant l'importance de ce corps (division, brigades, régiments, bataillons). Naturellement le médecin le plus élevé en grade dirige le service sanitaire.

1º Pendant la *période d'investissement,* le service de santé fonctionne comme le service de l'avant, pendant les marches et les séjours.

Mais lorsque la zone occupée par le corps d'investissement a été déterminée et que le commandant l'a divisée en secteurs, voici comment est réglé le service de santé :

En première ligne le médecin installe *des postes de secours,* si c'est nécessaire. En tout cas il établit, dans les cantonnements affectés aux réserves et loin de la portée des canons de la place, *une infirmerie régimentaire* qui fonctionne comme dans le service de l'avant, pendant la période des séjours.

En arrière sont les *ambulances,* et plus loin encore, en dehors des cantonnements affectés aux réserves des secteurs et aux réserves générales, les *hôpitaux de campagne.* Enfin, en tête des lignes d'évacuation, sont des *hôpitaux d'évacuation.*

Tant que les opérations actives n'ont pas commencé, les formations fonctionnent comme en campagne.

2º *Pendant les attaques,* le service de santé est réglé de la manière suivante, d'après les zones d'attaques :

A la première ligne de feu, sont installés des *abris de pansements* (postes de secours) où se tient en permanence un médecin dit *médecin de tranchée*. Ses fonctions consistent à aider à l'installation des abris de pansement, des ambulances de tranchée et aux évacuations.

Le général de tranchée a auprès de lui un médecin principal ou major appelé *médecin chef de tranchée*, désigné chaque jour, sur la proposition du directeur du service de santé.

Il remplit les mêmes fonctions de surveillance générale et de centralisation que le médecin divisionnaire dans le service de santé de l'avant.

Les ambulances de tranchée sont placées à hauteur des *dépôts de tranchées* et, autant que possible, sous des abris blindés.

Elles n'ont pas de fanion de la Croix-Rouge. Leur emplacement est notifié aux troupes, et leur direction jalonnée par les brancardiers.

B. *Service de santé dans la défense des places.* — Le service de santé dans les places fortes et les forts fonctionne, autant que possible, comme à l'intérieur, sauf les modifications suivantes imposées par les circonstances de guerre.

Suivant son importance, la place ou le fort investi possède :

1º *Des infirmeries de fort;*

2º *Des hôpitaux temporaires* organisés avec les ressources locales;

3º *Des hôpitaux auxiliaires* des sociétés d'assistance;

4º *Des ambulances* (dans les places très importantes).

Le médecin le plus élevé en grade prend le titre de *médecin-chef de la place* et a, vis-à-vis du commandement et du personnel médical, les devoirs et les attributions d'un directeur de corps d'armée.

Le service de santé est entendu, *dès le temps de paix*, au point de vue des mesures hygiéniques qu'il convient de préparer et de toutes les questions d'installation hospitalière que nécessiteraient les circonstances.

Pendant la mise en état de défense, le médecin-chef de la place veille à l'exécution des ordres du gouverneur ou du commandant de place; il surveille les approvisionnements, au point de vue de leur bon état ou de leur complet réglementaire. Il s'occupe des évacuations si possible. Enfin il provoque le départ de tous les hommes dont l'état de santé laisse à désirer.

Pendant le siège, le médecin-chef assiste le conseil de défense *à titre consultatif*. Il se préoccupe également de l'hygiène des troupes et de la population civile, et fait procéder aux revaccinations des hommes n'appartenant pas à l'armée active.

Il veille à l'exécution du service dans toutes les formations sanitaires et fait respecter, autant qu'il est en son pouvoir, en cas de reddition, la convention de Genève.

Dès que la période active a commencé, *les infirmeries de fort* installent des *postes de secours* qui évacuent leurs malades sur les hôpitaux de la place.

Pour cela, ils sont aidés par la voiture de l'ambulance, qui accompagne toujours les troupes de la défense active, et fonctionne comme au service de santé de l'avant.

Les *hôpitaux* fonctionnent comme à l'intérieur. Si le personnel en médecins, pharmaciens, infirmiers, etc., est insuffisant, le médecin-chef de la place a recours aux réquisitions.

DOUZIÈME LEÇON

Réquisitions et transports militaires.

Considérations générales sur les réquisitions. — Prestations à
fournir par voie de réquisition. — De l'exécution des réquisitions. — Conditions générales dans lesquelles s'exerce le droit
de réquisition. — Des prestations à fournir par voie de réquisition. — Conditions spéciales dans lesquelles s'exercent les
réquisitions. — Du traitement des malades chez l'habitant. —
Considérations générales sur les transports des malades et
blessés en arrière des armées. — Division des transports
d'évacuation. — Evacuations par chemin de fer. — Organisation.
— Trains sanitaires, permanents, impro isés et ordinaires. —
Formation et préparation des trains sanitaires improvisés. —
Aménagement des wagons de blessés. — Appareils de suspension des brancards. — Evacuation par routes. — Aménagement des voitures auxiliaires pour le transport des
blessés. — Evacuation par voie d'eau. — Organisation d'une
ligne de transport par eau.

A. — Réquisitions militaires

CONSIDÉRATIONS GÉNÉRALES SUR LES RÉQUISITIONS MILITAIRES.

La question des réquisitions militaires est régie par
la loi du 3 juillet 1877 et par le décret du 2 août de
la même année portant règlement d'administration
publique.

Loi du 3 juillet 1877

PRESTATIONS A FOURNIR PAR VOIE DE RÉQUISITION.

ARTICLE 5. — Est exigible, par voie de réquisitions,
la fourniture des prestations nécessaires à l'armée et
qui comprend notamment :

1° Le logement chez l'habitant et le cantonnement

pour les hommes et pour les chevaux, mulets et bestiaux dans les locaux disponibles, ainsi que les bâtiments nécessaires pour le personnel et le matériel des services de toute nature qui dépendent de l'armée ;

2° La nourriture journalière des officiers et soldats logés chez l'habitant, conformément à l'usage du pays ;

3° Les vivres et le chauffage pour l'armée; les fourrages pour les chevaux, mulets et bestiaux ; la paille de couchage pour les troupes campées ou cantonnées ;

4° Les moyens d'attelage et de transport de toute nature, y compris le personnel :

5° Les bateaux et embarcations qui se trouvent sur les fleuves rivières, lacs et canaux ;

6° Les moulins et les fours ;

7° Les matériaux, outils, machines et appareils nécessaires pour la construction ou la réparation des voies de communication, et en général, pour l'exécution de tous les travaux militaires ;

8° Les guides, les messagers, les conducteurs, ainsi que les ouvriers pour tous les travaux que les différents services de l'armée ont à exécuter ;

9° Le traitement des malades ou blessés chez l'habitant ;

10° Les objets d'habillement, d'équipement, de campement, de harnachement, d'armement, de couchage, les médicaments et moyens de pansement ;

11° Tous les autres objets et services dont la fourniture est nécessitée par l'intérêt militaire.

DE L'EXÉCUTION DES RÉQUISITIONS.

ARTICLE 19. — Toute réquisition doit être adressée à la commune ; elle est notifiée au maire. Toutefois, si aucun membre de la municipalité ne se trouve au siège de la commune, ou si une réquisition urgente est nécessaire sur un point éloigné du siège de la commune, et qu'il soit impossible de la notifier régulièrement, la réquisition peut être adressée directement par l'autorité militaire aux habitants.

ARTICLE 21. — Dans le cas de refus de la municicipalité, le maire ou celui qui en fait fonction peut être condamné à une amende de 25 à 500 francs.

Si le fait provient du mauvais vouloir des habitants, le recouvrement des prestations est assuré, au besoin, par la force; en outre, les habitants qui n'obtempèrent pas aux ordres de réquisitions sont passibles d'une amende qui peut s'élever au double de la valeur de la prestation requise.

En temps de paix, quiconque abandonne le service pour lequel il est requis personnellement est passible d'une amende de 16 à 50 francs.

En temps de guerre, et par application des dispositions portées à l'article 62 du Code de justice militaire, il est traduit devant un Conseil de guerre et peut être condamné à la peine de l'emprisonnement de six jours à cinq ans dans les termes de l'aticle 194 du même Code.

ARTICLE 22. — Tout militaire qui, en matière de réquisitions, abuse des pouvoirs qui lui sont conférés, ou qui refuse de donner reçu des quantités fournies, est puni de la peine d'emprisonnement, dans les termes de l'article 194 du Code de justice militaire; qui exerce des réquisitions sans avoir qualité pour le faire est puni si ces réquisitions sont faites sans violence, conformément au cinquième paragraphe de l'article 248 du Code de justice militaire.

Si ces réquisitions sont exercées avec violence, il est puni conformément à l'article 250 du même Code.

Le tout sans préjudice des restitutions auxquelles il peut être condamné.

Décret du 2 août 1877

CONDITIONS GÉNÉRALES DANS LESQUELLES S'EXERCE LE DROIT DE RÉQUISITION

ARTICLE 5. — Les ordres de réquisition sont détachés d'un carnet à souche, qui est remis à cet effet entre les mains des officiers appelés à exercer des réquisitions.

ARTICLE 6. — Les généraux doivent remettre aux chefs de corps ou de service des carnets à souche d'ordre de réquisition contenant délégation du droit de requérir, pour être délivrés par ces chefs de corps ou de service aux officiers sous leurs ordres qui pourraient être éventuellement appelés à exercer des réquisitions.

ARTICLE 7. — Les reçus délivrés par les officiers chargés de la réception des prestations fournies sont extraits d'un carnet à souche qui est fourni par l'autorité militaire, comme les carnets d'ordre de réquisition.

ARTICLE 8. — Exceptionnellement, et seulement en temps de guerre, tout commandant de troupe ou chef de détachement opérant isolément doit, même sans être porteur d'un carnet d'ordre de réquisitions, requérir, sous sa responsabilité personnelle, les prestations nécessaires aux besoins journaliers des hommes et des chevaux.

ARTICLE 9. — Les réquisitions ainsi exercées sont toujours faites par écrit et signées; elles sont établies en double expédition, dont l'une reste entre les mains du maire et l'autre est adressée immédiatement au général commandant le corps d'armée. Il est donné reçu des prestations fournies.

ARTICLE 10. — L'officier qui a reçu droit de requérir doit, après avoir terminé sa mission, remettre immédiatement son carnet d'ordre de réquisition à son chef de service, qui le fait parvenir à la commission chargée du règlement des indemnités.

DES PRESTATIONS A FOURNIR PAR VOIE DE RÉQUISITION

ARTICLE 14. — Quand il y a lieu de requérir des chevaux, voitures ou harnais pour les transports qui doivent amener un déplacement de plus de cinq jours avant le retour des chevaux et voitures, il est procédé, avant la prise de possession, à une estimation contradictoire faite par l'officier requérant et le maire.

ARTICLE 15. — Si des chevaux ou voitures, requis pour accompagner un détachement ou convoi, sont perdus ou endommagés, le chef de détachement ou convoi doit délivrer au conducteur un certificat constatant le fait.

Il y joint toute appréciation des causes du dommage, et, si l'estimation préalable n'a pas eu lieu, une évaluation de la perte subie.

ARTICLE 16. — Toutes les fois qu'il est fait une réquisition d'outils, matériaux, machines, bateaux, embarcations en dehors des eaux maritimes, etc., pour une durée de plus de huit jours, il est procédé, avant l'enlèvement desdits objets, à une estimation faite contradictoirement par l'officier requérant et le maire de la commune.

S'il est, plus tard, restitué tout ou partie desdits

objets, procès-verbal est dressé de cette restitution, ainsi que des détériorations subies, et mention en est faite sur le reçu primitivement délivré, auquel le procès-verbal est annexé.

ARTICLE 19. — Les chefs de détachements qui requièrent des guides ou conducteurs ou accompagnent les troupes, doivent pourvoir à leur nourriture, ainsi qu'à celle des chevaux, comme s'ils faisaient partie de leur détachement, pendant toute la durée de la réquisition.

ARTICLE 20. — Les guides, les messagers, les conducteurs et les ouvriers qui sont l'objet de réquisitions reçoivent, à l'expiration de leur mission, un certificat qui en constate l'exécution et qui est délivré : pour les guides, par les commandants de détachements ; pour les messagers, par les destinataires ; pour les conducteurs, par les chefs de convoi, et, pour les ouvriers, par les chefs de service compétents.

ARTICLE 21. — Lorsqu'il y aura lieu de requérir le traitement des malades ou blessés, les maires fournissent des locaux spéciaux pour le traitement des dits malades ou blessés, et, à défaut de locaux spéciaux, les répartissent chez les habitants ; mais s'il s'agit de maladies contagieuses, ils doivent pourvoir aux soins à donner dans des bâtiments où les malades puissent être séparés de la population et qui, au besoin, sont requis à cet effet.

En cas d'extrême urgence, et seulement sur des points éloignés du centre de la commune, l'autorité militaire peut requérir directement des habitants le soin des malades ou blessés ; mais cette réquisition, faite directement, ne peut jamais s'appliquer à des malades atteints de maladies contagieuses.

INDEMNITÉ AUX MÉDECINS CIVILS REQUIS

ARTICLE 22. — Si des communes ou des habitants sont requis de recevoir des malades ou des blessés, et si ces derniers ne peuvent pas être soignés par des médecins de l'armée, les visites des médecins civils peuvent donner droit à une indemnité spéciale.

DE L'EXÉCUTION DES RÉQUISITIONS

ARTICLE 36. — Lorsqu'un officier ne trouve aucun membre de la municipalité au siège de la commune, ou lorsqu'il est obligé d'exercer une réquisition urgente dans un hameau éloigné et qu'il n'a pas le temps de prévenir le maire, il s'adresse, autant que possible, à un conseiller municipal ou, à son défaut, à un habitant, pour se faire aider dans la répartition des prestations à fournir.

ARTICLE 37. — Si le maire déclare que les quantités requises excèdent les ressources de sa commune, il doit d'abord livrer toutes les prestations qu'il lui est possible de fournir. L'autorité militaire peut toujours, dans ce cas, faire procéder àdes vérifications.

Lorsque celle-ci trouve des denrées qui ont été indûment refusées, elle s'en empare, même par la force, et signale le fait à l'autorité judiciaire.

DU TRAITEMENT DES MALADES CHEZ L'HABITANT (1)

Les médecins des corps et des formations sanitaires qui auront requis le traitement des malades ou blessés chez l'habitant établissent un état nominatif de ces

(1) Voir la 13e leçon (Convention de Genève).

6*

hommes (formule de la feuille d'évacuation) qu'ils remettent au maire de la commune; ils en adressent un double au médecin divisionnaire, qui le fait parvenir au chef du service de santé des étapes.

Le chef du service de santé des étapes désigne les médecins chargés de la visite des malades et blessés traités chez l'habitant, et donne les ordres nécessaires pour que ceux-ci soient autant que possible réunis dans un même local.

Un officier d'administration sera spécialement chargé de faire ramasser les armes et les munitions qu'il fera transporter à la formation sanitaire la plus proche pour être versées à l'artillerie.

Il délivrera un récépissé particulier aux malades qui auraient des valeurs ou des bijoux à déposer.

En cas de décès, l'officier d'administration recueille tous les renseignements nécessaires pour permettre à l'officier d'administration gestionnaire de dresser l'acte de décès. Ces militaires seront considérés comme décédés à la formation sanitaire.

Les malades ou blessés devront être dirigés sur une formation sanitaire dès qu'ils seront en état de supporter le voyage sans aucun danger.

Il est alloué, pour chaque journée de malade ou blessé traité chez l'habitant, une indemnité dont le taux est déterminé par la commission départementale d'évaluation.

Hors du territoire national, le taux de cette indemnité, lorsqu'il y a lieu de l'accorder, est déterminé par le général commandant l'armée, sur la proposition du directeur du service de santé de l'armée.

Dans ce cas, le paiement en sera effectué par les officiers d'administration gestionnaires des formations sanitaires désignées au moyen de feuilles nominales décomptées. La dépense sera inscrite, dans les comptes, sous la rubrique : Dépenses diverses.

B. — Transports militaires (1)

CONSIDÉRATIONS GÉNÉRALES SUR LE TRANSPORT DES MALADES ET BLESSÉS EN ARRIÈRE DES ARMÉES

La question des transports militaires est régie par le règlement du 11 novembre 1889 et l'appendice V du 25 avril 1890 aux règlements des 18 et 19 novembre 1889.

Le Ministre et le directeur général des chemins de fer et des étapes règlent, d'un commun accord, l'ensemble des mouvements nécessités par les évacuations des malades et blessés.

Les mesures de détail d'évacuation qui en résultent sont concertées, pour chaque armée, entre le directeur du service de santé, le directeur des étapes et la commission de réseau (ou de chemins de fer de campagne) correspondante. Ces autorités échangent des communications journalières, sur tout ce qui peut intéresser le service des évacuations.

Les points extrêmes des lignes d'évacuation sont les *stations têtes d'étapes de guerre* et les gares dites : *Points de répartition* (Voir ces mots).

DIVISION DES TRANSPORTS D'ÉVACUATION

Les transports d'évacution ont lieu :
1° Par chemins de fer ;
2° Par routes ;
3° Par cau.

(1) Notice n° 11 du Règlement du 31 octobre 1892, sur le service de santé en campagne.

1° Des évacuations par chemins de fer

Dans les guerres modernes, les transports par chemins de fer auront une très grande importance, tant au point de vue de la rapidité de la mobilisation des troupes sur les points de concentration, que pour le transport, en retour, des malades et blessés, afin de dégager le théâtre des opérations actives.

Au point de vue du transport des malades et blessés, il faut, tout d'abord, établir deux divisions, suivant qu'ils peuvent voyager assis, ou que leur état les oblige à être transportés couchés.

Ceux qui peuvent voyager assis prendront place dans des voitures ordinaires de voyageurs ; les wagons de 1re et de 2e classe étant réservés aux officiers et aux malades assez gravement atteints, et ceux de 3e classe aux hommes qui auront besoin de moins de ménagements.

Quant aux malades et blessés qu'il faudra évacuer couchés, on les placera dans des trains sanitaires spéciaux, *permanents* ou *improvisés*.

Les évacuations des malades et blessés par chemins de fer ont lieu, en effet, au moyen :

A. De trains sanitaires *permanents*, pour les malades ou blessés couchés.

B. De trains sanitaires *improvisés*, pour les malades ou blessés couchés.

C. De trains *ordinaires*, pour les malades et blessés assis.

A. *Trains sanitaires permanents.* — Les trains sanitaires permanents sont constitués dès le temps de paix. Ce sont de véritables hôpitaux roulants que les compagnies sont tenues de construire, moyennant certaines conditions de type et aussi d'indemnité, du département de la guerre.

Ces trains sont d'une installation parfaite ; ils contiennent des voitures pour les malades, pour la cuisine, la pharmacie, l'administration, les appareils, le personnel, etc.

Mais leur prix élevé et la difficulté de leur entretien en limitent forcément l'emploi, et le plus souvent on aura recours aux trains improvisés.

B. *Trains sanitaires improvisés.* — Les trains sanitaires improvisés sont constitués par des wagons de marchandises, dans lesquels on dispose des brancards, d'après le système étudié plus loin.

Les malades évacués par voie ferrée sont accompagnés d'un nombre suffisant de médecins, d'officiers d'administration et d'infirmiers qui leur assurent les soins nécessaires, pendant la route ; le personnel est fourni par l'hôpital d'évacuation.

Le médecin le plus élevé en grade, ou le plus ancien, remplit les fonctions de chef de la troupe embarquée, et se met en rapport avec les agents de l'exploitation (1).

C. — *Trains sanitaires ordinaires.* — Les malades et blessés, en état de voyager assis, peuvent être transportés par les trains ordinaires, dans des voitures à voyageurs.

Ce transport est surtout employé pour évacuer les militaires, légèrement atteints, sur les hôpitaux et dépôts de convalescents établis le long des voies ferrées, dans la zone des armées.

En cas d'urgence, des trains complets peuvent être

(1) Le fanion de la Convention de Genève, accompagné du fanion national sera arboré sur la première et la dernière voiture. En outre chaque wagon portera sur l'une de ses faces latérales l'insigne de la Convention de Genève.

organisés, au moyen de voitures à voyageurs, pour le transport des malades voyageant assis, en prévision d'épidémies ou à la suite d'engagements importants.

Ces évacuations portent le nom de *convois de malades*.

FORMATION ET PRÉPARATION DES TRAINS SANITAIRES IMPROVISÉS.

Le service des chemins de fer livre au service de santé, dans les gares déterminées à cet effet, les trains dont il a besoin. Les wagons sont choisis de préférence parmi ceux qui possèdent des moyens d'aération (fenêtres, volets, etc.)

Parmi les 40 voitures dont se compose, au maximum, chaque train, quelques-unes sont réservées au transport du personnel, des effets et des vivres. Les wagons du centre sont affectés aux hommes grièvement blessés qui seront intallés, de préférence, sur des appareils de suspension.

La préparation d'un train sanitaire, improvisé par le personnel réglementaire de 45 infirmiers, exige des opérations nombreuses, d'une durée totale de sept heures environ.

La désinfection des véhicules, lorsqu'elle est reconnue nécessaire, doit être effectuée, avant l'installation des aménagements, par les soins du service de santé.

Les wagons sont balayés et lavés à grande eau, puis on les désinfecte sommairement, en employant l'un des procédés ci-après :

Si l'on dispose d'une locomotive avec tuyau d'ajustage, des jets de vapeur surchauffée dirigés dans tous les coins seront un moyen employé de préférence. On utilisera dans le même but : le chlorure de zinc liquide à 5 %, l'acide phénique, le sublimé, le lait de chaux, le crésyl, etc.

Tout train d'évacuation doit être désinfecté à destination, avant de servir à de nouveaux transports.

AMÉNAGEMENT DE WAGONS DE BLESSÉS

Les aménagements pour coucher malades et blessés sont réunis à l'avance. On emploie les brancards ordinaires, munis de paillasses ou de matelas, et disposés sur des appareils de suspension spéciaux. En cas d'urgence, on emploie des aménagements de fortune (paillaisses, brancards reposant sur des botillons de paille ou des fagots de bois).

Chaque wagon peut contenir six brancards dans l'axe et, au besoin, un septième en travers.

Il reçoit un matériel spécial (seau d'aisance, bassin, urinoir, crachoirs, seaux pour eau à tisane, pliants, pots et gobelets).

Quand il y a des volets dans les wagons, on les ouvre d'un côté et on cloue dessus des couvertures ou des grillages, pour empêcher l'introduction de la poussière et de la fumée.

En hiver, on met des bouillottes et on bouche toutes les fissures.

Appareils de suspension des brancards (1)

Ces appareils sont de deux modèles différents :

Appareil à deux étages : système Bry-Ameline (1874-1889).

Appareil à trois étages : système Bréchot-Desprez-Ameline (1891).

Dans le modèle 1874-89 les wagons reçoivent, de chaque côté de la porte, deux paires de traverses

(1) Notice_n° 11 du Règlement sur le service de santé en campagne.

superposées et suspendues à l'extrémité d'un système élastique.

Chaque paire de traverses peut recevoir trois brancards sur des tasseaux qui en indiquent la place, où ils sont maintenus par des étriers.

Ce système permet de suspendre jusqu'à douze brancards dans un wagon.

L'appareil modèle 1891 se compose d'une cage de 1 m. 83 × 0 m. 93 entièrement en fer creux, pesant 58 k. et destiné à recevoir trois brancards superposés.

Cette cage est formée par deux montants à entretoises, reliés entre eux par quatre grandes traverses d'assemblage.

Chaque montant est composé de deux colonnes, dont l'extrémité inférieure porte un sabot devant reposer sur le sol.

La partie essentielle, celle qui forme, pour ainsi dire, le véritable organe de suspension, est constituée par douze ressorts à boudins, d'un dispositif spécial à *compensation*, ayant pour effet d'amortir les chocs dans tous les sens.

2° Des évacuations par routes.

Les évacuations des malades et blessés par routes ont lieu :

a. Par voitures d'ambulance ;
b. Par voitures auxiliaires ;
c. Par litières et cacolets ;
d. Par brancards roulants.

AMÉNAGEMENT DES VOITURES AUXILIAIRES POUR LE TRANSPORT DES BLESSÉS.

A la suite des grandes batailles on est obligé de

APPAREILS DE SUSPENSION DE BRANCARDS A TROIS ÉTAGES
(Modèle 1891. — Système Bréchot-Desprez-Ameline)

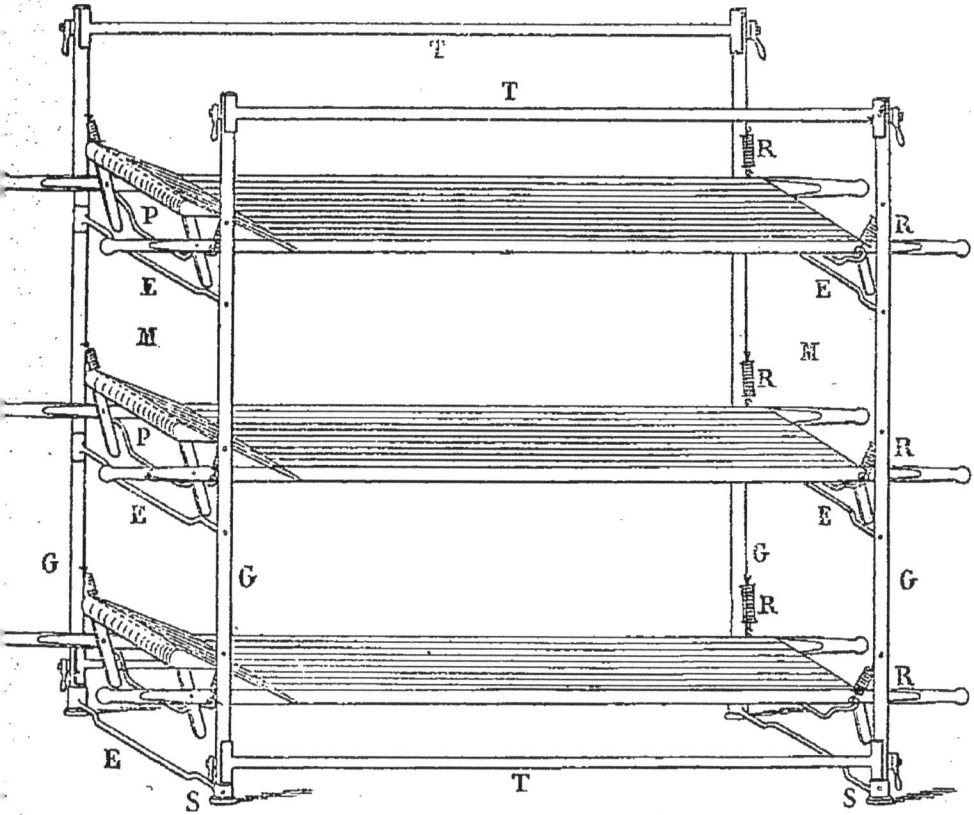

MODE D'EMBARQUEMENT DES BLESSÉS DANS LES WAGONS

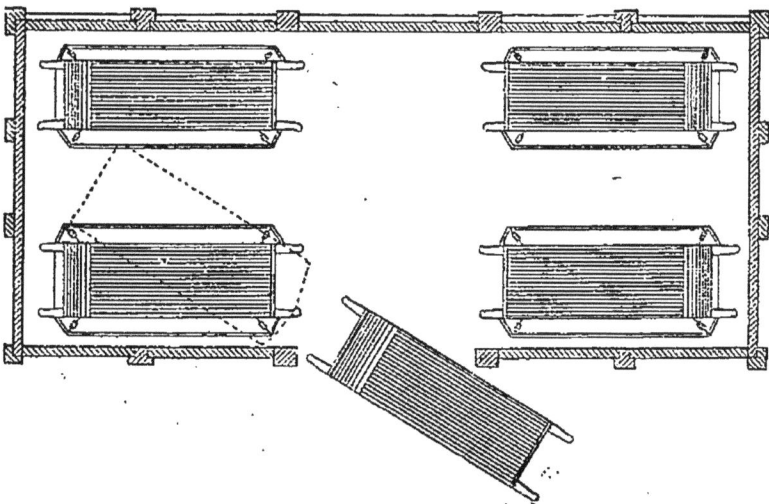

recourir, pour le transport des blessés, à des voitures de toute sorte, fournies soit par les divers services de l'armée, soit par la réquisition.

Afin que les malades et blessés y soient transportés le plus aisément possible, on les aménage suivant certains procédés consacrés par l'expérience, mais qui varient avec les circonstances, le temps et les moyens dont on dispose.

Pour les malades transportés assis, on organise des sièges avec des planches, des poutrelles, des traverses suspendues au moyen de cordes.

Si les malades doivent être transportés couchés, on dispose des paillasses et des matelas sur le fond, préalablement égalisé avec des planches; on peut aussi confectionner un lit de paille ou foin recouvert de manteaux ou de capotes.

Mais le transport dans des voitures ainsi aménagées est pénible et même dangereux si elles ne sont pas suspendues. Pour remédier à cet inconvénient, on a imaginé divers moyens qui supposent généralement l'emploi du brancard.

Si l'on dispose d'une voiture à ridelles, on fait une espèce de filet avec une corde arrangée en anse d'un côté de la voiture à l'autre, et sur lequel on pose les brancards. Si les côtés de la voiture sont pleins, on y fixe des crochets pour recevoir la corde. On peut aussi suspendre les brancards sur des barres transversales.

En Norwège, on emploie un système spécial de suspension fait avec des perches disposées de façon spéciale et fixées entre elles par des cordes. Ce système fournit une élasticité remarquable. Plus simplement, on peut placer les brancards sur des corps durs et élastiques (bottes de paille, fagots de bois).

Il faut recouvrir ces voitures, ainsi aménagées, pour garantir les malades du soleil et de la pluie.

Les fourragères, les chariots de parc, ainsi que la plupart des voitures en usage dans les campagnes, peuvent être installées très facilement, avec un ou deux appareils de suspension modèle 1891, pour transporter deux ou quatre blessés couchés.

3° Évacuations par eau

Les évacuations sur eau ont lieu :

a. Par les navires-hôpitaux de l'État ;

b. Par les navires du commerce ;

c. Par les canaux et rivières canalisées.

(*a*) En principe, les malades et blessés sont évacués par les navires-hôpitaux de la marine de l'État lorsque l'évacuation par mer a été reconnue avantageuse.

Les dispositions à prendre, pour l'exécution de ces évacuations, incombent au département de la marine.

(*b*) Les navires du commerce reçoivent un aménagement spécial lorsqu'ils sont affectés au transport des malades. Quand le service n'est pas assuré par les soins du bord, il est attaché à l'évacuation un nombre suffisant de médecins qui sont toujours, quel que soit leur grade, placés en première classe (instruction ministérielle du 15 octobre 1890).

(*c*) *Organisation d'une ligne d'évacuation par eau.* — Toute voie navigable qui doit être suivie par des convois est constituée en ligne d'étapes.

La direction du service est assurée par une *commission de navigation* composée d'un *commissaire militaire* et d'un *commissaire technique* du service de la navigation. Ces deux membres sont assistés d'un personnel auxiliaire militaire et technique.

La « commission de navigation » possède des pouvoirs très étendus, et remplit toutes les fonctions attribuées ailleurs au directeur des chemins de fer et aux commissions du réseau ou des chemins de fer de campagne.

L'action de la Commission de navigation peut s'exercer simultanément dans la zone de l'intérieur (alors elle relève du Ministre), comme celle de l'arrière (alors elle relève des autorités d'étapes).

La Commission est le seul organe ayant autorité pour prescrire et faire exécuter des transports.

En principe, les évacuations des malades à grande distance ont lieu exclusivement par chemin de fer ; le transport par eau n'étant qu'un moyen de fortune.

Son seul but est d'évacuer les malades à un hôpital d'évacuation ou à une gare où fonctionne une section de cette formation, pour qu'ils y soient transbordés en chemin de fer.

Par conséquent, la suite du trajet sera toujours très courte. Les bateaux reçoivent une installation spéciale, notamment les unités collectives, constituées dès le temps de paix, et, autant que possible, comme moyens de couchage les appareils Bréchot-Despez-Ameline, (modèle 1891) (30 à 33 par bateau) et, à défaut, des couchettes en fer, des lits en bois improvisés, des brancards. Dans le premier cas chaque bateau peut transporter 100 blessés. En l'absence de tout moyen de couchage on garnit le fond du bateau d'une épaisse couche de paille et de divers objets à l'usage des malades (seaux, bassins, crachoirs, pots, etc., etc.).

Les convois d'évacuation ont un personnel médical fourni par le service des étapes ou les formations sani-taires du corps d'armée. Le convoi est placé sous l'autorité d'un médecin.

Les bateaux les plus utilisables pour le transport des blessés sont la flute et la péniche.

TREIZIÈME LEÇON.

Convention de Genève et Sociétés d'assistance aux malades et blessés militaires.

Historique de la Convention internationale relative aux blessés des armées de terre et de mer. — Convention de Genève du 22 août 1864 et articles additionnels du 20 octobre 1868. — Sociétés d'assistance aux malades et blessés des armées de terre et de mer. — Société française de secours aux blessés. — Union des femmes de France. — Association des Dames françaises. — Décret du 19 octobre 1892.

HISTORIQUE DE LA CONVENTION INTERNATIONALE RELATIVE AUX BLESSÉS DES ARMÉES DE TERRE ET DE MER

La Croix rouge est le symbole de la convention de Genève.

Ce serait une erreur de croire que l'époque contemporaine a eu l'initiative de la pensée humanitaire de s'intéresser au sort des blessés sur le champ de bataille, et à celui de toutes les victimes de la guerre. Dès la fin du seizième siècle, nous voyons apparaître des traités, des conventions entre belligérants, ayant le même but philanthropique poursuivi de nos jours par la convention internationale de Genève : Gurlt n'a pas relevé moins de 291 de ces actes dont quelques-uns moins restrictifs, plus libéraux, plus justes et plus pratiques, auraient pu servir de modèle aux rédacteurs de la convention précitée : Il suffira de rappeler la convention d'Aschaffenburg, passée le 27 juin 1743, après la bataille de Dettinger, entre le comte de Stair, général en chef de la Pragma-

tique-Sanction, et le comte de Noailles ; la convention
de Brandebourg, passée le 7 septembre 1759, entre Fré-
déric-le-Grand et Louis XV ; la convention de Lluys
(1759) entre la France et l'Angleterre ; le projet inutile
de contrat rédigé par Percy et soumis à Moreau en 1800
pour être proposé au général Kray.

Malgré les guerres nombreuses qui signalèrent la
première moitié du dix-neuvième siècle, rien ne fut
tenté pour étendre un système de protection sur les
victimes de la guerre. C'est à peine si le traité de
Paris de 1856, en fixant le droit maritime et en abolis-
sant la course, diminue, en partie, les excès inhérents
aux luttes internationales ; et il faut arriver en 1861
pour entendre la voix de Palasciano, à Naples, et celle
d'Henri Arrault, en France, plaider la cause des victimes de la guerre. *Le mémoire de Palasciano constitue
l'acte de la naissance de la convention de Genève.* Mais,
en 1862, la brochure d'Henri Dunant, de Genève *(Un
Souvenir de Solférino)*, a un tel retentissement que
l'opinion publique se passionne pour la cause qu'il
défend et que celle-ci peut être d'avance considérée
comme gagnée.

La Société genevoise d'utilité publique s'empare de
la question dès le mois de février 1863 et émet, en
décembre, ses premiers vœux. Le 8 août 1864, 16 États
représentés à Genève se mettent à l'œuvre, sous la présidence du général Dufour, et, le 22 du même mois, la
convention, comprenant 10 articles, est signée.

Le 20 octobre 1868 parurent les articles additionnels.

CONVENTION DE GENÈVE DU 22 AOUT 1864
ET ARTICLES ADDITIONNELS DU 22 OCTOBRE 1868

ARTICLE Iᵉʳ. — Les ambulances et les hôpitaux

militaires seront reconnus neutres et, comme tels, protégés et respectés par les belligérants, aussi longtemps qu'il s'y trouvera des malades ou des blessés.

La neutralité cesserait si ces ambulances ou ces hôpitaux étaient gardés par une force militaire.

ARTICLE 2. — Le personnel des hôpitaux et des ambulances, comprenant l'intendance, les services de santé, d'administration, de transport des blessés, ainsi que les aumôniers, participera au bénéfice de la neutralité lorsqu'il fonctionnera, et tant qu'il restera des blessés à relever ou à secourir.

ARTICLE 3. — Les personnes désignées dans l'article précédent pourront, même après l'occupation par l'ennemi, continuer à remplir leurs fonctions dans l'hôpital ou l'ambulance qu'elles desservent, ou se retirer pour rejoindre le corps auquel elles appartiennent.

Dans ces circonstances, lorsque ces personnes cesseront leurs fonctions, elles seront remises aux avant-postes ennemis par les soins de l'armée occupante.

ARTICLE 4. — Le matériel des hôpitaux militaires demeurant soumis aux lois de la guerre, les personnes attachées à ces hôpitaux ne pourront, en se retirant, emporter que les objets qui sont leur propriété particulière.

Dans les mêmes circonstances, au contraire, l'ambulance conservera son matériel.

ARTICLE 5. — Les habitants du pays qui porteront secours aux blessés seront respectés et demeureront libres.

Les généraux des puissances belligérantes auront pour mission de prévenir les habitants de l'appel fait à leur humanité, et de la neutralité qui en sera la conséquence.

Tout blessé recueilli et soigné dans une maison servira de sauvegarde. L'habitant qui aura recueilli chez lui des blessés sera dispensé du logement des troupes, ainsi que d'une partie des contributions de guerre qui seraient imposées.

ARTICLE 6. — Les militaires blessés ou malades seront recueillis et soignés, à quelque nation qu'ils appartiendront.

Les commandants en chef auront la faculté de remettre immédiatement aux avant-postes ennemis les militaires blessés pendant le combat, lorsque les circonstances le permettront et du consentement des deux partis.

Seront renvoyés dans leur pays ceux qui, après guérison, seront reconnus incapables de servir.

Les autres pourront être également renvoyés, à la condition de ne pas reprendre les armes pendant la durée de la guerre.

Les évacuations, avec le personnel qui les dirige, seront couvertes par une neutralité absolue. (Voir l'article additionnel 5).

ARTICLE 7. — Un drapeau distinctif et uniforme sera adopté pour les hôpitaux, les ambulances et les évacuations. Il devra être, en toute circonstance, accompagné du drapeau national.

Un brassard sera également admis pour le personnel neutralisé ; mais la délivrance en sera laissé à l'autorité militaire.

Le drapeau et le brassard porteront : croix rouge sur fond blanc.

ARTICLE 8. — Les détails d'exécution de la présente convention seront réglés par les commandants en chef des armées belligérantes, d'après les instructions de leurs gouvernements respectifs, et conformément aux principes généraux énoncés dans cette convention.

ARTICLE 9. — Les autres puissances contractantes sont convenues de communiquer la présente convention aux gouvernements qui n'ont pu envoyer des plénipotentiaires à la conférence internationale de Genève, en les invitant à y accéder : le protocole est à cet effet laissé ouvert.

ARTICLE 10. — La présente convention sera ratifiée, et les ratifications en seront échangées à Berne, dans l'espace de quatre mois, ou plus tôt si faire se peut.

En foi de quoi, les plénipotentiaires respectifs l'ont signée et y ont apposé le cachet de leurs armes.

Fait à Genève, le vingt-deuxième jour du mois d'août de l'an mil huit cent soixante-quatre.

ARTICLES ADDITIONNELS DU 10 OCTOBRE 1868.

ARTICLE ADDITIONNEL 1er. — Le personnel désigné dans l'article 2 de la convention continuera, après l'occupation par l'ennemi, à donner, dans la mesure des besoins, ses soins aux malades et aux blessés de l'ambulance ou de l'hôpital qu'il dessert.

Lorsqu'il demandera à se retirer, le commandant des troupes occupantes fixera le moment de ce départ, qu'il ne pourra, toutefois, différer que pour une courte durée, en cas de nécessités militaires.

ARTICLE ADDITIONNEL 2. — Des dispositions devront être prises par les puissances belligérantes, pour assurer au personnel neutralisé, tombé entre les mains de l'armée ennemie, la jouissance intégrale de son traitement.

ARTICLE ADDITIONNEL 3. — Dans les conditions prévues par les articles 1 et 4 de la convention, la dénomination d'ambulance s'applique aux hôpitaux de campagne et autres établissements temporaires, qui suivent les troupes sur les champs de bataille, pour y recevoir des malades et des blessés.

ARTICLE ADDITIONNEL 4. — Conformément à l'esprit de l'article 5 de la convention et aux réserves mentionnées au protocole de 1864, il est expliqué que, pour la répartition des charges relatives au logement des troupes et aux conditions de guerre, il ne sera tenu compte que dans la mesure de l'équité du zèle charitable déployé par les habitants.

ARTICLE ADDITIONNEL 5. — Par extension de l'article 6 de la convention, il est stipulé que, sous la réserve des officiers dont la possession importerait au sort des armes, et dans les limites fixées par le deuxième paragraphe de cet article, les blessés tombés entre les mains de l'ennemi, lors même qu'ils ne seraient pas reconnus incapables de servir, devront être renvoyés dans leur pays après leur guérison ou plus tôt, si faire se peut, à la condition, toutefois, de ne pas reprendre les armes pendant la durée de la guerre.

SOCIÉTÉS D'ASSISTANCE AUX MALADES ET BLESSÉS DES ARMÉES DE TERRE ET DE MER

A côté des services sanitaires officiels se sont créées des sociétés libres, dont la première en date porte le nom de *Société française de secours aux blessés militaires des armées de terre et de mer*.

Reconnues d'utilité publique par différents décrets,

elles ont été réglementées par décret en date du 19 octobre 1892.

Riches et bien outillées, elles rayonnent sur tout le territoire et disposent de moyens qui aideront puissamment les services sanitaires de l'armée. En 1870, en Tunisie, dans le Sud oranais et en Extrême-Orient, où on a constaté, encore une fois, que le fer est moins meurtrier que la maladie, ces sociétés ont rivalisé de zèle et de générosité pour soulager nos soldats : par des secours bien entendus en linge, médicaments, provisions de bouche, tabac, jeux, etc., elles ont ranimé bien des courages défaillants et relevé plus d'un organisme débilité par le spleen, les fatigues de la guerre et l'inclémence du climat.

Le décret du 19 octobre 1892 unifie le fonctionnement de ces sociétés et les soumet à un règlement unique, tout en conservant cependant à la *Société française de secours aux blessés* le service des *infirmeries de gare* déjà organisé. Ces trois sociétés sont appelées à fournir des *hôpitaux auxiliaires de campagne* destinés à recevoir les malades et blessés de l'armée qui, faute de place, ne pourraient être admis dans les hôpitaux militaires.

En ce qui concerne leurs rapports avec l'autorité militaire, le nouveau décret hiérarchise aussi les sociétés d'assistance par rapport au commandement et au service de santé militaire.

DÉCRET DU 19 OCTOBRE 1892 RELATIF A L'ORGANISATION ET AU FONCTIONNEMENT DES SOCIÉTÉS D'ASSISTANCE AUX BLESSÉS ET MALADES DES ARMÉES DE TERRE ET DE MER

Concours des sociétés d'assistance

ARTICLE 1er. — Les sociétés d'assistance reconnues d'utilité publique, savoir :

La Société française de secours aux blessés;
L'Association des dames françaises,
L'Union des femmes de France;

sont autorisées à prêter leur concours, en temps de guerre, au service de santé des armées de terre et de mer. Pour l'accomplissement de cette mission, elles sont placées sous l'autorité du commandement et des directeurs du service de santé.

Les conditions de leur fonctionnement sont déterminées par le présent décret et par le règlement sur le service de santé en campagne.

Rôle des sociétés d'assistance

ARTICLE 2. — Le rôle des sociétés d'assistance consiste essentiellement :

1° A créer dans les places de guerre, villes ouvertes et autres localités désignées par le Ministre de la guerre ou les généraux commandant le territoire, sur la proposition des directeurs du service de santé, des *hôpitaux auxiliaires* destinés à recevoir les malades et blessés de l'armée qui, faute de place, ne pourraient être admis dans les hôpitaux militaires ;

2° A prêter leurs concours au service de l'arrière, en ce qui concerne les hôpitaux auxiliaires de campagne de ce service ;

3° A faire parvenir, aux destinations indiquées par les Ministres de la guerre et de la marine, les dons qu'elles recueillent pour les malades et blessés.

En outre, la Société française de secours aux blessés reste chargée du service des infirmeries de gare.

L'action des sociétés d'assistance ne peut s'étendre ni au service de l'avant ni au service des hôpitaux d'évacuation, qui incombe exclusivement au service de santé militaire,

Sociétés secondaires

ARTICLE 3. — Toutes les associations qui pourraient se former dans le même but, et qui ne seraient pas reconnues comme établissements d'utilité publique, devront être rattachées à une des trois sociétés d'assistance déjà reconnues et seront, dès lors, assujetties aux dispositions du présent règlement.

Recrutement du personnel

ARTICLE 4. — Nul ne peut être employé par les sociétés d'assistance s'il n'est Français ou naturalisé Français, et s'il n'est dégagé de toutes les obligations imposées par la loi du 15 juillet 1889 sur le recrutement de l'armée, et par la loi du 3 brumaire an IV sur l'inscription maritime.

Néanmoins, les hommes faisant partie de la réserve de l'armée territoriale, ou classés dans les services auxiliaires, et appartenant à l'armée territoriale ou à sa réserve, peuvent, à titre tout à fait exceptionnel, sur des autorisations nominatives données par les généraux commandant les corps d'armée, par délégation du Ministre de la guerre et dans une proportion fixée par lui, être admis, dès le temps de paix, à faire partie du personnel des sociétés d'assistance. Ces autorisations seront valables, même en cas d'appel sous les drapeaux de la classe à laquelle ces hommes appartiennent.

Pourront encore être autorisés, dans les mêmes conditions, à faire partie du personnel des sociétés, les docteurs en médecine, les officiers de santé et les pharmaciens diplômés qui ont été classés dans les services auxiliaires et appartiennent, par leur âge, à l'armée active ou à sa réserve, sans aucune distinction de classe.

Les sociétés ne pourront employer, après la mobilisation, aucun officier, médecin, pharmacien, officier d'administaation de réserve ou de l'armée territoriale.

Sont choisis : les médecins traitants et les aides-médecins, parmi les docteurs en médecine ; les pharmaciens, parmi les pharmaciens diplômés.

La nomination des médecins devra être agréée par le Ministre de la guerre.

Il peut être mis à la disposition des sociétés d'assistance aux blessés un certain nombre de réservistes de l'armée territoriale, ainsi que d'hommes classés dans les services auxiliaires des classes appelées à l'activité pour assurer le service des infirmeries de gare et des hôpitaux auxiliaires de campagne.

Commission mixte.

ARTICLE 5. — Chaque société est représentée, auprès du Ministre de la guerre, par un membre délégué de son conseil supérieur et agréé par le Ministre de la guerre qui, de son côté, désigne, pour le représenter auprès d'elle, un médecin militaire.

Ces deux commissaires, civil et militaire, forment une commission mixte qui est chargée d'étudier toutes les questions intéressant le fonctionnement de chaque société et sa préparation au service de guerre ; elle émet son avis sur toutes les questions d'ordre général se rattachant au rôle qui incomberait à la société en cas de mobilisation.

Elle reçoit communication de toutes les instructions, lettres et dépêches ministérielles concernant ces mêmes questions.

Elle se réunit sur l'invitation du Ministre de la guerre

ou du président de la société ; d'autre part, les commissaires confèrent entre eux, toutes les fois qu'ils le jugent utile. Une expédition du procès-verbal de leurs conférences est adressée au Ministre de la guerre ainsi qu'au président de la société.

Organisation régionale.

ARTICLE 6. — Dans chaque région de corps d'armée, chaque société est représentée par un délégué régional choisi par le conseil supérieur de la société, agréé par le Ministre de la guerre et accrédité par lui auprès du général commandant le corps d'armée et du directeur du service de santé.

Dans les 10e, 11e, 15e et 18e corps d'armée, les délégués régionaux sont également accrédités auprès des vice-amiraux commandant en chef, préfets maritimes, et des directeurs du service de santé de la marine. Toutes les propositions du délégué régional concernant le fonctionnement de la société de la région, en cas de guerre, sont établies en deux expéditions, dont l'une est adressée par lui au conseil supérieur de la société, et l'autre remise au directeur du service de santé du corps d'armée qui la transmet, par voie hiérarchique, au Ministre de la guerre, après y avoir consigné ses observations.

En ce qui touche le fonctionnement de la société dans les ports militaires, le délégué régional adresse également une expédition de ses propositions au directeur du service de santé de la marine qui les transmet, par la voie hiérarchique, au Ministre de la marine, après y avoir consigné ses observations.

Le 1er janvier et le 1er juillet de chaque année, le délégué cantonal adresse au directeur du service de santé du corps d'armée un état des ressources de la région en personnel et en matériel.

Cet état, nominatif pour le personnel supérieur, et numérique pour le personnel subalterne, sert de base au directeur pour l'établissement de son rapport semestriel. En outre, le délégué régional fait connaître au directeur les mutations, au fur et à mesure qu'elles se produisent.

A l'aide de l'état semestriel, le directeur du service de santé établit un rapport énumérant les ressources en personnel et en matériel, et donnant des indications précises sur la préparation de la société au service de guerre. Ce rapport doit parvenir au ministre (Direction du service de santé) les 1er février et 1er août de chaque année.

Les délégués régionaux ne correspondent directement qu'avec le conseil supérieur de leur société et les directeurs du service de santé des corps d'armée.

Commission supérieure.

ARTICLE 7. — Une commission supérieure, présidée par le directeur du service de santé au ministère de la guerre, est instituée à Paris et se réunit chaque semestre obligatoirement, et toutes les fois qu'elle est convoquée par le président, sur l'ordre du Ministre de la guerre.

Font partie de cette commission :

Membres civils. — Les président et présidentes des sociétés d'assistance ou leurs délégués.

Les commissaires civils des sociétés d'assistance.

Membres militaires. — Les commissaires militaires pour les sociétés d'assistance.

Le médecin principal chargé des magasins d'approvisionnement du service de santé.

Un médecin représentant le Ministre de la marine.

Un officier d'administration du service de santé est adjoint à la commission et remplit les fonctions de secrétaire, avec voix consultative.

En cas d'empêchement ou d'absence du directeur du service de santé, la présidence de la commission appartient au membre militaire le plus élevé en grade ou le plus ancien dans le grade le plus élevé.

La commission supérieure des sociétés d'assistance est consultative.

Elle est chargée d'émettre son avis sur toutes les questions qui lui sont soumises par le Ministre de la guerre ou par les sociétés.

Elle prononce à la majorité des voix; en cas de partage, celle du président est prépondérante.

Fonctionnement des sociétés dans la zone de l'arrière des armées.

ARTICLE 8. — Les formations sanitaires (hôpitaux auxiliaires ou infirmeries de gare) établies dans la zone de l'arrière des armées sont placées sous l'autorité directe du chef de santé des étapes ou du commandement particulier.

Les sociétés d'assistance aux blessés n'ont pas de délégués auprès du commandement dans la zone de l'arrière ; toutefois, les délégués régionaux demeurent accrédités auprès des généraux commandant les régions du corps d'armée, après le départ du corps d'armée mobilisé.

Le personnel des sociétés d'assistance, employé dans la zone de l'arrière des armées, y est soumis aux lois et règlements militaires ; il est justiciable des tribunaux militaires, par application des articles 62 et 75 du code de justice militaire,

Uniforme du personnel des sociétés d'assistance.

ARTICLE 9. — Le personnel des sociétés d'assistance employé dans les infirmeries de gare et dans les hôpitaux auxiliaires de campagne est autorisé à porter un uniforme déterminé par le Ministre de la guerre, sur la proposition des sociétés, et après avis de la commission supérieure.

Tous les membres des sociétés portent d'ailleurs un insigne distinctif déterminé dans les mêmes conditions.

Port du brassard. — Carte d'identité.

ARTICLE 10. — Le personnel des sociétés d'assistance est également autorisé à porter le brassard de neutralité institué par l'article 7 de la convention de Genève, en date du 22 août 1864. Les sociétés constituent, dès le temps de paix, les approvisionnements de brassards nécessaires. Ces brassards sont estampillés par le directeur du service de santé du corps d'armée qui leur donne un numéro d'ordre.

Il est délivré, en même temps, une carte nominative, qui porte le même numéro que le brassard et qui est signée par le délégué régional, ainsi que par le directeur du service de santé du corps d'armée.

Tout porteur de brassard doit être constamment muni de cette carte.

Ouverture et fermeture des établissements.

ARTICLE 11. — En outre de ceux dont l'installation éventuelle a été prévue dès le temps de paix et autorisée par le Ministre, aucun hôpital ne peut être créé par les sociétés d'assistance sans autorisation accordée par le commandement, sur la proposition des directeurs

de service de santé régionaux ou des chefs de service
de santé des étapes ou commandements particuliers. La
fermeture des établissements est soumise aux mêmes
formalités.

Matériel nécessaire aux sociétés.

ARTICLE 12. — Les sociétés d'assistance se procurent, pour chaque établissement qu'elles organisent, le
matériel nécessaire à l'exécution du service.

Toutefois, si l'installation d'un établissement reconnu
indispensable ne peut être effectuée faute de certaines
ressources en matériel, l'administration de la guerre
peut mettre exceptionnellement à la disposition des
sociétés, à titre de prêt, tout ou partie de ce matériel.
Dans ce cas, les sociétés demeurent responsables du
matériel prêté, dont il est dressé contradictoirement un
inventaire estimatif, en triple expédition.

Une de ces expéditions est conservée par la société,
la seconde par l'établissement qui a délivré le matériel;
la troisième est adressée au Ministre de la guerre.

Vivres et médicaments.

ARTICLE 13. — Dans les localités où les sociétés
créent des établissements hospitaliers, elles sont tenues
de fournir, avec leurs propres ressources, les médicaments, objets de pansement, denrées, liquides, com-
bustibles, objets de consommation nécessaires au traitement des malades. Par exception, si les sociétés desservent des établissements dans une place investie où
les ressources leur feraient défaut, l'administration de
la guerre pourrait leur fournir les denrées et objets
reconnus nécessaires.

Ces fournitures seront délivrées, sur demandes ou bons régulièrement établis et visés par le médecin-chef de la place, contre remboursement par les sociétés, dans la limite de leurs ressources financières.

Admission des malades et blessés

ARTICLE 14. — L'autorité militaire détermine les catégories de malades ou blessés dont le traitement peut avoir lieu dans les établissements desservis par les sociétés d'assistance.

Conditions du traitement des malades et blessés

ARTICLE 15. — Les conditions du traitement des malades ou des blessés admis dans les établissements desservis par les sociétés d'assistance, en ce qui concerne le régime alimentaire, les prescriptions et le fonctionnement du service intérieur, doivent, autant que possible, se rapprocher des prescriptions du règlement sur le service de santé militaire.

Le soin de régler cette partie du service incombe au délégué régional. Néanmoins, les établissements créés par les sociétés d'assistance demeurent placés, tant au point de vue du contrôle et de la discipline qu'à celui de l'hygiène et de l'exécution du service, sous l'autorité du commandement local et du directeur du service de santé ou du médecin-chef du ressort.

Attributions des employés comptables

ARTICLE 16. — Les obligations et les attributions des employés comptables des établissements desservis par les sociétés d'assistance sont, en ce qui concerne les décès, les mêmes que celles des officiers d'administration gestionnaires des hôpitaux militaires, en temps de paix,

Indemnités allouées aux sociétés

ARTICLE 17. — Les sociétés d'assistance reçoivent, sur les fonds du service de santé militaire, à titre de part contributive de l'État, les sommes ci-après, savoir :

1º Une indemnité fixe de 1 fr. pour chaque journée de malade ou blessé traité dans les établissements des sociétés d'assistance. Cette indemnité n'est pas due pour les journées de sortie par guérison ou évacuation ; mais elle sera allouée pour la journée de décès ;

2º Une indemnité fixe de 25 centimes pour chaque repas distribué, par une infirmerie de gare, aux malades et blessés de passage et au personnel qui les accompagne.

Inhumation des décédés

ARTICLE 18. — Les sociétés d'assistance restent chargées de faire procéder, à leurs frais, à l'inhumation des militaires décédés dans leurs établissements, ainsi qu'à la célébration du service mortuaire, en se conformant aux dispositions du règlement sur le service de santé.

Dispositions spéciales concernant les ports militaires

ARTICLE 19. — Dans les ports de guerre, le directeur du service de santé de la marine a, sous l'autorité du préfet maritime, en tout ce qui concerne le service maritime, les droits et les devoirs d'un directeur du service de santé de l'armée, à l'égard des sociétés d'assistance et du ministre.

Dispositions spéciales concernant les sociétés d'assistance étrangères

ARTICLE 20. — Les délégations des sociétés d'assistance étrangères ne pourront être admises à apporter leur concours au service de santé qu'en vertu d'une autorisation spéciale du Ministre de la guerre, qui réglera les conditions de leur fonctionnement. Elles relèveront directement du commandement et du directeur du service de santé.

Fonctionnement et administration des formations sanitaires.

ARTICLE 21. — Les règlements sur le service de santé de l'armée déterminent le fonctionnement et l'administration des formations sanitaires fournies par les sociétés d'assistance.

Abrogation des dispositions ultérieures.

ARTICLE 22. — Sont abrogées toutes les dispositions des décrets et règlements antérieurs au présent décret.

Tableau synoptique des formations sanitaires de campagne (POUR UN CORPS D'ARMÉE)
(Chiffres approximatifs)

DIVISION DU SERVICE DE SANTÉ...

A. SERVICE DE L'AVANT .....
- I. Service régimentaire.
- II. Ambulances.
- III. Hôpitaux de campagne (en action).

B. SERVICE DE L'ARRIÈRE ...
- I. Hôpitaux de campagne (temporairement immobilisés).
- II. — d'évacuation.
- III. — temporaires et auxiliaires.
- IV. Infirmeries de gare.
- V. — de gîte d'étapes.
- VI. Dépôts de convalescents et dépôts d'éclopés.
- VII. Transports d'évacuation.

A. SERVICE DE L'AVANT (soins urgents et évacuation)

I. Service régimentaire (régim. d'infanterie)
- Personnel... 7 médecins dont 3 auxiliaires, 12 infirmiers régim. et 52 brancardiers, 3 soldats conducteurs de mulets.
- Matériels ... 3 voitures médic. avec leur chargem., 3 sacs et 3 rouleaux de secours, 30 musettes, 60 bidons, 12 trousses.

II. Ambulances — 4 CATÉGORIES POUR :

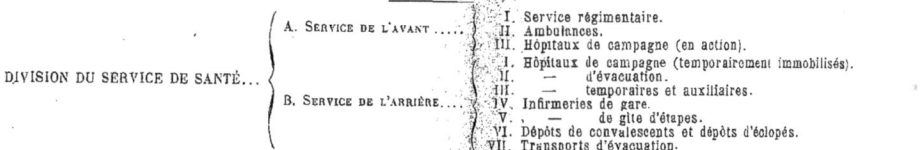

	PERSONNEL :					MATÉRIEL :		Moyens de Transport :
De corps (1)	8 médec.	3 offic. d'adm.	3 aumôn.	30 infirm.	98 brancards	1 approv. d'ambul.	n° 1	Voitur. litièr., cacol.
Divisions d'infanterie (2)	8	3	1	30	90	1	n° 1	—
Brigade de cavalerie (1)	2	1	1	16	Néant.	1	n° 2	2 voit. à 2 rou'' p' bless.
Division de cavalerie (1) (3 sections)	3	1	1	12	—	3	n° 2 6	4 —

III. Hôpitaux de campagne (en action). Nombre indéterminé (8).
- Personnel..................... 4 Méd., 2 pharm., 2 offic. d'adm., 39 infirm., 8 trains.
- Matériel et moyens de transport. Approv. d'Hôpit. de campagne (1), fourgons (4), voit. pour personnel et bagages.

NOTA. — Chaque ambulance (celle de cavalerie exceptée) est fractionnée en deux sections susceptibles d'opérer isolément.

B. SERVICE DE L'ARRIÈRE — Hospitalisation et évacuation

I. Hôpitaux de campagne (immobilisés). Nombre indéterminé. Personnel et Matériel (comme à l'avant) ; quelques-uns peuvent être affectés aux maladies contagieuses (fanion jaune).

II. Hôpitaux d'évacuation............ Un par corps. Situé à la station tête d'étape de guerre.
- Personnel....... 6 méd., 2 pharm., 2 offic. d'adm., 46 infirm., 2 ordonn. du train.
- Matér. et moyens de transport.. 1 approv. d'hôp., de camp. Matér. nécess''' p' former 3 trains sanit. improv. et pour approv. les ambul. et les hôpitaux.

III. Hôpitaux temporaires et auxiliaires. Organisés par le service des étapes et les Sociétés d'assistance. Nombre et importance variables Personnel de la territoriale ou des Sociétés.

IV. Infirmeries de gares............. Etablies sur le parcours des lignes d'évacuation et au voisinage d'hôpitaux, qu'on crée au besoin. Personnel et matériel nécessaire suivant l'importance de la gare (Société de secours aux blessés).

V. Infirmeries de gîtes d'étapes...... Organisés dans les gîtes ordinaires, avec les ressources locales, par la direction des étapes. A la tête d'étapes de route il y a une section d'hôpital d'évacuation.

VI. Dépôts de convalescents et dépôts d'éclopés.................. Sont organisés, suivant les besoins, par le commandement et pourvus d'un approvisionnement spécial. Matériel de couchage réquisitionné. Médecin-chef du cadre actif.

VII. Transports d'évacuation..........
- 1° Par voies ferrées .... Trains sanitaires permanents.
  - — improvisés.
  - — ordinaires de voyageurs.
- 2° Par routes.......... Voitures de toute espèce ; litières et cacolets.
- 3° Par eau............. Par les navires-hôpitaux de l'Etat.
  - Par les navires du commerce.
  - Par les canaux et rivières canalisées.

MINISTRES DES CULTES............. A chaque ambulance est attaché un ministre du culte catholique : A l'ambulance de corps : un ministre des cultes protestant et israélite.

SOCIÉTÉS D'ASSISTANCE AUX BLESSÉS, destinées : A créer sur les derrières de l'armée des hôpitaux auxiliaires et des infirmeries de gare, et à seconder le service de santé à l'intérieur du territoire (subordonnées au commandement et aux directeurs du service de santé).

QUATORZIÈME LEÇON

Décrets : du 20 octobre 1892 portant règlement sur le service intérieur des troupes, et du 4 octobre 1891 sur le service dans les places et les villes ouvertes.

Décret du 20 octobre 1892 (1).

Considérations générales. — Fonctions inhérentes à chaque grade ou emploi. — Réunion des officiers. — Officiers malades. — Fonctionnement du service médical en cas de fractionnement du régiment. — Du service de semaine des officiers, sous-officiers et caporaux au point de vue sanitaire. — Devoirs généraux communs aux divers grades et emplois. — Hygiène des hommes et des locaux. — Recommandations spéciales pour les marches, les manœuvres, le campement et le bivouac. — Commission des ordinaires. — Routes dans l'intérieur. — Devoirs des officiers généraux relativement à l'exécution du décret du 20 octobre 1892.

Décret du 4 octobre 1891

Considérations générales. — État de paix. — Commission de défense d'une place de guerre. — Commandants supérieurs gouverneurs et commandants d'armes d'une place. — Surveillance du commandant d'armes sur les casernements et les hôpitaux. — Capitaine de visite et sous-officier de planton dans les hôpitaux. — Du service sanitaire dans les prisons. — État de guerre et de siège. — Service et police dans l'état de guerre. — Conseil de défense et comité de surveillance des approvisionnements de siège. — Rapports entre l'autorité militaire et l'autorité maritime dans les places qui sont ports militaires. — Rangs et préséances dans les armées de terre et de mer. — Honneurs militaires.

(1) Résumé du décret sur le service intérieur des troupes d'infanterie.

Décret du 20 octobre 1892

(Portant règlement sur le service intérieur des corps de troupe).

Considérations générales

Assujettir les troupes à une discipline et à une police uniformes ; déterminer les devoirs et les fonctions de chacun au moyen de règlements qui, en prévoyant et fixant tous les détails pour chaque arme, ne laissent rien à l'arbitraire ou à l'imprévu : Tel est l'objet du décret du 20 octobre 1892 portant règlement sur le service intérieur des corps de troupe.

Les troupes à pied, la cavalerie et l'artillerie diffèrent tellement entre elles, au point de vue de leur organisation et de leur mode d'instruction, qu'il n'a pas été possible de fixer des règles applicables à la fois à ces trois armes ; c'est pourquoi le décret du 20 octobre 1892 comprend trois règlements distincts : le premier pour les troupes à pied, le deuxième pour la cavalerie, le troisième pour l'artillerie et pour le train des équipages militaires.

Toutefois, il convient de remarquer que ces trois règlements ne diffèrent que dans les parties qui traitent du service spécial à chaque arme, présentant une concordance complète en ce qui concerne les devoirs et les fonctions des médecins des corps de troupe.

Ce décret se divise en quatre titres précédés par un chapitre spécial intitulé : *Principes généraux de la subordination.* — Les deux premiers paragraphes de ce chapitre déterminent, avec autant de sobriété dans la forme que d'élévation dans l'idée, ce que doit être la discipline et de quels sentiments doivent être animés les chefs à l'égard de leurs inférieurs. Les autres paragraphes fixent l'échelle de la hiérarchie militaire, donnent les règles du droit au commandement, à grade égal, ainsi que la situation des officiers de réserve et de l'armée territoriale vis-à-vis des officiers de l'armée active (1).

TITRE I.

Fonctions inhérentes à chaque grade ou emploi.

Colonel.

ARTICLE 3. — Le colonel établit un tableau du service journalier qui est transmis sur les registres d'ordres : une copie est affichée dans la salle de rapport et une autre au corps de garde.

Ce tableau, qui doit offrir une sage répartition de travail et de repos, est renouvelé aux époques où des modifications dans les heures de l'instruction deviennent nécessaires, par suite des changements de saison ou de circonstances particulières. Le colonel en adresse deux exemplaires au général de brigade, qui en transmet un au général de division.

Ce tableau est établi, dans tout détachement, par son chef et soumis à l'approbation du colonel.

Réunion du corps d'officiers.

ARTICLE 4. — Toutes les fois que le corps d'officiers s'assemble, les officiers sont groupés et rangés *par bataillon* dans l'ordre en ligne, l'état-major à la droite, le dépôt à la gauche ; un intervalle de deux pas sépare chaque groupe ; les rangs sont à un pas de distance.

État-major.

1ᵉʳ RANG. — Capitaine trésorier, officier d'habillement, *médecin-major de 2ᵉ classe,* chef de musique ;

(1) Voir page 10.

2ᵉ RANG. — Adjoint au trésorier, porte-drapeau, *médecin-aide-major*.

Bataillons

1ᵉʳ RANG. — Capitaines dans l'ordre en ligne de leur compagnie, l'adjudant-major à la droite des capitaines;

2ᵉ RANG. — Lieutenants derrière leur capitaine;

3ᵉ RANG — Sous-lieutenants derrière leur lieutenant;

4ᵉ RANG. — Sous-lieutenants de réserve derrière les sous-lieutenants de leur compagnie;

Les chefs de bataillon, à deux pas en avant du centre des officiers de leur bataillon;

Le major, à deux pas en avant du centre des officiers du dépôt;

Le médecin-major de 1ʳᵉ classe, à deux pas en avant de la file des médecins;

Le colonel, au centre, à quatre pas en avant des chefs de bataillon et du major; le lieutenant-colonel, à sa hauteur et à sa gauche.

Dans un bataillon détaché, les officiers se placent comme ci-dessus, *et le médecin se place, dans ce cas, derrière l'adjudant-major.*

Dans un bataillon formant corps, les officiers de compagnie et l'adjudant-major se conforment aux prescriptions données ci-dessus pour un bataillon; les officiers de l'état-major se placent :

1ᵉʳ RANG. — Capitaine-major, *médecin-major de 2ᵉ classe;*

2ᵉ RANG. — Lieutenant trésorier, *médecin-aide-major;*

3ᵉ RANG. — Officier d'habillement;

Le chef de bataillon se place au centre, à deux pas en avant des officiers du bataillon.

Dans une compagnie isolée, les officiers se placent sur un seul rang.

Lieutenant-colonel

ARTICLE 14. — Le lieutenant-colonel est l'intermédiaire habituel du colonel dans toutes les parties du service.

Il remplace le colonel absent.

Il transmet les ordres qu'il en reçoit et veille à leur stricte exécution. Lorsqu'il rédige lui-même les ordres, il exprime que ce sont ceux du colonel, afin qu'il n'y ait dans le service qu'une seule impulsion.

Il tient les feuillets du personnel des officiers.

Les officiers de l'état-major lui adressent toutes les demandes qu'ils forment; les officiers chargés de la direction d'un service spécial lui adressent de même celles qu'ils forment à l'occasion de ce service.

Le lieutenant-colonel surveille les détails de l'instruction et ceux des écoles régimentaires.

Il a la haute surveillance de l'infirmerie.

ARTICLE 23. — *Bataillon ou compagnie formant corps.* — Dans un bataillon ou dans une compagnie formant corps, le commandant ajoute à ses attributions toutes celles du lieutenant-colonel. Il tient lui-même les feuillets du personnel des officiers. Lorsqu'il s'absente, il remet au commandant d'armes le portefeuille, fermé et cacheté.

Major. — Mutations

ARTICLE 38. — Il informe le médecin-major des mutations qui intéressent l'établissement de la statistique médicale.

7*

Adjudant-Major. — Service de semaine.

ARTICLE 47. — L'adjudant-major se rend à l'infirmerie régimentaire, lorsque, en l'absence des médecins, son intervention est nécessitée par un fait intéressant la police générale ou la sûreté du quartier.

Capitaine-Trésorier.

ARTICLE 55. — Il fournit au médecin-major les renseignements nécessaires à l'établissement de la statistique médicale.

Porte-drapeau.

ARTICLE 65. — Le porte-drapeau est chargé des détails du service du casernement et du registre d'ameublement de literie et du couchage, sous la direction et la surveillance du major.

Il est chargé des détails relatifs à l'éclairage, au compte de la masse d'entretien de l'infirmerie.

Médecins.

ARTICLE 66. — Le médecin-major de 1re classe est chargé d'assurer le service sanitaire du régiment : il est secondé par le médecin-major de 2e classe et le médecin aide-major de 1re classe. Il se conforme pour l'exécution du service aux prescriptions du règlement sur le service de santé à l'intérieur.

L'autorité du médecin-major de 1re classe s'exerce, en ce qui concerne le service, sous le contrôle du colonel et spécialement, en ce qui se rapporte à la partie technique, sous la surveillance et le contrôle du médecin inspecteur ou principal, directeur du service de santé du corps d'armée.

Il tient, sous l'autorité du conseil d'administration et la surveillance du major, les registres et toutes les écritures de détail déterminés par les règlements et instructions concernant la gestion des fonds et du matériel qui lui sont confiés.

Il est pécuniairement responsable de l'existence de ces fonds ainsi que de l'existence et du bon entretien de ce matériel. *Les registres sont cotés et paraphés par le major.*

Sous la réserve de l'acceptation du colonel, il a l'initiative des propositions pour l'avancement et pour la Legion d'honneur, concernant les médecins sous ses ordres. En ce qui le concerne personnellement, cette initiative appartient au colonel.

Il fait connaître au directeur, par un bulletin, les mutations des médecins sous ses ordres.

Toutes les communications du médecin-major de 1re classe avec le directeur du service de santé ont lieu par l'intermédiaire du colonel.

Le médecin-major règle le service de ses subordonnés.

Dans l'infanterie, lorsque le régiment est réuni, le colonel affecte chaque médecin à un bataillon, pour leur place dans les formations constitutives et pour la communication des ordres.

Les médecins doivent leurs soins à tous les militaires du régiment et à leur famille.

Visite journalière

ARTICLE 67. — Tous les matins, avant le rapport, à l'heure fixée par le colonel, le médecin-major fait sa visite au quartier.

Les sergents de semaine, porteurs du cahier de visite,

conduisent à la salle de visite les hommes malades et ceux qui doivent être présentés au médecin (art. 71). Les hommes qui ne peuvent pas se lever sont visités dans leur chambre.

Le médecin inscrit de sa main, sur le cahier de visite, en regard du nom des hommes, ceux qui doivent entrer à l'hôpital, à l'infirmerie ou à la salle des convalescents, ceux qui sont admis au régime spécial ou qui cessent d'y être soumis, ceux qui sont reconnus malades à la chambre et le nombre des jours d'exemption de service qui leur sont accordés; enfin, ceux qui n'ont pas été reconnus malades. L'exemption ne peut être de plus de quatre jours; elle est renouvelée s'il y a lieu.

Quand il y a des malades aux salles de discipline, ceux qui peuvent marcher sont conduits à la salle de visite par le caporal de garde, et ceux qui ne peuvent pas marcher sont visités dans les salles de discipline par le médecin, que le sergent de semaine et le caporal de garde accompagnent.

Dans sa tournée, le médecin-major observe, dans les diverses parties du quartier, ce qui intéresse la salubrité et l'hygiène. Il surveille journellement le fonctionnement des filtres.

Il passe fréquemment dans les cuisines pour examiner la qualité des aliments.

Il vérifie également la qualité des denrées et des liquides mis en vente dans les cantines et les mess, et les soumet au besoin à l'expertise. Il rend compte au chef de corps des résultats de son examen par le rapport journalier.

Lorsque le régiment occupe plusieurs quartiers, le médecin-major de 1ʳᵉ classe se réserve habituellement la visite du quartier principal; dans les autres, la visite est faite par les médecins qui lui sont subordonnés ; ceux-ci lui rendent compte.

Les billets d'hôpital sont signés par le médecin-major de 1re classe et, en cas d'urgence, par le médecin qui a passé la visite ; celui-ci rend compte immédiatement à son chef de service.

Le médecin-major peut, avec l'autorisation du lieutenant-colonel, être exceptionnellement remplacé par un autre médecin du corps dans la visite journalière du quartier.

Lorsque les circonstances l'exigent, les médecins font alternativement, d'après l'ordre du colonel, un service de nuit. Il leur est, à cet effet, affecté une chambre au quartier.

ARTICLE 68. — Lorsqu'un homme est atteint d'une affection contagieuse, le médecin peut, s'il le juge utile, réclamer l'envoi à l'infirmerie de tous les effets du malade pour qu'ils soient désinfectés.

Officiers malades

ARTICLE 69. — Le médecin-major doit visiter tout officier malade qui ne peut pas faire son service ; il rend compte au lieutenant-colonel par un bulletin, adressé sous pli cacheté, de la visite qu'il a faite.

Visites aux hôpitaux

ARTICLE 70. — Le médecin-major visite deux fois par semaine, au moins, les malades du régiment qui sont dans les hôpitaux ; il rend compte de ses observations dans le rapport du lendemain.

Il accompagne le colonel et le lieutenant-colonel dans leurs visites aux hôpitaux ou à l'infirmerie régimentaire.

Quand ils en reçoivent l'ordre, les médecins font le

service dans les hôpitaux militaires ou dans les hospices militarisés de la garnison. Ce service ne les dispense pas de leurs obligations envers le régiment.

Visite générale mensuelle.
Visite des hommes qui s'absentent, qui arrivent au corps
ou qui le quittent.

ARTICLE 71. — Tous les mois, le médecin-major fait ou fait faire, en présence des officiers de semaine, une visite individuelle des caporaux ou des soldats pour reconnaître les maladies contagieuses ; il prend, à cet effet, les ordres du colonel.

Les hommes rentrant des hôpitaux, de congé ou de permission, sont présentés à la visite du médecin dès le lendemain de leur arrivée.

Le médecin major constate l'aptitude des hommes qui se présentent pour servir au régiment comme engagés volontaires.

Lorsqu'il arrive des hommes de recrue, le médecin-chef vérifie leur aptitude au service de l'arme, s'ils ont eu la variole ou s'ils ont été vaccinés ; il rend compte sur le rapport journalier du résultat de sa visite. Lorsqu'un homme nouvellement incorporé présente des infirmités ou des vices de conformation qui le rendent impropre au service, le médecin-major en fait un rapport spécial qu'il joint au rapport journalier.

Il établit des certificats de visite pour les militaires du régiment proposés au corps : 1° pour la non-activité pour infirmités temporaires ; 2° pour la réforme pour infirmités incurables ; 3° pour la retraite à titre de blessures ou d'infirmités contractées au service ; 4° pour les eaux thermales ; 5° pour un congé de convalescence.

Il visite les hommes qui quittent le corps par permission, congé, réforme ou retraite, afin que ceux qui seraient atteints de maladies contagieuses soient traités avant leur départ.

Visite de la literie de l'infirmerie

ARTICLE 72. — Les médecins de corps font au moins une fois par mois une visite détaillée des effets de literie à l'usage des militaires traités à l'infirmerie, et ils requièrent le remplacement de ceux de ces effets qu'ils jugent imprégnés de miasmes dangereux. Ces effets sont remplacés sur l'ordre du sous-intendant militaire.

Outre les remplacements ordonnés à la suite de ces visites, les médecins doivent provoquer le remplacement de tout ou partie des fournitures d'infirmerie lorsque, à l'arrivée d'un malade ils reconnaissent que ce qu'on lui destine ont besoin d'être assainis.

Les médecins font parvenir au sous-intendant militaire, par voie hiérarchique, un bulletin constatant le résultat de chaque visite mensuelle.

Infirmiers et brancardiers régimentaires.

ARTICLE 73. — Le médecin-major chef de service est responsable de l'instruction théorique et pratique des infirmiers et brancardiers régimentaires, qu'il dirige conformément an réglement sur le service de santé. Il est secondé par le personnel sous ses ordres (médecins, sous-officier ou caporal d'infirmerie et infirmiers titulaires).

Le colonel détermine, sur la proposition du médecin-major, le service extérieur des infirmiers.

Les infirmiers titulaires et auxiliaires sont exempts du service de place et des corvées.

L'organisation des infirmiers et brancardiers régimentaires est déterminée par la notice n° 6 du règlement sur le service de santé à l'intérieur (voir page 158).

Marches, manœuvres, tir à la cible, baignade.

ARTICLE 74. — Un des médecins, pourvu des instruments et des objets de pansement contenus dans le sac d'ambulance, assiste aux marches, aux manœuvres d'ensemble, au tir à la cible et à la baignade.

Dans une place dont la garnison comprend plusieurs corps de troupe, il est institué une taxe de service extérieure, auquel prennent part tous les médecins en sous-ordre employés dans les corps, et les aide-majors de l'hôpital. Ce service qui peut être commandé, suivant les circonstances, soit par jour, soit par semaine, a pour but d'assurer la présence d'un médecin militaire aux exercices à feu, aux baignades et, quand il y a lieu, aux manœuvres.

Logement. — Médecin de service.

ARTICLE 75. — L'indication du logement des médecins est affichée au corps de garde de police et à l'infirmerie.

Un des médecins, dit médecin de service, dont le nom est porté sur le rapport journalier de l'infirmerie, ne doit s'éloigner ni du quartier, ni de son logement, sans faire connaître où il pourra être promptement retrouvé en cas d'accident, de jour ou de nuit.

Rapports du médecin-chef de service.

ARTICLE 76. — Indépendamment des rapports qui peuvent être demandés pour des cas imprévus, le médecin-major de 1re classe doit fournir :

1º Un rapport journalier sur les mouvements de l'infirmerie et l'état sanitaire du régiment ; ce rapport est déposé à la salle de rapport à l'heure indiquée ; 2º un compte rendu mensuel de l'état sanitaire ; 3º les états et rapports de la statistique médicale qu'il doit fournir au colonel.

En temps ordinaire, le médecin-major adresse au directeur du service de santé du corps d'armée, les 1er, 10, 20 de chaque mois un état présentant le mouvement des malades pendant les dix jours précédents. En temps d'épidémie et sur l'ordre du général commandant le corps d'armée, cet état peut être fourni tous les cinq jours, et même plus souvent.

Il adresse au directeur les rapports sur les vaccinations et revaccinations, etc.

Conférences.

ARTICLE 77. — Le médecin-major fait des conférences sur l'hygiène aux officiers ; il charge le médecin-aide-major de faire aux sous-officiers quelques leçons sur le même sujet.

Cas de fractionnement du régiment.

ARTICLE 78. — Lorsque la partie active du régiment et le dépôt sont séparés, le médecin major de 1re classe est avec l'état-major ; le médecin le plus élevé en grade après lui avec le dépôt, et le 3e médecin avec le médecin major de 1re classe. Dans ce cas, si la portion principale avait à fournir un détachement comportant un médecin, c'est le médecin resté auprès du médecin-major de 1re classe qui serait détaché.

Quand le régiment est réuni et qu'il doit assurer le service de santé dans un détachement d'au moins quatre compagnies, le médecin le plus élevé en grade, après le médecin-major chef de service, est toujours affecté à ce détachement.

Dans tous les cas, tout médecin détaché rend compte au médecin-major de 1re classe, par l'intermédiaire du commandant du détachement, de tout ce qui intéresse le service de santé.

Officiers de compagnie. — Capitaine.

ARTICLE 80. — Il voit souvent les malades à l'infirmerie et à l'hôpital.

Hommes absents ou décédés.

ARTICLE 84. — Le capitaine signe les billets d'hôpital. Il fait déposer au magasin du corps ou de la compagnie les effets des sous-officiers, des caporaux et des soldats décédés au corps.

Hygiène.

ARTICLE 89. — Le capitaine est responsable de l'application dans sa compagnie, de toutes les règles d'hygiène prescrites. Il se fait rendre compte de tout ce qui peut intéresser la santé des hommes de sa compagnie.

Perruquier.

ARTICLE 91. — Il reçoit à l'infirmerie régimentaire une instruction spéciale sur les soins et l'hygiène de la tête et de la barbe et les moyens d'éviter la propagation des affections parasitaires. Ses instruments sont désinfectés lorsque le médecin-major le juge nécessaire.

Adjudant de bataillon. — Service de semaine.

ARTICLE 119. — En cas d'absence des officiers d'une

compagnie, il se rend dans les chambres de cette compagnie, lorsque son intervention y est nécessaire pour un fait qui intéresse la police générale ou la sûreté du quartier.

Il intervient dans les mêmes cas à l'infirmerie régimentaire en l'absence de l'adjudant-major et des médecins.

Effets des hommes absents, déserteurs ou décédés, *Sergent-major.*

ARTICLE 140. — Lorsqu'un homme entre à l'hôpital, les effets qu'il ne doit pas emporter sont visités en sa présence ; ses effets d'habillement de grand et de petit équipement sont placés dans son havresac, qui est fermé et étiqueté. L'état en est dressé ; il est signé par l'homme qui s'absente et par le sergent-major, et placé dans le sac. Sur cet état figure le linge laissé au blanchissage. Le havresac est ensuite déposé au magasin de la compagnie.

Si l'homme entrant à l'hôpital ne peut assister à cette visite, il y est remplacé par le caporal et un homme de l'escouade.

Le sergent-major inscrit sur le billet d'hôpital les effets que l'homme emporte ; il arrête son livret individuel, le présente à la signature du capitaine et le remet à l'homme, qui doit toujours en être porteur.

Les effets des hommes décédés au corps sont, après désinfection s'il y a lieu, versés au magasin, accompagnés d'un bulletin.

Malades.

ARTICLE 143. — Après que l'appel du matin a été fait il reçoit du sergent de semaine le nom des malades ; il les inscrit sur le cahier de visite médicale, ainsi que ceux des détenus malades signalés par le sergent de garde ; il y inscrit aussi le nom des hommes rentrés la veille des hôpitaux ou d'une position quelconque d'absence dépassant huit jours. Il indique le numéro de la chambre des hommes qui ne peuvent pas se rendre à la visite du médecin, et l'adresse des sous-officiers autorisés à loger en ville, qui, se trouvant dans le même cas, l'en ont informé.

Il remet ce cahier au sergent de semaine, qui le lui rapporte après la visite ; le cahier est présenté chaque jour au capitaine.

En cas d'urgence, le sergent-major fait avertir sur-le-champ le médecin de service.

Sergents. — Sergents de section

ARTICLE 150. — Ils s'assurent que les ordres relatifs à l'hygiène et à la propreté corporelle des hommes sont exécutés.

Ils exigent que les caporaux et les soldats fassent à leur linge les réparations nécessaires ; qu'ils en changent une fois par semaine, qu'ils soient rasés particulièrement les jours où ils doivent être de service ; que leurs cheveux soient tenus courts.

Sergent de semaine

ARTICLE 154. — Le sergent de semaine rend compte à l'officier de semaine et à l'adjudant de compagnie du résultat de la visite médicale.

Muni du cahier de visite médicale, il conduit à la visite les hommes malades et les hommes rentrés la veille d'une position d'absence.

Visite du médecin.

ARTICLE 156. — Avant la visite du médecin, il reçoit

du sergent-major le cahier de visite. Il présente au médecin les malades qui peuvent marcher. Il reçoit du médecin les billets d'entrée à l'hôpital et le cahier de visite, qu'il remet au sergent-major. Il accompagne, s'il y a lieu, le médecin dans les chambres et aux salles de discipline, pour la visite des malades qui ne peuvent marcher, il rend compte à l'adjudant de compagnie et à l'officier de semaine, lors de sa première visite au quartier.

Malades à l'infirmerie

ARTICLE 160. — Il veille à ce que les hommes à l'infirmerie soient rasés deux fois par semaine par le perruquier de la compagnie et à ce qu'il leur soit fourni, une fois par semaine, du linge blanc, par les soins de la compagnie.

Fonctions du fourrier adjoint.

ARTICLE 168. — Le fourrier désigné pour ce service est chargé de réunir et de conduire, chaque jour, aux heures indiquées, les malades du régiment qui entrent à l'hôpital, et de ramener au régiment ceux qui en sortent.

Caporal de chambrée

ARTICLE 178. — Au réveil, il fait lever les soldats, fait découvrir les lits, fait l'appel.

Dès que les soldats sont levés, il fait ouvrir les fenêtres des chambres pour renouveler l'air.

Il rend compte des hommes malades au sergent de semaine, lui signale ceux qui ne peuvent se présenter à la visite du médecin et l'informe, en même temps, des événements de la nuit.

Police de chambrée

ARTICLE 180. — Pendant la nuit, si un homme est gravement malade, le caporal avertit le sergent de garde de la nécessité de faire venir le médecin; dans le jour, il prévient le sergent-major, et va lui-même chercher le médecin de service. Dans tous les cas il prévient l'infirmier de garde.

Soldats et élèves musiciens.

ARTICLE 202. — Ils reçoivent, sous la direction des médecins, l'instruction nécessaire à l'emploi de brancardiers, auquel ils sont destinées.

TITRE II.

Devoirs généraux communs aux divers grades et emplois.

Rapport journalier.

ARTICLE 216. — Le médecin-chef de service adresse au lieutenant-colonel, à la salle des rapports, son rapport médical.

Les décisions et les ordres du colonel sont communiqués : au médecin-chef de service, par le fourrier du peloton hors rang.

Aux médecins, par le fourrier de semaine de leur bataillon,

En cas d'urgence, les ordres donnés par le colonel, dans la journée, sont adressés à l'adjudant-major ou à l'adjudant de semaine qui les dicte aux sergents, aux fourriers de semaine et au fourrier de la section hors-rang.

Ils sont communiqués verbalement ou par écrit:

Aux médecins, par le fourrier de semaine de leur bataillon.

Sergents de garde

ARTICLE 237. — Si, pendant la nuit, il est averti que quelqu'un ait besoin de prompts secours, il envoie aussitôt appeler le médecin de service par un homme intelligent.

Après l'appel du matin, il fait donner aux sergents-majors les noms des détenus malades.

Il prévient, à son arrivée au quartier, le médecin-major, quand il y a des malades dans les salles de discipline, et prescrit au caporal de garde d'assister à la visite du médecin.

Caporal de garde

ARTICLE 240. — Il assiste à la visite faite par le médecin à un détenu. Les salles de discipline non occupées sont constamment ouvertes.

Exercices de mobilisation

ARTICLE 274. — Il est procédé, lors des revues des généraux et en leur absence, à des exercices partiels de mobilisation. Ces exercices portent sur des différents points avec lesquels il convient de familiariser les cadres et les troupes, tels que..... le chargement des brancards et des cantines d'ambulance, dans les voitures et sur les mulets, etc...

Ces exercices sont plus particulièrement pratiqués pendant le premier trimestre et pendant les périodes d'instruction des réservistes et de l'armée territoriale.

Soldats-ordonnances

ARTICLE 274. — Les officiers montés ou non montés

sont autorisés à employer chacun un soldat, pour leur service personnel et le pansage de leurs chevaux.

Les officiers de l'état-major du régiment, y compris les médecins, choisissent leur soldat-ordonnance dans tout le régiment, avec l'autorisation du colonel.

Inspections médicales. — Dispositions générales.

ARTICLE 288. — Lorsqu'un médecin inspecteur, en tournée d'inspection ou en mission, est arrivé dans une place, il se concerte avec le commandant d'armes qui fixe, pour chaque corps, l'heure de sa visite dans les quartiers.

Le médecin-major de 2e classe se rend chez le médecin inspecteur pour l'accompagner au quartier ; il le reconduit au retour.

Le colonel reçoit le médecin inspecteur au quartier et l'accompagne dans la visite des bâtiments occupés par le régiment ; les médecins et le porte-drapeau assistent également à cette visite.

En outre, les médecins du régiment accompagnent le médecin inspecteur dans sa visite à l'hôpital militaire ou à l'hospice militarisé.

Le médecin inspecteur et les officiers présents à la revue sont en tenue du jour. Lorsque le directeur du service de santé du corps d'armée, en tournée ou en mission, visite le quartier conformément aux ordres du général commandant le corps d'armée, le médecin aide-major se rend chez le directeur pour l'accompagner au quartier ; il le reconduit au retour.

Le lieutenant-colonel reçoit le directeur au quartier et l'accompagne dans la visite des bâtiments occupés par le régiment.

Permissions.

ARTICLE 290. — Les permissions de la journée sont accordées :

. . . .

Au médecin-major, par le colonel.

Aux médecins en sous-ordre par le médecin chef de service.

Les officiers chargés d'un service spécial, qui demandent des permissions de la journée, doivent obtenir préalablement l'assentiment du chef de service. (Voir 2ᵉ partie).

Casernement et couchage.

ARTICLE 333. — Le casernement d'un régiment comprend tous les locaux affectés soit au logement, soit au service, soit à l'instruction des troupes.

L'état d'assiette détaillée du logement est arrêté de concert entre le commandant d'armes, le chef du génie, le sous-intendant militaire et un médecin-major de la garnison.

Fournitures de l'infirmerie

ARTICLE 346. — Les fournitures d'infirmerie sont timbrées des lettres IR : ce timbre est apposé en présence du sous-intendant militaire.

Lorsque le nombre de ces fournitures est insuffisant, il y est suppléé par des fournitures de troupe ; mais les effets de literie, accidentellement affectés au service de l'infirmerie, ne peuvent être remis à l'usage des hommes en santé qu'après avoir été assainis.

Outre les manutentions périodiques, les matelas et les traversins des fournitures d'infirmerie sont cardés, les enveloppes et la laine sont désinfectées toutes les fois que, le médecin-major en ayant reconnu la nécessité, le sous-intendant militaire en donne l'ordre.

Échange des draps de lit, etc.

ARTICLE 347. — Les draps affectés aux fournitures d'infirmerie régimentaire, ainsi que les sacs de couchage occupés par des hommes atteints de maladies contagieuses, sont échangés dans les vingt-quatre heures, toutes les fois que le médecin le juge nécessaire.

L'échange des serviettes, qui font partie des ameublements d'officier et d'adjudant sous-officier, a lieu toutes les semaines. Les draps et les sacs à coucher, quelle qu'en soit la date de distribution, sont échangés toutes les fois que la fourniture dont ils font partie doit passer d'un homme à un autre.

Les fournitures de lits occupés sont désinfectées par les soins du corps ou de l'entrepreneur, toutes les fois que le médecin en reconnaît la nécessité.

Échange de la paille

ARTICLE 348. — Le renouvellement de la paille s'opère en entier, tous les six mois pour les lits d'officier, de troupe et d'infirmerie, et tous les quatre mois pour les demi-fournitures de troupe et de salle de police.

Hygiène des hommes et des locaux

Soins de propreté personnelle

ARTICLE 353. — Chaque jour, au lever, les hommes

doivent se nettoyer la tête, se rincer la bouche et se laver avec soin la figure et les mains; la serviette employée doit être propre; il est interdit de se servir des serviettes d'un camarade.

Le linge de corps est changé une fois au moins par semaine; quand le linge sale n'est pas envoyé immédiatement au blanchissage, il est séché, plié et placé derrière la charge. Il est donné un bain par aspersion tous les quinze jours au minimum.

Une fois par semaine, les soins de propreté sont complétés par le lavage des pieds et des jambes; il est d'ailleurs fait de même chaque fois que cela est jugé nécessaire, notamment à la suite des marches militaires; les officiers s'assurent de l'exécution de ces prescriptions.

Aération des chambres

ARTICLE 354. — L'air des chambres doit être constamment renouvelé: le jour, au moyen des fenêtres; la nuit, au moyen des appareils de ventilation ouverts dans la mesure prescrite.

Après le lever, et lorsque les hommes sont habillés, toutes les fenêtres d'un même côté sont ouvertes. Dès que les hommes sont sortis, les chambres sont aérées le plus possible. On ferme les fenêtres un instant, quand les hommes rentrent ayant chaud.

Dans les pays fièvreux, les fenêtres sont toujours fermées la nuit, surtout en été.

Tenue des chambres

ARTICLE 355. — Au réveil on découvre les lits, en relevant et ployant successivement au pied du lit les différentes parties de la fourniture; les lits restent découverts au moins pendant une heure.

Les chambres sont nettoyées ; les planches à pain, à bagages, les rateliers d'armes, les tables, les bancs, les poêles, sont essuyés ; les ordures sont descendues et déposées dans la partie du quartier désignée.

Tous les samedis, les planchers sont lavés et frottés avec du sable humide, additonné d'une petite quantité de potasse ou de soude ou, s'il y a lieu, d'acide phénique ; les vitres sont nettoyées ; les couvertures et les matelas sont battus au grand air.

Tous les ans, au besoin tous les six mois, les murailles sont blanchies avec de l'eau de chaux additionnée de colle et, au besoin, d'un désinfectant.

Au printemps, et plusieurs fois pendant l'été, le mobilier des chambres est lavé avec de l'huile de pétrole étendue d'eau, dans la proportion de un dixième, pour détruire les insectes. Les locaux contaminés sont soumis, s'il y a lieu, à des mesures de désinfection.

Les prescriptions hygiéniques indiquées pour la tenue des chambres doivent être observées pour la tenue des paliers, des corridors et de toutes les autres parties du casernement des hommes.

Le chauffage des chambres doit être entretenu modérément.

Il est défendu de mettre du linge entre la paillasse et le matelas, de manger sur les lits, d'y déposer des aliments, de se coucher sur les lits avec la chaussure aux pieds, de fumer dans les chambres pendant la nuit, d'y cracher et d'y vider les pipes ailleurs que dans les crachoirs et d'y entrer avant d'avoir décrotté ses chaussures.

On s'abstient, autant que possible, de battre et de nettoyer les effets dans les chambres,

Cours. — Cuisines.
Corps de garde. — Salles de discipline — Lieux d'aisances.

ARTICLE 355. — Le sol des cours doit être entretenu avec un soin d'autant plus rigoureux qu'elles sont plus étroites ou plus encaissées. Toute accumulation de fumier ou d'immondices est interdite dans le voisinage des parties du casernement habitées.

Les cuisines doivent être aérées le plus possible et maintenues dans un état de propreté rigoureux. On évite la stagnation des eaux ménagères et des débris. Les ustensiles, les tables, le sel, le magasin aux vivres, sont l'objet d'une surveillance constante.

Le corps de garde doit être très largement aéré : le mobilier est tenu en bon état de propreté. En hiver, le feu est entretenu sans exagération et le poêle est surmonté d'un bassin plein d'eau pour prévenir le dessèchement de l'air. Le chef de poste veille à ce que les hommes qui vont prendre la faction ne se groupent pas près du foyer, afin qu'ils ne soient pas surpris par un brusque refroidissement.

Les salles de discipline doivent être spécialement surveillées, au point de vue de la propreté, de la ventilation et de la disposition du baquet de propreté. Les odeurs qui se dégagent du baquet sont corrigées par l'addition d'huile lourde de houille.

Les lieux d'aisances, quel que soit le système adopté, exigent une surveillance permanente. Les tuyaux doivent bien fonctionner; on s'assure qu'il ne s'y produit ni fissures ni infiltrations. On fait dans ces locaux de fréquentes aspersions avec une solution de sulfate de fer ou avec de l'eau phéniquée.

Alimentation. — Boissons.

ARTICLE 358. — Les hommes font deux repas principaux par jour ; autant que possible, ils doivent avoir pris le café avant le travail du matin.

Le capitaine veille à ce que la préparation et la nature des aliments soient aussi variées que possible.

Le pain, la viande, les légumes, le café constituent la base de l'alimentation du soldat.

Autant que possible on fait usage de légumes rafraîchissants.

L'eau constitue la boisson habituelle du soldat. Toutes les fois qu'elle n'est pas irréprochable, elle est filtrée ou soumise à l'ébullition. Quand les fonds de l'ordinaire le permettent, le capitaine doit améliorer le régime alimentaire en augmentant le taux de la ration de viande, en faisant distribuer des aliments supplémentaires et exceptionnellement des rations de vin.

L'eau de boisson et l'eau de lavage sont indiquées par des écriteaux explicites.

Pendant la saison des chaleurs et quand on est obligé de faire bouillir l'eau, il est avantageux de ne la laisser consommer que sous forme de thé ou de café, qui constitue une boisson rafraîchissante et tonique.

Il est interdit de boire à la cruche dans les chambres ; on doit toujours se servir du quart.

Recommandations spéciales pour les marches et les manœuvres.

ARTICLE 359. — Avant de faire une marche, les hommes s'assurent que les effets ne les gênent pas ; ils se munissent des ingrédients nécessaires pour parer aux accidents de la marche. Ils veillent surtout à la chaussure, qui doit être portée, être brisée, souple aux pieds, dont les ongles, les cors ou durillons peuvent être une cause de douleurs. Les hommes susceptibles de se blesser graissent avec du suif, la veille de chaque marche, les parties délicates.

Les pieds devront être l'objet de soins constants ; dès qu'une partie quelconque est pressée douloureusement; il faut remédier à la gène produite en quittant les chaussures, s'il est possible, et graisser fortement avec du suif la partie lésée et la partie de la chaussure qui frotte. S'il y a écorchure, il faut entourer 'la plaie solidement et sans pli avec une bande imbibée d'eau blanche et graisser le linge extérieurement, de manière à adoucir le frottement.

Les hommes qui ont des ampoules doivent les traverser au moyen d'une aiguille, d'un fil graissé, laisser le fil dans l'ampoule et graisser ensuite avec du suif.

Chaque jour, à l'arrivée, on doit se nettoyer les pieds avec un linge légèrement humide et les essuyer. Il ne faut pas se laver les pieds à grande eau.

On boit le moins possible ; on se gargarise si la soif est trop vive ; à la grande halte ou à l'arrivée, autant que possible, on mange un peu avant de boire ; on boit lentement et à petites gorgées, en attendant que la transpiration ait cessé. Il faut s'abstenir de boissons alcooliques, et prendre de préférence du café mélangé avec une grande quantité d'eau. On évite le vin doux, le cidre nouveau, le poiré. Si l'eau à employer comme boisson est trouble, on la passe à travers un linge pour enlever les impuretés et les sangsues.

Autant que possible on ne part pas à jeun ; on garde toujours quelque chose à manger à la grande halte ; on ne mange pas de fruits, même très mûrs, qu'avec modération.

A l'arrivée on fait la soupe. Si l'on ne peut préparer la soupe, on fait griller la viande du repas du soir, et on s'assure qu'elle est parfaitement cuite, particulièrement la viande de porc, qu'il ne faut pas craindre de faire cuire une seconde fois.

On évite, au repos, les endroits humides ou trop frais, et, si l'on est en transpiration, on se prémunit contre le vent ; on se donne du mouvement, si l'on sent qu'on se refroidit, on se garde de s'étendre sur l'herbe.

Lorsque le soleil est trop chaud, il faut se garantir la tête avec un mouchoir, en l'interposant entre la tête et la coiffure.

A la suite d'une longue marche, d'un exercice fatigant, après la pluie, et particulièrement pendant les grandes chaleurs, en arrivant, on ne doit pas se dévêtir, à moins qu'on ne veuille changer de linge ; dans ce cas, on le fait sans perdre de temps et en se garantissant des courants d'air. Après une grande fatigue suivie de transpiration, un repos complet et immédiat est pernicieux ; le mouvement fait éviter les refroidissements.

On doit se déshabiller pour se coucher, si l'on dispose d'un lit ; les membres reposent mieux et le corps reprend sa souplesse ; si l'on n'a pas de lit, il faut ôter sa chaussure, se déshabiller en partie et se couvrir le mieux possible, en évitant les courants d'air. On se couche tôt pour reposer le nombre d'heures nécessaire.

Dans les cantonnements, on ne doit jamais se coucher sur la terre même, mais autant que possible sur de la paille, du foin ou des copeaux ; il ne faut pas se dévêtir, mais il faut se couvrir la tête avec la calotte de coton en l'enfonçant presque sur les yeux.

Troupes campées et bivouaquées.

ARTICLE 36o. — L'intérieur des tentes doit être tenu dans le plus grand état de propreté. Le sol ne doit pas être creusé mais décapé seulement : on extrait les herbes et les racines, on creuse une rigole au pied de la tente pour l'écoulement des eaux, et on ménage un rebord sur lequel on puisse étendre les effets, quand il fait beau.

Si de la paille est distribuée, on la répartit également sur le sol intérieur, principalement sur la partie où les hommes doivent placer la tête. Si on n'a pas de paille, on ramasse de l'herbe sèche, de la mousse, du foin, des feuilles sèches pour éviter le contact du sol.

Il ne faut jamais se coucher sur des plantes aromatiques ou odorantes, ni sur des joncs ou plantes vertes qui croissent dans les endroits marécageux.

Dès que le soleil paraît, les tentes sont ouvertes et relevées du côté du soleil ; la paille est remuée et exposée au grand air ; les effets sont sortis, étendus et battus, ainsi que les couvertures.

La tente et les alentours sont balayés avec soin ; les ordures sont portées au loin, brûlées ou enterrées.

Des feuillées réglementaires sont installées à proximité des tentes.

Il est défendu d'uriner auprès des tentes et de sortir la nuit de la tente sans être entièrement vêtu et chaussé.

La vie au bivouac exige des précautions très grandes ; il faut se garantir le mieux possible du froid et de l'humidité, et la nuit se tenir les pieds près du feu.

Distributions.

ARTICLE 377. — Toutes les denrées achetées par la commission des ordinaires sont reçues par le capitaine de semaine de cette commission. *Un médecin du corps*

*doit être appelé pour donner son avis, en cas de doute,
sur la qualité de ces denrées.*

Commissions

ARTICLE 383. — Dans toutes les places où il est fourni
des approvisionnements ou fait des distributions, des
commissions sont constituées pour juger les contes-
tations qui peuvent s'élever entre la partie prenante
d'une part, et l'administration et l'entrepreneur de l'autre.

Ces commissions sont composées ainsi qu'il suit :

1º Service des vivres (vivres-pain, vivres de campagne, vivres-viande, liquides) et du chauffage. — Un
chef de bataillon ou d'escadrons d'un des corps de la
garnison ou du corps de passage ou, à défaut d'un
officier supérieur de ce grade, l'officier inférieur du
grade le plus élevé ; les deux capitaines les plus anciens
et *le médecin le plus élevé en grade, ou le plus ancien
de grade de la garnison ou du corps de passage;* deux
notables idoines choisis, l'un par le commandant d'armes,
l'autre par le comptable ou l'entrepreneur de la ration.

Composition de la commission des ordinaires

ARTICLE 395. — Dans un régiment un chef de bataillon
président, 4 capitaines membres, un lieutenant secrétaire
avec voix consultative, secondé par un sous-officier.

Dans un bataillon formant corps et dans les détachements : trois officiers, y compris le président, un
lieutenant secrétaire avec voix consultative, secondé
par un sous-officier.

*Le médecin-chef de service du corps ou du détache-
ment fait partie de la commission avec voix consultative.*

Officiers malades

ARTICLE 405. — Les officiers qui ne peuvent faire leur

service, pour cause d'indisposition, sont tenus de garder la chambre au moins vingt-quatre heures.

Les lieutenants et les sous-lieutenants informent sur-le-champ leur capitaine ; les capitaines, leur chef de bataillon ; les officiers comptables, le major ; les officiers supérieurs, *les médecins*, le porte-drapeau et le chef de musique, le lieutenant-colonel.

En outre, les officiers de semaine et ceux qui sont employés à un service spécial, préviennent directement leur supérieur immédiat dans leur service.

L'officier malade a le droit de se faire soigner chez lui : mais dans des circonstances spéciales, *sur l'avis du médecin-major*, le colonel peut ordonner l'entrée de cet officier à l'hôpital.

L'officier qui se fait soigner chez lui est tenu de se fournir de médicaments.

TITRE III

Routes dans l'intérieur.

Malades et éclopés.

ARTICLE 429. — Tous les jours, à l'heure fixée, les malades et les éclopés sont visités et pansés au poste de police.

Le médecin désigne :

1° Ceux qui sont autorisés à placer le havresac sur les voitures, mais qui marchent avec leur compagnie ;

2° Ceux qui, dans le même cas, sont, de plus, autorisés à marcher avec les équipages ;

3° Ceux qui sont autorisés à monter sur les voitures ;

4° Ceux qui entrent à l'hôpital.

Ces autorisations sont toujours données par écrit.

Les sergents de semaine se trouvent à cette visite, pour prendre connaissance des décisions du médecin et en informer le capitaine.

Le chef de bataillon de semaine y assiste autant que possible.

Dans un bataillon voyageant séparément, le chef de bataillon peut être remplacé, à la visite, par l'adjudant-major.

Les caporaux d'escouade font connaître le logement des hommes qui ne peuvent venir au poste ; un des médecins va les visiter. Le médecin-major rend compte de la visite au chef de la colonne. S'il n'y a pas de médecin militaire dans une colonne, la visite est faite par un médecin civil requis.

Les hommes qui sont autorisés à placer le havresac sur les voitures le déposent le matin, d'après les indications du vaguemestre, et rejoignent leur compagnie avant le départ.

Ceux qui sont autorisés à marcher avec les équipages, et ceux qui sont autorisés à monter sur les voitures, se rendent au poste, après avoir répondu à l'appel de leur compagnie ; le vaguemestre les répartit.

Aucun homme n'est admis dans les hôpitaux civils ou militaires sans un billet du médecin.

Les armes et les munitions des hommes entrant aux hôpitaux sont déposées dans la caisse d'armes placée sur une des voitures du convoi.

Les autorités municipales sont invitées à donner à la gendarmerie les noms des hommes qui resteraient en arrrière sans autorisation, sous prétexte de maladie. A leur retour, ces hommes seraient sévèrement punis.

Titre IV

Le titre IV, qui ne comprend qu'un article, indique les devoirs des officiers généraux relativement à l'exécution du décret du 20 octobre 1892. Leur action doit se faire sentir par une direction générale donnée à tous les service, et leur surveillance exercée au moyen d'inspections périodiques.

Décret du 4 octobre 1891.

(Portant règlement sur le service dans les places de guerre et les villes ouvertes).

Considérations générales.

On a vu, au commencement de cette leçon, que l'intérêt du service exige la réglementation de toutes les questions relatives au service intérieur dans les corps de troupe : la même nécessité s'impose en ce qui concerne les détails si multiples et si importants du service dans les places. La règle de ce service est contenue dans le décret du 4 octobre 1891.

Le rôle et les attributions de chacun, à tous les degrés de la hiérarchie militaire et pour tous les détails du service, sans exception, y sont tracés d'une manière précise, ne laissant aucune prise à l'équivoque.

S'imaginer que ce décret doit être simplement un résumé des prescriptions sur l'établissement des corps de garde et le fonctionnement des postes d'infanterie et de cavalerie, serait commettre une grave erreur.

En effet, la connexité de plus en plus étroite qui tend à s'établir chaque jour entre nos institutions militaires et nos institutions civiles ; les rapports fréquents qui existent actuellement entre les fonctionnaires mili-

taires et les fonctionnaires civils ; enfin, la loi de recrutement qui a créé, entre la population et les troupes, ces
échanges continuels et réguliers qui établissent entre
l'armée et le pays une étroite solidarité, ne permettent
pas à ce règlement de se renfermer exclusivement dans
un cercle de prescriptions militaires spéciales. Aussi les
questions si sérieuses du service dans les places ont-
elles été vues de plus haut.

La simple lecture de l'analyse sommaire des titres
du décret du 4 octobre 1891, portant règlement sur le
service dans les places de guerre et les villes ouvertes,
permettra de s'en rendre compte facilement.

Ce décret comprend huit titres qui sont :

Titre Ier. — Des différents états dans lesquels les places
de guerre peuvent se trouver ;

Titre II. — Des commandements des places de guerre
et des villes ouvertes. — Droit au commandement ;

Titre III. — État de paix ;

Titre IV. — De l'état de guerre pour les places ;

Titre V. — De l'état de siège ;

Titre VI. — Rapports entre l'autorité militaire et l'autorité maritime dans les places qui sont ports militaires ;

Titre VII. — Rangs et préséances dans les armées de
terre et de mer ;

Titre VIII. — Honneurs militaires.

TITRE Ier

Le titre Ier définit d'une manière succincte les villes
auxquelles doit s'appliquer la dénomination de *place de
guerre* (villes fortifiées par une enceinte continue, une
enceinte avec forts détachés ou par un ensemble de

forts détachés), et les rapports généraux sous lesquels les places doivent être considérées.

Les places de guerre, relativement au commandement, au service et à la police sont : en *état de paix*, en *état de guerre* et en *état de siège*.

Titre II

Le titre II pose les principes qui régissent le commandement dans les places.

TITRE III

Le titre III réglemente les attributions et fonctions générales des commandants supérieurs de la défense, des adjoints au commandant supérieur de la défense, des gouverneurs désignés, des commandants d'armes, des officiers et employés militaires sous leurs ordres ; les rapports de ce personnel avec les autorités militaires et avec les troupes ; l'exécution, dans les détails les plus étendus, du service des troupes ; tous les faits relatifs à la police militaire, à la surveillance et à la conservation des établissements et du domaine militaire ; les rapports de l'autorité militaire avec l'autorité civile pour l'exécution des services mixtes qui les concernent ou les intéressent l'une et l'autre.

Ce titre a une importance technique considérable ; il embrasse tout l'ensemble des connaissances très variées qui doivent former, en matière de service des places, la pratique réglementaire de l'armée : les parties qui concernent directement les officiers du corps de santé militaire sont les suivantes :

État de paix.

ARTICLE 9. — L'état de paix existe toutes les fois que la place n'est pas constituée en état de guerre ou de siège.

Commission de défense d'une place de guerre.

ARTICLE 13. — Il est formé, dans chaque place, une Commission de défense composée ainsi qu'il suit :

Pour la place principale :

Le commandant supérieur de la défense, président ; son adjoint, les directeurs de l'artillerie, du génie et de l'intendance.

Le directeur ou le chef du service de santé du groupe ;

. . . .

Pour les autres places :

Le commandant supérieur de la défense, président ; le gouverneur désigné, le commandant de l'artillerie, le chef du génie, le fonctionnaire de l'intendance chargé du service territorial, le médecin militaire de l'armée active appelé à diriger le service de santé de la place en temps de guerre ou, à défaut, un médecin militaire de l'armée active désigné par le commandant du territoire, sur la demande du commandant supérieur de la défense.

La Commission de défense se réunit chaque année dans la place pour arrêter l'établissement ou la révision du plan de mobilisation et du plan de défense, suivant les instructions données par le Ministre.

Le commandant supérieur de la défense, après approbation du commandant du corps d'armée, fixe la date de la réunion de chaque commission, et convoque directement tous les membres qui doivent y prendre part.

En dehors des réunions annuelles, les commissions peuvent, dans les mêmes conditions que ci-dessus, être convoquées pour traiter les questions spéciales dont l'étude aurait été prescrite par le Ministre.

Archives.

ARTICLE 14. — Le commandant de corps d'armée et le commandant supérieur de la défense du groupe autorisent, quand ils le jugent convenable, la communication (*sur place*), des archives au médecin militaire.

Moyens d'information à la disposition des commandants supérieurs de la défense et gouverneurs désignés.

ARTICLE 15. — Le commandant supérieur de la défense, ayant sous ses ordres directs les chefs des divers services du groupe, reçoit d'eux, en tout temps, les renseignements qu'il désire et procède à toutes les inspections qu'il juge utiles.

Les gouverneurs désignés doivent visiter les établissements militaires et les magasins de toute nature. Lorsqu'ils veulent procéder à cette visite, le commandant supérieur de la défense fixe la date de leur visite et les en informe. Les représentants locaux des divers services les accompagnent dans leur visite ou délèguent un officier pour les accompagner. Dans le courant de leur visite, les gouverneurs désignés doivent demander, en outre, communication de toutes les études qui intéressent la défense de leur place, sans que cela donne lieu à aucun déplacement de pièces ; il ne leur en est jamais délivré de copies.

Commandant d'armes. — Casernement et prisons.

ARTICLE 21. — Le commandant d'armes donne les ordres nécessaires pour l'établissement des troupes dans les casernes : il veille, en ce qui le concerne, à l'exécution des lois et règlements sur l'assiette........ et la conservation des logements, des hôpitaux...........

Officiers, sous-officiers et employés militaires
du service de la garnison

ARTICLE 22. — Le major de la garnison fait fréquemment, et à des heures différentes, la ronde-major. Il visite les hôpitaux et fait les rondes qu'il croit utiles et qui sont prescrites par le commandant d'armes (art. 99 et suivants).

Rapport du commandant d'armes avec les différents
chefs de service.

ARTICLE 33. — Les différents chefs de service, ainsi que les officiers et employés militaires sous leurs ordres, sont tenus de se conformer aux prescriptions du commandant d'armes, pour tout ce qui tient au service et à la police générale de la place. Les chefs de service ne peuvent s'absenter pour plus de vingt-quatre heures, lors même que leur service s'étend hors de la place, sans en informer le commandant d'armes.

Le chef du service de santé adresse au commandant d'armes, à des époques déterminées par celui-ci, un rapport sur le service sanitaire de la place, Il propose à sa désignation les médecins chargés d'assurer le service du recrutement, de la gendarmerie. de la prison militaire, des isolés, des officiers sans troupe et employés militaires.

De l'arrivée des troupes et de leur établissement
dans la place.

ARTICLE 34. — Pour s'assurer que les bâtiments (qui doivent être occupés) sont en bon état, le commandant d'armes les visite lui-même ou les fait visiter, avant l'arrivée de la troupe, par le major de la garnison, qui est accompagné par un médecin militaire.

Article 38. — Dans les trois jours qui suivent l'établissement de la troupe, le commandant d'armes visite les casernes, accompagné du chef de corps ou du chef de détachement, d'un médecin militaire.

Du service des troupes dans les places de guerre et les villes ouvertes.

Article 40. — Des différents tours de service:

Dans les places de guerre et dans les villes ouvertes, il y a trois tours de service...

Le 3ᵉ tour comprend les rondes, les visites d'hôpitaux, etc...

Article 45. — Dans les garnisons où plusieurs corps se trouvent réunis, il est commandé, soit périodiquement, soit à des jours et à des heures variables, des capitaines pour visiter les hôpitaux, etc...

Surveillance du commandant d'armes sur le casernement...... les hôpitaux......

Article 129. — Le commandant d'armes s'assure que les logements des officiers, sous-officiers et soldats et ceux des employés militaires réunissent toutes les conditions de salubrité déterminées par le règlement.

Il fait établir, par les médecins des corps, des rapports relatifs à l'état de salubrité des logements, dont au besoin il provoque l'évacuation; dans les cas urgents, il peut autoriser cette évacuation; il en rend compte sur-le-champ.

Surveillance sur les hôpitaux militaires et sur les hôpitaux civils dans lesquels les militaires sont en traitement, conformément à la loi du 7 Juillet 1877

Article 135. — Quand il y a lieu de mettre un poste

à un hôpital, le commandant d'armes détermine l'emplacement et la force de poste ; il donne au chef du poste la consigne générale et celle qui concerne la sûreté et la police extérieures de l'établissement. Le médecin chef de l'hôpital donne les consignes qui ont pour objet la police intérieure ; il les soumet à l'approbation du commandant d'armes. Il délivre des autorisations pour visiter les malades, ou pour tout autre objet, aux personnes qui demandent l'entrée de l'hôpital ; toutefois, si les visites concernent un détenu en traitement, ces autorisations ne sont accordées que par le commandant d'armes.

Le chef de poste défère aux appels qui lui sont faits par le médecin-chef de l'hôpital ou par l'officier d'administration gestionnaire de l'hôpital.

Capitaine de visite.

ARTICLE 136. — Un capitaine est commandé, chaque jour, pour faire visite à l'hôpital. S'il y a plusieurs hôpitaux, il peut être commandé deux capitaines.

L'officier chargé de ce service fait cette visite à l'une des heures du repas ; il goûte le bouillon et le vin et s'assure de la bonne qualité du pain et de la viande. Il assiste à la distribution des aliments et parcourt les salles de malades, la salle des détenus, examine si elles sont tenues proprement et reçoit les plaintes qui pourraient être formées ; il est accompagné par un officier d'administration ou adjudant élève d'administration de garde.

Il inscrit et signe, sur un registre coté et paraphé par le médecin-chef, les observations qu'il a faites. Il fait entrer les mêmes dans son rapport écrit, qu'il adresse au commandant d'armes ; il y joint les plaintes qu'il a reçues si, d'après les renseignements qu'il a pu prendre, elles lui paraissent fondées.

L'officier de visite ne peut donner aucun ordre dans l'hôpital, ni s'immiscer dans les détails de l'administration.

A défaut de capitaines, le service est fait par des lieutenants ou des sous-lieutenants.

Sous-officiers de planton.

ARTICLE 137. — Il est commandé, chaque jour, un sous-officier de planton dans les hospices mixtes, qui est de service pendant vingt-quatre heures à l'hopital. Ce sous-officier se conforme aux dispositions du règlement sur le service des hôpitaux qui sont mentionnées dans sa consigne; ainsi qu'aux ordres qu'il reçoit du médecin-chef de l'hôpital pour le maintien de la police intérieure de l'établissement, et lui rend compte de ses observations. Il fait verbalement son rapport au capitaine de visite.

Si l'importance de l'hôpital ou d'autres considérations l'exigent, il peut être commandé plusieurs sous-officiers de planton; le médecin-chef de l'hôpital règle leur service.

Promenade et sortie des malades.

ARTICLE 138. — Lorsque les médecins de l'hôpital prescrivent pour les malades des promenades au dehors ou des bains de mer, le commandant d'armes, sur la demande du médecin-chef de l'hôpital, fait commander un nombre suffisant de sous-officiers pour les accompagner et les surveiller.

Les chefs de corps, de service ou d'établissements envoient un fourrier pour recevoir les hommes sortant de l'hôpital et les ramener directement au quartier.

Visite des généraux, des officiers supérieurs, des capitaines commandants, du commandant d'armes et du major de la garnison.

ARTICLE 139. — Les généraux et les chefs de corps visitent les hôpitaux pour s'assurer des soins qui sont donnés aux malades des troupes sous leurs ordres. Les officiers supérieurs, les capitaines commandant les compagnies, escadrons ou batteries, et les médecins des corps visitent également leurs malades dans les hôpitaux. Ils rendent compte de leurs observations au chef de corps.

Le commandant d'armes fait ou fait faire, par le major de la garnison, la visite des hôpitaux, de jour et de nuit, toutes les fois qu'il le juge convenable, et au moins une fois par mois. Si des négligences dans le service ou des abus sont constatés, il en rend compte, s'il y a lieu, par la voie hiérarchique, au général commandant la région territoriale.

Les généraux, le commandant d'armes, le major de la garnison et les officiers supérieurs sont accompagnés dans leurs visites par un officier d'administration ; ils requièrent la présence du médecin de garde, lorsqu'ils la jugent nécessaire.

Punitions des infirmiers

ARTICLE 140. — Les infirmiers ne peuvent être punis que par le médecin-chef de l'hôpital, par leurs chefs particuliers ou par les officiers du corps de santé, pour tous les faits relatifs à leurs fonctions spéciales.

Ils dépendent de l'autorité militaire, pour tout ce qui concerne la discipline générale.

Militaires détenus en traitement dans les hôpitaux.

Article 141. — Des salles particulières sont affectées, dans chaque hôpital, au traitement des militaires détenus. Elles sont l'objet d'une surveillance spéciale de la part de l'autorité militaire à laquelle incombent les mesures relatives à la garde de ces militaires.

Service sanitaire dans les prisons.

Article 149. — Un médecin militaire, désigné par le commandant d'armes, est chargé du service sanitaire de la prison, qu'il visite chaque jour ; l'agent principal lui présente tous les militaires écroués depuis sa visite de la veille ; les hommes atteints de maladie contagieuse sont envoyés sur le champ à l'hôpital. Il doit ses soins aux surveillants, à leurs femmes et à leurs enfants. Il propose tout moyen de salubrité qu'il croit nécessaire. Il s'assure de la qualité des vivres; il est accompagné, dans sa visite, par l'agent principal.

Lorsqu'un détenu est envoyé à l'hôpital, il y est conduit par un planton porteur d'un billet d'entrée, délivré par le médecin et signé par le commandant de la prison et, à son défaut, par l'agent principal ; il est placé dans la salle des consignés.

Si le malade est en jugement, il est conduit à l'hôpital sous escorte.

Titres IV et V.

États de siège et de guerre.

Article 178. — L'état de guerre résulte de la publication, dans la place, de l'ordre de mobilisation.

Article 189. — L'état de siège est déclaré par une loi ou décret, sauf circonstances de force majeure qui autorisent le commandant militaire de la place à prendre la responsabilité de cette décision.

Les titres IV et V embrassent l'état de guerre et l'état de siège; ils donnent toutes instructions nécessaires pour le service et la police dans chacun de ces états; le titre V traite, en outre, de la responsabilité du commandement, du conseil de défense et du comité de surveillance des approvisionnements de siège.

Du service de la police dans l'état de guerre.

ARTICLE 188. — Le gouverneur, le chef du service de santé tiennent chacun un journal sur lequel ils inscrivent, chaque jour, par ordre de dates, sans aucun blanc ni interligne, ni grattages, ni surchage, la copie littérale des ordres qu'ils reçoivent et de ceux qu'ils donnent, avec des renseignements sur le mode d'exécution de ces ordres, sur leurs résultats et, enfin, sur toutes les circonstances propres à faire connaître la marche de la défense. Des registres semblables sont tenus dans les forts détachés, suivant les instructions du gouverneur dont ils dépendent.

Les registres des chefs de service sont cotés et paraphés par le gouverneur, au moment où il prend le commandement de la place. Chacun d'eux veille, sous sa responsabilité personnelle, à la conservation de son journal.

Ce journal est ouvert le jour même où l'état de guerre est déclaré.

De la défense.
Récompenses accordées pour une défense honorable.

ARTICLE 190. — Tout officier commandant une place qui, après un siège, l'aura conservée contre les efforts de l'ennemi, recevra, en présence des troupes, la récompense due à ses services.

La même distinction sera accordée aux chefs de corps et de service et aux militaires qui se seront signalés dans la défense.

Du Conseil de défense et du Comité de surveillance des approvisionnements de siège

ARTICLE 198. — Le Conseil de défense d'une place, d'un fort isolé ou d'un poste militaire en état de siège, est composé :

Du gouverneur, président ;

De son adjoint, s'il y a lieu ;

Des commandants de l'artillerie et du génie ;

Des deux plus anciens colonels des troupes de la garnison ; à défaut de colonels, des deux officiers les plus anciens dans le grade le plus élevé, mais appartenant à des corps différents ;

Les chefs des services de l'intendance et de santé assistent aux séances du Conseil avec voix consultative.

Le chef du service de santé est remplacé (aux séances du Conseil de défense) en cas d'empêchement.

Réunion du Conseil de défense, — Registre des délibérations

ARTICLE 199. — Quand le Conseil de défense est réuni, un membre désigné par le gouverneur rédige le procès-verbal, séance tenante, et l'inscrit au registre des délibérations, où chacun des membres du conseil peut faire consigner son opinion avec tous les développements qu'il juge utiles. Tous les membres signent au procès-verbal. Ces dispositions s'appliquent également au chef du service de l'intendance et au chef du service de santé.

C'est un devoir absolu pour les membres du Conseil de défense de garder le plus profond secret sur toutes les questions qui ont été mises en délibération devant eux.

ARTICLE 200. — Le chef du service de santé est membre du Comité de surveillance des approvisionnements de siège

Lorsqu'un des membres du Comité est empêché, il est remplacé par la personne qui marche après lui ou qui le supplée dans ses fonctions

TITRE VI

Ce titre réglemente les rapports des autorités militaires et des autorités maritimes, et tous les actes publics qui intéressent en commun le département de la guerre et le département de la marine, dans les places qui sont ports militaires.

Le seul point concernant spécialement le corps médical de l'armée de terre est le suivant :

Rapports entre l'autorité militaire et l'autorité maritime dans les places qui sont ports militaires

ARTICLE 221. — Le médecin de l'armée de terre le plus ancien dans le grade le plus élevé et le directeur du service de santé de la marine sont membres de la commission de défense.

A remarquer que les médecins de l'armée de terre ne font pas partie du Conseil de défense ni du Comité de surveillance des approvisionnements de siège dans un port militaire en état de siège : ces postes sont occupés par le directeur du service de santé de la marine.

· Titre VII

Le titre VII statue sur les rangs et les préséances dans les armées de terre et de mer.

Rangs des officiers généraux et autres,
des fonctionnaires et employés militaires convoqués en corps

Classement des groupes d'états-majors

Article 247. — Les officiers généraux, supérieurs et autres, les fonctionnaires et employés des armées de terre et de mer, convoqués en corps pour les cérémonies publiques, sont répartis par groupes d'états-majors qui se rangent dans l'ordre suivant :

Les états-majors relevant directement du Ministre de la guerre . . . .

Les états-majors relevant directement du Ministre de la Marine . . . .

L'état-major des gouvernements de Paris et de Lyon ou des corps d'armée. . . . .

L'état-major de la préfecture maritime . .

L'état-major de la région constitué après le départ du corps d'armée mobilisé.

L'état-major de la division, soit que le commandement territorial ait été ou n'ait pas été réuni au commandement de la division. . . . .

> Après le Sénat, la Chambre des députés, le Conseil d'État, la Cour de cassation, la Cour des comptes, le Conseil supérieur de l'instruction publique et la Cour d'appel ;

L'état-major de la majorité générale de la marine . . . . : . . . .

L'état-major de la brigade, soit que le commandement territorial ait été ou n'ait pas été réuni au commandement de la brigade. . . . .

> Après la Cour d'assises, le Conseil de préfecture et le tribunal de première instance ;

L'état-major de la place . . . .

> Après le Conseil municipal et les corps académiques ;

Les corps d'officiers de troupe. . . . . .

> Après les juges de paix et les commissaires de police.

Classement des groupes d'État-major.

Les officiers, fonctionnaires et employés des armées de terre et de mer se répartissent par service, comme il suit, dans les groupes d'états-majors où ils doivent prendre place.

. . . .

États-majors des gouvernements de Paris et de Lyon, des corps d'armée, des divisions et des brigades, comprenant le personnel du commandement territorial, savoir :

. . . .

L'État-major particulier du génie ;
Le corps de l'intendance militaire ;
Le corps des ingénieurs des poudres et salpêtres ;
Le corps de santé militaire ;
Les aumôniers ;
Le personnel de la justice militaire ;
Les officiers de gendarmerie.

. . . . .)) . . . .

État-major de la place.

Les officiers et employés militaires d'artillerie et du génie ;
Les officiers du service de santé ;

. . . .

Attachés au service de la place.

TITRE VIII.

Honneurs militaires

Honneurs à rendre par les corps d'officiers et les personnels de divers services.

Le titre VIII et dernier comprend la règle des honneurs militaires. Nous ne donnerons ici que les hon-

neurs auxquels ont droit les membres du corps de santé
de l'armée :

Visites de corps.

ARTICLE 253. — Les corps d'officiers de troupes des
armées de terre et de mer, les officiers sans troupe,
fonctionnaires et employés de la guerre et de la marine,
ayant rang d'officiers, présents dans la localité, doivent
des visites de corps :

Aux Ministres,
Aux maréchaux de France et amiraux,
Aux généraux de division et vice-amiraux,
Aux contrôleurs généraux de 1re classe,
Aux intendants généraux inspecteurs,
Au médecin inspecteur général,
Aux généraux de brigade et contre-amiraux,
Aux contrôleurs généraux de 2e classe,
Aux intendants militaires,
Aux chefs d'état-major de l'arrondissement maritime
qui ne sont pas contre-amiraux,
A l'inspecteur général du génie maritime,
A l'inspecteur général du service de santé (armée de
mer),
Aux inspecteurs du service de santé (armée de terre),
Aux commandants d'armes,
Aux cardinaux, archevêques et évêques,
Aux conseillers d'État en mission extraordinaire,
Aux premiers présidents de cours d'appel,
Aux préfets,
Au président de la cour d'assises.

Dans chaque groupe de chaque État-major, les officiers généraux et autres, les fonctionnaires et employés

se placent par service suivant leur grade et leur rang, le plus ancien prenant la droite.

Ordre des visites de corps.

ARTICLE 260. — Les visites se font dans l'ordre suivant :

. . . .

L'état-major particulier du génie,
L'intendance militaire,
Les ingénieurs des poudres et salpêtres,
Le corps de santé militaire,
Les aumôniers,
Le personnel de la justice militaire,
Les officiers de gendarmerie.

. . . .

Dans chacune de ces catégories, les officiers fonctionnaires et employés sont placés entre eux suivant eur grade ou rang.

Honneurs à rendre par les troupes lors de l'arrivée dans les places.

ARTICLE 270. . . . . . . le médecin-inspecteur général, les inspecteurs du service de santé. . . ont droit à une sentinelle pendant la durée de leur inspection ou mission.

Honneurs à rendre aux drapeaux et étendards.

ARTICLE 279. — Tout militaire isolé passant devant un drapeau ou étendard salue.

Honneurs du défilé.

ARTICLE 280. — Dans toutes les circonstances où les troupes doivent rendre les honneurs, les membres du corps de santé militaire, qui ne mettent pas l'arme à la main, saluent dans les mêmes conditions que les officiers de troupe qui leur sont assimilés. Ce salut s'exécute en portant la main droite à la coiffure.

Les fonctionnaires spécifiés dans le paragraphe précédent et n'appartenant pas aux corps de troupe présents à la revue, mais qui y ont été convoqués par les officiers généraux commandant, ne défilent pas. Pendant la revue, ils se placent sur le terrain à la droite des troupes et, pendant le défilé, ils se groupent derrière la personne à qui les honneurs sont dus. Dans les deux cas, ils se rangent dans l'ordre assigné aux troupes de leur arme, les chefs de service au premier rang, ayant leur personnel derrière eux. Ils ne mettent pas l'arme à la main et, quand ils doivent saluer, ils le font en portant la main droite à leur coiffure.

Honneurs à rendre par les sentinelles et plantons.

ARTICLE 291. — Les honneurs à rendre par les sentinelles sont dus, quelle que soit la tenue des officiers ou fonctionnaires qui passent auprès d'elles.

Les sentinelles s'arrêtent pour rendre les honneurs dès que la personne à qui ils sont dus est arrivée à six pas d'elles. Elles lui font face et restent dans cette position jusqu'à ce qu'elles aient été dépassées de six pas.

Les officiers et fonctionnaires rendent le salut.

ARTICLE 292. — Les sentinelles présentent les armes :

. . . .

Aux fonctionnaires et employés des armées de terre et de mer qui ont le grade ou le rang d'officier général ou supérieur (de médecin-inspecteur général à médecin-major de 1re classe inclus).

ARTICLE 293. — Les sentinelles portent les armes :

. . . .

Aux fonctionnaires et employés des armées de terre et de mer ayant le grade ou le rang d'officiers (de médecin-major de 2ᵐᵉ classe à médecin aide-major de 2ᵐᵉ classe inclus).

Mot d'ordre

ARTICLE 3o6.— Le mot est porté, lorsqu'ils séjournent temporairement à titre officiel dans une place ou une ville de garnison autre que Paris :

Au médecin-inspecteur général et aux inspecteurs du service de santé, par un sous-officier.

Honneurs funèbres militaires

ARTICLE 312. — La moitié de la garnison prend les armes pour les généraux de division et les grands-croix de la Légion d'honneur.

ARTIGLE 3i3. — Le tiers de la garnison prend les armes : Pour les fonctionnaires et assimilés des armées de terre et de mer ayant le rang de général de division, et pour les grands-officiers de la Légion d'honneur.

ARTICLE 3i5. — Un bataillon ou deux escadrons, commandés par un colonel....., prennent les armes :

Pour les fonctionnaires et assimilés des armées de terre et de mer ayant rang de général de brigade ou de commandeur de la Légion d'honneur.

ARTICLE 3i6. — Deux compagnies ou deux pelotons de troupes à cheval commandés par un chef de bataillon ou d'escadron ou major..... prennent les armes :

Pour les fonctionnaires des armées de terre et de mer ayant le rang de colonel.

ARTICLE 3i7. — Une compagnie ou un peloton de troupes à cheval, commandés par un capitaine, prennent les armes :

Pour les fonctionnaires des armées de terre et de mer ayant le grade de lieutenant-colonel ou pour les officiers de la Légion d'honneur.

ARTICLE 318.— Un peloton d'infanterie ou de troupes à cheval, commandé par un lieutenant, prend les armes :

Pour les fonctionnaires des armées de terre et de mer ayant le rang de chef de bataillon.

. . . .

ARTICLE 319. — Une section d'infanterie ou un demi-peloton de troupes à cheval, commandé par un sous-lieutenant, prend les armes :

Pour les fonctionnaires des armées de terre et de mer ayant le rang de capitaine, de lieutenant et de sous-lieutenant et pour les chevaliers de la Légion d'honneur.

*Officiers, fonctionnaires et employés décédés
en dehors du service*

ARTICLE 323. — Les honneurs définis par les articles 311 et suivants appartiennent exclusivement aux officiers, fonctionnaires et employés qui décèdent en position d'activité ou dans l'exercice de leurs fonctions. Quand ils décèdent dans toute autre position (retraite, non-activité, réforme, etc.), ils n'ont droit qu'à la moitié de ces mêmes honneurs.

Aucun honneur n'est rendu en raison de leur grade, aux officiers, fonctionnaires ou employés mis en réforme par mesure de discipline.

Les officiers et soldats de la réserve et ceux de l'armée territoriale ont droit, lorsqu'ils décèdent étant sous les drapeaux, aux mêmes honneurs que les officiers et soldats de l'armée active.

Dans toute autre circonstance, il ne leur est dû aucun honneur en raison de leur grade dans la réserve ou dans l'armée territoriale.

Prescriptions spéciales et principes relatifs aux honneurs.

ARTICLE 333. — Les honneurs militaires, qu'il ne faut pas confondre avec les marques extérieures de respect, que tout militaire doit à son supérieur dans toutes les circonstances, ne se rendent que du lever au coucher du soleil.

HONNEURS DES INTÉRIMAIRES ET DES ASSIMILÉS.

ARTICLE 340. — Un officier ou fonctionnaire remplaçant son supérieur à titre intérimaire ou provisoire n'a droit ni au rang, ni aux honneurs attribués au titulaire qu'il supplée.

Les fonctionnaires des armées de terre et de mer, auxquels des règlements spéciaux auraient assigné le même rang qu'à certains officiers, ne peuvent prétendre qu'aux honneurs qui leur sont attribués par le présent règlement.

En résumé, les titres VII et VIII ne sont autre chose que le Code des préséances et honneurs considérés au point de vue militaire exclusivement.

Quant aux difficultés qui peuvent surgir lorsqu'il y a lieu de déterminer le rang des fonctionnaires civils et militaires entre eux, le décret du 24 Messidor an XII peut toujours les résoudre et quelles que soient les interprétations qui lui ont été données, suivant les circonstances, il contient dans son texte, comme dans la pensée de hiérarchie qui l'a dicté, la solution de toutes les questions.

QUINZIÈME LEÇON (1)

Secours à donner aux blessés sur le champ de bataille. — Bandages et appareils improvisés. — Relèvement et transport des blessés. — Brancards et voitures.

Secours aux blessés sur le champ de bataille. — Bandages et appareils improvisés. — Relèvement des blessés. — Relèvement par deux hommes. — Relèvement par trois hommes. — Relèvement par quatre hommes. — Manœuvres de descente des blessés à cheval. — Transport des blessés. — Transport avec le brancard. — Transport à bras d'homme. — Transport avec des voitures d'ambulance et des voitures auxiliaires. — Transport à dos de mulet, sur des litières et des cacolets. — Transport avec le brancard roulant.

SECOURS AUX BLESSÉS SUR LE CHAMP DE BATAILLE

Le rôle de secourir les blessés sur le champ de bataille est dévolu aux brancardiers régimentaires. Il est nécessaire que ces hommes agissent avec rapidité et douceur à la fois ; aussi doivent-ils réduire leur intervention aux secours les plus urgents.

La mission des brancardiers consiste, avant tout, à relever le blessé sur le champ de bataille et à le porter le plus rapidement possible à l'abri des projectiles d'abord, et dès que les circonstances le permettent, au poste de secours ou aux ambulances, où les soins véritables sont assurés par les médecins.

Les brancardiers font boire les blessés ; pour cela ils

(1) Ecole de l'infirmier et du brancardier militaires, — 1894. — Vᵛᵉ Rosier, éditeur, 26, rue St-Guillaume.

doivent avoir leurs bidons toujours pleins d'eau ; c'est la boisson qui convient le mieux sur le champ de bataille pour désaltérer les blessés.

Le brancardier cherchera à rappeler à la vie les blessés qui auront perdu connaissance, en les frictionnant et les stimulant (aspersion et flagellation du visage avec de l'eau froide, titillation de la gorge et du nez avec une barbe de plume, une paille, tractions rythmées de la langue). Mais le meilleur moyen qui doit lui être recommandé contre la syncope, c'est de coucher le blessé horizontalement sur le dos, la tête basse.

Ils débarrassent la poitrine et le ventre de toute constriction et mettent les blessés dans une bonne position, si celle qu'ils ont prise en tombant est vicieuse. Les uns, pris sous leur cheval sont dégagés ; d'autres, tombés la face contre terre, sont relevés.

Hémorrhagies. — Dès qu'il y a une perte de sang assez notable, le brancardier doit *toujours* appliquer le paquet individuel de pansement (1) sur la blessure et le serrer assez fortement.

Si cette constriction modérée ne suffit pas, le brancardier *est autorisé*, en l'absence du médecin, à placer à la racine du membre un garrot, un tourniquet ou tout autre moyen de constriction, qu'il serre jusqu'à ce que le sang s'arrête.

Le *garrot* (moyen très douloureux), doit être momentané ; le *tourniquet à baguettes* peut être improvisé rapidement avec des piquets de tentes, des bâtons, etc., un morceau de ficelle et deux compresses qui le rendent plus supportable. Le tourniquet est préférable au garrot parce qu'il est moins douloureux, en raison de la com-

(1) Page 172

pression qui ne s'exerce que sur deux points opposés du membre.

Dans tous les cas de constriction, le transport rapide du blessé au poste de secours s'impose aux brancardiers.

Fractures. — En cas de fracture, l'intervention du brancardier doit être très réservée ; avant de chercher à relever le blessé il doit donc faire son possible pour vérifier la fracture.

La position du membre suffit le plus souvent pour la lui faire reconnaître, il paraît dévié de son axe et forme même quelquefois un angle au niveau de la fracture.

La mobilité anormale du membre accompagnée de craquements osseux quand il le déplace, et surtout l'impuissance du blessé à le soulever lui-même confirment la fracture.

Le brancardier doit être très prudent dans ces recherches qui pourraient être nuisibles au blessé ; dans le doute il agira toujours comme si le membre était fracturé.

Membre supérieur. — Si le bras ou la main sont fracturés il lui suffira, sans défaire les vêtements, de soutenir cette partie du corps au moyen d'une cravate, d'un mouchoir ou d'une écharpe étalée sous le membre fléchi à angle droit et fixée par un nœud autour du cou.

Si c'est le bras qui est fracturé, il l'appliquera en le redressant le long du corps et il le maintiendra ainsi contre le tronc, à l'aide d'une écharpe ou d'une large ceinture nouée sur le côté opposé du corps, enfin il suspendra comme précédemment l'avant-bras par un mouchoir noué autour du cou.

Membre inférieur. — Il le redressera en tirant doucement sur le pied, et l'appliquera dans toute sa longueur contre l'autre membre qui servira de tuteur. Puis, pendant qu'un brancardier soutient le membre blessé en l'immobilisant contre l'autre, un second brancardier passera autour des deux membres, et par-dessus les vêtements, une série de liens (cravates, courroies), modérément serrées de façon à maintenir suffisamment le membre fracturé contre son tuteur.

Les brancardiers, quand le nombre des blessés sera considérable, n'auront pas le temps nécessaire pour procéder à l'immobilisation, même provisoire, des membres fracturés ; ils devront se contenter de relever les blessés avec précaution, pour les placer sur le brancard sans les faire trop souffrir, de redresser le membre dans une attitude convenable sans le fixer, et se hâter d'effectuer le transport au poste de secours.

RELÈVEMENT DES BLESSÉS

Pour relever les blessés, les brancardiers doivent déployer beaucoup de douceur et de précautions, et aborder les patients avec précision et ensemble.

Les blessés sont relevés du champ de bataille de plusieurs manières :

1° *Relèvement par deux brancardiers.*

A. Le blessé est saisi *des deux côtés* et posé doucement sur le brancard. Dans ce mode de relèvement les deux brancardiers embrassent le blessé avec les deux mains entre-croisées au nivcau des membres inférieurs, les deux autres mains étant placées au-dessous du tronc. Le blessé, s'il le peut, s'aide en saisissant les brancardiers par la ceinture (fig. 1).

B. Les deux brancardiers, placés du même côté,

saisissent le blessé en passant les mains, l'une sous les épaules et l'autre sous les reins ; le second brancardier, plaçant les siennes sous le bassin et les jarrets. Le

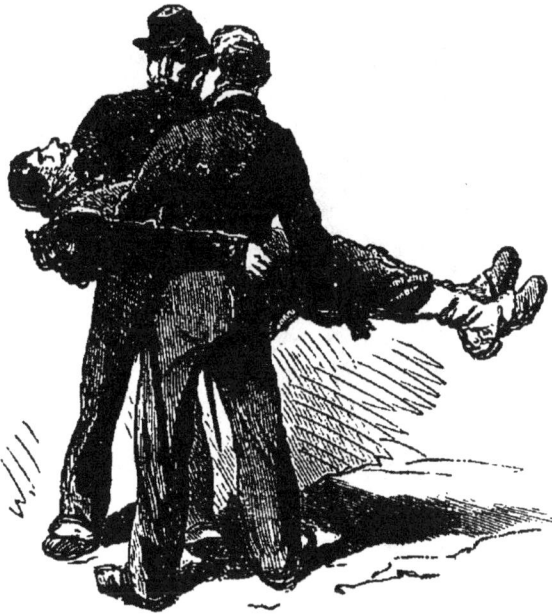

Fig. 1. — Relèvement par deux brancardiers placés des deux côtés du blessé.

blessé s'aide en mettant ses mains sur les épaules du premier porteur (fig. 2).

2° *Relèvement par trois brancardiers.* — Trois hommes sont nécessaires quand il s'agit de blesures graves, d'une fracture des membres inférieurs, par exemple, Dans ce cas, deux brancardiers soutiennent le blessé par le siège et le tronc, le troisième soutenant les parties blessées (fig. 3).

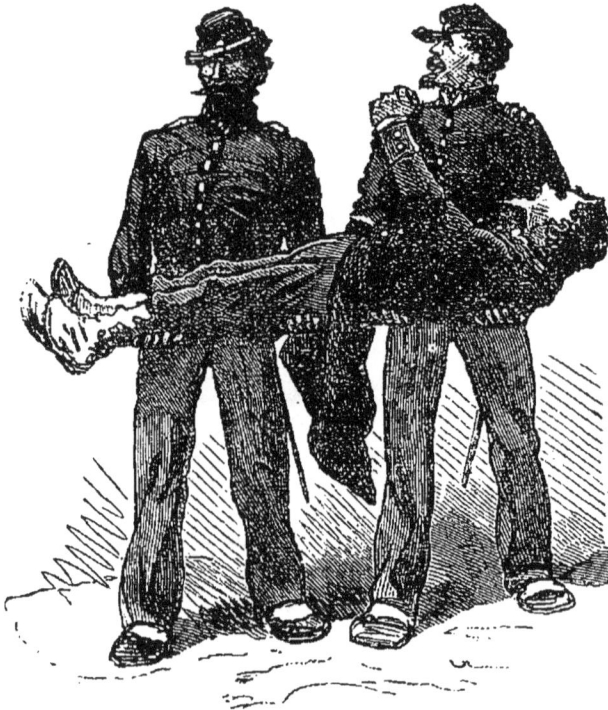

Fig. 2 — Relèvement par deux brancardiers placés du même côté du blessé.

3° *Relèvement par quatre brancardiers.* — Lorsque le blessé est incapable de s'aider, dans le cas de blessures très graves par exemple, quatre brancardiers sont nécessaires.

Pour le relèvement d'un blessé, les brancardiers, qu'ils soient deux, quatre ou cinq, obéissent aux commandements suivants, faits par l'un d'eux dit *brancardier N° 1 : Attention, debout, marche, halte, posez!*

Ces mots donnent une idée suffisante de la manœuvre et n'ont pas besoin d'explication.

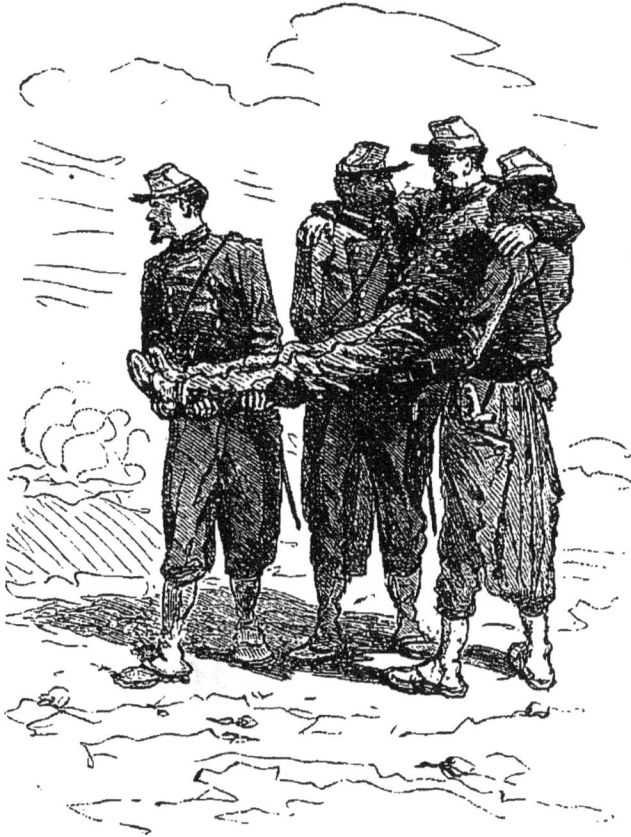

Fig. 3. — Relèvement par trois brancardiers dans le cas de fracture des membres inférieurs.

MANŒUVRE DE DESCENTE D'UN BLESSÉ A CHEVAL

Précautions préliminaires (1). — Pour descendre un blessé de cheval, il faut prendre d'abord certaines pré-

(1) La cavalerie n'ayant pas de brancardiers, ceux-ci sont fournis par les troupes d'infanterie les plus proches.

cautions préliminaires et adopter des manœuvres spéciales, variables suivant la nature et le siège de la blessure. C'est ainsi qu'il faut *tenir le cheval*, *enlever les armes* du blessé, *le descendre de cheval*.

La descente de cheval comporte deux méthodes analogues aux deux méthodes de transport à bras et à dos par un seul brancardier vigoureux.

I. — Première méthode

La manœuvre de descente du blessé, à cheval, par

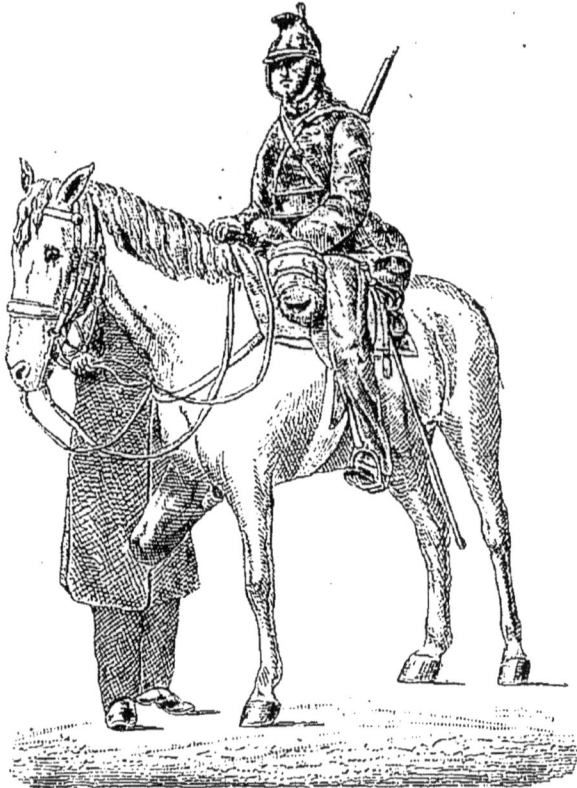

Fig. 4. — Tenir le cheval.

un seul brancardier comprend deux procédés : Il faut
d'abord tenir le cheval, puis mettre le blessé sur le dos
du brancardier (3 temps).

Ce sont là, comme on pense, procédés de nécessité
qui ne peuvent être employés que pour des blessures
légères du membre inférieur, et quand on ne dispose
que d'un seul brancardier.

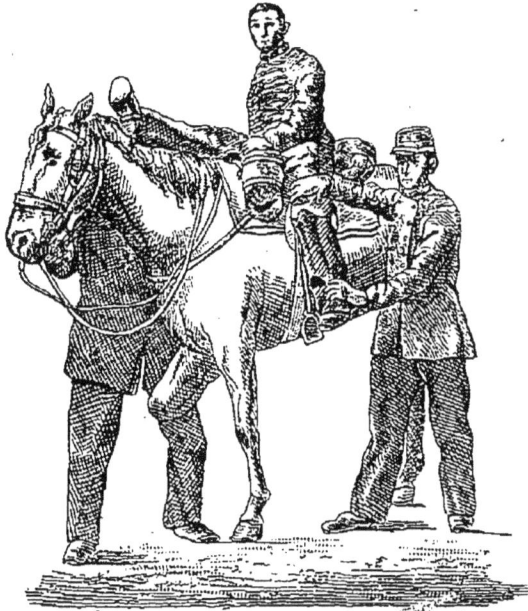

Fig. 5. — *Premier procédé.* — Le blessé est reçu sur le dos.
(1er temps)

Dans un *deuxième procédé*, le blessé est reçu dans les
bras du brancardier au lieu d'être porté sur son dos.
(Les figures 8 et 9 expliquent les détails de la manœuvre.)

La figure 6 indique le *premier temps* de ce deuxième
procédé.

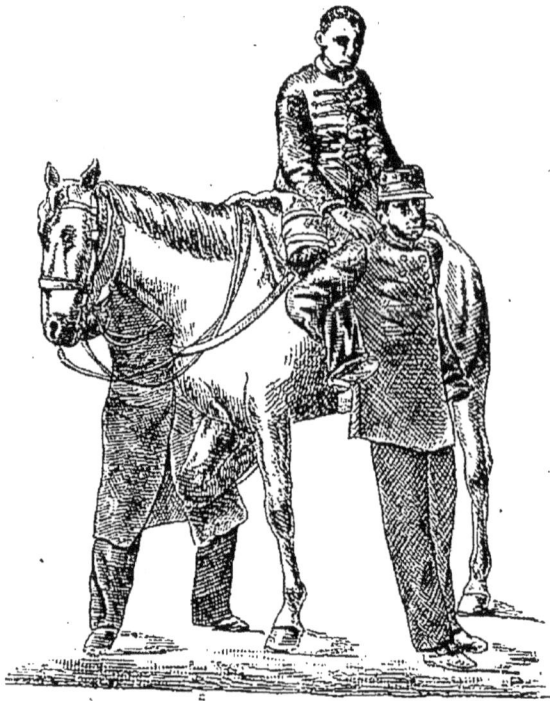

Fig. 6 — Même manœuvre (2e temps).

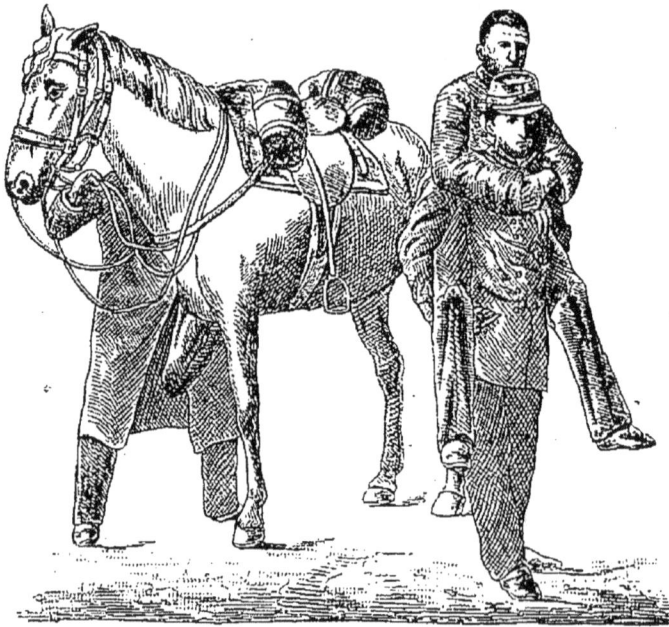

Fig. 7. — Même manœuvre (3e temps).

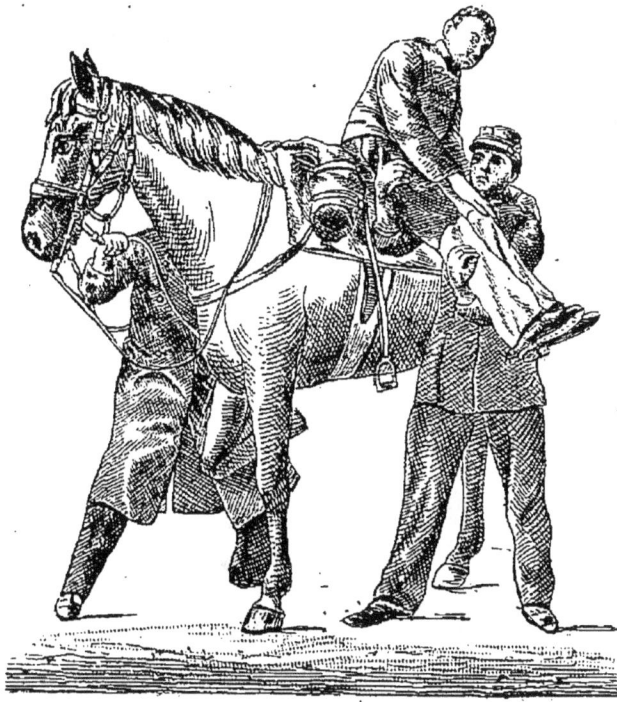

Fig. 8. — Le blessé est reçu dans les bras (2e temps).

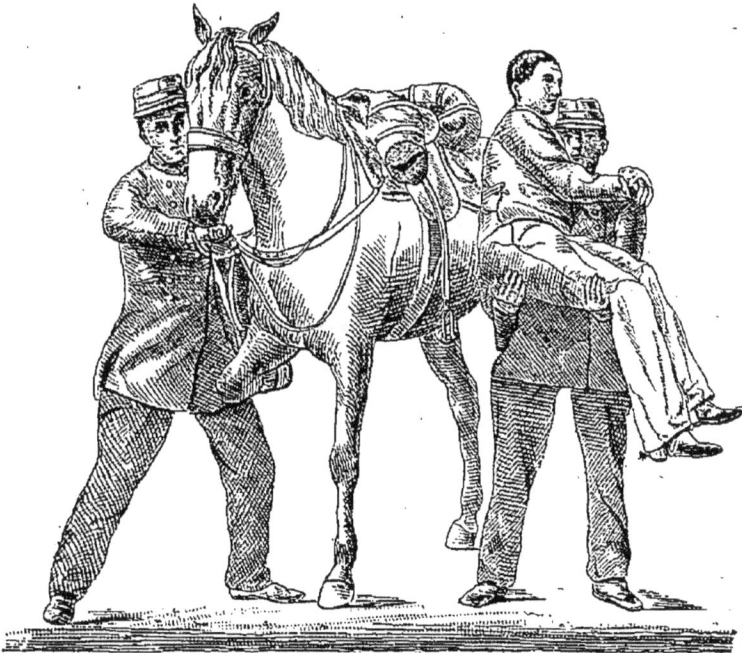

Fig. 9. — Le blessé est reçu dans les bras (3e temps).

II. — Deuxième méthode

Descente du blessé, à cheval, par deux brancardiers.

Ici encore, il y a deux procédés. — *Premier procédé :*
Le blessé est saisi des deux côtés (fig. 10). Un brancardier
maintient le membre blessé, tandis que l'autre aide le
blessé à passer la jambe saine par dessus l'encolure.

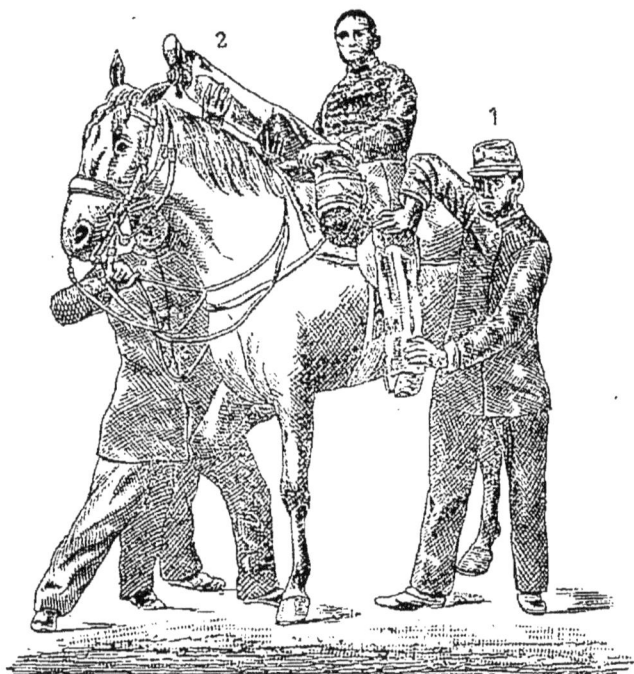

Fig. 10. — Le blessé est saisi des deux côtés (1er temps).

Le cavalier alors étant assis sur le bord de la selle,
les jambes rapprochées, les deux brancardiers se font
face et glissent leurs mains sous les cuisses du blessé
(fig. 11) qui, au commandement : *en avant*, se laisse

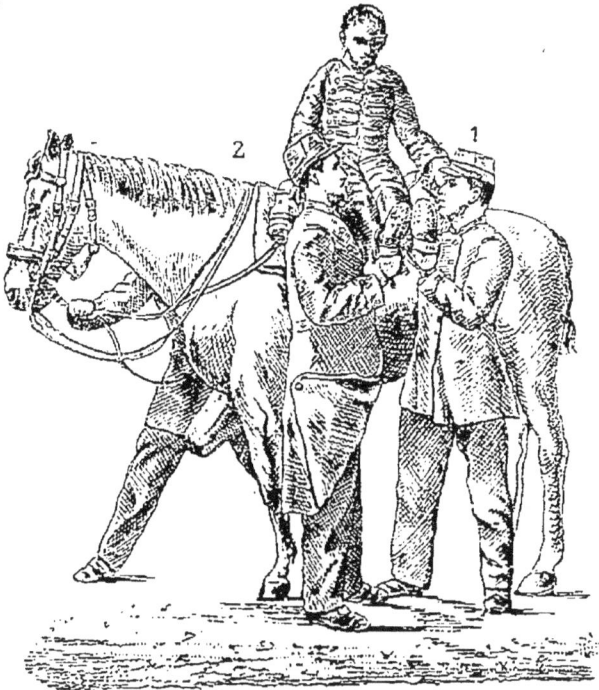

Fig. 11. — Le blessé est saisi des deux côtés (2ᵉ temps)

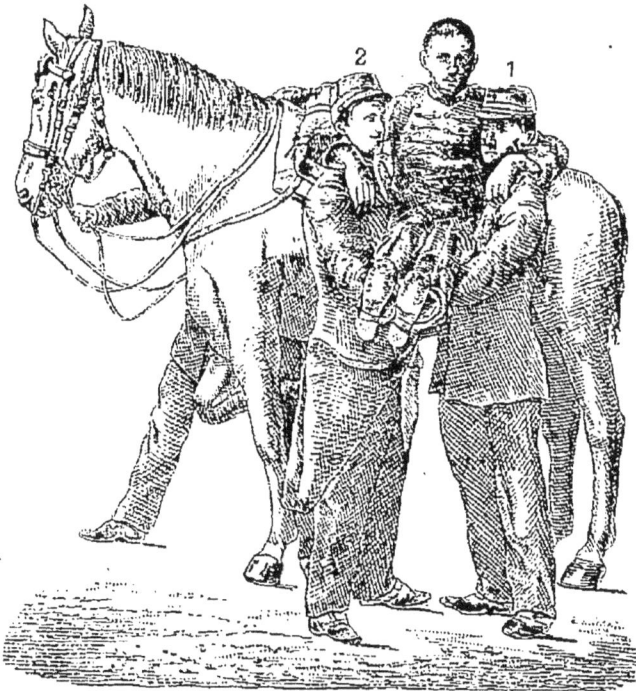

Fig. 12. — Le blessé est saisi des deux côtés (3ᵉ temps).

glisser en bas de la selle et saisit chaque brancardier par le cou (fig. 12).

Deuxième procédé : Le blessé est saisi d'un seul côté. — Cette manœuvre, identique à celle du premier procédé, comprend aussi trois temps (fig. 10, 13 et 14).

III. — Troisième méthode

Descente du blessé à cheval par trois brancardiers.

C'est la méthode à adopter quand il s'agit d'un fracturé des membres inférieurs.

Cette troisième méthode n'est que la combinaison des deux procédés de la deuxième, ainsi que l'indiquent les figures ci-après (fig. 15 et 16).

Quand le blessé ne souffre pas trop et n'a pas de tendance à la syncope, il y a avantage à ne pas le démonter et à le faire soutenir par deux cavaliers, qui le conduisent au poste de secours le plus proche, où a lieu la manœuvre de descente régulière.

Pour tous les temps des manœuvres de descente de cheval, le brancardier n° 1, au moment de recevoir le blessé, fait le commandement : *en avant.* A ce moment, le cavalier se laisse glisser en avant, sur la selle, en passant ses bras autour du cou du ou des brancardiers qui rejettent le haut du corps en arrière, pour conserver l'équilibre.

Transport de blessés.

Les blessés sont transportés :

A. Avec le brancard ;

B. A bras d'homme ;

C. Avec des voitures ;

D. A dos de mulet, en cacolet et litières.

E. Avec le brancard roulant.

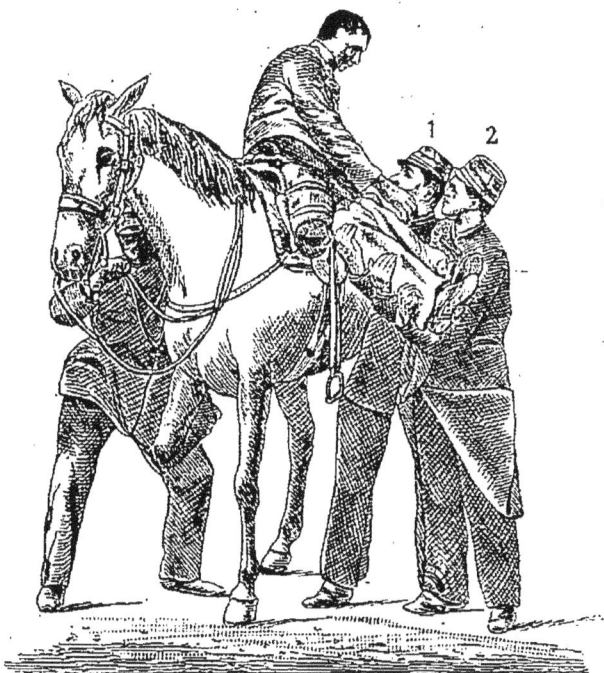

Fig. 13. — Manœuvre de descente du blessé, à cheval,
par 2 brancardiers (2e temps)

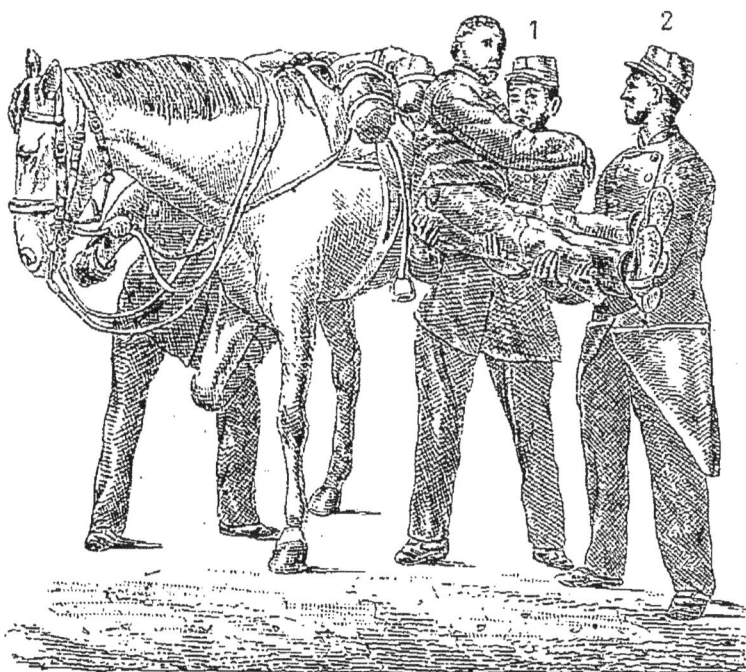

Fig. 14. — Manœuvre de descente du blessé, à cheval,
par 2 brancardiers (3e temps).

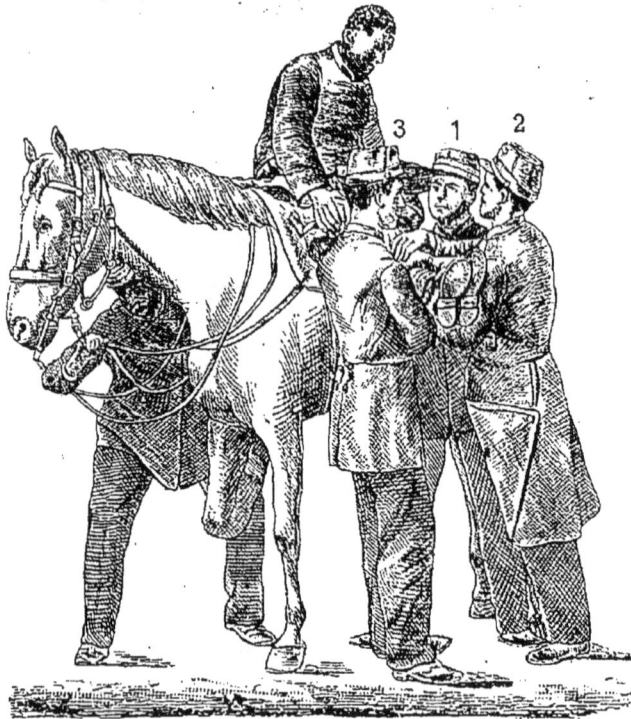

Fig. 15. — Manœuvre de descente par 3 brancardiers (2ᵉ temps).

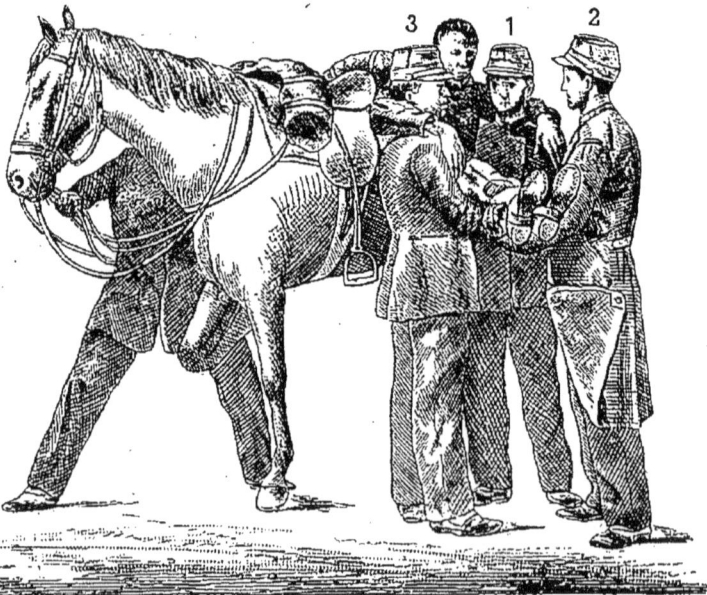

Fig. 16. — Manœuvre de descente par 3 brancardiers (3ᵉ temps).

4. — Transport avec le brancard.

Ce moyen de transport est utilisé pour les petites distances. Le brancard se compose dans ses parties les plus importantes de : deux hampes, deux compas d'écartement à articulation excentrique, quatre pieds, la toile formant, du côté de la tête, une poche pouvant être remplie de paille pour servir de traversin et deux bretelles. Ses dimensions sont calculées pour qu'il puisse être placé dans une voiture d'ambulance.

En garnison, les brancardiers sont exercés à la connaissance parfaite du brancard et de sa manœuvre. Les équipes de brancardiers d'un bataillon forment une escouade, les trois escouades d'un régiment, une section.

CHARGEMENT DU BRANCARD.

Les brancardiers doivent donner aux blessés, sur le brancard, une position en rapport avec la nature et le siège de leurs blessures, de façon, par exemple, que les parties soient immobilisées ou relâchées autant que possible. Ils maintiennent la position donnée avec le sac, les couvertures roulées, etc.

TRANSPORT DU BRANCARD CHARGÉ.

Quatre hommes sont affectés à un brancard et se numérotent de 1 à 4, ceux du premier rang ayant les numéros 1 et 3, ceux du second les numéros 2 et 4. Dans l'infanterie les numéros des équipes et des escouades correspondent aux numéros des compagnies.

Dans les ambulances les brancardiers sont répartis en quatre pelotons correspondant aux quatre régiments de la division.

Les brancards sont montés par les numéros 1 et 2.

Pour le montage du brancard il y a quatre temps correspondant aux commandements suivants : *montez les brancards, ouvrez les brancards, tendez, posez.* C'est le brancardier nº 1 qui fait les commandements. Le démontage comprend aussi quatre temps : *démontez les brancards, fermez les brancards, roulez.* Dans le quatrième temps on boucle les bretelles.

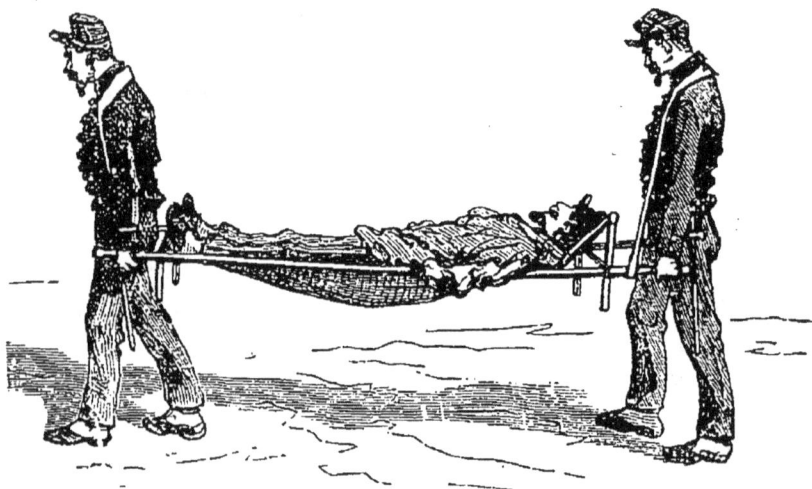

Fig. 17. — Marche avec le brancard en terrain plan.

Pour le transport du brancard chargé, par deux ou quatre hommes, le brancardier nº 1 qui se tient à l'avant, fait les commandements qui sont toujours les mêmes : *Attention, enlevez, marche, halte, posez* !

Les brancardiers doivent marcher à pas rompus pour imprimer le moins de secousses au blessé, les pieds rasant le sol.

MARCHE AVEC LE BRANCARD.

En marchant, les hommes doivent maintenir le brancard dans un plan horizontal et par suite on doit les choisir de taille à peu près égale.

Quant à eux, ils doivent modifier leur façon de faire suivant les accidents de terrain (inclinaison du sol, côtes rapides, escaliers, murs, haies, fossés). Les brancardiers, préalablement exercés en temps de paix par des médecins militaires, doivent bien connaître les règles de transport dans ces circonstances de terrain varié, en se rappelant particulièrement la direction à donner à la tête et aux pieds, suivant la nature du terrain qu'ils traversent.

DÉCHARGEMENT DU BRANCARD.

On emploie, pour le déchargement du brancard, les mêmes précautions et la même douceur que pour son chargement. Le point important ici est de disposer le brancard convenablement par rapport au lit sur lequel doit être déposé le blessé.

BRANCARDS DIVERS ET TRANSPORTS IMPROVISÉS.

Outre le brancard classique à compas (modèle 1892, système Franck) ou à traverses (modèle 1885), il existe des variantes :

L'un est un brancard ordinaire pour troupes de montagnes, dont les hampes se replient autour de deux charnières placées au milieu de la longueur pour en faciliter le transport à dos de mulet. Il y a aussi des *brancards-hamacs* (systèmes Donion-Martine) pour troupes de montagne, porté comme un palanquin, et un *brancard roulant* (fig. 18).

Tous ces brancards pouvant venir à manquer, les brancardiers en confectionnent avec les objets qu'ils ont sous la main : civières, portes, planches, ficelles, etc., etc., convenablement matelassées. Ils peuvent en improviser encore avec des sacs, des paillasses vides, dont on découd les angles, et dans lesquele on introduit des perches pour remplacer les hampes. On emploie, pour le même usage, des couvertures, des paillassons

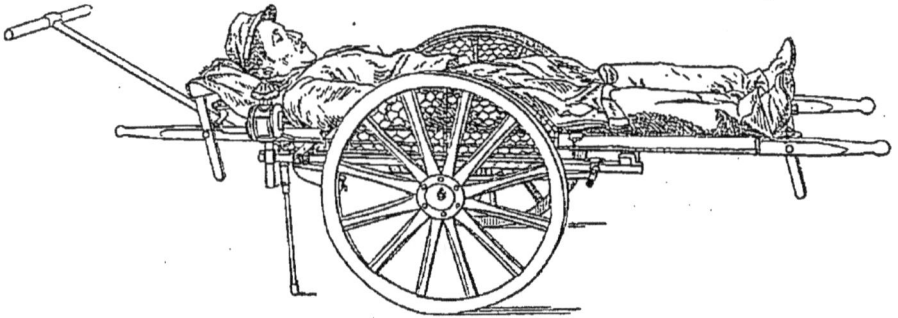

Fig. 18.

qu'on fixe par les angles à des perches ou à des branches d'arbres.

On obtient également un brancard avec deux bâtons, entre lesquels on installe des cordes ou des courroies allant de l'un à l'autre, mais sans jamais négliger d'établir des traverses d'écartement rigides.

B. — Transport à bras d'homme.

Si les brancards font défaut et qu'on ne puisse pas en improviser en nombre suffisant, ou bien si les accidents du terrain ne permettent pas ce moyen de transport, les blessés sont portés à bras d'homme.

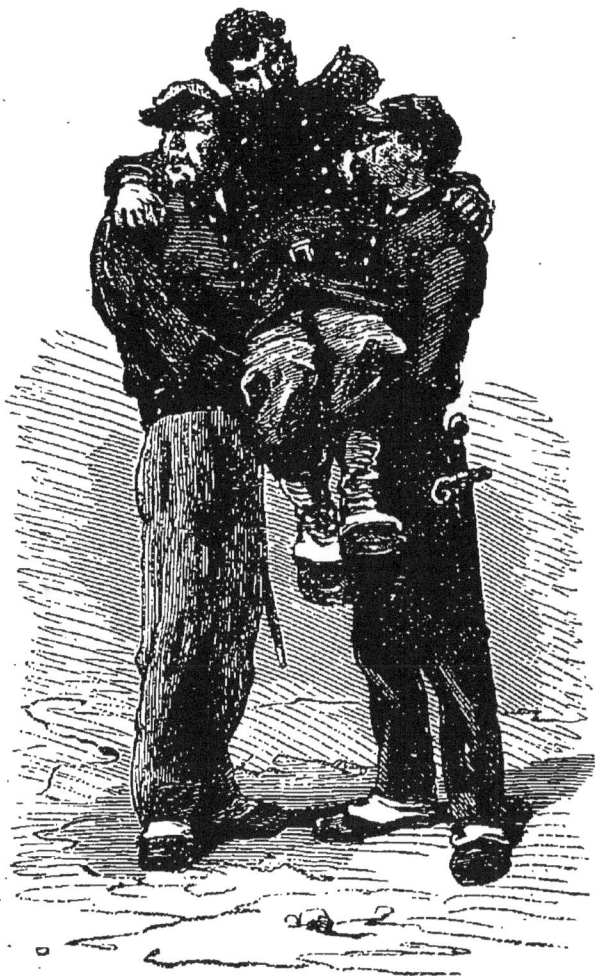

Fig. 19. — Transport par deux brancardiers d'un blessé assis.

Quand la distance à parcourir n'est pas grande, un

seul brancardier peut suffire ; il prend le blessé dans ses bras ou le charge sur son dos. Ce moyen de transport exige un homme vigoureux et ne peut être employé que pour les blessures légères, laissant au malade assez de force pour se cramponner au brancardier qui le soutient.

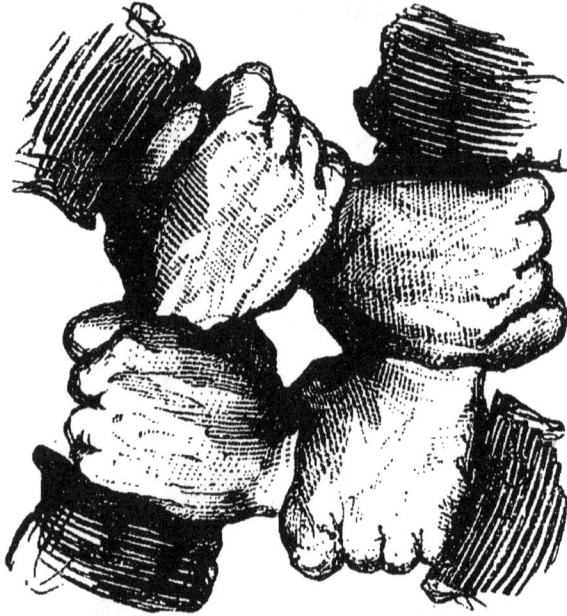

Fig. 20. — Transport à quatre mains formant sellette.

Si la route était un peu longue ou accidentée, il serait bon de munir le brancardier d'un appareil spécial, tel que la « *sellette de Fischer* », propre à faciliter le transport. Les modèles ne manquent pas ni les moyens d'en improviser au besoin.

Dans d'autres circonstances deux brancardiers sont nécessaires et le malade est porté assis ou couché. Dans

la position assise. les porteurs unissent leurs mains
deux par deux et séparément, les passent sous le siège
et derrière le dos qu'ils soutiennent dans la rectitude,
le blessé embrassant leur cou.

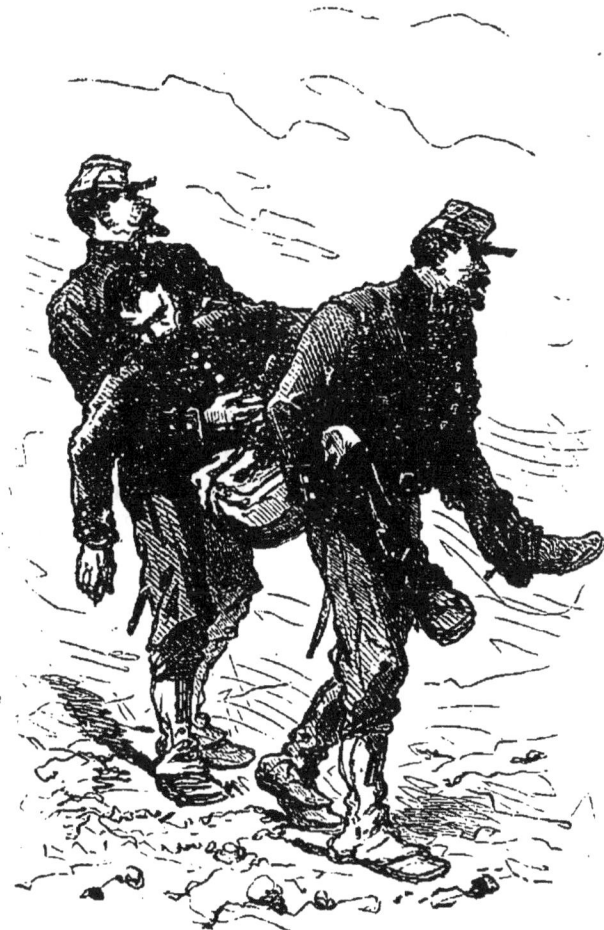

Fig. 21. — Transport par deux brancardiers d'un blessé couché.

On peut encore avec les quatre mains entre-croisées
deux par deux faire une sellette au blessé qui se sou-

9·

tient en se cramponnant au cou des brancardiers.
(fig. 20). Un siège improvisé avec courroies ou menottes
peut remplir le même office. Le tablier de secours de
Lauda est susceptible de rendre de grands services.

Dans la position couchée il y a aussi deux modes de
transport : 1º Les brancardiers se placent, l'un entre
les membres inférieurs qu'il embrasse avec ses bras au
niveau des jarrets, le second soutenant le blessé par les
aisselles, le dos de celui-ci reposant sur la poitrine du
brancardier ; le premier, qui soutient les jambes,
marche en avant (fig. 21). Ou bien, 2º les brancardiers saisissent le blessé de côté, plaçant leurs deux
mains réunies sous les jarrets et les deux autres au
niveau du dos. Ils marchent ainsi latéralement, avec
quelques difficulté. Trois ou quatre brancardiers sont
nécessaires parfois ; ils opèrent suivant les circonstances,
comme il a été dit plus haut, à propos du relèvement
des blessés et de leur transport sur le brancard.

Les commandements pour le transport des blessés
à bras d'homme sont : *Attention, debout, en avant
marche.*

C. — Transport avec des voitures d'ambulance

Les voitures d'ambulance pour le transport des
blessés sont de deux types : la voiture à 4 roues, dite
omnibus, et la petite voiture pour blessés, à 2 roues.

DISPOSITION INTÉRIEURE DE LA VOITURE A 4 ROUES

Elle est disposée intérieurement de façon à contenir
10 hommes assis ou 4 couchés. Les 4 malades couchés
sont placés sur des brancards suspendus et superposés
deux à deux.

Deux banquettes servent pour les blessés assis ;
elles sont mobiles et se replient sur les parois de la

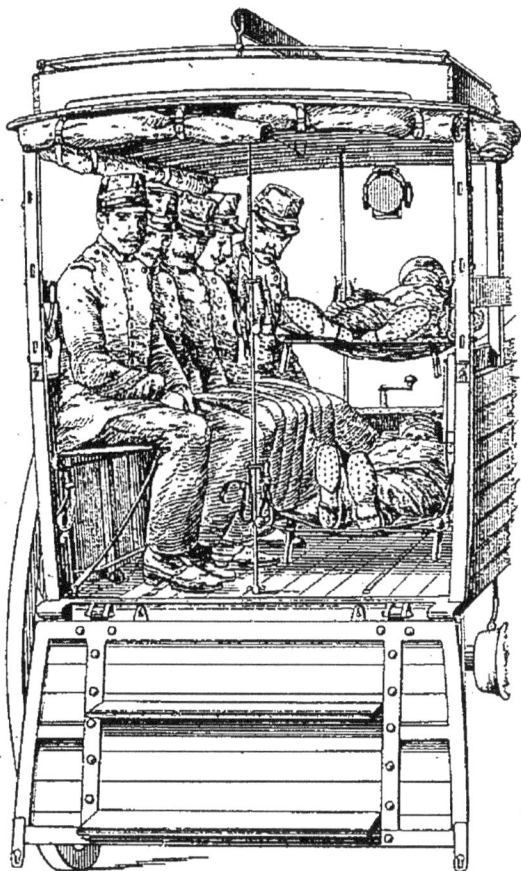

Fig. 22. — Vue intérieure de la voiture à 4 roues
avec 2 blessés couchés et 5 assis.

voiture quand il faut transporter des hommes couchés.
Si ceux-ci ne sont qu'au nombre de deux, on ne rabat
qu'une banquette ; sur l'autre peuvent prendre place

5 hommes assis ; leur nombre dans la voiture est alors de 7.

Dans l'axe longitudinal et médian de la voiture sont deux montants en fer qui supportent à droite et à gauche, deux crampons correspondant à deux crampons semblables suspendus aux parois latérales de la voiture et destinés à recevoir les montants des hampes des brancards. Ces montants sont mobiles et ont un point d'appui sur le plancher de la voiture. Ils se relèvent et s'attachent au plafond quand on ne s'en sert pas.

Deux rails sur lesquels glisse un double chariot, maintenu par une chaînette, sont fixés au plancher de la voiture (fig. 22).

Les brancardiers doivent s'assurer d'abord que toutes les parties fonctionnent bien (crampons, rails, chaînettes, marchepied, etc.) ; puis on charge aux commandements : *attention, enlevez, poussez, placez, bouclez*, qui indiquent les quatre temps de la manœuvre que dirige le brancardier n° 1. Pour le déchargement des voitures les commandements sont : *débouclez, enlevez, tirez, soulevez, en avant, marche, halte, posez.*

Pour charger les blessés dans les voitures et pour les décharger, les brancardiers doivent prendre certains soins préliminaires et obéir à des règles qui leur sont enseignées en garnison d'après l'*Ecole du brancardier militaire.*

PETITE VOITURE A DEUX ROUES

La petite voiture à 2 roues ne contient que deux brancards, qui sont placés sur le même plan et suspendus comme dans la voiture omnibus. Elle n'a pas de banquettes pour recevoir de malades assis.

VOITURES AUXILIAIRES POUR LE TRANSPORT
DES BLESSÉS.

Après les grandes batailles les voitures d'ambulance
sont insuffisantes ; il faut avoir recours, pour le transport des blessés, aux voitures régimentaires, aux fourgons, aux véhicules de toute sorte, charrettes, camions,
jardinières, qu'on se procure par réquisition. On dispose
ces voitures du mieux qu'on peut pour que les blessés y
soient assez commodément ; celles qui sont suspendues
sont réservées aux plus graves. Les autres sont disposées suivant la catégorie des blessés qui doivent y
prendre place ; si ceux-ci peuvent s'asseoir, on installe
des banquettes, s'il faut les transporter couchés, on met
des matelas, de la paille, de la laine. On peut même
improviser des moyens de suspension, véritables
hamacs, avec des toiles, des chemises de paillasses, des
sacs, des cordes entre-croisées en treillage, etc.....

L'expérience a prouvé que, dans les voitures non
suspendues, on peut transporter des blessés, couchés sur
des brancards, sans trop de secousses, en faisant reposer
les hampes sur des botillons de paille ou de simples
fagots de branchage.

Les systèmes Audouard, Bouloumié, Brechot-
Desprez-Ameline, Picard, sont plus spécialement recom-
mandés par les règlements.

D. — Transport des blessés à dos de mulet en litières et en cacolets.

Les cacolets sont des fauteuils destinés à être accrochés de chaque côté du bât d'un mulet. Ils sont formés
de montants en fer, articulés et à charnière, réunis en

arrière par un dossier auquel est fixée une ceinture. Ils présentent en dehors un accotoir qui sert d'appui aux

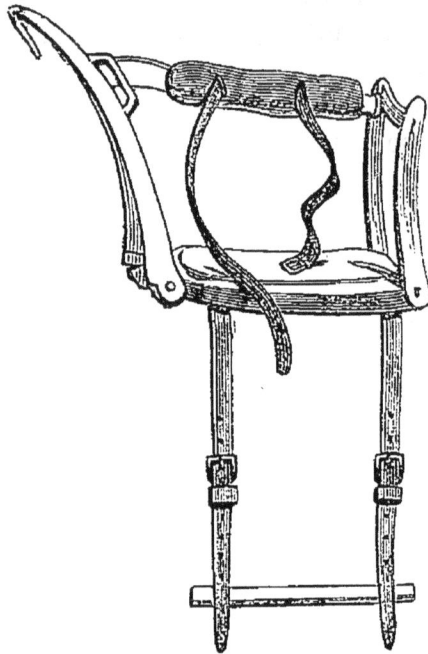

Fig. 23. — Cacolet.

bras du malade. Deux courroies, partant du siège, soutiennent une planchette sur laquelle doivent reposer ses pieds (fig. 23).

Les malades sont assis parallèlement au mulet et regardent dans la même direction que lui. Il faut toujours transporter deux malades à la fois qui puissent se faire équilibre; s'il n'y en a qu'un, le conducteur du mulet monte sur le second cacolet. De même, si l'un des deux blessés est beaucoup plus lourd que l'autre, on rétablit l'équilibre en ajoutant du poids de l'autre côté.

Pour ces raisons, les blessés doivent être montés et descendus ensemble.

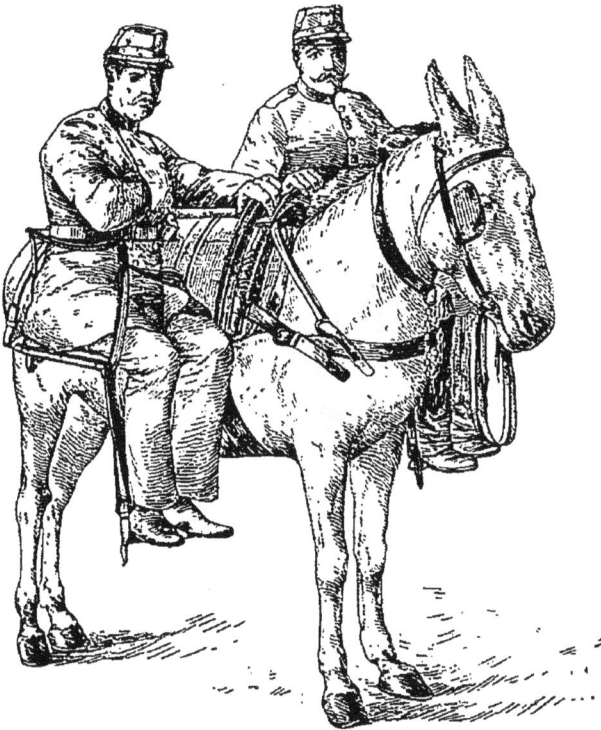

Fig. 24. — Position des blessés sur les cacolets.

LITIÈRES

Les litières sont des couchettes en fer, que l'on suspend par paire au bât d'un mulet. La partie qui correspond à la tête est légèrement relevée et surmontée d'un châssis mobile recouvert d'un rideau qui sert à protéger e blessé contre le soleil et la pluie. On les distingue en litière de droite et litière de gauche. Les litières vides

se replient et s'appliquent contre le bât. Elles sont
affectées aux hommes atteints de fractures des membres
inférieurs ou de blessures graves, et qui ne peuvent
être transportés assis (fig. 25).

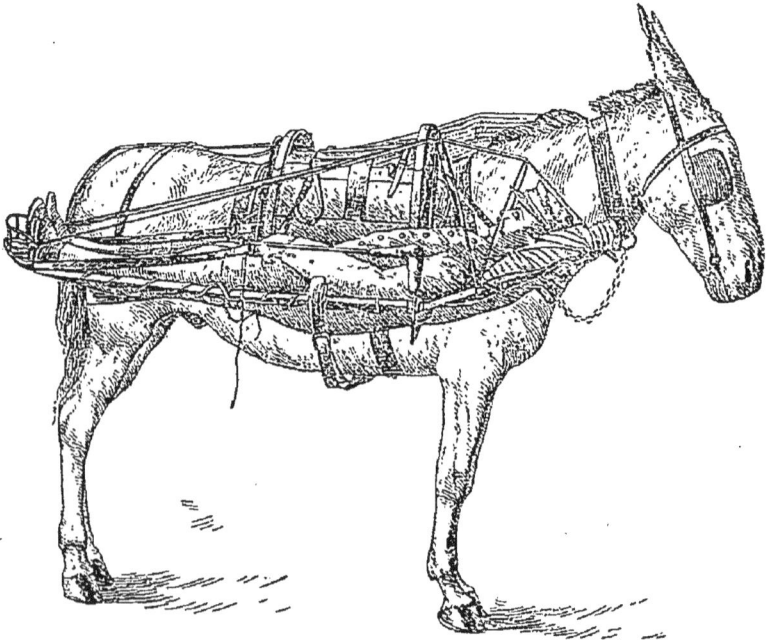

Fig. 25. — Litière.

Les litières sont chargées avant d'être accrochées au
bât. On obéit aux mêmes règles pour leur chargement
et leur déchargement que pour le chargement et le
déchargement des cacolets, de façon qu'elles soient
horizontales et bien équilibrées. Les malades ont la tête
dirigée du côté de l'avant-main du mulet, les pieds

tournés vers la croupe; dans cette position, les réactions sont moins dures.

Les commandements sont, pour le chargement : *attention, enlevez, accrochez, soutenez, lâchez les angles;* pour le déchargement : *attention, enlevez, décrochez, posez.*

Ce mode de transport est très avantageux dans les terrains accidentés, où les voitures ne peuvent circuler. Aussi a-t-il rendu de grands services pendant les guerres de la conquête de l'Algérie, où d'ailleurs il fut imaginé. Mais il est pénible, les blessés étant soumis à des secousses violentes et exposés à des chutes.

E. — Transport avec le brancard roulant

Sur les routes bien entretenues, on peut utiliser des brancards roulants d'un système spécial qui permet de replier les roues sur le châssis sans avoir besoin de les démonter (fig. 18).

Ainsi repliés, ces brancards de campagne (modèle 1893), essentiellement constitués par un châssis métallique du poids de 48 k. 500, destiné à recevoir le véritable brancard (modèle 1885 ou 1892), peuvent être transportés au nombre de seize avec un nombre égal de brancards, sur un chariot de parc.

Chacun d'eux est traîné par deux brancardiers.

L'École du brancardier militaire donne avec sa description détaillée, les règles du montage, du démontage et du chargement. La tête du blessé est dirigée vers l'avant.

Le chariot de parc attelé à quatre chevaux pèse, avec son chargement de brancards roulants, 1960 k. Quatre hommes sont nécessaires pour le charger.

Il peut être aménagé lui-même pour le transport des

blessés. Six brancards sont placés en travers sur les ridelles, tête-bêche, et arrimés au moyen des bretelles, et quatre blessés couchés peuvent encore être placés sur le plancher du chariot garni de paille (fig. 26).

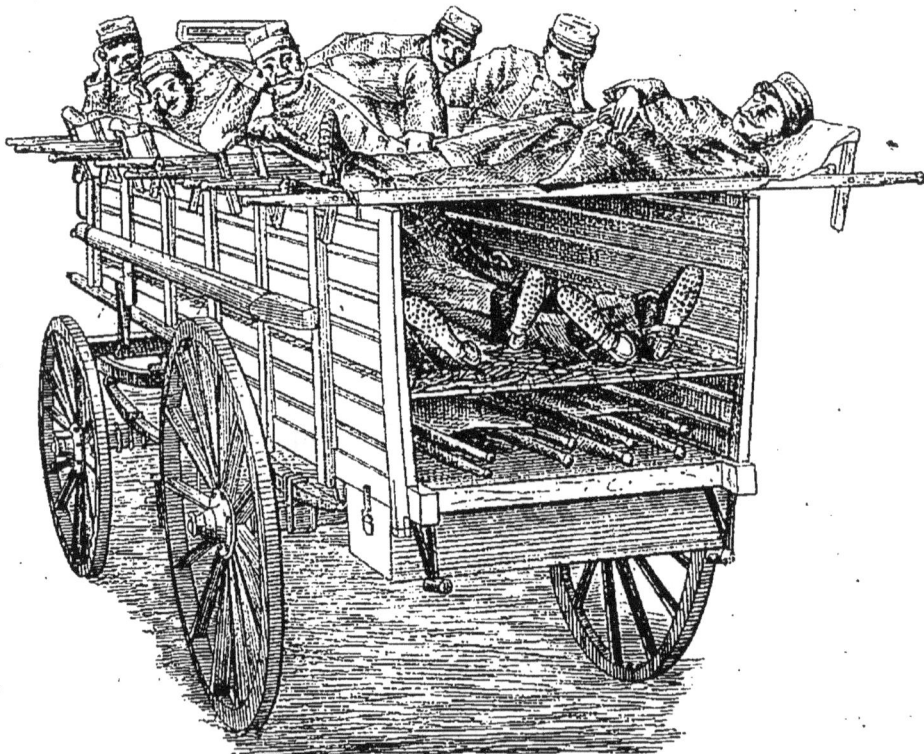

Fig. 26. — Aménagement du chariot de parc pour le transport des blessés.

SEIZIÈME LEÇON

Composition en personnel, matériel et moyens de transport des formations sanitaires en campagne.

Considérations générales. — Matériel régimentaire. — Matériel des ambulances. — Tente-ambulance. — Fourgon tente. — Matériel des hôpitaux de campagne. — Matériel du service des étapes. — Tentes d'hôpital. — Baraques mobiles.

CONSIDÉRATIONS GÉNÉRALES

Le personnel sanitaire, en campagne varie avec l'importance des formations. Il est composé de médecins de l'armée active, de réserve, de l'armée territoriale et du cadre auxiliaire ; de pharmaciens, d'officiers d'administration, d'infirmiers, de brancardiers, d'officiers et soldats du train.

Les chiffres en sont indiqués *approximativement* dans le tableau synoptique de la 13e leçon, p. 237.

Quant au matériel, variable aussi selon l'importance de la formation sanitaire, il constitue la notice n° 2 du règlement sur le service de santé en campagne, dont la teneur suit :

Iᵉ MATÉRIEL RÉGIMENTAIRE

§ 4. Les corps de troupe sont dotés d'un matériel sanitaire comprenant, en outre des paquets individuels de pansement :

1º Des chargements de voitures médicales régimentaires ;

2º Des équipements d'infirmiers ;

3º Des rouleaux de secours aux asphyxiés ;

4º Des sacs d'ambulance (infanterie);

5º Des sacoches d'ambulance (cavalerie).

6º Des musettes à pansements.

Voiture médicale régimentaire, modèle 1888
pour l'infanterie et l'artillerie montée.

§ 5. Les corps de troupe d'infanterie et l'artillerie montée sont dotés d'une voiture médicale régimentaire, modèle 1888, à un cheval, à raison d'une voiture par bataillon ou groupe de batteries.

Son chargement, pouvant suffire pour huit cents pansements, comporte les objets ci-après, savoir:

1º Une collection de 4 paniers régimentaires modèle 1892 (n° 1, 2 3) contenant 150 pansements ;

2º Une paire de paniers de *réserve* de pansements n° 1 et 2 contenant 150 pansements ;

3º 8 brancards avec bretelles. (Dans les troupes alpines il y a, en outre, 2 brancards à hampe pliantes, par compagnie);

4º 10 musettes à pansement, garnies chacune de 20 pansements;

5º 20 bidons de 1 litre pour brancardiers;

6º 1 bidon de 10 litres;

7º 1 tonnelet de 30 litres;

8º 1 caisse d'imprimés ;

9" 2 lanternes-marines, l'une à verre rouge et l'autre à verre blanc;

10º Un fanion de neutralité et un fanion national;

11º Une réserve de brassards de neutralité.

COLLECTION DE 4 PANIERS RÉGIMENTAIRES, MODÈLE 1892

PANIER Nº 1. — MÉDICAMENTS.

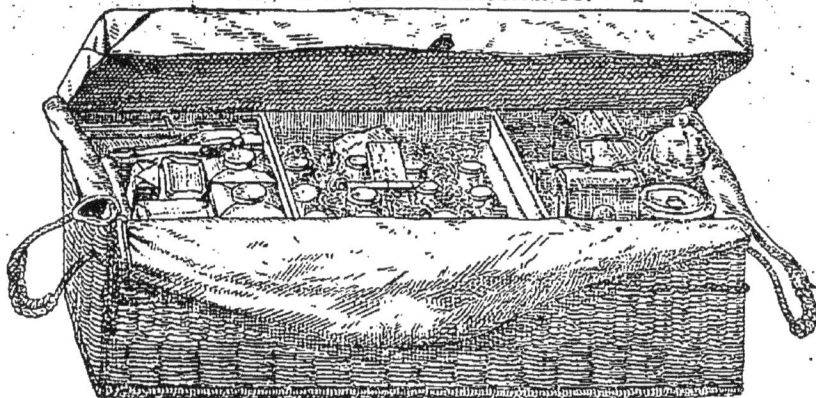

PANIER Nº 2. — OPÉRATIONS

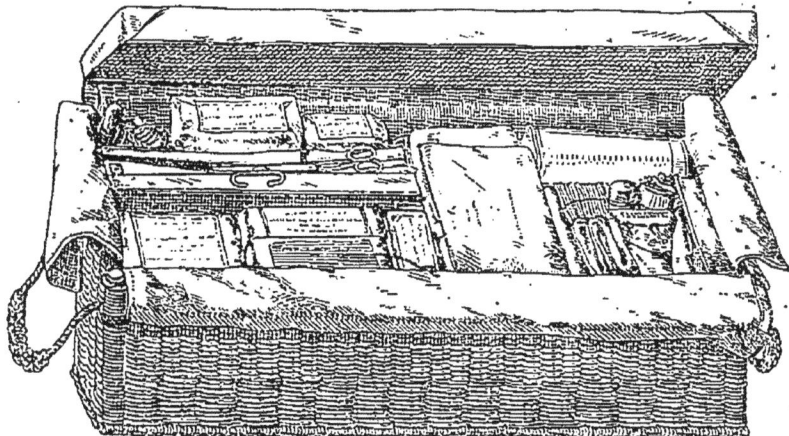

PANIER Nº 3. — PANSEMENTS.

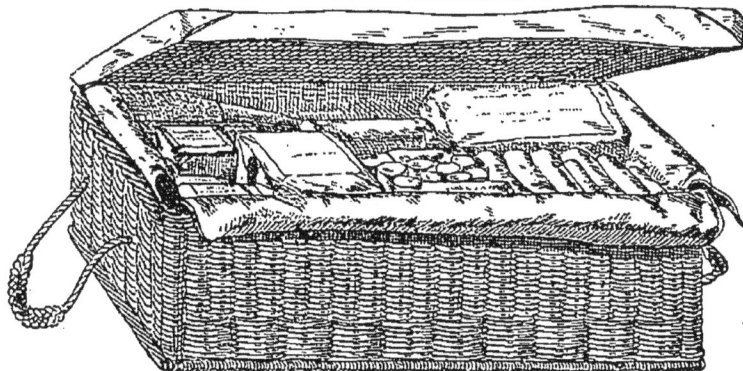

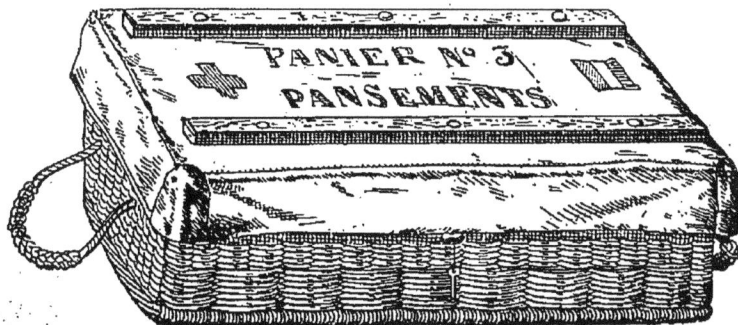

PANIER Nº 3
PANSEMENTS

Collection de 4 paniers régimentaires modèle 1892.

1 *panier* n° 1. — Médicaments ;
1 *panier* n° 2. — Opérations ;
2 *paniers* n° 3. — Pansements.

Chacun de ces paniers garnis pèse environ 25 kilo-grammes et cube 0^m064.

Le panier n° 1 (médicaments) est plus spécialement destiné aux besoins de la visite journalière, et n'est généralement pas emporté au poste de secours. Il contient une boîte renfermant notamment les objets ci-après :

Des médicaments :
1 seringue de Pravaz ;
2 seringues en verre ;
1 thermomètre médical ;
1 spatule à grain.

A droite de la boîte sont disposés :
3 ventouses ;
1 lampe à alcool ;
1 gobelet ;
1 pot à tisane ;
2 lanternes ;
1 réflecteur pour bougeoir.
1 torchon.

A gauche, on trouve :
Diverses petites boîtes con-tenant des médicaments ;
10 bandes en gaze ;
2 paquets de compresses en gaze ;
1 paquet d'étoupe.
2 daviers.

Le panier n° 2 (opérations) contient une boîte ren-fermant notamment les objets ci-après :

Les substances antiseptiques nécessaires pour les opérations ;

Du tissu imperméable pour pansement :
1 bande en caoutchouc ;

1 éprouvette graduée ;

1 carnet médical ;

Du catgut ;

Des épingles à pansement :

Des épingles de sûreté ;

De la soie à ligatures.

A droite de la boîte sont disposés :

Des tubes à drainage ;

Du tissu imperméable pour alèzes ;

2 brosses à antisepsie ;

1 cuvette à pansement ;

2 cuvettes réniformes ;

1 irrigateur pour laver les plaies ;

1 tablier de médecin ;

2 serviettes ;

1 torchon ;

1 bassin carré en tôle émaillée ;

250 fiches de diagnostic ;

2 savonnettes antiseptiques ;

Des objets de bureau.

A gauche de la boîte, on trouve :

La boîte d'instruments n° 23 ;

La petite boîte de pinces hémostatiques n° 28 ;

Des écharpes :

Des suspensoirs ;

Des bandages préparés ;

Des bandes roulées ;

Des compresses en gaze ;

Des paquets de gaze ;

Des paquets d'étoupe ;

Des paquets de ouate de tourbe ;

Le panier n° 3 (pansements) renferme exclusivement des objets de pansement :

Bandages divers, compresses, écharpes, draps-fanons, coussins, lacs, bandes de carton, toile métallique, coton cardé, étoupe et ouate de tourbe.

Il y a deux paniers n° 3 dans la collection spéciale à chaque voiture.

Les paniers n° 2 et n° 3 sont plus spécialement destinés au fonctionnement du poste de secours.

CANTINE-MÉDICALE
des Corps de Troupe
Nº 1

CANTINE MÉDICALE
des Corps de Troupe
Nº 2

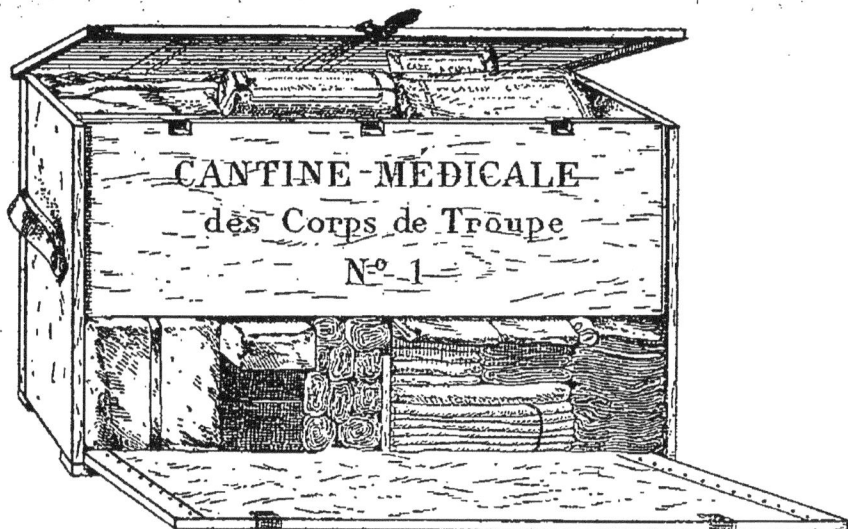

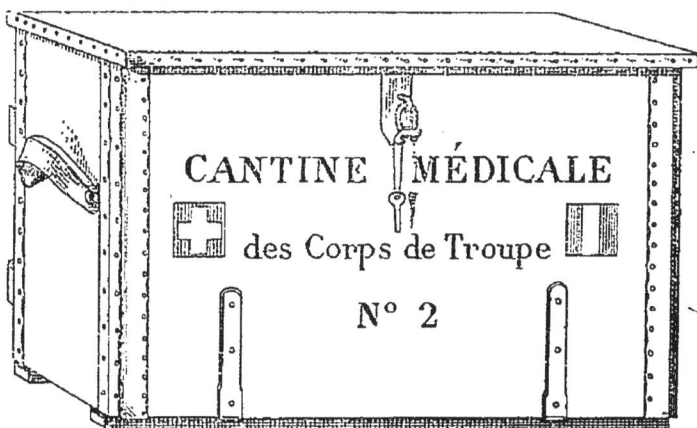

PANIER RÉGIMENTAIRE POUR TROUPES A CHEVAL

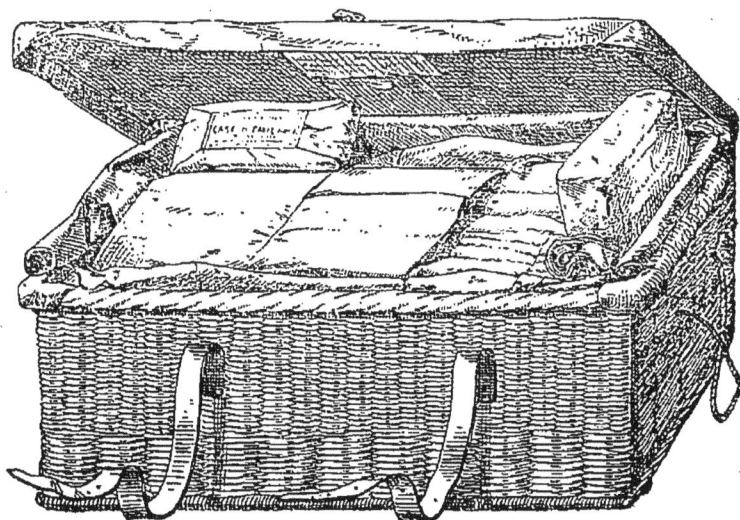

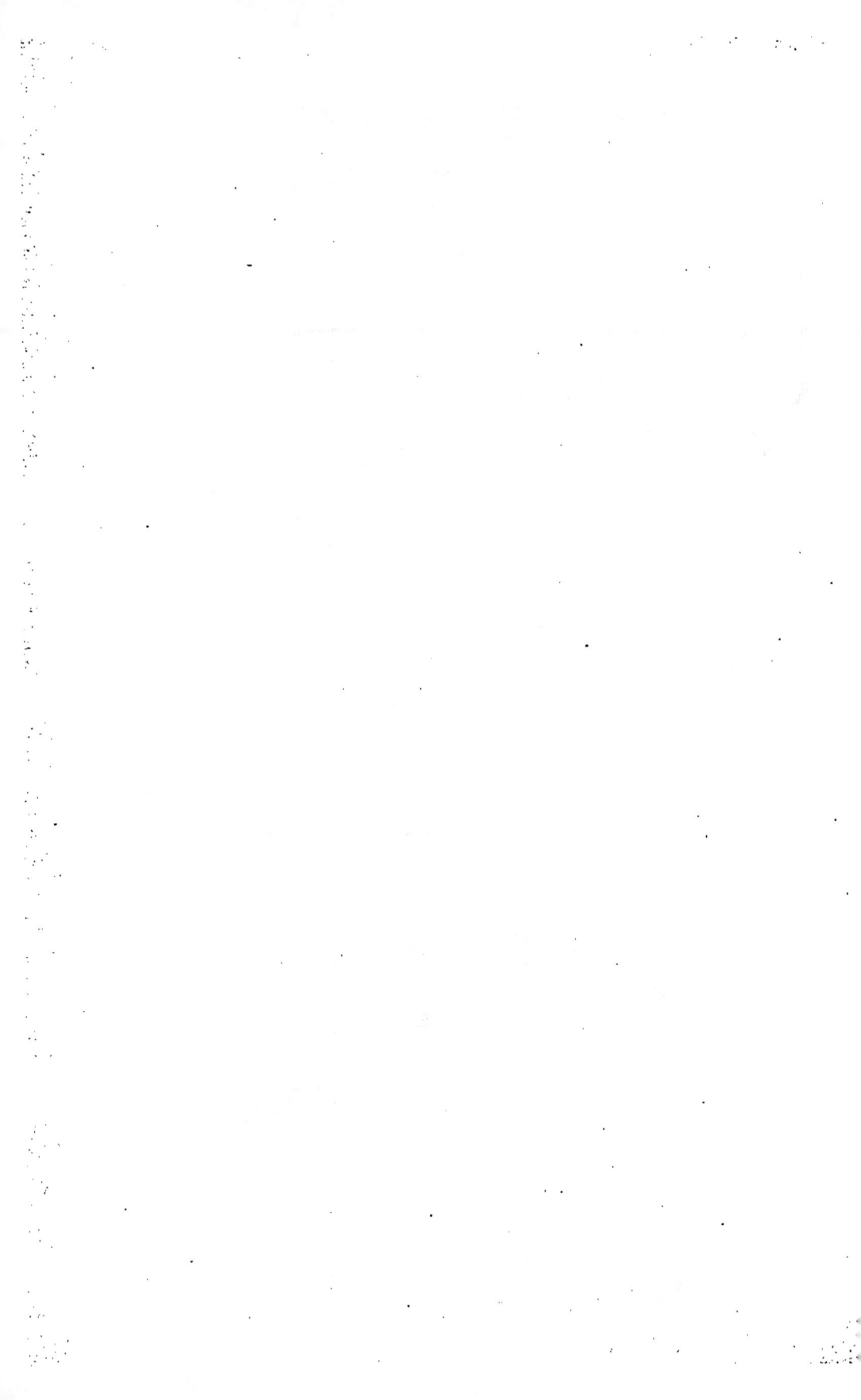

Paire de paniers de réserve de pansements n°s 1 et 2

§ 7. Cette paire de paniers est exclusivement destinée à servir de réserve à la collection des quatre paniers pour le service régimentaire (modèle 1892). Ces paniers ne sont pas destinés à être transportés au poste de secours, quand ceux-ci sont établis en dehors des routes ; ils restent toujours sur la voiture médicale régimentaire.

Musette à pansement.

§ 8. Confectionnée en toile goudronnée et imperméable, semblable à celle du havresac du soldat, elle renferme :

Divers objets de pansements.

De l'iodoforme.

Deux lacs en treillis pour l'hémostase.

Une pince hémostatique.

Elle est portée en sautoir, et les infirmiers y placent leur trousse.

Il est distribué une musette par équipe de quatre brancardiers,

Le nombre de musettes à attribuer à chaque corps est susceptible de varier suivant l'arme et le corps (10 par bataillon d'infanterie à 4 compagnies et 8 par groupe de 3 batteries montées).

Équipement d'infirmier régimentaire.

§ 9. Se compose d'un havresac de troupe (modèle 1882) et de deux cartouchières modèle 1884, à passants métalliques.

Les deux cartouchières contiennent des objets de pansement, de l'iodoforme et une pince hémostatique.

Le havresac contient, en outre des objets de petit équipement de l'infirmier, une petite réserve d'objets de pansement, placée dans le tiroir à cartouches. De plus, on a adapté sur l'un des côtés un étui en toile goudronnée renfermant quatre attelles en bois, de la toile métallique, des lacs et une écharpe triangulaire.

Rouleau de secours aux asphyxiés.

§ 10. Comprend : Deux bandes d'ouate, deux mouilles en crin, un frottoir en serge et une instruction médicale ; le tout roulé dans un étui en coutil rayé bleu et blanc placé sur le sac d'ambulance.

Sac d'ambulance.

§ 11. Destiné à l'infanterie et à l'artillerie montée, il a l'aspect du havresac du soldat.

L'intérieur est divisée en plusieurs compartiments renfermant les principaux médicaments et objets de pansement nécessaires pendant la marche, les manœuvres et en cas d'accident.

Il existe un sac d'ambulance par bataillon d'infanterie et par groupe de batteries montées. (Dans les troupes alpines, il y en a 1 par compagnie).

Paire de sacoches d'ambulance.

§ 12. La paire de sacoches de la cavalerie répond aux mêmes besoins que le sac d'ambulance.

Il est attribué une paire de sacoches pour deux escadrons réunis et pour tout escadron isolé.

Voiture médicale régimentaire modèle 1891 pour la cavalerie.

§ 13. Cette voiture, qui doit suivre la cavalerie aux

allures vives, est à quatre roues et attelée de deux chevaux.

Son chargement est identique à celui de la voiture d'infanterie, avec cette différence que la collection des quatre paniers régimentaires est remplacée par la paire de cantines médicales n°s 1 et 2.

Les deux régiments d'une brigade de cavalerie marchant généralement ensemble, il n'est alloué qu'une voiture pour les deux régiments. Cette voiture marche habituellement avec le train régimentaire de l'état-major de la brigade ; elle est attelée par le régiment qui attelle le fourgon du général.

Pour compenser la suppression de la voiture du deuxième régiment, il a été ajouté à chacune des voitures à deux roues pour blessés affectées à la cavalerie et à l'artillerie à cheval, un *panier régimentaire pour troupes à cheval* (modèle 1892).

Paire de cantines médicales n°s 1 et 2.

§ 14. La paire de cantines médicales renferme les mêmes objets que la collection des quatre paniers régimentaires n°s 1, 2 et 3, de la voiture de l'infanterie (§ 6). Le poids de chaque cantine est d'environ 25 kilogrammes vide et 55 kilogrammes chargée.

Les médicaments, les instruments et tous les objets nécessaires pour le service journalier se trouvent dans la cantine n° 1. La cantine n° 2 renferme une réserve d'objets de pansement.

Panier régimentaire pour troupes à cheval, *modèle 1892.*

§ 15. Ce panier dont le contenu se rapproche de celui de la paire de cantines médicales (§ 14) est destiné à être placé dans le coffre situé à l'arrière de la voiture à deux roues pour blessés affectée à la cavalerie et à l'artillerie à cheval (§ 13).

Ces voitures suivent les escadrons et les batteries dans tous leurs mouvements.

2° MATÉRIEL DES AMBULANCES.

Composition de l'ambulance n° 1.

§ 16. La composition des ambulances n° 1, destinées au quartier général du corps d'armée et à chacune des divisions d'infanterie, est la suivante :

DÉSIGNATION	AMBULANCE n° 1	
	DE QUARTIER GÉNÉRAL	DE DIVISION d'infanter⁰
Voiture pour le personnel.	1	1
Voitures de chirurgie.	2	2
— d'administration.	2	2
Fourgons du *service de santé*, transportant un chargement de voitures d'approvisionnement de réserve pour ambulance n° 1.		
— (A. B.). . .	2	2
— (C. D.). . .	»	2
Fourgons de *service de santé*, transportant un chargement de voitures d'approvisionnement de réserve pour corps de troupe (C. D)	2	»
Fourgons du *service de santé* transportant le complément de l'approvisionnement (tentes, brancards, etc.) (E. F.)	2	2
Fourgons *ordinaires* pour les vivres . . .	2	2
Petites voitures à 2 roues pour blessés . .	8	4
Grandes voitures à 4 roues pour blessés. .	6	4
33 mulets de bât, dont 20 porteurs de cacolets, 10 de litières; 1 d'outils et 2 haut le pied.	33	33

Voiture pour le personnel, modèle 1884

§ 17. Elle a la forme d'un omnibus et peut transporter huit officiers.

Il n'est alloué qu'une voiture par ambulance nº 1, pour tous les officiers non montés ; cette voiture marche à la suite des brancardiers de la 1ʳᵉ section de l'ambulance.

En cas de fractionnement de l'ambulance, les officiers non montés, affectés à la 2ᵐᵉ section, montent, au besoin, sur les voitures de cette section.

Cette voiture transporte à l'avant :

La caisse de fonds ;

Une cantine de comptabilité ;

Une caisse d'imprimés de réserve ;

Trois caisses à bagages d'officiers, dont deux pour le médecin-chef et une pour l'officier d'administration gestionnaire ;

Deux cantines à vivres.

Voiture de chirurgie

§ 18. La voiture de chirurgie est attelée à 4 chevaux ; elle pèse vide : 1040 kilog., et chargée 1850 kilog. Son aménagement comporte deux parties bien distinctes, savoir :

PARTIE ANTÉRIEURE

La partie *antérieure* est constituée par deux armoires dont les portes en fer s'ouvrent contre les deux grands côtés de la voiture.

Ces deux armoires contiennent chacune quatre paniers de pansements, disposés sur deux étages de la manière suivante :

Côté droit. — 2e étage

Panier n° o. — Appareils de lavage.
Panier n° 1. — Pansements simples.

1er étage

Panier n° 1. — Pansements simples.
Panier n° 4. — Sarraux, tabliers, objets de propreté, etc., pour les trois groupes de médecins.

Ces paniers comprennent tout ce qui est nécessaire au groupe de médecins qui appliquera les pansements simples (1er groupe).

Côté gauche. — 2e étage

Panier n° o. — Appareils de lavage.
Panier n° 2. — Pansements pour opérations.

Ces deux paniers comprennent tout ce qui est nécessaire au groupe de médecins qui pratique les opérations (2e groupe).

1er étage

Panier n° o. — Appareils de lavage.
Panier n° 3. — Pansements pour opérations et appareils.

Ces deux paniers comprennent tout ce qui est nécessaire au groupe de médecins qui appliquera les pansements compliqués et les appareils à immobilisation (3e groupe).

NOTA. — Les paniers n°^s 1, 2 et 3 correspondent aux trois groupes de médecins de l'ambulance ; le n° 4 est commun aux trois groupes ; le n° 0 renferme les appareils de lavage pour blessés ; il y en a 1 dans chaque groupe.

Au-dessus de ces deux étages, il s'en trouve un troisième contenant quatre paniers n° 5 (coton en nappes et en bandes) et des seaux, mais le chargement se fait par la partie postérieure de la voiture.

PARTIE POSTÉRIEURE.

Cette partie de la voiture est constituée par des tiroirs et des casiers au nombre de 16 s'ouvrant à droite et à gauche sur un couloir central. Ils contiennent :

Côté droit :

Casier n° 1. — Matériel de pharmacie.

Tiroir n° 2. — Objets de pansement (formant appareil).

Tiroir n° 3. — Instruments de chirurgie (isolés).

Tiroir n° 4. — Boîtes d'instruments de chirurgie.

Tiroir n° 5. — Médicaments.

Casier n° 6. — Plâtre et ustensiles divers.

Tiroir n° 7. — Médicaments.

Casier n° 8. — Objets de bureau.

Casier n° 9. — Objets divers (lanternes, savonnettes, etc.)

Casier n° 10. — Coussins à fractures.

Casier n° 11. — Pansements simples, musettes et coton en nappes.

Côté gauche :

Casier n° 12. — Casier n° 12 bis. — Bandages à fractures et toile métallique.

Casier n° 13. — Matériel pour musettes, chemises et draps pour pansements.

Casier n° 13 bis. — Toile métallique.

Casier n° 14. — Bandes et compresses. (Le contenu est pareil à celui du panier n° 8).

Casier n° 15. — Pansements simples. (Le contenu est pareil à celui d'un panier n° 1). Musettes et coton en nappes.

Casier n° 16. — Linge préparé. (Le contenu est pareil à celui du panier n° 7).

Casier n° 17. — Lampe au magnésium pour la recherches des blessés.

Le chargement comprend en outre.

Sous le siège :

Deux réservoirs à eau de 25 litres.

Une lanterne portative. — Un sac d'outils.

A l'extérieur, sur le côté droit :

Les pieds en X de la table à opération placée à l'intérieur au fond du couloir.

Sur le toit :

Quatre brancards avec bretelles.

Les boîtes de chirurgie contenues dans le tiroir n° 4 sont les suivantes :

Nouvel arsenal.

N° 3. — Amputations........................	I
N° 4. — Complémentaire	I
N° 25. — Trousse de médecin................	I
N° 26. — Trousses d'infirmier............	6
N° 27. — Pinces hémostatiques (petite boîte)...	2
Aspirateur de Potain........	I
Seringue de Pravaz...........	I
N° 1. — Avulsion des dents	I
N° 2. — Amputations..............	I
N° 17. — Résection des os....	I
Appareil d'Esmark	I

Voiture d'administration.

§ 19. Est attelée à 4 chevaux, elle pèse vide 1,100 k. et chargée 1,550 k.

Comme la voiture de chirurgie, la voiture d'administration présente dans son aménagement deux parties bien distinctes, savoir :

PARTIE ANTÉRIEURE.

Armoire s'ouvrant derrière le siège.

Casier n° 1 : Boîte A. Archives, imprimés. — Boîte B. Objets de bureau.

Casier n° 2 : Boîte C. Bourgerons, torchons, etc. — Boîte D. Tabliers, Serviettes.

Casier n° 3 : Boîte E. Bougeoirs et lanternes. — Boîte F. Ustensiles pour les repas.

Sous le siège :

Deux réservoirs de 50 litres chacun pour l'eau et le vin.

PARTIE POSTÉRIEURE.

Six coffres à denrées.

Quatre compartiments à denrées.

Une étagère pour les ustensiles de cuisine.

Contre les parois sont accrochés divers ustensiles de cuisine (scie, couperet, etc.).

Fourgons du service de santé A et B.

§ 20. Ces deux fourgons transportent un approvisionnement de réserve comprenant les objets ci-après, savoir:

FOURGON A.

4 paniers n° 1. — Pansements simples.

3   —   n° 5. — Coton en nappes et en bandes.

1   —   n° 6. — Coussins à fractures.

1   —   n° 7. — Linge préparé.

1   —   n° 8. — Bandes et compresses.

1 caisse d'appareils à fractures.

1 paquet de gouttières en fil de fer.

1 paquet de toile métallique pour appareils à fracture.
25 brancards avec bretelles.
15 couvertures en 2 ballots : un de 10 et un de 5.
1 tonnelet de 50 litres, sous le siège.

FOURGON B.

4 paniers nº 1. — Pansements simples.
3   —   nº 5. — Coton en nappes et en bandes.
1   —   nº 6. — Coussins à fractures.
1   —   nº 7. — Linge préparé.
1   —   nº 8. — Bandes et compresses.
1   —   nº 10. — Chemises.
1 caisse d'appareils à fractures.
1 paquet de gouttières en fil de fer.
1   —   de toile métallique.
3 caisses de médicaments nᵒˢ 1, 2 et 3.
2   —   de denrées nᵒˢ 4 et 5.
En vrac : une hache, une scie, une pelle et une pioche.
Plus une chapelle de campagne, comprise dans l'apppovisionnement de l'ambulance.

Fourgons du service de santé C et D.

§ 21. Ces deux fourgons transportent :

Dans l'ambulance de la division d'infanterie, un approvisionnement de réserve identique à celui qui est transporté par les deux fourgons A et B.

Dans l'ambulance du quartier général ces deux fourgons C et D transportent un approvisionnement de réserve pour corps de troupe ; le chargement de chacun de ces deux derniers fourgons est identique ; il comprend :

2 sacs d'ambulance complets.
1 paire de sacoches d'ambulance, complètes.

2 paniers régimentaires n° 1. — Médicaments.

3 — — n° 2. — Opérations.

8 — — n° 3. — Pansements.

2 lanternes marines.

Une caisse n° 1, contenant :

15 musettes à pansement, complètes.

10 fanions, dont 5 de neutralité et 5 nationaux.

5 bidons de 1 litre.

Une caisse n° 2, contenant :

15 musettes à pansement, complètes.

5 bidons de 1 litre.

Sous le siège :

1 tonnelet en bois de 30 litres.

1 bidon de 10 litres.

En plus, le fourgon C transporte une collection supplémentaire d'attaches pour chevaux et mulets.

Fourgons du service de santé E et F.

§ 22. Le chargement de ces deux fourgons est identique ; il comprend :

1° Un complément de matériel, comprenant notamment :

17 musettes à pansement, complète.

15 couvertures en deux bâches de 10 et de 5.

1 tente d'ambulance.

En vrac :

74 bidons de 1 litre.

25 brancards.

1 tonnelet de 30 litres d'eau-de-vie.

Sous le siège :

1 tonnelet de 50 litres de vin.

2° Vivres et bagages des officiers.

2 cantines à vivres.

Les caisses à bagages.

En outre, le fourgon E transporte :

Un petit outillage de distribution pour l'officier d'approvisionnement.

Une collection d'attaches pour chevaux et mulets.

Fourgons ordinaires à vivres.

§ 23. Les ambulances faisant partie du train de combat des colonnes doivent transporter avec elles les mêmes approvisionnements en vivres que les troupes, c'est-à-dire :

1° Deux jours de vivres du sac et un jour d'avoine.

2° Deux jours de vivres régimentaires et deux jours d'avoine.

Les approvisionnements, préparés et entretenus par le service des subsistances militaires, sont calculés pour chaque homme et pour chaque animal d'après les bases suivantes :

DENRÉES	VIVRES DU SAC		VIVRES RÉGIMENTAIRES	
	Nombre de jours	Poids	Nombre de jours	Poids
Par homme :		kil.		kil.
Biscuits	2	1 200	1	0 600
Petits vivres. { Riz	2	0 200	1	0 100
Légumes	»	»	1	0 100
Sel	2	0 040	2	0 040
Sucre	2	0 042	2	0 042
Café	2	0 032	2	0 032
Graisse de saindoux . .	»	»	2	0 060
Viande de conserve . .	2	0 500	2	0 500
Potage condensé	2	0 050	2	0 050
Par animal :				
Avoine	1	5 500	2	11 000

Les *vivres du sac* sont portés par les hommes. Ceux des officiers sont placés dans les cantines à vivres. L'avoine est mise par les conducteurs sur les voitures qu'ils attèlent ou les mulets de bât, suivant le cas.

Les *vivres régimentaires* sont portés sur les deux fourgons à vivres, dont le chargement est identique afin de permettre l'affectation d'un fourgon à chaque section de l'ambulance.

Tente d'ambulance (Système Tollet).

§ 24. De forme ovale, mesurant 6 mètres de long sur 4 mètres de large et 2 m. 36 de haut.

Elle peut abriter dix-huit hommes couchés ou servir pour les opérations.

La tente démontée pour le transport forme trois ballots composés comme il suit :

DÉSIGNATION		COLIS				
		Long.	Larg.	Haut.	Cube	Poids
Ballot n° 1	La toile enveloppe. . 2 tabourets . . . . 8 piquets . . . . . 1 maillet	0ᵐ80	0ᵐ80	0ᵐ40	0 206	50 k.
Ballot n° 2	La semelle . . . . . 4 demi-fermes. . .	1ᵐ80	0ᵐ20	0ᵐ20	0 074	27 k.
Ballot n° 3	Le faîtage. . . . . . 4 demi-fermes . . . . 4 demi-entretoises . . 6 entretoises. . . . . 4 supports d'auvent .	1ᵐ72	0ᵐ28	0ᵐ25	0 120	32 k.
				Totaux . .	0 400	115 k.

Il est alloué deux tentes par ambulances n° 1, transportées chacune sur les fourgons E et F.

Fourgon-Tente (Système Tortoise).

§ 25. La tente tortoise est arrimée sur les fourgons E et F des ambulances dont elle remplace la bâche de couverture. En marche, elle est roulée et contenue dans deux fausses ridelles, appliquées sur les deux côtés du fourgon.

Elle se monte et se démonte très facilement en quelques minutes et répond à des installations provisoires et rapides.

Cette tente peut donner abri à une trentaine de blessés. Son poids est de 90 kilogr. environ, sa longueur de 7 m. 20, sa largeur de 6 m. 50, et sa hauteur de 2 m. 60.

Les deux grands côtés sont garnis de lucarnes.

Le montage se fait très rapidement en 10 à 12 minutes par 6 infirmiers, au moyen de 16 bâtons de tente, savoir :

Les 4 grands bâtons aux extrémités des axes.

Les 4 bâtons moyens aux 4 coins.

8 petits bâtons, entre les grands et les petits, 2 sur chaque face, on plante ensuite les petits piquets.

Composition de l'ambulance n° 2.

§ 26. L'ambulance n° 2 est attribuée indistinctement aux brigades de cavalerie de corps d'armée, aux divisions de cavalerie indépendantes et aux troupes chargées de la défense mobile des places fortes.

Composition de l'ambulance n° 2.

§ 26. L'ambulance n° 2 est attribuée indistinctement aux brigades de cavalerie de corps d'armée, aux divisions de cavalerie indépendante et aux troupes chargées de la défense mobile des places fortes.

L'approvisionnement, transporté sur 2 fourgons du service de santé avec les vivres et les bagages du personnel, comprend :

1 cantine de chirurgie ;
2 cantines de pharmacie ;
1 panier n° 0.— Appareils de lavage;
3   —   n° 1.—Pansements simples;
3   —   n° 5.— Coton en nappes et en bande ;
1 panier n° 6. — Coussins à fractures ;
1 panier n° 7. — Linge préparé ;
1   —   n° 8. — Bandes et compresses ;

panier n° 9. — Opération et immobilisation ;
1 caisse d'appareils à fractures ;
1 paquet de gouttières ;
1   —   de toile métallique ;
4 cantines d'administration ;
1   —   de comptabilité ;
10 couvertures ;
4 brancards ;
2 tonnelets de 30 litres ;
1 chapelle de campagne ;

Plus 6 petites voitures pour blessés dans les divisions de cavalerie et 3 grandes et 3 petites dans les brigades de cavalerie.

Composition de l'ambulance n° 2, avec supplément pour l'Algérie.

§ 27. Cette ambulance est destinée aux colonnes opérant en pays de montagne et en Algérie.

L'approvisionnement, transporté sur 22 mulets de bât, comprend :

1 panier n° 0.—Appareils de lavage ;
3   —   n° 1.—Pansements simples;
2   —   n° 1.— Coton en nappes et en bande ;
1 panier n° 6. — Coussins à fractures ;
1 panier n° 7. — Linge préparé ;
1   —   n° 8. — Bandes et compresses ;
1 panier n° 9. — Opérations et immobilisation ;
1 caisse d'appareils à fractures ;
1 paquet de gouttières ;
1   —   de toile métallique ;
8 cantines de chirurgie ;
2   —   de pharmacie n°s 1 et 2;

6 cantines d'administration, n°s 1 et 6;
20 couvertures ;
8 brancards ;
2 tonnelets de 30 litres.

Le supplément comprend :

2 cantines de pharmacie, n°s 2 A et 2 B ;
6 cantines d'administration, n°s 1 à 6, dont une renfermant un appareil à glace Toselli ;
30 chemises de coton ;
30 couvertures ;
20 bâches pour malades ;
4 tonnelets de 30 litres.

Il est alloué, en outre, deux voitures de réquisition ou l'équivalent en mulets de bât, pour le transport des vivres et des bagages du personnel.

Le transport des malades et blessés est assuré au moyen de mulets de bât ou de voitures de réquisition.

3° MATÉRIEL DES HÔPITAUX DE CAMPAGNE.

Hôpital de campagne.

§ 28. L'approvisionnement de l'hôpital de campagne a été calculé pour assurer le traitement de 100 malades ou blessés pendant trois mois.

Il comprend le matériel ci-après :

5 caisses de médicaments, n°s 1 à 5.

21 paniers à pansements comprenant :

1 panier n° 0. — Appareils de lavage.

10   —   n° 1. — Pansements simples.

1   —   n° 4. — Sarraux, tabliers, etc.

4   —   n° 5. — Coton en nappes et bandes.

1   —   n° 6. — Coussins à fractures.

1   —   n° 7. — Linge préparé.

1   —   n° 8. — Bandes et compresses.

2   —   n° 9. — Opérations et immobilisation.

1 caisse d'appareils à fractures.

1 paquet de gouttières.

1   —   de toile métallique.

1 caisse d'instruments de chirurgie du nouvel arsenal, contenant :

1 boîte n° 3. — Amputations, etc.

1   —   n° 4. — Complémentaire.

1   —   n° 5. — Couteaux et bistouris de rechange.

1   —   n° 19. — Autopsies (petite boîte).

1   —   n° 25. — Trousses de médecin.

1 boîte n° 26. — Trousses d'infirmier.

1 — n° 27. — Pinces hémostatiques.

1 aspirateur de Potain.

6 caisses d'administration, comprenant :

Caisse n° 7. — Vivres de conserve.

— n° 8. — Vivres de conserve.

— n° 10. — Marmites, etc.

— n° 11. — Lanternes, etc.

— n° 12. — Outils et objets de bureaux.

50 couvertures en 5 bâches de 10 chacune.

200 draps de lit en 5 ballots de 40 chacun.

8 ballots de linge, objets de couchage et effets divers.

1 caisse d'imprimés.

Ce matériel est transporté sur 4 fourgons du service de santé. L'arrivage des paniers, caisses et ballots sur les fourgons est détaillé à la suite du tableau indicatif de la composition de cette unité collective.

Le poids total est d'environ 2,827 kilogrammes et le cube de $9^{me}704$.

Il est attribué huit hôpitaux de campagne par corps d'armée, répartis ordinairement à raison de 4 par division d'infanterie.

4° MATÉRIEL DU SERVICE DES ÉTAPES

Hôpital d'évacuation.

§ 29. L'approvisionnement d'hôpital d'évacuation est constitué exactement par deux approvisionnements d'hôpital de campagne, afin de permettre son déboublement en deux sections égales.

Cet hôpital, de même que les sections qu'il pourrait détacher, devant toujours fonctionner dans une gare, son transport a lieu exclusivement en chemin de fer.

Il est annexé à chaque hôpital d'évacuation :

1° Le matériel nécessaire pour l'aménagement de trois trains sanitaires improvisés ;

2° Deux réserves de médicaments ;

3° Quatre réserves de pansements ;

4° Des unités collectives pour le réapprovisionnement des corps de troupe.

Cet hôpital est, en outre, doté d'étuves locomobiles à désinfection par la vapeur sous la pression, système Geneste et Herscher, destinées aux hôpitaux de contagieux.

Train sanitaire improvisé.

§ 30. L'approvisionnement d'un train sanitaire improvisé a été calculé de manière à permettre d'organiser un train composé de 40 wagons dont 33 transportant chacun 12 blessés couchés sur des brancards disposés sur des appareils de suspension à deux étages (mod. 1874-89) ou à trois étages (mod. 1891), soit 396 blessés; plus 4 blessés assis dans un compartiment de voyageurs; soit en tout 400 blessés.

En outre des appareils de suspension, l'approvisionnement comprend notamment :

400 brancards, en ballots.

400 couvertures en ballots.

36 seaux inodores, en caisses.

1 caisse de médicaments.

1 caisse de plaques de neutralité.

1 caisse de jeux d'outils pour le montage des appareils.

3 caisses d'ustensiles divers.

Train sanitaire permanent.

§ 31. La composition et le fonctionnement de ce train sont indiqués aux évacuations, page 208.

Réserve de médicaments.

§ 32. — Les réserves de médicaments sont destinées aux hôpitaux d'évacuation chargés de réapprovisionner tous les corps de troupe et toutes les formations sanitaires du corps d'armée. Elles entrent aussi dans l'approvisionnement de certaines places fortes.

Elles comprennent quatre caisses, savoir :

Caisse n° 1 pesant 112 k. et cubant....	0^{m3}	303.
— n° 2 pesant 113 et —	0	303.
— n° 3 pesant 118 et —	0	303.
— n° 4 pesant 93 et —	0	206.
TOTAUX....... 436 k.	1^{m3}	115.

Réserve de pansements.

§ 33. Les réserves de pansement, destinées aux hôpitaux d'évacuation ou aux places fortes, comprennent :

DÉSIGNATION	POIDS	CUBE
	kil.	m. c.
1 panier n° 0 — Appareil de lavage . .	33	0 100
7 — n° 1 — Pansements simples .	151	0 700
1 — n° 4 — Sarraux, tabliers, etc.	32	0 100
5 — n° 5 — Coton en nappe et en bande	90	0 500
2 — n° 6 — Coussins à fractures .	30	0 200
2 — n° 7 — Linge préparé	78	0 200
2 — n° 8 — Bandes et compresses.	78	0 200
2 — n° 9 — Opérations et immobilisation	87	0 200
2 caisses d'appareils à fractures . . .	100	0 180
2 paquets de gouttières	24	0 260
2 — de toiles métalliques. . . .	56	0 094
Totaux.	762	2 734

Etuve locomobile à désinfection système Geneste-Herscher.

§ 34. — Les étuves locomobiles à désinfection par la vapeur sous pression sont principalement destinées aux hôpitaux des contagieux.

Leur description et leur fonctionnement font l'objet d'une instruction spéciale qui accompagne l'appareil.

Dépôts de convalescents.

§ 35. — L'approvisionnement médical d'un dépôt de convalescents est destiné à la constitution d'une infirmerie régimentaire dans les dépôts de convalescents établis le long des voies de communication.

Sa composition se rapproche de celle de l'infirmerie régimentaire d'un bataillon en temps de paix. Il comprend six caisses, dont quatre de médicaments et deux d'ustensiles et objets divers, pour la chirurgie et l'administration. Elles pèsent 522 kilogrammes et cubent $1^{me}797$.

Ce matériel, à moins d'ordre contraire, est pris en charge par le corps auquel appartient l'officier qui commande le dépôt.

Stations-magasins

§ 36. L'approvisionnement des stations-magasins est déterminée par le Ministre ;

Il comprend notamment :

1° Des approvisionnements de réserve pour station-magasin ;

2° Des approvisionnements d'ambulance n° 1 pour Quartier Général et d'infanterie (§ 16) ;

3° Des approvisionnements d'hôpital de campagne (§ 28).

L'approvisionnement de réserve pour station-magasin cité ci-dessus, comprend :

a. — Un approvisionnement de réserve de médicaments (§ 33) ;

b. — Deux approvisionnements de réserve de pansements (§ 33) ;

c. — Un chargement de voitures d'approvisionnement de réserve pour corps de troupe (§ 21) ;

d. — Des objets de couchage, du linge, des effets, des brancards, etc.

Hôpitaux temporaires

§ 37. Il existe trois types d'hôpitaux temporaires

permettant de traiter 250, 100 ou 50 malades pendant trois mois.

Ces hôpitaux sont destinés, en principe, à être installés sur le territoire national, dans les places de guerre et villes ouvertes. Ils peuvent également, en cas de besoin, être appelés à fonctionner dans la zone des étapes.

Leur approvisionnement comprend un certain nombre de caisses et de ballots, répartis de la manière suivante :

DÉSIGNATION	COLIS		
	Nombre	Poids	Cube
HÔPITAL DE 250 MALADES			
Pharmacie . . 13 caisses, n°s 1 à 13.			
Chirurgie. . . { 3 caisses, 14 à 16. 13 ballots, 1 à 13.	160	12,660	49 069
Administrat. . { 20 caisses, 17 à 36. 111 ballots, 14 à 124			
HÔPITAL DE 100 MALADES			
Pharmacie . . 8 caisses, n°s 1 à 8 .			
Chirurgie. . . { 2 caisses, 9 à 10 6 ballots, 1 à 6 .	80	6,293	24 938
Administrat. . { 14 caisses, 11 à 24. 50 ballots, 7 à 46.			
HÔPITAL DE 50 MALADES			
Pharmacie . . 7 caisses, n°s 1 à 7 .			
Chirurgie. . . { 2 caisses, 8 et 9 . 7 ballots, 1 à 7 .	64	4,410	15 266
Administrat. . { 9 caisses, 10 à 18. 39 ballots, 8 à 46.			

Dans les chiffres ci-dessus, ne sont pas comprises les couchettes qui ne font plus partie des unités collectives ;

2ᴱ SECTION   1ᴿᴱ SECTION

| Peloton | 3ᵉ Peloton | | 4ᵉ Pᵒⁿ | 3ᵉ Pᵒⁿ | | 2ᵉ Peloton | 1ᵉʳ Peloton | | 2ᵉ Pᵒⁿ | 1ᵉʳ Pᵒⁿ |

Brancardiers   Infirmiers   Brancardiers   Infirmiers

\+ \+ \+ \+ \+ \+ \+   \+ \+ \+ \+ \+ \+ \+

\+ \+ \+ \+ \+ \+ \+   \+ \+ \+ \+ \+ \+ \+

Mulets de bât   Mulets de bât

| 1 ch. | 1 ch. | 1 ch. | 1 ch. | | 1 ch. | 1 ch. | 1 ch. | 1 ch. |
| 8 | 7 | 6 | 5 | | 4 | 3 | 2 | 1 |

Voitures pour blessés à 2 roues   Voitures pour blessés à 2 roues

| 2 ch. | 2 ch. | 2 ch. | | 2 ch. | 2 ch. | 2 ch. |
| 6 | 5 | 4 | | 3 | 2 | 1 |

itures pour blessés à 4 roues   Voitures pour blessés à 4 roues

| 4 ch. | 4 ch. | | 4 ch. | 4 ch. | 2 ch. |
| Admᵒⁿ | Chirurgie | | Admᵒⁿ | Chirurgie | Personnel |

| | 6 F | 4 D | 3 C | | | 5 E | 2 B | 1 A |

vivres   Fourgons du matériel   Ea vivres   Fourgons du matériel

| Ord. | Ouv | \+ \+ | | Ord. | Par. | \+ | \+ \+ |

Haut le pied   Haut le pied

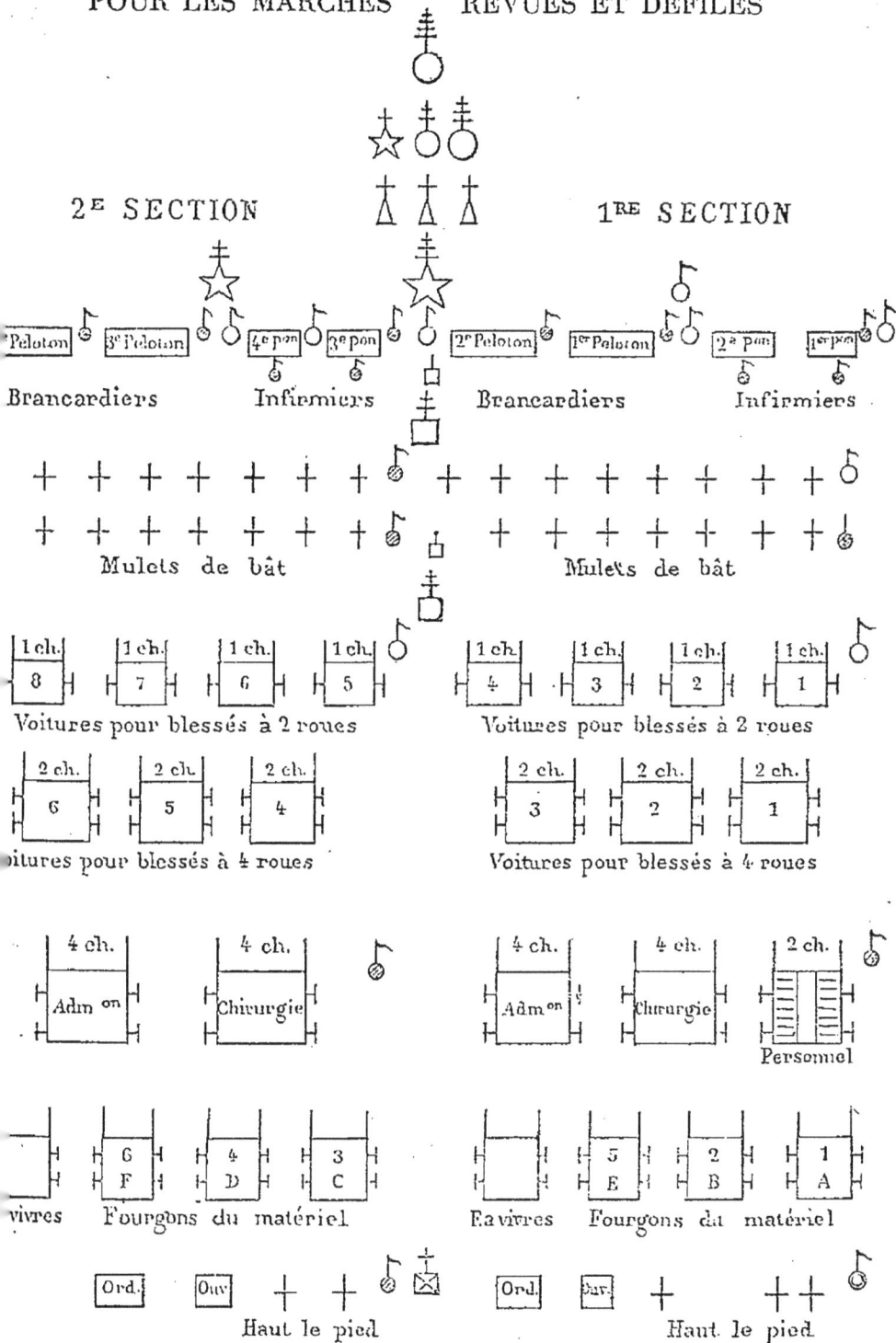

Nota. — *Quand l'ambulance défile par section, le 2ᵉ médecin-major marche en tête de la 2ᵉ section. Les médecins du cadre auxiliaire sont dans la voiture du personnel.*
Médecins   Off. d'admᵒⁿ   Méd. des cultes   Off. brancardier   Vétérinaires

ces objets devant, en principe, être fournis soit par la compagnie des lits militaires, soit par les ressources locales, provenant de la réquisition.

Lorsque des couchettes sont annexées à l'approvisionnement, on calcule sur le poids de 59 kilogrammes et un cube de $0^{mc}475$ par couchette, soit pour :

		Poids	Cube
250 couchettes...		$14,750^k$	$118^{mc}750$
100	—	5,900	47 500
50 .	—	2,950	23 750

Infirmerie de fort.

§ 38. L'approvisionnement d'infirmerie de fort est constitué de façon à permettre d'organiser une infirmerie-hôpital dans les places fortes et forts isolés, avec les moyens de couchage fournis par les ressources locales.

Le matériel est pris en charge par le corps qui administre l'infirmerie.

Il comprend 9 caisses et un ballot de deux brancards pesant 915 kilogrammes et cubant $3^{mc}842$, se décomposant de la manière suivante :

Chirurgie. { 3 caisses n°s 4 à 6.
{ 2 brancards.

Pharmacie. — 3 caisses n°s 1 à 3.

Administration. — 3 caisses n°s 7 à 9.

La caisse n° 9 renferme une baignoire de corps, en zinc.

Tente d'hôpital (Système Tollet).

§ 39. La tente d'hôpital est de forme semblable à la tente d'ambulance, mais de dimensions beaucoup plus grandes.

Elle mesure 15 mètres de long, 5 mètres de large, et 5 mètres de hauteur totale.

Elle peut contenir vingt-huit lits.

Pendant l'hiver, elle peut être chauffée.

Ces tentes sont destinées aux hôpitaux d'évacuation et aux hôpitaux de campagne temporairement immobilisés. Dans certaines circonstances elles sont aussi employées en temps de paix (épidémies, etc.).

Baraques mobiles (Systèmes Doecker et Espitalier).

§ 40. Il existe deux types de baraques mobiles, la grande et la petite.

La baraque mobile grande mesure 15 m. de long sur 5 m. de larg, sur 5 m. de hauteur totale au faîte.

Elle cube 295^mc, et peut contenir 16 lits d'hôpital ou 20 lits de campagne.

Un seul poêle suffit pour la chauffer.

Son matériel est renfermé dans 12 caisses et 1 sac rempli de vis et de boulons.

Le tout forme un volume de 15 mètres cubes et un poids d'environ 3,600 kilogrammes.

Pour la dresser il un faut minimum de 3 hommes et un maximum de 6. Six heures suffisent pour la mise en place.

Le sol de la baraque est formée par l'assemblage des caisses dans lesquelles on a renfermé le matériel.

Les parois et le toit consistent en des panneaux mobiles constitués par des cadres en bois, dont les 2 faces distantes l'une de l'autre de 0^m02 centimètres, sont couvertes d'un cartonnage de 0^m002 millimètres d'épaisseur, sur lequel est collée de la toile.

La face interne est recouverte d'un enduit incombustible et peinte en vert clair.

Les deux faces peuvent être lessivées avec des solutions désinfectantes.

La baraque Espitalier présente avec la baraque Doecker les différences ci-après : la charpente est en fer, elle comprend quelques colis pesant 6.000 kilog. et exige 12 hommes pour la monter.

FORMATION DE MARCHE DE L'AMBULANCE DE CORPS

1ʳᵉ SECTION.

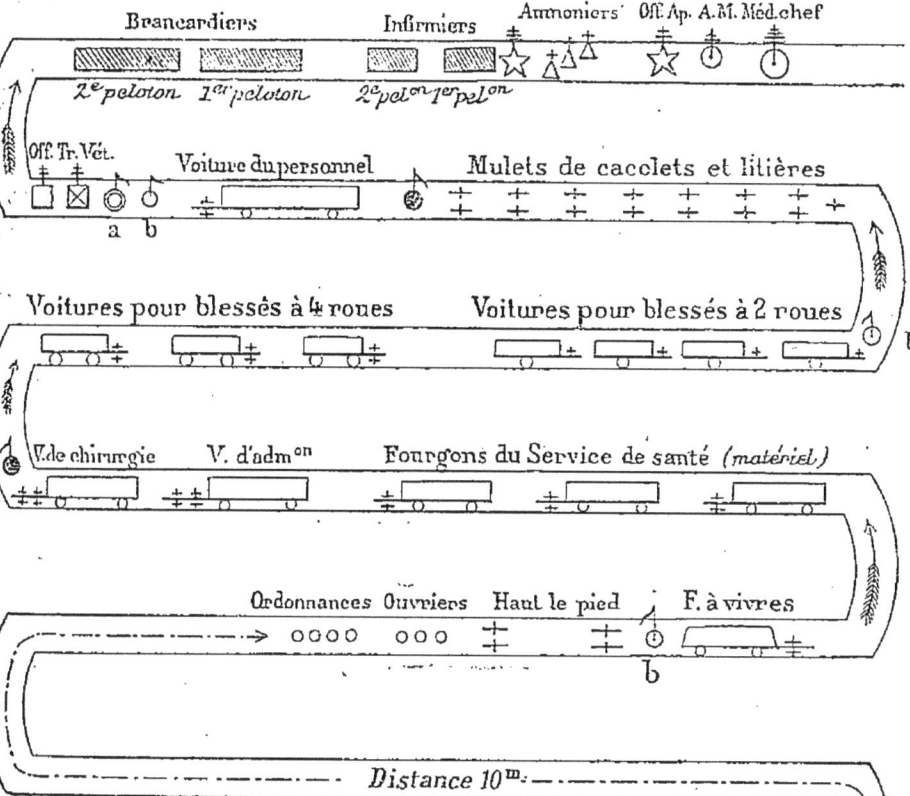

Distance 10ᵐ.

2ᴱ SECTION

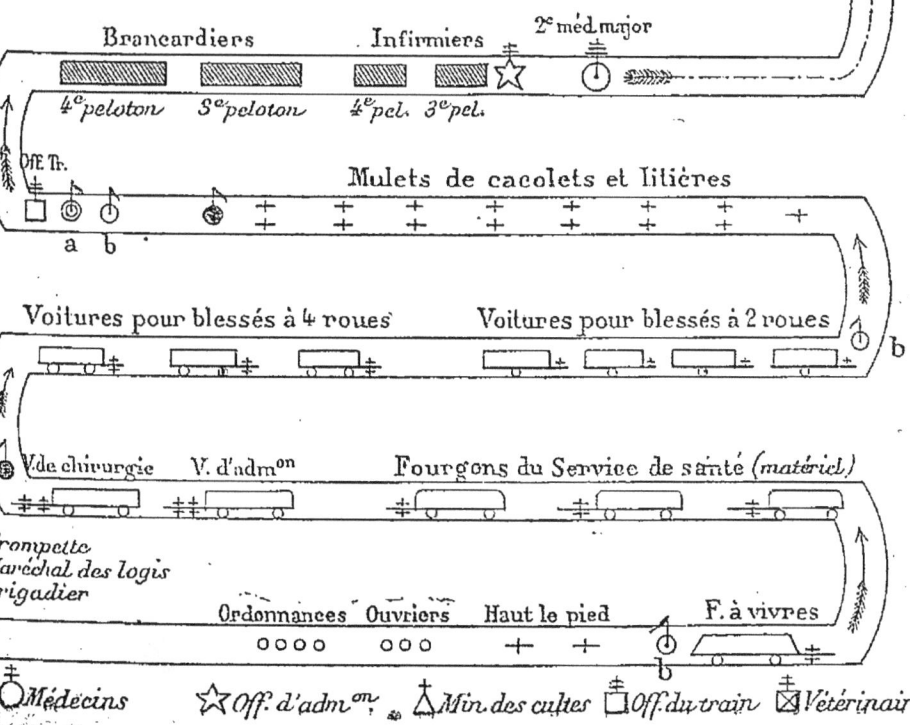

Médecins   ☆ Off. d'admᵒⁿ   △ Min. des cultes   ☐ Off. du train   ⊠ Vétérinaire

DIX-SEPTIÈME LEÇON

Organisation et fonctionnement de la pharmacie militaire en temps de paix et en campagne.

1° EN TEMPS DE PAIX.

Attributions générales des pharmaciens. — Service pharmaceutique. — Médicaments employés dans l'armée. — Leur distribution. — Livraisons de médicaments à charge de remboursement. — Approvisionnement en médicaments et accessoires. — Responsabilité du pharmacien. — Principes généraux de comptabilité. — Comptabilité spéciale du pharmacien. — Remise de service. — Comptabilité et approvisionnement des hôpitaux dépourvus de pharmacien et des hôpitaux annexes. — Archives. — Recensements. — Vérification des écritures. — Entretien du matériel de mobilisation. — Pharmacies d'approvisionnement. — Pharmacies régionales.

2° EN CAMPAGNE.

Renseignements généraux. — Service pharmaceutique. — Comptabilité. — Exécution du service. — Approvisionnement. — Des diverses formations sanitaires. — Bureaux de comptabilité. — Dispositions diverses.

ATTRIBUTIONS GÉNÉRALES

Pour les attributions, la hiérarchie, le recrutement etc. etc., (voir les leçons précédentes et le titre V de la 2ᵉ partie page 516).

DISPOSITIONS GÉNÉRALES CONCERNANT SPÉCIALEMENT LE SERVICE DU PHARMACIEN MILITAIRE

Art. 153 (1) du règlement. — Le pharmacien est chargé, sous l'autorité du médecin-chef, du service de la pharmacie.

Le pharmacien le plus élevé en grade répartit le service entre lui et ses subordonnés.

Pour tous les rapports de service il est l'intermédiaire hiérarchique entre le médecin-chef et le personnel pharmaceutique de l'établissement.

Chaque année, avant l'inspection générale, il remet au médecin-chef, après les avoir annotés, les feuillets techniques concernant les pharmaciens sous ses ordres.

Il est chargé de la comptabilité de pharmacie et produit un compte annuel de ses opérations.

Il établit les demandes de médicaments et de matériel spécial de la pharmacie.

Il est responsable de ses approvisionnements et propose en temps utile au Médecin-chef, le versement ou la mise en consommation des substances qui ont atteint la limite de conservation.

Il vérifie la qualité des médicaments, les place dans les conditions les plus favorables à leur conservation, les classe avec méthode, et prend les mesures d'ordre nécessaires pour prévenir toute erreur. L'étiquette de tout médicament doit porter la date de l'ancienneté de

---

(1) Nous indiquons l'article du « règlement sur le service de santé, » où on pourra se reporter pour les renseignements complémentaires.

ce médicament, conformément aux prescriptions du formulaire des hôpitaux militaires.

Il veille à ce que toutes les préparations médicamenteuses soient rigoureusement exécutées et soigneusement étiquetées.

Pour la tenue des armoires destinées aux *poisons*, aux *contre-poisons* et au *service de garde*, il se conforme aux prescriptions du « formulaire ». Les *contre-poisons* doivent être munis d'une étiquette relatant la dénomination, le mode d'emploi et les doses.

Il est membre de la *commission de réception* (1) des médicaments, matériel et objets de consommation livrés à l'établissement.

Le pharmacien est présent à l'hôpital aux heures de visite et contre-visite, et participe chaque jour à la dégustation des aliments destinés aux malades.

---

(1) Art. 399. — Cette commission a pour but de constater la bonne qualité des objets livrés et leur conformité aux échantillons et modèles-types.

Le pharmacien fait toutes les analyses nécessaires pour éclairer cette commission qui est composée comme suit :

Le Médecin-chef,   Président ;

Le Pharmacien ;

L'officier d'administration gestionnaire.

Le Médecin-chef peut se faire suppléer par un médecin-major, mais sa présence est nécessaire toutes les fois qu'il y a contestation.

La Commission délibère à la majorité des voix.

Les procès-verbaux de cette commission sont transcrits sur un registre ad hoc.

Pour les denrées et les liquides livrés journellement, la réception est constatée par un registre spécial de *Réception des denrées*.

Il est responsable de la propreté et de la bonne tenue des locaux de la pharmacie.

Par des échanges réguliers et méthodiques, il entretient en bon état les médicaments qui existent dans les approvisionnements du service de santé en campagne, dépendant de la gestion de l'hôpital.

Il peut faire partie des commissions de réception des divers services de l'habillement, du campement et des subsistances.

Art. 154. — Il exécute les analyses chimiques ou expertises qui lui sont demandées, par l'intermédiaire du Médecin-Chef, dans l'intérêt des malades, de l'hygiène des troupes et de divers services de l'armée.

Toutes ces analyses et expertises sont consignées à leur date sur un registre spécial faisant connaître les raisons qui les ont motivées, les résultats obtenus et les conclusions formulées.

MODÈLE DU REGISTRE DES ANALYSES CHIMIQUES

Modèle n° 39
Articles 154 et 493 du règlemnt.

DATE des ANALYSES	MOTIFS	RÉSULTATS	Conclusions

Les analyses ou expertises faites pour un service autre que le service hospitalier font l'objet d'un rapport qui est transmis par le médecin-chef, avec son visa et ses observations s'il y a lieu.

MÉDICAMENTS EMPLOYÉS DANS L'ARMÉE

Art. 220.—Les médicaments compris dans la « *Nomen-clature générale du service de santé* » sont les seuls qui puissent être employés dans les hôpitaux militaires ; toutefois, en cas d'urgence, le médecin-chef peut, par un ordre écrit, prescrire l'achat d'un médicamment non compris dans la nomenclature.

Les prescriptions médicamenteuses se divisent en *prescriptions pour l'usage interne* qui sont inscrits par l'infirmier de visite sur des relevés particuliers (voir plus loin : modèle n° 51) et *prescriptions pour l'usage externe* (v. plus loin : mod. n° 50).

LIVRAISON DES MÉDICAMENTS PAR LA PHARMACIE

Art. 221. — Aussitôt après la visite du médecin, l'infirmier de visite fait les étiquettes et les remet à la pharmacie. Dès que les médicaments sont préparés, le pharmacien les remet à l'infirmier de visite en faisant l'appel sur le relevé et les bons particuliers (ces pièces doivent être signées par le médecin aide-major et le médecin traitant).

Les médicaments destinés à l'usage externe sont toujours renfermés dans des fioles de verre coloré et portant une étiquette rouge-orangé.

A l'exception de la tisane commune, aucun médica-ment, s'il n'a été prescrit à la visite du matin, ne peut être délivré sans un bon particulier signé par un médecin.

En dehors des heures de visite et en l'absence du pharmacien, les médicaments sont préparés en présence et sous la responsabilité du médecin de garde ou du médecin traitant.

Les médicaments pour usage interne, ainsi prescrits sur bons, sont reportés par l'infirmier de visite sur le relevé particulier du lendemain, auquel les bons sont annexés.

Art. 222. — Les médicaments sont distribués aux malades sous la responsabilité du médecin aide-major. (Tout médicament non consommé est reporté à la pharmacie).

LIVRAISONS DE MÉDICAMENTS A CHARGE DE REMBOURSEMENT AU PERSONNEL NON HOSPITALISÉ

Art. 435. — IV. — Ces livraisons ne peuvent être faites que sur l'autorisation du Ministre ; elles sont de deux sortes suivant que le paiement est fait entre les mains de l'officier d'administration gestionnaire de l'hôpital par la partie prenante elle-même, ou que le remboursement est effectué par les administrations ou les communes dont elle relève.

1° *Livraisons payées directement par la partie prenante.*

Chaque livraison est justifiée par un bon établi comme suit :

Modèle N° 95.

Art. 435 du Règlement,   SERVICE DE SANTÉ
Notice N° 8.

N° 257 A
de la nomenclature.

Tirage de mars 1895.

PLACE

BON DE MÉDICAMENTS,
OBJETS DE PANSEMENT OU BAINS
(à rembourser avant livraison).

M. (nom)   , Médecin (grade) de   classe,
à

M   (Nom et grade de la personne en faveur de
laquelle le bon est établi).

PRESCRIPTION du Médecin traitant.	DÉCOMPTE DE LA PRESCRIPTION			
	Désignation des objets.	Quantité	Prix	Montant
	Montant total du bon			

A   , le   189

Vu, bon à délivrer :

*Le Médecin-chef de l'Hôpital
militaire,*

A   , le   189
Le Pharmacien   de   classe,

Reçu la somme de
sous le N°   du carnet à souche.

A   , le   189
L'officier d'administr. gestionnaire,

Nota. — Il sera toujours établi des bons distincts : 1° pour les médicaments ;
2° pour les objets de pansement et les bains.

Les officiers, assimilés et employés militaires, ainsi que les sous-officiers mariés sont autorisés (note ministérielle du 28 juillet 1891) à toucher à charge de remboursement, à *l'hôpital militaire du lieu où ils résident*, les médicaments et objets de pansement qui leur sont nécessaires *pour eux et leur ménage*.

Les médicaments seront délivrés sur la présentation du bon (modèle ci-dessus) *prescrit, établi et signé par un médecin militaire* et visé, pour exécution, par le médecin-chef de l'hôpital.

Les médicaments qui figurent dans la «nomenclature générale du service de santé» pourront seuls être prescrits, sans leur dénomination réglementaire et toujours à dose médicamenteuse.

Les bons devront être déposés à l'hôpital dans la matinée, et les médicaments seront délivrés à l'heure de la visite du soir.

Les bons seront décomptés au prix de la nomenclature par le pharmacien; l'officier d'administration gestionnaire en recevra le montant, y inscrira la mention du versement, et délivrera un reçu du carnet à souche (modèle n° 94).

Sur la nouvelle présentation du bon, revêtu de la mention du versement, le pharmacien délivrera les médicaments.

En fin de trimestre, les quantités de médicaments portées sur les bons seront totalisées et inscrites dans une colonne du « registre des livraisons de médicaments ». Le pharmacien établira un relevé trimestriel (certificat administratif) (modèle n° 10 n° 371 — voir plus loin art. 496) les médicaments délivrés, et le remettra à l'officier d'administration qui établira une facture décomptée et effectuera le versement au Trésor.

2° *Livraisons remboursées par les administrations ou municipalités à défaut des parties prenantes.*

Chaque livraison est subordonnée à la production
d'un bon établi comme le précédent (modèle n° 95).

En fin de trimestre, tous les bons afférents à une
même administration ou à une même commune sont
totalisés et inscrits dans une colonne du registre des
livraisons (art. 496).

APPROVISIONNEMENT DES HÔPITAUX EN MÉDICAMENTS, RÉACTIFS ET ACCESSOIRES PHARMACEUTIQUES

. Art. 376-377. — Les demandes sont établies par le
pharmacien aux dates 20 janvier et 20 juillet, en se
basant, pour les quantités à demander, sur les besoins
du service, le traitement des malades, et les livraisons
aux infirmeries régimentaires, vétérinaires et autres
parties prenantes, pour *un an.*

Elles sont visées par le médecin chef et faites en trois
expéditions sur le modèle suivant :

e Corps d'Armée

Modèle no

—

—

e Semestre 18

SERVICE DE SANTÉ

Art. 11, 32, 155, 376
et 381 du règlement.

DEMANDE DE MÉDICAMENTS

—

Fixation du nombre de
lits ....
Moyenne journalière des
. malades traités pen-
dant le semestre ....
Nombre (Infirm. ...
des parties) Régres ....
prenantes) Infirm. ...
isolées (vétre .....

Hôpital d

——

M. (le nom du Pharmacien),

——

ÉTAT de demande de médicaments nécessaires
pour le service de l'Établissement pendant
le ᵉ semestre 18 .

Numéros de la classification.		DÉNOMINATION DES ·OBJETS.	Unité réglementaire.	QUANTITÉS				QUANTITÉS (2).		OBSERVA-TIONS.
sommaire	détaillée			demandées et non arrivées	Prix d'achat sur place	demandées	existantes	nécessaires au complet	expédiées des magasins de l'Etat.	à acheter par le comptable

Ces états de demande font ressortir :

1° Les quantités nécessaires pour les besoins réels du service ;

2° Les quantités existantes y compris les quantités de matériel de même nature non réglementaire et susceptibles d'être utilisées ;

3° Les prix d'achats proposés pour assurer, soit par marchés, soit au moyen d'achats sur place, la fourniture des quantités que l'hôpital pourrait se procurer directement.

4° Les quantités demandées sur un état précédent, et non arrivées.

Ces demandes, soumises préalablement au directeur du service de santé qui peut les modifier, et approuvées par le Ministre, vont : l'une à l'établissement livrancier pour exécution, la 2ᵉ reste au Ministère, la 3ᵉ revient au destinataire pour avis.

Si dans l'intervalle d'un semestre à l'autre, il se produit des besoins imprévus, le pharmacien fait, dans les mêmes formes, une demande supplémentaire qui doit être motivée.

Les médicaments ou objets non réglementaires devront être portés sur un état de demande particulier et *motivé*.

RÉCOLTE DE PLANTES

Lorsqu'il y a utilité et possibilité de faire des récoltes de plantes médicinales, le pharmacien charge un de ses subordonnés de la direction de ces récoltes. Il demande au médecin-chef les hommes nécessaires pour ce service.

RESPONSABILITÉ DU PHARMACIEN

Art. 391. — Le pharmacien est responsable des médicaments, réactifs et accessoires considérés dans les hôpitaux militaires comme objets de consommation.

Ces divers objets, expédiés des pharmacies d'approvisionnement, sont inscrits directement dans le compte du pharmacien. Des factures distinctes sont en conséquence établies par les pharmacies d'approvisionnement, d'une part pour les médicaments, réactifs et accessoires, d'autre part pour le matériel.

La réception des expéditions est assurée par l'officier d'administration gestionnaire.

Le pharmacien procède ensuite à la vérification de la quantité et de la qualité des objets reçus, pour lesquels il donne récépissé à l'expéditeur.

Le pharmacien prend en charge les médicaments achetés sur place et les denrées médicinales, suivant les formes indiquées plus loin (art. 495).

L'expédition ou la livraison à des parties prenantes étrangères à l'hôpital est assurée par les soins de l'officier d'administration gestionnaire.

Le pharmacien prépare les médicaments portés sur les demandes des parties prenantes et les remet, avec ces demandes visées par lui, à l'officier d'administration gestionnaire qui lui délivre, en échange, un récépissé provisoire, du modèle ci-joint.

« Corps d'armée

—

Place d

« trimestre 18

SERVICE DE SANTÉ

Modèle No 82

—

Art. 391 du Règlement

—

Hôpital militaire de

RÉCÉPISSÉ PROVISOIRE

L'Officier d'administration reconnaît avoir reçu de M. le Pharmacien (mettre le grade) les médicaments et accessoires de pharmacie compris sur la demande du (indiquer le corps ou établissement) en date du...........

A   , le   18 .

L'Officier d'administration gestionnaire,

L'officier d'administration gestionnaire s'occupe de l'expédition, fait préparer les factures ; ces factures une fois régularisées et signées par le destinataire sont remises au pharmacien, annexées aux demandes correspondantes.

Le pharmacien est en outre responsable des objets mobiliers et du matériel spécial mis à sa disposition par l'officier d'administration gestionnaire ; ces objets sont portés sur un carnet-inventaire (modèle ci-joint) qui est tenu concurremment par le pharmacien et l'officier gestionnaire.

Modèle n° 83

DU CARNET-INVENTAIRE

Art. 147, 175, 192, 391, 392 et 393 du règlement.

Dates des entrées ou réceptions des sorties ou réintégrations	Objets en compte	Objets en compte	Objets en compte	Objets en compte	Objets en compte	Objets en compte	Objets en compte	Objets en compte	Objets en compte	ÉMARGEMENT : 1° du pharmacien (pour les entrées) 2° de l'officier d'adm^on (pour les sorties)

PRINCIPES GÉNÉRAUX DE COMPTABILITÉ

Le *matériel de la guerre* comprend les matières et objets de consommation qui sont en service, approvisionnement, dépôt ou réserve dans les magasins, établissements ou corps de troupe.

Les matières et objets de consommation qui ne sont pas *destinés à concourir à la formation des approvisionnements* ne figurent pas dans le *matériel de la guerre*, et ne donnent lieu qu'à des *écritures intérieures*.

NOMENCLATURES

Chaque service a une nomenclature spéciale ; les matières y sont classées par unité sommaire et détaillée.

Le numéro *sommaire* s'applique à tout un groupe d'objets en général de même nature ; le numéro *détaillé* désigne chacun de ces objets en particulier.

Il y a une seule série de *numéros sommaires* pour chaque nomenclature, une seule série de numéros détaillés pour chaque unité sommaire,

La nomenclature générale du service de santé comporte 78 numéros sommaires ; les n°s 1 à 8 et 27-28-29 sont spécialement réservés au service pharmaceutique. Au n° 71 se trouve le matériel de pharmacie du service en campagne.

ENTRÉES ET SORTIES

Toute gestion donne lieu à des mouvements d'*entrée à charge* et de *sortie à décharge*.

Ces mouvements se divisent en :

1° Entrées ou sorties réelles (1) ;

2° Entrées ou sorties d'ordre.

Les premières accroissent ou réduisent l'actif du département de la guerre.

Les deuxièmes déplacent seulement les responsabilités des comptables.

Toute opération d'entrée ou de sortie doit être appuyée par des pièces régulières.

COMPTABILITÉ SPÉCIALE DU PHARMACIEN MILITAIRE

Les médicaments, réactifs et accessoires de pharmacie ayant donné lieu à des *sorties réelles* lors de leur expédition aux hôpitaux, où ils sont considérés comme objets de consommation, ne figurent plus dans le

---

(1) Exemples : 1° *d'entrée réelle :* les achats faits par les pharmacies d'approvisionnement.

2° de *sortie réelle :* les *médicaments* expédiés par les pharmacies d'approvisionnement aux hôpitaux.

3° de *sortie d'ordre :* le *matériel* expédié par les pharmacies d'approvisionnement.

4° *d'entrée d'ordre :* le matériel expédié par les pharmacies d'approvisionnement et pris en charge par l'officier d'administration gestionnaire de l'hôpital destinataire.

compte général du *matériel de la guerre*, et le pharmacien tient seulement des écritures intérieures pour en justifier l'emploi.

REGISTRES TENUS PAR LE PHARMACIEN

Art. 493. — 1° Le registre des réceptions de médicaments ;

2° Le carnet des denrées médicinales ;

3° Le registre des livraisons de médicaments ;

4° Le registre des compositions officinales ;

5° Le registre des prescriptions médicamenteuses journalières pour l'usage interne ;

6° Le registre des prescriptions médicamenteuses journalières pour l'usage externe ;

7° Le registre des analyses chimiques ;

8° Le compte annuel des médicaments ;

9° Le compte annuel des réactifs.

Tous ces registres sont cotés et parafés par le médecin-chef ; ils sont soumis à son examen pour les vérifications périodiques ou accidentelles.

Ils sont visés par le médecin-chef :

1° périodiquement après chaque arrêté mensuel, trimestriel ou annuel selon l'objet du registre ;

2° accidentellement, à l'occasion de chaque vérification de magasin ou d'écritures.

REGISTRE DES RÉCEPTIONS DE MÉDICAMENTS

Articles 493 et 494 du règlement.   Modèle n° 126

DÉNOMINATION	PROVENANT DE :				TOTAL	OBSERVATIONS

Art. 494. — Ce registre reçoit l'inscription des médicaments, accessoires et denrées médicinales livrés à la pharmacie pendant le cours de chaque trimestre et quelle qu'en soit la provenance.

Le pharmacien y enregistre, aussitôt après avoir donné récépissé, les livraisons provenant des pharmacies d'approvisionnement et des autres services ainsi que les récoltes de plantes. Il n'y enregistre que mensuellement les denrées livrées journellement par la dépense.

En fin de trimestre, le registre est totalisé et les totaux sont reportés sur un certificat administratif (modèle ci-joint) qui est produit à l'appui du compte annuel.

e Corps d'Armée   Modèle nº 6

PLACE   SERVICE DE SANTÉ   Numéro 364
d   de la Nomenclature

Hôpital militaire d

Quand l'entrée a lieu sans dépense en deniers, les colonnes 6 et 7 ne sont pas remplies. (Comme dans le cas actuel.)

ENTRÉE RÉELLE

CERTIFICAT ADMINISTRATIF

Le pharmacien soussigné déclare qu'il y a lieu de porter en entrée les matières et objets désignés ci-après, provenant d   (indiquer la provenance).

NUMÉROS de la classification		DÉSIGNATION des matières et objets	Unité réglementaire	Quantités	Prix de l'unité	Montant	OBSERVATIONS
Sommaire	détaillée						
1	2	3	4	5	6	7	8

CARNET DES DENRÉES MÉDICINALES

Mois d   189

Modèle n° 137

Articles 493 et 495
du Règlement.

DÉNOMI-NATION	Unité réglementaire	TRAVAUX JOURNALIERS des quantités livrées										TOTAL par mois	OBSERVA-TIONS
		1	2	3	4	.	.	.	28	29	30	31		

Art. 495. — Ce carnet reçoit l'inscription journalière des médicaments, denrées et objets de consommation délivrés par la dépense à la pharmacie.

Mensuellement l'officier d'administration gestionnaire récapitule lés livraisons du mois dans une facture qui est revêtue de la prise en charge du pharmacien. Les factures d'entrées sont remises au pharmacien qui les inscrit dans une colonne du registre des réceptions de médicaments (voir précédemment article 494 et modèle n° 126).

REGISTRE DES LIVRAISONS DE MÉDICAMENTS

Modèle n° 128

*Trimestre 18

Articles 493 et 496 du
règlement.

NUMÉROS de la CLASSIFICATION		DÉNOMINATION DES MÉDICAMENTS DÉLIVRÉS	UNITÉ RÉGLEMENTAIRE	NATURE des LIVRAISONS	INDICATION des PARTIES PRENANTES									TOTAL par NATURE de livraisons	TOTAL général des livraisons
sommaire	détaillée				1ᵉʳ chasseurs	1ᵉʳ dragons	etc.	etc.							
		(suivre exacte-ment l'ordre de la nomen-clature.		à titre gratuit											
				remboursable.....											
				à titre gratuit.....											
				remboursable.....											

Art. 496. — Ce registre reçoit l'inscription des médi-

caments et accessoires de pharmacie que le pharmacien remet à l'officier d'administration gestionnaire pour être expédiés aux diverses parties prenantes ou pour servir aux mesures d'hygiène de l'hôpital.

Les sorties y sont inscrites distinctement par parties prenantes.

Le registre est totalisé trimestriellement; les totaux sont reportés sur un certificat administratif (modèle ci-joint, sur papier rose) qui est produit à l'appui du compte annuel.

^e Corps d'Armée   Modèle n° 10

Place   **SERVICE DE SANTÉ**   Numéro 371
d   de la Nomenclature

Hôpital militaire d

SORTIE RÉELLE

CERTIFICAT ADMINISTRATIF

Le pharmacien (grade)   soussigné déclare qu'il y a lieu de porter en sortie les matières et objets désignés ci-après pour cause d   (livraisons de médicaments aux diverses parties prenantes pendant l   ^e trimestre 18

NUMÉROS de la classification		DÉSIGNATION des matières et objets	Unité réglementaire	QUANTITÉS	OBSERVA- TIONS
Sommaire	détaillée				

REGISTRE DES COMPOSITIONS OFFICINALES

Articles 493 et 497 du Règlement   Modèle n° 129

MOIS et DATES	DÉNOMINATION des COMPOSANTS	Quantités employées	DÉNOMINATION des COMPOSÉS	Quantités obtenues	OBSERVA-TIONS

Art. 497. — Ce registre relate toutes les transformations de médicaments inscrites sous cette dénomination au formulaire.

Le pharmacien établit tous les trimestres un relevé (modèle ci-après), servant à la fois de pièce d'entrée pour les composés et de pièces de sortie pour les composants ; les résultats en sont reportés au compte annuel des médicaments.

Sur ce relevé sont inscrits, à la suite des composants, les médicaments employés comme réactifs.

e Corps d'armée   Modèle n° 130

Place d   SERVICE DE SANTÉ

e Trimestre 18   Art. 497 du Règlement

Hôpital militaire d

PHARMACIE

RELEVÉ des composés officinaux préparés à la pharmacie pendant le   e trimestre 18 , ledit relevé portant récapitulation des composants.

DÉNOMINATION des COMPOSANTS	Quantités employées	PIÈCE D'ENTRÉE		PIÈCE DE SORTIE	
		DÉNOMINATION des COMPOSÉS (1)	Quantités obtenues	RÉCAPITULATION des COMPOSANTS (1)	Quantités consommées
1	2	3	4	5	6

(1) Suivre l'ordre du tarif.

REGISTRE des prescriptions médicamenteuses pour
l'usage interne.

Modèle n° 131

Art. 493, 498, et 499
du Règlement.

e Trimestre 18

DÉNOMINA-TION des MÉDICAMENTS — (suivre l'ordre du formulaire).	INDICATION DES MOIS	TOTAUX JOURNALIERS DES QUANTITÉS PRESCRITES										TOTAUX		DÉCOMPO-SITION des Prescriptions	Totaux des pres-crip-tions
		1	2	3	4	. . .	28	29	30	31	par mois	par tri-mes-tre		
....	Janvier.	....	....		....		....	....	....		....			
	Février.	....	....		....		....	....	....			....		
	Mars...				....		....	....	....		....			
....	J.. ...	....	....		....		....	....	....		....			
	F.	....	....		....		....	....	....					
	M.....	..	....		....		....	....	....					

Art. 498. — Ce registre récapitule pour chaque jour
les médicaments prescrits aux visites des médecins
traitants pour l'usage interne.

Chaque inscription journalière est justifiée au moyen
du relevé particulier ci-joint (modèle n° 51. — Art. 220
du règlement).

Année 18
—

Mois d
—

Jour :
—

Nombre de Malades
—

Modèle n° 51

Art. 220 du règlement

SERVICE DE SANTÉ
—

Hôpital militaire d

PHARMACIE
—

RELEVÉ des prescriptions médicamenteuses faites à
la visite du   18   de   ᵉ division
des   par M.

DÉNOMINATION des MÉDICAMENTS PRESCRITS	NOMBRE DE PRESCRIPTIONS			OBSERVATIONS
	Matin	Soir	Total	

A   , le   18

Le Médecin aide-major,

Certifié conforme au cahier de visite :

Le Médecin traitant,

NOTA. — Il a été annexé au présent relevé   bons pour entrants
après la visite du   au matin.

Dans les hôpitaux qui comportent plusieurs divisions de malades, le pharmacien établit un relevé général journalier (modèle ci-joint) totalisant les relevés particuliers. Ce relevé général est visé par le médecin-chef.

Mois de ____ 18   **SERVICE DE SANTÉ**   Modèle n° 132

Place d ____   *Hôpital militaire d* ·   Art. 498 du règlement

PHARMACIE

RELEVÉ GÉNÉRAL journalier des prescriptions médicamenteuses faites le   18 , aux visites de MM. les Médecins traitants, ledit relevé dressé sur les relevés particuliers des cahiers de visite de ce jour, conformément à l'article 498 du règlement.

DÉNOMINATION des PRESCRIPTIONS	NOMBRE DE PRESCRIPTIONS PAR SERVICE							TOTAL	OBSERVATIONS
	1er fiévreux	2e fiévreux	Blessés	etc.	»	»	»		
Acide { chlorhydrique pur { salicylique									
Alcool à 60° etc.									

Certifié conforme aux relevés particuliers.

A ____ , le ____ 18 .

Le Pharmacien aide-major,

Vu et vérifié : ·
Le Pharmacien (grade),

Vu :
Le Médecin-chef,

Les quantités portées sur le registre des prescriptions sont totalisées trimestriellement puis décomposées
suivant les indications du formulaire.

Les quantités résultant de ces décompositions sont
totalisées et reportées au relevé trimestriel des consommations de la pharmacie (voir plus loin mod. n° 134. —
Art. 500).

Le pharmacien établit chaque trimestre un extrait de
ce registre (modèle ci-joint) qui est annexé au compte
annuel.

Modèle n° 133.   Articles 498 et 499 du Règlement.

Dénomination des médicaments — (Suivre l'ordre du formulaire	INDICATION des mois	TOTAUX		Décompo-sition des prescriptions	Quantités résultant des prescriptions	OBSERVA-TIONS
		par mois	par trimestre			
	Janv Févr Mars					
	J... F... M..					

REGISTRE DES PRESCRIPTIONS MÉDICAMENTEUSES
JOURNALIÈRES POUR L'USAGE EXTERNE.

Art. 499. — Etabli sur le même modèle que le registre
des prescriptions pour l'usage interne, ce registre récapitule pour chaque jour les médicaments prescrits sur
bons particuliers pour l'usage externe (modèle ci-joint)·

ᵉ division d   Modèle N⁰ 50

M.   SERVICE DE SANTÉ   Art. 214 et 220 du
Médecin traitant   ———   Règlement

Hôpital militaire d

———

BON D'ALIMENTS OU DE MÉDICAMENTS
Prescrits aux entrants ou sortants

———

BON pour

Vu :   A   , le   18
Le Médecin traitant,   *Le Médecin de garde,*

Les prescriptions sont totalisées trimestriellement puis décomposées. Les quantités résultant de cette décomposition sont reportées au relevé trimestriel des consommations (voir plus loin modèle n⁰ 134. — Art. 500).

Le pharmacien établit chaque trimestre un extrait de ce registre (même modèle que l'extrait du registre des prescriptions pour l'usage interne) ; cet extrait est annexé au compte annuel.

RELEVÉ TRIMESTRIEL

DES CONSOMMATIONS DE LA PHARMACIE

ᵉ Corps d'armée   Modèle Nᵒ 134

Place de

ᵉ trimestre 18   Art. 500 du règlement

SERVICE DE SANTÉ

Nombre de journées de malades — fiévreux... / blessés.... / vénériens..

Hôpital militaire d

PHARMACIE

RELEVÉ TRIMESTRIEL des consommations de la pharmacie le ᵉ trimestre 18 , faisant ressortir le prix de la journée de pharmacie.

DÉNOMINATION (Ordre de la nomenclature).	QANTITÉS prescrites pour l'usage interne	pour l'usage externe	TOTAL des Prescriptions	QUANTITÉS prescrites et non consommées.	QUANTITÉS réellement consommées	PRIX ministériel	MONTANT	OBSERVATIONS
1	2	3	4	5	6	7	8	9

Art. 5oo. — Ce relevé est destiné à faire ressortir les mécicaments et accessoires de pharmacie réellement consommés pour le service des malades au cours du trimestre.

A cet effet, le pharmacien y inscrit les médicaments prescrits pour l'usage interne et pour l'usage externe

11*

Du total de ces prescriptions, il déduit les quantités non consommées, de manière à faire ressortir la consommation effective.

L'inventaire détermine la consommation des accessoires de pharmacie.

Les quantités réellement consommées sont reportées au compte annuel.

Le relevé trimestriel des consommations de la pharmacie fait ressortir, par le décompte des consommations, le prix moyen de la journée de pharmacie.

Le pharmacien remet à l'officier d'administration gestionnaire une note (modèle ci-joint) faisant connaître ce prix de journée.

^e Corps d'Armée   SERVICE DE SANTÉ   Modèle n° 135

PLACE
d

Art. 500 du règlement

Hôpital militaire d

PHARMACIE

NOTE indiquant le prix de journée de pharmacie pendant
le . ^e trimestre 18 .

Là dépense des médicaments, denrées et objets d'exploitation pour le service de la pharmacie pendant le ^e trimestre 18 , s'élève à la somme de
qui, divisée par journée de malades, donne pour prix moyen de la journée _____

Certifié véritable par le pharmacien (*grade*)

A , *le* . *18*

Vu par nous Médecin-chef.

Le relevé trimestriel des consommations de la pharmacie établi pour le 4e trimestre, fait en outre ressortir le prix moyen annuel de la journée de pharmacie.

CERTIFICAT ADMINISTRATIF DES EXCÉDENTS

Art- 501. — A la suite de chaque inventaire trimestriel (1), le pharmacien établit un certificat administratif (modèle n° 6, indiqué à l'article 494, précédemment), mentionnant les excédents provenant de causes diverses; il déclare en prendre charge et en reporte les quantités en entrées au compte annuel.

Ce certificat, visé par le médecin-chef, est mis à l'appui du compte annuel.

PROCÈS-VERBAUX DE PERTES ET DÉCHETS

Art. 502. — Les pertes et déchets provenant de causes accidentelles sont constatées dans un procès-verbal rapporté dans les vingt-quatre heures de l'événement par le médecin-chef.

Ceux qui proviennent de l'exécution journalière sont constatés dans la même forme à la suite des inventaires trimestriels de la pharmacie.

Le pharmacien les porte en sortie dans le compte du trimestre correspondant à la date du procès-verbal.

Les procès-verbaux sont adressés en 2 expéditions au directeur du service de santé qui les transmet avec son avis au Ministre, lequel statue sur les responsabilités engagées, en renvoyant une expédition du procès-verbal revêtue de sa décision.

Le pharmacien fait un extrait de ce procès-verbal (ci-joint, une esquisse d'un procès-verbal et d'un extrait).

Le médecin-chef inscrit la décision du Ministre sur l'extrait de procès-verbal qui, en cas d'imputation, est complété par la mention du versement au trésor.

L'extrait du procès-verbal est mis à l'appui du compte annuel.

---

(1) A la fin de chaque trimestre, le pharmacien procède à l'inventaire général des médicaments et objets de consommation. La comparaison des chiffres fournis par l'inventaire avec ceux fournis par les écritures permet de constater les excédents et les déficits. Les excédents font l'objet du certificat administratif prescrit au présent article (501) ; les déficits sont mentionnés sur un procès-verbal prescrit (art. 502).

e Corps d'armée

e Division

Place d

Mois

d   18

SERVICE DE SANTÉ

Modèle n° 83

Art. 397, 502 et 518
du Règlement

N° 244
de la Nomenclature

Hôpital militaire d

PROCÈS-VERBAL d (1)

(1) De recensement ou de pertes et avaries.
(2) Nom et grade
(3) Indiquer l'article.
(4) Pour l'art. 518, on mettra : avons convoqué M pharmacien pour procéder à un recensement de médicaments ou matériel.
Pour l'art. 397, on dira : sur le rapport de M pharmacien que du matériel ou des médicaments avaient été perdus ou avariés dans les circonstances suivantes (Relater les faits succinctement).

L'an mil huit cent quatre-vingt-   ,
le   . Nous (2)   ,
chef dudit établissement, agissant en vertu
de l'article (3)   du règlement sur le
service de santé.

(4)

Nous étant fait présenter les registres
et pièces de comptabilité nécessaires pour
nous assurer de leur exactitude et régularité et les ayant arrêtés, nous avons
procédé au recensement des matières et
objets dont les quantités, en magasin ou
en service, comparées avec celles portées
au compte annuel, ont fait ressortir les
différences mentionnées ci-dessous.

Numéros de la classification		Désignation des Matières et Objets	Unité réglementaire	Quantités		Différences		Décompte			OBSERVATIONS
Sommaire	détaillée			d'après les écritures	d'après le recensement	en plus	en moins	Prix de l'unité	en plus	en moins	

ᵉ Corps d'armée

ᵉ division

—

Place d

—

SERVICE DE SANTÉ

Modèle nᵒ 12

Numéro 370
de la nomenclature

EXTRAIT DE PROCÈS-VERBAL

SORTIE RÉELLE

(1) Le recensement a fait ressortir comparativement aux écritures un déficit des matières et objets ci-après *ou* les matières et objets ci-après ont été, etc.

Il appert d'un procès-verbal rapporté le   , par le médecin-chef
que (1)

En conséquence, le pharmacien portera en sortie dans ses comptes les matières et objets ci-après dont la valeur s'élève à la somme de

Numéro de la classification		DÉSIGNATION des Matières et Objets	Unité réglementaire	Quantités	Prix de l'unité	Montant en Argent	Observation
Sommaire	détaillée						

Date

Porté en sortie

Le Pharmacien,

Par décision du   en date (indiquer la décision)

Le Médecin-chef,

COMPTES

Les comptes produits par le pharmacien sont :

1° Le compte annuel des médicaments ;

2° Le compte annuel des réactifs.

COMPTE ANNUEL DES MÉDICAMENTS

Modèle n° 136.   Art. 493 et 504 du Règlement.

Numéros d'ordre par unité		DÉNOMINA- TION	TRIMESTRE	ENTRÉES					SORTIES					Situation		Prix ministériel	Évaluation par unité détaillée
Sommaire	détaillée			existants au 1er jour du trimestre	réceptions	composés	excédents	Totaux des entrées	Livraisons	Composants	Prescriptions aux visites	Pertes et déchets	Totaux des sorties	en fin de trimestre	en fin d'année		
			1er														
			2e														
			3e														
			4e														
			1er														
			2e														
			3e														
			4e														

Art. 504. — Ce compte reçoit l'inscription des médicaments et accessoires de pharmacie.

Les inscriptions y sont portées trimestriellement au moyen des relevés, certificats ou extraits de procès-verbaux mentionnés précédemment.

Les restants en fin d'année y sont décomptés par unité sommaire et détaillée; la totalisation des décomptes donne la valeur d'inventaire des médicaments et accessoires de pharmacie dont le pharmacien demeure responsable.

Ce compte, établi en simple expédition, est appuyé des *pièces justificatives* ci-après :

Pièces d'entrée	Les certificats administratifs établis en exécution des articles 494 (réception de médicaments) et 501 (excédents).
Pièces de sortie	1° Certificats administratifs établis en exécution des articles 435 et 496 (livraison de médicaments portée sur le registre des livraisons. 2° Extraits trimestriels des registres des prescriptions médicamenteuses pour usage interne et pour usage externe (art. 498 et 499); 3° Relevés trimestriels des consommations de la pharmacie; 4° Extrait de procès-verbaux (art. 502).
Pièces d'entrée et de sortie	Relevés trimestriels du registre des compositions officinales.

Le compte annuel des médicaments, accompagné de ces pièces justificatives (1), ainsi que d'une expédition

(1) Les pièces de comptabilité de pharmacie se divisent en :
1° *Pièces justificatives.*
2° *Pièces d'ordre.*
3° *Pièces accessoires.*
Les *Pièces justificatives* sont établies en simple expédition

du compte annuel des réactifs est remis au médecin-chef dans le cours du deuxième mois qui suit l'expiration de l'année.

Le médecin-chef le fait parvenir au directeur du service de santé qui, après vérification, l'arrête *ne varietur* et l'adresse au Ministre avec les pièces mentionnées ci-dessus, au plus tard dans le troisième mois qui suit l'expiration de l'année.

Les pièces de comptabilité adressées au Ministre sont énumérées dans un bordereau d'envoi (modèle ci-après).

Envoi de la Comptabi-
lité de Pharmacie

Nᵒ 90
de la Nomenclature

Hôpital militaire d

BORDEREAU ÉNUMÉRATIF des pièces adressées
par le soussigné au Ministre de la Guerre

Bureau d (   )

Hôpital militaire d — PHARMACIE	NATURE DES PIÈCES	TEMPS que les pièces concernent	NOMBRE de PIÈCES	OBSERVATIONS

sur *papier blanc* pour les *entrées*, sur *papier rosé* pour les sorties.

Les *Pièces d'ordre* comprennent :
Le compte annuel des médicaments.
Le compte annuel des réactifs.

Les *Pièces accessoires* comprennent toutes les autres pièces qui font partie des écritures du pharmacien : cahiers de visite relevés particuliers journaliers, relevés généraux journaliers bons de la chirurgie, états de demande de médicaments, bordereau énumératif des pièces de comptabilité envoyées au Ministre, etc.

Les factures de livraison et d'expédition, les relevés des prescriptions journalières (particuliers et généraux) et les bons de médicaments pour l'usage externe sont conservés pendant trois ans dans les archives de la pharmacie.

COMPTE ANNUEL DES RÉACTIFS

Modèle no 137

Articles 493, 505 et 506 du Règlement.

Numéro d'ordre par unité		DÉNOMINATION	Existant au 1er Janvier 18	Réceptions		TOTAL	SORTIES	Restant au 31 Décembre 18	Prix ministériel	Montant des Sorties	Valeur des Restants
Sommaire	Détaillée			1er semestre	2o semestre						
		Montant total de la dépense annuelle.......	......	......	......	......	......	......	——		
		Valeur des restants au 31 Décembre........	......	......	......	......	......	......	......		——

Art. 5o5. — Ce compte reçoit l'inscription des réactifs et accessoires de laboratoire.

Un inventaire en fin d'année fait ressortir la consommation des réactifs employés pour les analyses dont l'exécution est constatée sur le registre prescrit art. 154 (voir à cet article le modèle du registre).

Les mouvements enregistrés sur ce compte ne sont appuyés d'aucune pièce justificative.

DE LA VÉRIFICATION DES COMPTES DU PHARMACIEN

Art. 5o6. — Le médecin-chef vise les pièces d'entrée et de sortie.

Il vise trimestriellement tous les registres tenus par le pharmacien, à l'exception des comptes annuels des médicaments et des réactifs qui ne sont visés qu'annuellement.

Il inscrit le résultat de ses recensements sur le compte annuel.

Le compte annuel est vérifié et arrêté par le directeur du service de santé, et, au degré supérieur par la direction du service de santé, au ministère de la guerre.

REMISE DE SERVICE

Art. 5o7. — La remise de service ne donne pas lieu à l'établissement d'un nouveau compte; elle se résume à un procès-verbal d'inventaire faisant ressortir les excédents et les déficits, et dressé par le médecin-chef.

e Corps d'armée

e Division   SERVICE DE SANTÉ

Place d

Modèle n° 8

Numéro 368
de la Nomenclature

Hôpital-Militaire d

PROCÈS-VERBAL D'INVENTAIRE
PAR SUITE DE MUTATION DE COMPTABLES

(1) Ministre *ou* Directeur du service de santé.

(2) Indiquer la mutation (admis à la retraite *ou* désigné pour une autre résidence, etc.)

L'an mil huit cent   , le

Nous (nom et grade), médecin-chef a sur l'avis qui nous a été donné par M. (1) de procéder à l'installation de M. (nom et grade), désigné pour être employé à l'hôpital d   en remplacement de M. (2) (nom et grade).

Nous sommes rendu à la pharmacie où nous avons trouvé réunis : MM. (les noms des deux pharmaciens).

Nous étant fait présenter les registres et pièces de comptabilité nécessaires pour nous assurer de leur exactitude et régularité et les ayant arrêtés, nous avons procédé au recensement des matières et objets de toute nature, dont les quantités, en magasin ou en service, comparées avec celles portées au compte de gestion, ont fait ressortir les différences mentionnées ci-dessous.

Numéros de la classification		Désignation des Matières et Objets	Unité réglementaire	Quantités		Différences		Décompte			OBSERVATIONS
Sommaire	détaillée			d'après les écritures	d'après le recensement	en plus	en moins	Prix de l'Unité	en plus	en moins	

Si aucune différence n'est constatée, il est adressé seulement une expédition du procès-verbal au directeur du service de santé.

S'il y a des excédents ou des manquants, ils sont détaillés dans le procès-verbal qui doit relater leur cause réelle ou présumée, les explications du pharmacien sortant et l'avis du médecin-chef. Il est adressé deux expéditions du procès-verbal au directeur du service de santé; ce dernier les transmet au Ministre qui statue et renvoie une expédition revêtue de sa décision.

Les différences sont inscrites sur le compte-annuel; cette inscription est appuyée d'une expédition du procès-verbal.

COMPTABILITÉ SPÉCIALE DES HÔPITAUX DÉPOURVUS DE PHARMACIEN, ET DES HÔPITAUX ANNEXES.

Registres à tenir

ART. 508. — Dans les hôpitaux dépourvus de pharmacien et dans les hôpitaux annexes, le médecin tient les registres ci-après :

1° Registre des réceptions de médicaments (même forme qu'à l'article 494).

2° Le carnet des denrées médicinales (art. 495).

3° Registre des livraisons de médicaments (art. 496).

4° Le registre des prescriptions médicamenteuses journalières pour l'usage interne et pour l'usage externe, représentant réunis en un seul les deux registres prévus par les articles 498 et 499).

5° Le compte trimestriel des médicaments (modèle ci-après) remplaçant le relevé trimestriel des consommations de la pharmacie (art. 500) et le compte-annuel des médicaments (art. 504).

Modèle n° 138   Articles 508, 509 et 510
du Compte trimestriel   du Règlement

Numéros par Unité		DÉNOMINATION	Existant au 1er	Réceptions	Excédents	Totaux des Entrées	Livraisons et Déchets	Prescriptions aux Visites à la chirurgie	Totaux des Sorties	Prix ministériels	Montant des prescriptions	Situation en fin de trimestre	Évaluation en fin d'année
Sommaire	Détaillée												

COMPTE ANNUEL

Art. 509. — Le compte annuel des médicaments produit par le médecin est représenté par l'expédition des quatre comptes trimestriels (Modèle indiqué ci-dessus).

Ce compte est appuyé des pièces justificatives suivantes :

Pièces d'entrée { Les certificats administratifs trimestriels établis dans la forme indiquée aux articles 494 et 501

Pièces de Sortie {
1° Les certificats administratifs établis dans la forme indiquée aux articles 435 et 496.
2° L'extrait trimestriel du registre des prescriptions médicamenteuses pour l'usage interne et externe (Art. 508).
3° Les extraits de procès-verbaux (Art. 502).

La comptabilité des hôpitaux annexes est jointe en fin d'année à celle de l'hôpital central.

L'annexe adresse à l'hôpital central, dans les quinze jours qui suivent le trimestre, une note (modèle n° 135, article 5oo) indiquant le nombre de journées de malades et le montant des dépenses en médicaments et accessoires de pharmacie. Cette note sert à l'établissement du prix moyen de la journée de pharmacie de l'hôpital central et de l'annexe réunis.

La comptabilité des hôpitaux dépourvus de pharmacien est transmise dans les mêmes conditions que celles indiquées précédemment. (Art. 5oo.)

APPROVISIONNEMENT

Art. 510. — Les hôpitaux dépourvus de pharmacien et les hôpitaux annexes ne peuvent demander que les médicaments ou objets qui figurent sur le compte trimestriel (modèle 138).

Les hôpitaux dépourvus de pharmacien reçoivent les préparations officinales de l'hôpital militaire le plus voisin pourvu d'un pharmacien et les autres médicaments des pharmacies d'approvisionnement.

Les hôpitaux annexes reçoivent les préparations officinales de l'hôpital central et les autres médicaments de l'hôpital central ou des pharmacies d'approvisionnement.

L'hôpital central porte immédiatement en sortie sur le registre des livraisons les médicaments livrés aux annexes.

ARCHIVES

ART. 511. — L'officier d'administration gestionnaire est détenteur des archives de l'établissement.

Le pharmacien lui verse les registres et documents qui ne lui sont plus nécessaires.

Les registres sont déposés aux archives dans l'année

qui suit celle où l'on a cessé d'y faire des inscriptions ; les autres documents, dans les trois mois qui suivent la vérification locale et l'envoi au Ministre des comptabilités.

L'officier d'administration gestionnaire tient le catalogue des archives de l'établissement.

Les registres et autres pièces de comptabilité sont conservés pendant cinq ans ; il est procédé ensuite à leur remise aux Domaines, ou, selon le cas, à leur destruction.

Par exception, les cahiers de visite, les relevés de prescriptions, les bons particuliers et les bons pour cessions remboursables sont conservés seulement pendant deux ans.

RECENSEMENTS

ART. 518. — Le médecin-chef y procède soit spontanément, soit par ordre du Ministre, du directeur du service de santé ou de l'autorité militaire.

Les résultats en sont consignés en tête du compte annuel ; ils donnent lieu à l'établissement de procès-verbaux et des pièces justificatives (extraits de procès-verbaux modèles n° 83 et n° 12 art. 502).

En ce qui concerne les médicaments, il est statué sur les pertes et déchets, d'une manière spéciale, comme il est prescrit à l'article 502.

VÉRIFICATIONS DES ÉCRITURES

ART. 519. — Les vérifications d'écritures se font soit à la pharmacie, soit dans les bureaux du médecin-chef.

Le directeur du service de santé peut se faire adresser en communication tous les registres et documents qu'il juge utile pour assurer la vérification dont il est chargé.

DISPOSITIONS SPÉCIALES AU MATÉRIEL DE MOBILISATION DU SERVICE DE SANTÉ

Voir article 501 et instruction du 16 novembre 1894
Bulletin officiel — Partie réglementaire.

Les approvisionnements de réserve du service de santé sont réunis dès le temps de paix et conservés dans les magasins, les hôpitaux militaires, les corps de troupe et les dépôts de matériel de mobilisation.

Dans les hôpitaux militaires et dans les annexes la gestion de ces approvisionnements appartient aux officiers d'administration gestionnaires.

SURVEILLANCE ET ENTRETIEN DE CE MATÉRIEL

Art. 552. — Le matériel de mobilisation est visité tous les six mois :

Dans les hôpitaux militaires, par le médecin-chef ou son délégué avec le concours du pharmacien et de l'officier d'administration gestionnaire.

Dans les autres établissements par un médecin militaire désigné par le directeur du service de santé. Ce médecin examine le matériel avec le concours, s'il y a lieu, d'un pharmacien militaire et du comptable du matériel.

Les résultats de chaque visite sont consignés dans un rapport sommaire relatant l'existence du complet, l'état d'entretien ainsi que les réparations et échanges reconnus nécessaires.

Ce rapport est adressé au directeur du service de santé du corps d'armée qui provoque les mesures utiles.

MÉDICAMENTS

Tous les médicaments doivent être pourvus d'une étiquette spéciale indiquant la date de leur réception. Ceux qui sont volatils ou qui s'altèrent spontanément sont l'objet d'une attention particulière, au point de vue du choix du local où ils sont renfermés et du bouchage de leurs récipients (voir circulaire ministérielle du 11 juillet 1893).

Les substances comprises dans le relevé suivant doivent être renouvelés à la fin de la période indiquée pour chacune d'elles ; il importe d'observer que ces fixations ne sont pas absolues et peuvent être modifiées d'après le degré de conservation essentiellement variable suivant les conditions de température, de climat, l'état des locaux, la nature des récipients, le mode de bouchage etc.

TABLEAU DES MÉDICAMENTS A RENOUVELER APRÈS
UNE DURÉE DÉTERMINÉE.

DÉSIGNATION DES MÉDICAMENTS	DURÉE
Chloral hydraté	2 ans
Chloroforme.	2 »
Collodion.	3 »
Eau distillée	3 »
» » de laurier-cerise.	2 »
Extrait de belladone	2 »
Huile d'arachide	3 »
» de ricin	3 »
» volatile de citron	3 »
» » de menthe	3 »
Pilules de quinine	4 »
Podophyllin	4 »
Pommade mercurielle	3 »
Potassium (iodure).	3 »
» (silicate)	3 »
Poudre d'ipéca	3 »
» de jalap	3 »
» de réglisse n° 1	3 »
» de quinquina gris n° 2.	3 »
» de rhubarbe	3 »
» sublimé corrosif composé	4 »
Solution de quinine	3 »
Thé	4 »
Cataplasmes Lelièvre	4 »
Granules de digitaline.	3 »
Papier sinapisé.	3 »
Sparadrap caoutchouté	3 »
» mercuriel caoutchouté	3 »
» Vésicant	3 »

THERMOMÈTRES

Les thermomètres médicaux seront comparés avec
les étalons des pharmacies régionales et ne devront pas
présenter un écart de plus de deux dixièmes de degré (1).

(1) Dans le fait, bien que des thermomètres marquent un écart
de plus de deux dixièmes de degré, ils sont conservés dans les
approvisionnements, mais ils portent une étiquette indiquant la
correction à faire.

Cette opération de vérification s'exécutera une fois par an pendant les deux premières années d'emmagasinage ; elle pourra ensuite n'être renouvelée que tous les deux ans.

OBJETS EN MÉTAL

Les objets en métal sont recouverts d'une couche légère de vaseline.

ÉCHANGES OU REMPLACEMENTS DES MÉDICAMENTS ET DU MATÉRIEL ENTRE LE SERVICE COURANT ET LE SERVICE DE GUERRE.

Art. 555. — Il peut être fait des échanges de médicaments et de matériel entre le service courant et le service de guerre, en vue d'assurer la conservation des approvisionnements.

Quand les échanges peuvent être faits sur place ils sont autorisés : dans les corps de troupe par les conseils d'administration, et dans les autres établissements par l'autorité dont relève le comptable gestionnaire.

. Dans le cas contraire, ils sont autorisés par le général commandant le corps d'armée, à condition qu'ils puissent être opérés dans l'intérieur du corps d'armée.

Il est procédé dans les mêmes conditions pour les remplacements.

Lorsque les échanges ou remplacements ne peuvent être effectués dans le corps d'armée, une demande est adressée au Ministre en triple expédition.

MAGASINS D'APPROVISIONNEMENT DU SERVICE DE SANTÉ ET PHARMACIES RÉGIONALES

Classement des Magasins

Art. 557. — Établis conformément à l'article 7 de la

loi du 16 Mars 1882, ces magasins sont placés sous l'autorité immédiate du Ministre qui règle leur fonctionnement et les approvisionnements à constituer et à entretenir pour chacun d'eux.

Le Ministre dispose seul du matériel et des approvisionnements emmagasinés dans ces établissements qui comprennent pour les médicaments et accessoires de pharmacie :

1º La Pharmacie centrale du service de santé militaire (à Paris).

2º La Réserve de médicaments (à Marseille).

Direction

Art. 558. — Ces établissements sont placés sous la direction des directeurs du service de santé :

1º du Gouvernement militaire de Paris (pour la Pharmacie centrale);

2º du XVᵉ corps d'armée (pour la Réserve de médicaments de Marseille).

Gestion

Art. 559. — Le Pharmacien gestionnaire d'une pharmacie d'approvisionnement est, sous l'autorité du directeur de service de santé, le chef de service de l'établissement.

Il est comptable des deniers ainsi que des matières, effets ou objets dont il a donné récépissé.

Les médicaments, réactifs et accessoires, préparés dans ces magasins ou demandés à l'industrie privée par voie d'adjudication, de marché ou d'achat sur place, sont expédiés aux hôpitaux font l'objet de sorties réelles (art. 391 du règlement).

Tous les médicaments existant en magasin portent la date de la préparation ou de la réception.

PHARMACIES RÉGIONALES

Organisation et fonctionnement

Art. 570. — Dans les corps d'armée dépourvus d'hôpitaux militaires, il est institué une pharmacie régionale dans le but d'assurer :

1° La surveillance et l'entretien des médicaments et du matériel spécial qui existent dans les approvisionnements du service de santé en campagne entreposés dans la région.

2° La livraison aux infirmeries régimentaires et vétérinaires du corps d'armée des médicaments et objets spéciaux, lorsque le Ministre en aura donné l'ordre.

3° L'exécution des analyses chimiques et expertises qui sont demandées par l'intermédiaire du directeur du service de santé, dans l'intérêt des différents services.

Le pharmacien dirige, sous l'autorité du directeur du service de santé, le service de la pharmacie régionale.

Il tient, s'il y a lieu, les registres prescrits à l'article 493, et produit un compte annuel des médicaments appuyé :

1° Des certificats administratifs (art. 435, 494, 496,

2° Des extraits de procès-verbaux (art. 502).

3° Des relevés trimestriels du registre des compositions officinales.

Il produit également un compte-annuel des réactifs.

Le matériel d'exploitation mis à sa disposition est compris dans le compte de gestion de l'officier d'administration gestionnaire des approvisionnements du service de santé en campagne.

Les relations de service entre le pharmacien et l'officier d'administration gestionnaire sont les mêmes que celles prévues par le règlement dans les hôpitaux militaires.

2° Rôle du pharmacien militaire dans le service de santé en campagne.

Pour les renseignements généraux voir 8e, 9e, 10e leçons et les suivantes.

Matériel et service :

des hôpitaux de campagne,

des hôpitaux d'évacuation,

des réserves de médicaments,

des stations-magasins, etc., etc. (voir 16e leçon).

SERVICE PHARMACEUTIQUE

Art. 25. — Les pharmaciens assurent, comme en temps de paix, le service pharmaceutique.

Ils se conforment dans l'exécution de ce service aux prescriptions et instructions du formulaire des hôpitaux militaires.

Ils vérifient la nature et la qualité des substances médicamenteuses, notamment celles qui proviennent de dons, d'achats ou de réquisitions.

Ils participent aux vérifications inopinées des boissons et denrées débitées dans les camps et cantonnements.

Ces vérifications se font de la manière suivante :

Dans chaque corps d'armée, un médecin et un pharmacien militaires sont chargés de faire inopinément des tournées générales ou partielles pour apprécier la qualité des liquides et des comestibles débités par les marchands, les vivandiers et les cantiniers.

Pour ces tournées ils sont assistés d'un maréchal-des-logis ou d'un brigadier de gendarmerie.

ESQUISSE DU LIVRET MENSUEL

Modèle n· 6

N· 391 B
de la Nomenclature

Art. 27 du Règlement

MÉDICAMENTS (au poids)

NUMÉROS des pièces	DATES des mouvements	DÉSIGNATION DES MOUVEMENTS d'entrées et de sorties	Acide acétique cristallisé	Acide acétique ordinaire	Acide azotique du commerce	Acide borique cristallisé	Etc.	Etc.	Etc.	OBSERVATIONS
		ENTRÉES								
		Existant au premier jour du mois..............	»	»	»	3.000	»	»	»	
		RÉCEPTIONS								
1	3	Achat sur place........ .	»	»	»	2.000	»	»	»	
2	7	De l'hôpital d'évacuation.	»	»	»	»	»	»	»	
3	11	Idem.	»	»	»	»	»	»	»	
4	17	Idem.	»	»	»	»	»	»	»	
		Totaux des entrées...	»	»	»	5.000	»	»	»	
		SORTIES								
		Livraisons extérieures								
1	2	92e de ligne	»	»	»	2.000	»	»	»	
2	4	6e cuirassiers...........	»	»	»	»	»	»	»	
		Totaux des livraisons...	»	»	»	2.000	»	»	»	
		Consommation intérieure..	»	»	»	1.000	»	»	»	
		Totaux des sorties...	»	»	»	3.000	»	»	»	
		Restants le dernier jour du mois.........	»	»	»	2.000	»	»	»	

NOTA. — Ce livret n'est pas une pièce de comptabilité, c'est un document d'ordre intérieur n'ayant pour but que de permettre au pharmacien de se rendre compte à tout instant des ressources que possède la formation sanitaire et de faire en temps opportun des demandes de réapprovisionnement.

COMPTABILITÉ

Le pharmacien, dans les formations sanitaires, tient un livret mensuel des entrées et sorties de médicaments (modèle ci-joint), et l'envoie à la fin du mois au bureau de comptabilité et de renseignements, en mettant à l'appui les demandes et bons des parties prenantes extérieures.

EXÉCUTION DU SERVICE. —
DÉLIVRANCE GRATUITE DES MÉDICAMENTS AUX OFFICIERS

Les médicaments et objets de pansement nécessaires aux officiers traités au corps leur sont délivrés à titre gratuit sur un bon signé du médecin qui les soigne.

VISITES

Les visites ont lieu aux heures fixées par le médecin-chef.

On tient, sauf dans les ambulances, les cahiers de visite réglementaires (voir service à l'intérieur).

Les médicaments sont délivrés sur bons des médecins (voir art. 220 — modèle n° 50).

Il n'est pas établi de relevé dans les ambulances et dans les hôpitaux de campagne fonctionnant éventuellement comme ambulance.

APPROVISIONNEMENT

Les approvisionnements du matériel de campagne des échelons de l'avant et de l'arrière sont groupés par unités et sous-unités collectives dont le nombre et la composition sont fixés par des tableaux indicatifs.

A l'hôpital d'évacuation, il est constitué une deuxième réserve *d'unités* et *sous-unités* collectives nécessaires au service de l'avant et de l'arrière.

En outre, à la station-magasin de chaque armée, se trouve un dépôt de matériel comprenant des *unités collectives*, des *sous-unités collectives*, des objets isolés ainsi qu'une réserve d'imprimés.

(Pour les unités constituées dans les diverses formations sanitaires voir seizième leçon.)

EXPÉDITION ET VERSEMENT

Dans les *stations-magasins*, les expéditions sont justifiées comme à l'intérieur. Toutefois le récépissé du transporteur pourra être admis à la décharge de l'expéditeur, lorsque le destinataire n'aura pas reçu les objets expédiés par suite d'événements de guerre dûment constatés.

Il est toujours établi des factures distinctes pour les objets de consommation et pour le matériel.

Dans les formations sanitaires, les bons ou demandes revêtues de l'ordre d'exécution tiennent lieu de pièces justificatives des versements.

ACHATS SUR PLACE ET ACHATS PAR MARCHÉS ET RÉQUISITIONS

Ils sont effectués par l'officier d'administration gestionnaire ; ils n'ont lieu que sur l'autorisation du médecin-chef.

CESSIONS

Les denrées et liquides sont demandés au service des subsistances militaires sur bons établis par l'officier d'administration gestionnaire.

DONS ET PRISES SUR L'ENNEMI

Ils sont pris en charge après vérification.
Les remèdes secrets ne sont pas acceptés.

COMMENT IL EST POURVU AU RÉAPPROVISIONNEMENT

On a vu que : 1° Les *ambulances* des corps de troupe se réapprovisionnent à *l'ambulance de quartier général* qui possède à cet effet une réserve de médicaments, d'objets de pansements et de matériel.

2° Les *hôpitaux de campagne, dépôts de convalescents et d'éclopés* se réapprovisionnent à l'hôpital d'évacuation.

Le pharmacien établit à cet effet des demandes (même modèle que pour le service de santé à l'intérieur : art. 376, mais en *simple expédition*), qui sont adressées au directeur du service de santé de l'armée. Ce dernier approuve la demande et la transmet au directeur des étapes pour exécution.

3° *L'hôpital d'évacuation* se réapprovisionne à la station-magasin.

Le pharmacien établit des demandes (même modèle que précédemment mais en *double expédition*). Ces demandes sont adressées au chef du service de santé des étapes. Celui-ci transmet une expédition à la station magasin pour exécution et renvoie l'autre à l'hôpital d'évacuation pour avis.

L'hôpital d'évacuation peut aussi se réapprovisionner par versements, achats, réquisitions.

4° Les gares dites *stations-magasins* sont fixées par le Ministre pour assurer le ravitaillement de tous les services du corps d'armée. Elles servent de transit aux envois dirigés sur l'armée.

Dans la zone de l'intérieur, les stations-magasins se réapprovisionnent d'après les instructions du Ministre de la guerre.

GESTION. — CONSTATATIONS DES PERTES ET AVARIES PAR CAS DE FORCE MAJEURE

L'officier d'administration inscrit à la section V du carnet administratif les déclarations successives des pertes et avaries par cas de force majeure, avec la mention des circonstances de l'événement.

Cette déclaration est visée et certifiée le jour même par le médecin-chef; les sorties résultant de ces pertes et avaries sont passées en écritures au moment même de la constatation des faits.

BUREAU DE COMPTABILITÉ ET DE RENSEIGNEMENTS

L'établissement des comptabilités et la vérification des pièces justificatives ont lieu, pour chaque armée, dans un bureau comprenant un personnel spécial de direction d'officiers d'administration du service des hôpitaux, fonctionnant à l'intérieur dans un emplacement désigné par le Ministre, et placé sous son autorité immédiate.

DISPOSITIONS DIVERSES. — CAMPAGNES HORS D'EUROPE

Les dispositions qui précèdent ne peut être modifiées qu'en cas de campagne hors d'Europe ou de circonstances exceptionnelles.

APPENDICE

Cet appendice aux leçons des programmes ministériels contient :

1º Plusieurs notices spéciales, extraites du règlement sur le service de santé en campagne, relatives : au régime alimentaire des ambulances en campagne — aux prisonniers de guerre — aux testaments — aux formalités en cas de décès — aux inhumations et à l'assainissement du champ de bataille.

2º Des indications sommaires propres à faciliter la lecture de la carte d'État-major.

I

A. RÉGIME ALIMENTAIRE

§ 1er. — *Dispositions générales*

Dans les *ambulances*, l'alimentation des malades et blessés sera assurée au moyen des ressources disponibles dans les approvisionnements, ou que l'on peut se procurer sur place sans allocations déterminées. On se rapprochera, autant que possible, de la ration normale de campagne des hommes de troupe (1).

Les boissons alimentaires hygiéniques réconfortantes et

(1) Voir à la fin de la notice les tarifs des rations de vivres et les tarifs de substitutions.

toniques (vin, bière, eau-de-vie, rhum, tafia, thé, etc.)seront distribuées selon les indications des médecins.

Les quantités de denrées et de liquides consommées par les malades sont relevées sur un certificat administratif journalier (Modèle n° 27) indiquant dans des colonnes distinctes les quantités consommées par les blessés de passage et éventuellement par les infirmiers et le détachement du train.

Ce certificat indique les effectifs ayant participé aux distributions.

Dans les *autres formations sanitaires*, le régime alimentaire est, en principe, celui qui est déterminé pour les hôpitaux militaires par la notice n° 17 annexée au règlement du 25 novembre 1889, sur le service de santé à l'intérieur, sauf les modifications indiquées dans la présente notice.

Toutefois, les jours d'action où les hôpitaux de campagne fonctionnent comme ambulances, les dispositions des paragraphes ci-dessus concernant les ambulances leur sont applicables.

Dans le but de simplifier les écritures et de faciliter en même temps la préparation et la distribution des aliments, les malades qui ne seront pas à la diète absolue seront traités :

Soit au *grand régime (à 4 degrés)*.
Soit au *petit régime (à 2 degrés)*.

Néanmoins, si la nécessité en est reconnue, les divers régimes prévus par la notice n° 17 précitée, pourront être appliqués sur l'autorisation du médecin-chef du service de santé des étapes.

§ 2. — *Taux de l'allocation de viande*

L'allocation de viande crue est fixée indistinctement à o k. 200 par repas, pour tous les malades au grand et au petit régime.

Lorsque les circonstances ne permettront pas de distribuer de la viande, on la remplacera par deux autres aliments du tarif, au taux du grand régime (*col. 1 du tarif*).

§ 3. — *Aliment supplémentaire*

Pour améliorer le régime alimentaire, il pourra être prescrit un aliment en plus de ceux alloués par la notice n° 17, pour la composition de chaque repas (*col. 1 pour le grand régime, 3 pour le petit régime*).

§ 4. — *Aliments réservés au petit régime*

En cas de nécessité, les sous-officiers et soldats au grand régime pourront recevoir les aliments qui, d'après la notice n° 17, sont réservés aux malades au petit régime. Dans ce cas, le taux des allocations est celui qui est déterminé pour le grand régime des officiers (*col. 1 du tarif*).

§ 5. — *Boissons alimentaires*

Les boissons seront prescrites à 4 ou 2 degrés
A titre de supplément, il pourra être distribué une ration hygiénique d'eau-de-vie, de rhum ou de tafia, au taux de 0ˡ0625, soit 1/16 de litre.

§ 6. — *Allocations aux infirmiers et aux hommes du train*

Lorsqu'il est fait application de l'art. 38 du règlement, les infirmiers et les hommes du train peuvent recevoir à chaque repas. à titre de supplément :

a Un aliment au taux du grand régime des officiers (*col. 1 du tarif*), avec o k. 015 de beurre ou de saindoux et o k. 005 de sel.

b Une ration de o lit. 25 de vin ou o lit. 50 de bière ou de cidre.

c La ration hygiénique de o lit. 0625 d'eau-de-vie, de rhum ou de tafia.

EXTRAIT *du règlement du 22 Août 1890 sur le service des subsistances militaires en campagne (annexe n° 13, page 453).*

TARIF DES RATIONS DE VIVRES

DENRÉES	RATION		CAMPS de Manœuvre
	FORTE de campagne	NORMALE de campagne	
	kil. gr.	kil. gr.	kil. gr.
Pain	0,750	0,750	0,750
Biscuit	0,600	0,600	0,550
Riz	0,100	0,060	0,030
Légumes secs	0,100	0,060	0,060
Sel	0,016	0,016	0,016
Sucre	0,031	0,021	0,021
Café torréfié	0,024	0,016	0,016
Conserves de viande	0,250	0,200	0,200
Lard salé	0,300	0,240	0.240
Viande fraîche	0,500	0,400	0,300
Vin	0^l,25	0^l,25	0^l,25
Eau de-vie	0,0825	0,0625	0,0625

TARIF DES SUBSTITUTIONS

On peut remplacer la ration de *viande de bœuf* par :

DÉSIGNATION DES DENRÉES	RATION	
	Forte 0 1.500	Normale 0 k. 400
Veau, mouton, porc, lapin, volaille, cheval. .	0.500	0.400
Boudin.	0.375	0.300
Saucisses ou saucisson fumé.	0.200	0.150
Cervelas, viande fumée, thon mariné, hareng salé, sardines	0.250	0.200
Hareng fumé.	0.200	0.150
Morue sèche	0.125	0.100
Morue salée	0.300	0.250
Œufs	0.375	0 300
Fromage de Gruyère ou de Hollande . .	0.250	0.200
Fromage mou.	0.375	0.300

On peut remplacer la ration de *légumes secs* ou de *riz* par :

DÉSIGNATION DES DENRÉES	RATION	
	Forte 0 k. 100	Normale 0 k. 060
Pommes de terre.	0.750	0.450
Carottes, choux, navets	1.000	0.600
Choucroute.	0.600	0.360
Navets confits	0.600	0.360
Semoule, orge perlée	0.100	0.060
Châtaignes ordinaires ou décortiquées. . .	0.150	0.090
Conserve de légumes (julienne, choux, épinards, carottes, navets)	0.120	0.070
Conserves de légumes en boîtes (haricots, flageolets, petit pois).	0.120	0.070
Fruits secs.	0.200	0.120
Farine de froment	0.100	0.060
Pâtes d'Italie (nouilles, macaroni, vermicelle, etc.)	0.100	0.060
Farine de maïs	0.100	0.060
Farine de haricots, lentilles, pois . . .	0 090	0.050
Fromage de Gruyère ou de Hollande . .	0.070	0.040
Fromage mou.	0.110	0.060

La ration réglementaire de *café* peut être remplacée par 0,005 de *thé*.

On peut remplacer 0 k. 250 de *pain* ou 0 k. 200 de *biscuit*, par :

Farine de froment, de maïs, de riz, de légumes. 0ᵏ 180
Pâtes d'Italie, semoules...................... .... 0 180
Pommes de terre........ .... 0 300

Les officiers du corps de santé de tous grades, montés, reçoivent par cheval, 2 k. 500 de foin, 2 k. 000 de paille et 5 k. 000 d'avoine.

————

B. — PRISONNIERS DE GUERRE (1).

TITRE PREMIER
Désignation et classement des prisonniers de guerre.

ART. 3.

Personnel neutralisé par la Convention de Genève.

Par exception aux dispositions qui précèdent et conformément à l'article 2 de la Convention de Genève du 22 août 1864, le personnel du service de santé accompagnant les troupes sur le champ de bataille est considéré comme neutre, tant qu'il fonctionne et qu'il reste des blessés à relever ou à secourir.

ART. 4.

Signes distinctifs du personnel et du matériel neutralisé par la Convention de Genève.

Le personnel ainsi neutralisé doit être porteur d'un brassard à croix rouge sur fond blanc, délivré par l'autorité militaire, ainsi que d'un titre permettant de constater l'identité de chaque individu.

Les établissements où sont soignés des militaires blessés

(1) Extrait du règlement du 24 mars 1893 sur les prisonniers de guerre.

ou malades, ainsi que les voitures servant à leur transport
sont signalés par le drapeau blanc à croix rouge, accompagné
du drapeau national, ou par les mêmes insignes peints sur
les voitures.

Dans les pays musulmans, la croix rouge est remplacée
par un croissant de même couleur.

ART. 5.

Blessés et malades prisonniers de guerre.

Les blessés et les malades en traitement dans les
ambulances et les hôpitaux tombés au pouvoir des armées
françaises ou recueillis sur le champ de bataille sont prisonniers de guerre.

Toutefois, ceux qui, après guérison, seront reconnus
incapables de servir, seront renvoyés dans leur pays à l'exception des officiers dont la possession importerait au sort
des armes.

Les autres pourront être également renvoyés, à la condition de ne pas reprendre les armes pendant la durée de
la guerre.

Les prisonniers de guerre ainsi renvoyés, et le personnel
qui les accompagne, seront couverts par une neutralité
absolue.

ART. 6.

Renvoi du personnel neutralisé.

Le commandant en chef fixera, dès que les circonstances
le permettront, le moment où le personnel du service de
santé pourra se retirer avec son matériel, soit isolément,
soit avec ses blessés ou malades.

Il fixera, en outre, l'itinéraire à suivre.

ART. 7.

Situation particulière du personnel neutralisé, n'accompa-
gnant pas les troupes sur le champ de bataille.

Le personnel du service de santé n'accompagnant pas les

troupes sur le champ de bataille est également neutralisé.

Lorsque ce personnel est autorisé, par le commandant en chef, à se retirer, il ne peut emporter que les objets et les effets qui sont sa propriété particulière.

ART. 11.

Echange de prisonniers de guerre blessés ou malades.

Le commandant en chef a toute latitude pour opérer immédiatement, le cas échéant, l'échange des prisonniers de guerre blessés ou malades, recueillis après un combat.

TITRE II.

Envoi des prisonniers de guerre à leur destination

1re SECTION.

RÉUNION DES PRISONNIERS ET LEUR MISE AU SERVICE DES ÉTAPES.

ART. 19.

États concernant le personnel neutralisé et les prisonniers de guerre en traitement dans les formations ou établissements sanitaires.

Lorsqu'une formation ou un établissement sanitaire de l'ennemi tombe en notre pouvoir, le chef d'État-major du corps d'armée (ou de la division) campé ou cantonné à proximité, accompagné du Directeur du service de santé (ou du médecin divisionnaire), visite, sur l'ordre du commandant, cette formation ou cet établissement sanitaire.

Il prend les mesures sanitaires pour assurer la garde et la surveillance des prisonniers.

Il fait établir :

1° Un état nominatif du personnel neutralisé ;

2° Un état nominatif pour les officiers et assimilés (modèle n° 1) et numérique pour les sous-officiers et soldats ou assimilés (modèle n° 2) en traitement.

L'état nominatif de ces derniers (modèle n° 3 bis) est dressé aussitôt que possible, par le médecin militaire français mis à la tête de la formation ou de l'établissement sanitaire de l'ennemi ,

Les prisonniers de guerre, blessés ou malades, recueillis sur le champ de bataille et soignés dans nos formations ou établissements sanitaires, sont portés numériquement sur les situations journalières fournis par les médecins chefs et centralisés à l'état-major du corps d'armée.

Tous ces états sont ensuite récapitulés et transmis au ministre de la guerre, dans les conditions prescrites aux articles 17 et 18 du présent règlement, à l'exception des états nominatifs du personnel neutralisé, qui sont destinés au commandant en chef.

Art. 22.

Destination à donner aux prisonniers de guerre blessés ou malades.

Lors de la visite prescrite par l'article 19 du règlement, le directeur du service de santé (ou le médecin divisionnaire) fait ou fait faire un triage méthodique des blessés ou malades en traitement dans la formation ou l'établissement sanitaire de l'ennemi et les classe en trois catégories, savoir :

1° Les hommes légèrement atteints et n'ayant pas besoin d'être hospitalisés ;

2° Les blessés ou les malades non transportables;

3° Les blessés ou les malades évacuables.

Ce triage ou ce classement sont faits également par les médecins chefs des formations ou établissements sanitaires français, qui ont recueilli des blessés ou malades ennemis.

Les hommes de la première catégorie sont dirigés, après pansement, sur le quartier général du corps d'armée le plus voisin et remis au prévôt.

Les blessés ou malades non transportables sont soignés sur place, dans les mêmes conditions que les blessés ou malades français de la même catégorie, dans un hôpital de campagne français temporairement immobilisé.

Les blessés ou malades évacuables dès le principe et ceux de la catégorie devenus évacuables, sont dirigés, sous escorte, sur l'hôpital d'évacuation le plus rapproché et de là, sur un hôpital militaire de l'intérieur désigné par le commandement territorial.

2ᵐᵉ SECTION

ENVOI DE PRISONNIERS DE GUERRE A LEUR DESTINATION PAR LE SERVICE DES ÉTAPES.

ART. 36.

Prisonniers de guerre tombés malades en cours de route

Les prisonniers de guerre tombant malades en cours de route sont déposés dans une infirmerie de gîte d'étapes ou de gare et évacués aussitôt que possible, sur un hôpital militaire.

TITRE III

Organisation des dépôts de prisonniers de guerre

1ʳᵉ SECTION

DÉPÔT DES PRISONNIERS DE GUERRE

ART. 50.

Service de santé.

Les généraux commandants de région désignent, sur la proposition des Directeurs du service de santé, un médecin pour assurer le service dans chaque dépôt de prisonniers.

Ce médecin a les attributions et les devoirs du médecin-major chef de service dans un corps de troupe.

Il est installé dans chaque dépôt une infirmerie où sont traités les malades dont l'état n'exige pas le transport à l'hôpital (1).

(1) Nota. — Les frais de bureau à allouer au médecin chargé du service dans un dépôt de prisonniers de guerre sont ceux attribués au médecin-major chef de service dans un régiment d'infanterie.

Les infirmiers sont pris en principe parmi les prisonniers.

Tous les prisonniers de guerre sont, dès leur arrivée à destination, vaccinés ou revaccinés dans les mêmes conditions que les militaires de l'armée française.

TITRE IV.

Police et discipline des prisonniers de guerre.

2ᵐᵉ SECTION

POLICE ET DISCIPLINE DANS LES DÉPÔTS DE PRISONNIERS DE GUERRE

ART. 74.

Alimentation et hygiène

Le commandant d'un dépôt de prisonniers de guerre veille particulièrement à l'alimentation et aux soins hygiéniques, de manière à éviter l'éclosion et la propagation de maladies épidémiques et contagieuses.

TITRE VII

Dispositions générales

ART. 99.

Envoi des hôpitaux.

On se conforme, pour l'envoi des prisonniers aux hôpitaux, à toutes les dispositions prescrites en pareil cas pour les militaires de l'armée française.

Pendant leur séjour dans les hôpitaux, les prisonniers de guerre, sauf les officiers et assimilés internés sur parole, sont soumis à une surveillance spéciale dont les conditions sont déterminées par l'autorité militaire locale.

ART. 101.

Décès des prisonniers de guerre.

... L'inhumation a lieu pour chaque grade, d'après les règles et tarifs adoptés pour les officiers et les militaires français.

C. — TESTAMENTS DES MILITAIRES

I. — Extrait du code civil (modifié conformément à la loi du 8 juin 1893).

(Art. 981). Les testaments des militaires et des personnes employées à la suite des armées pourront être reçus dans les cas et conditions prévus à l'article 93 (1), soit par un officier supérieur en présence de deux témoins, soit par deux fonctionnaires de l'intendance, soit par un de ces fonctionnaires en présence de deux témoins, soit enfin dans un détachement isolé, par l'officier commandant ce détachement assisté de deux témoins, s'il n'existe pas dans le détachement d'officier supérieur ou de fonctionnaire de l'intendance. Le testament de l'officier commandant un détachement isolé pourra être reçu par celui qui vient après lui dans l'ordre du service.

Cas de maladie ou de blessure.

(Art. 982). Les testaments mentionnés à l'article précédent pourront encore, si le testateur est malade ou blessé, être reçus, dans les hôpitaux ou les formations sanitaires militaires, par le médecin-chef, assisté de l'officier d'administration gestionnaire.

A défaut de cet officier d'administration la présence de deux témoins sera nécessaire.

---

(1) Hors de France, dans les formations de guerre mobilisées, dans les formations ou établissements sanitaires dépendant des armées, dans les colonies et les pays de protectorat. En France, dans les cas de mobilisation ou de siège (art. 93).

Toujours établis en double.

(Art. 983). Dans tous les cas il sera fait un double original des testaments mentionnés aux deux articles précédents.

Si cette formalité n'a pu être remplie à raison de l'état de santé du testateur, il sera dressé une expédition du testament pour tenir lieu du second original ; cette expédition sera signée par les témoins et par les officiers instrumentaires. Il y sera fait mention des causes qui ont empêché de dresser le second original.

Dès que la communication sera possible et dans le plus bref délai, les deux originaux ou l'original et l'expédition du testament seront adressés, séparément et par courriers différents, sous plis clos et cachetés, au Ministre de la guerre, pour être déposés chez le notaire indiqué par le testateur ou, à défaut d'indication, chez le président de la chambre des notaires de l'arrondissement du dernier domicile.

Durée de leur validité.

(Art. 984). Le testament fait dans la forme ci-dessus établie, sera nul 6 mois après que le testateur sera venu dans un lieu où il aura la liberté d'employer les formes ordinaires, à moins qu'avant l'expiration de ce délai, il n'ait été de nouveau placé dans une des situations spéciales prévues à l'article 93. Le testament sera alors valable pendant la durée de cette situation spéciale et pendant un nouveau délai de 6 mois après son expiration.

Par qui signés.

Si le testateur déclare qu'il ne sait ou ne peut signer, il sera fait mention de sa déclaration, ainsi que de la cause qui l'empêche de signer.

Dans les cas où la présence de deux témoins est requise, le testament sera signé au moins par l'un deux, et il sera fait mention de la cause pour laquelle l'autre n'aura pas signé (Art. 998).

Validité des testaments faits à l'étranger :

Un Français, qui se trouvera en pays étranger, pourra faire ses dispositions testamentaires par acte sous signature privée, ainsi qu'il est prescrit en l'article 970 (cité ci-après), ou par acte authentique, avec les formes usitées dans le lieu où cet acte sera passé (Art. 999).

Leur exécution en France

Les testaments faits en pays étrangers ne pourront être exécutés sur les biens situés en France qu'après avoir été enregistrés au bureau du domicile du testateur, s'il en a conservé un, sinon, au bureau de son dernier domicile connu en France ; et, dans le cas où le testament contiendrait des dispositions d'immeubles qui y seraient situés, il devra être en outre, enregistré au bureau de la situation de ces immeubles sans qu'il puisse être exigé un double droit (Art. 1000).

Un testament ne peut être fait par plusieurs personnes dans le même acte

Un testament ne pourra être fait dans le même acte par deux ou plusieurs personnes, soit au profit d'un tiers, soit à titre de disposition réciproque et mutuelle (Art. 968).

Validité d'un testament olographe

Le testament olographe ne sera point valable s'il n'est écrit en entier, daté et signé de la main du testateur ; il n'est assujetti à aucune autre forme (Art. 970).

Lecture du testament

Il doit être donné lecture au testateur de son testament en présence des témoins, et mention expresse en sera faite dans l'acte (Art. 672).

Choix des témoins

Ne pourront être pris pour témoins du testament par acte public, ni les légataires, à quelque titre qu'ils soient, ni

, leurs parents ou alliés jusqu'au quatrième degré inclusivement, ni les clercs des notaires par lesquels les actes sont reçus (Art 975).

Les témoins ne pourront être que du sexe masculin, âgés de vingt et un ans au moins (Art. 36) et jouissant de leurs droits civils.

Dispositions générales

Les docteurs en médecine ou en chirurgie, les officiers de santé et les pharmaciens qui auront traité un militaire ou toute autre personne employée à la suite de l'armée, pendant la maladie dont elle meurt, ne pourront profiter des dispositions entre vifs ou testamentaires faites en leur faveur pendant le cours de cette maladie.

Sont exceptées les dispositions rémunératoires faites à titre particulier, eu égard aux facultés du disposant et aux services rendus.

Les mêmes règles seront observées à l'égard des ministres du culte (Art. 909).

Formalités exigées à peine de nullité

Les formalités auxquelles les divers testaments sont assujettis par les articles 967 et 1000 du code civil doivent être observés à peine de nullité (Art. 1001).

II. — Dispositions d'application extraites de l'instruction ministérielle du 8 mars 1823

Envoi au ministre de la guerre des testaments faits à l'armée

Aussitôt après le dépôt des testaments des militaires, les agents ou employés des administrations militaires dans les armées hors du territoire français, les officiers autorisés à recevoir ces sortes d'actes, conformément aux articles 981 et 982 du code civil, devront les transmettre par la première voie sûre, à l'intendant général de l'armée, lequel saisira pareillement la première occasion convenable pour en faire l'envoi au Ministre de la guerre.

Dépôt au greffe de la justice de paix.

Après la réception de ces actes, le Ministre en fera faire le dépôt au greffe de la justice de paix du lieu du dernier domicile du testateur, dont l'officier qui aura reçu le testament aura toujours grand soin de s'informer.

Comment ces dépôts sont effectués.

Les dépôts successifs, mentionnés aux deux articles précédents, seront faits, clos ou cachetés, avec une enveloppe portant pour suscription, les noms, prénoms, qualités et fonctions du testateur, et autant que possible, l'indication du lieu de son dernier domicile en France.

Il n'est donné connaissance du contenu des testaments qu'après le décès du testateur.

Avant la mort du testateur et l'ordonnance rendue par le président du tribunal de première instance du dernier domicile du décédé, il ne pourra être donné communication de ses dispositions testamentaires, même aux parties intéressées.

Avis de décès du testateur.

Le sous-intendant militaire ou l'officier qui aura rédigé l'acte contenant les dernières volontés d'un militaire ou d'un employé à la suite des armées, devra, aussitôt après la mort du testateur et le dépôt du testament, en donner avis, quand il se trouvera à portée de le faire, aux personnes qu'il saura y avoir intérêt, pour qu'elles aient à se mettre en règle à cet égard.

Mémorial des actes conservatoires.

Les testaments que les officiers sont autorisés à recevoir doivent être enregistrés sur un mémorial, sans entrer dans aucun détail, en énonçant seulement que tel jour il a été reçu le testament d'un tel.

Ce mémorial constitue la dernière section du carnet administratif des formations sanitaires.

D. — FORMALITÉS A REMPLIR EN CAS DE DÉCÈS

§ Ier — ÉTABLISSEMENT DES ACTES DE DÈCÈS

Désignation de l'officier de l'état civil.

1° Aux armées, l'officier d'administration gestionnaire d'une formation sanitaire remplit les fonctions d'officier de l'état-civil en ce qui concerne la constatation des décès des malades ou blessés et du personnel attaché à la formation sanitaire. Il se conforme aux dispositions ci-après pour l'établissement des actes de décès.

Rédaction des actes de décès.

2° L'acte de décès, rédigé sur l'attestation de trois témoins mâles et majeurs, est inscrit sur un registre conforme au modèle n° 7 annexé au règlement (1). Il énonce le lieu, l'année, le jour et l'heure où il est reçu, les prénoms, noms, âge, profession et domicile de tous ceux qui y sont dénommés, ainsi que la qualité des membres de la Légion d'honneur.

Il mentionne si le militaire est mort sur le champ de bataille ou des suites des blessures reçues en combattant l'ennemi, ou de maladies épidémiques ou endémiques ou provenant des fatigues de la guerre, ou enfin de maladies ordinaires et dont la nature est spécifiée par le médecin qui suivi le traitement.

Cas de mort violente.

3° Dans tous les cas de mort violente (duel, suicide, etc.) ou de décès dans les prisons et maisons de réclusion ou

(1) Nota. — Les actes de décès sont remplis, quant aux noms, prénoms, corps, numéro matricule. etc., au moyen des indications du billet d'hôpital ou, à défaut, par celles fournies par la plaque d'identité dont tout militaire doit être porteur; les autres renseignements complémentaires relatifs à la filiation des décédés seront complétés d'après les inscriptions du livret individuel, si l'homme en est détenteur, ou à défaut, au moyen d'états signalétiques qui seront demandés aux corps par les officiers d'administration gestionnaires.

d'exécution à mort, il ne sera fait sur le registres aucune mention de ces circonstances (art. 85 du Code civil).

Cas où il est impossible de remplir les formalités.

4° Quand les formalités prescrites ne peuvent pas être observées, l'officier d'administration gestionnaire ne doit pas négliger de dresser l'acte de décès, en ayant soin d'indiquer les irrégularités qui s'y trouvent et leurs motifs. Ces espèces d'actes deviennent pour les familles un commencement de preuve, et les tribunaux fixent ensuite le degré de valeur qu'on doit y donner.

L'acte de décès doit être dressé dans tous les cas de mort.

5° En principe général, on ne doit jamais négliger de constater le décès *d'un individu* mort dans une formation sanitaire, puisque l'acte qui en résulte, quelque incomplet qu'il soit, mais dont la non-existence serait irréparable, peut un jour prendre, par la sanction des tribunaux, un caractère légal et devenir un titre positif.

Irrégularités à redresser.

6° L'officier d'administration gestionnaire ne doit pas conclure de ce qui précède qu'il est quelquefois permis de ne pas s'astreindre à toutes les formalités prescrites par la loi; les moyens indiqués ci-dessus ne peuvent être employés que dans une nécessité absolue, et sa responsabilité serait gravement compromise si la rédaction d'un acte de décès donnait lieu d'attribuer quelque défaut dans les formes à sa négligence ou au peu de moyens dont il aura cru devoir se servir. C'est pour cette raison qu'il doit toujours avoir le soin d'énoncer d'une manière claire et détaillée les motifs qui l'ont empêché de se conformer en tous points aux dispositions prescrites par les différents articles du Code civil.

Inscription des actes sur les registres.

7° Les actes sont inscrits sur le registre de suite, sans aucun blanc, les ratures et les renvois sont approuvés et

signés de la même manière que le corps de l'acte Il n'y est
rien d'écrit par abréviation et aucune date n'est mise en
chiffres.

Lecture des actes de décès.

8° L'officier d'administration gestionnaire donne lecture
de l'acte aux témoins, il est fait mention dans l'acte de
l'accomplissement de cette formalité.

Signature des actes de décès.

9° Les actes seront signés par l'officier d'administration
gestionnaire et par les trois témoins, ou mention sera faite,
sur l'acte même, de la cause qui empêche ces derniers de
signer.

On ne doit insérer que les déclarations des comparants.

10° Les officiers de l'état-civil ne pourront rien insérer
dans les actes qu'ils recevront, soit par note, soit par
énonciation quelconque, que ce qui doit être nécessairement
déclaré par les comparants.

Officier de l'état-civil civilement responsable.

11° L'officier d'administration gestionnaire, dépositaire
des registres des actes de décès, sera civilement responsable des altérations qui y surviendraient, sauf son recours,
s'il y a lieu, contre les auteurs desdites altérations. Autant
que possible, ces registres sont conservés dans la caisse de
l'officier d'administration gestionnaire.

Altération des actes. — Dommages-intérêts des parties.

12° Toute altération, tout faux dans les actes de l'état-
civil, toute inscription de ces actes sur une feuille volante,
et autrement que sur les registres à ce destinés, donneront
lieu aux dommages-intérêts des parties, sans préjudice
des peines portées au Code pénal.

Les rectifications sont du ressort des tribunaux.

13° Les rectifications des actes de décès sont exclusivement du ressort des tribunaux: elles s'accomplissent selon
les prescriptions des articles 99, 100 et 101 du Code civil.

Renouvellement des registres.

14° Lorsque tous les feuillets du registre des décès sont
remplis, il y a lieu de le renouveler; si l'armée ne change
que de dénomination, on doit continuer le registre et se
borner à faire mention de ce changement.

Table alphabétique.

15° Les registres sont terminés par une table alphabétique tenue constamment à jour.

Perte d'un registre.

16° Lorsque, par suite des événements de la guerre, un
registre vient à être perdu, la perte est constatée de suite
par un procès-verbal rapporté par le médecin-chef ayant
la surveillance de la formation sanitaire, une expédition
de ce document est adressée au bureau de comptabilité
et de renseignements. Le procès-verbal est en outre tran-
scrit en tête du nouveau registre, qui doit être établi
aussitôt la perte du premier.

*Envoi des registres au bureau de la comptabilité et de
renseignements.*

17° En cas de renouvellement du registre des actes de
décès ou lorsque la formation sanitaire est supprimée, le
registre est envoyé par bordereau spécial sous pli *recommandé* au bureau de comptabilité et de renseignements.

§ II. — EXTRAITS MORTUAIRES.

Il est établi deux extraits mortuaires par décès.

18° Pour chaque décès, l'officier d'administration gestionnaire établit deux extraits mortuaires (modèle n° 8) auxquels il donne les destinations ci-après :

Destination du premier extrait mortuaire.

19° Le premier est adressé dans les dix jours, sous pli *recommandé*, au maire de la commune du dernier domicile du décédé avec une lettre d'envoi (modèle n° 9); cette lettre, en marge de laquelle le maire déclarera que l'acte de décès a été inscrit sur les registres de l'état-civil de la commune, devra être renvoyée dans le plus bref délai au bureau de comptabilité et de renseignements. Si dans le délai jugé suffisant cette lettre n'est pas parvenue audit bureau, celui-ci la réclamera.

Destination du deuxième extrait mortuaire.

20° Le deuxième est adressé au bureau de comptabilité et de renseignements chargé de dresser et de tenir à jour, au moyen de fiches spéciales, le répertoire alphabétique des décédés permettant de répondre à toutes les demandes de renseignements qui seraient adressées au Ministre de la guerre.

Conservation des extraits mortuaires au Ministère de la guerre.

21° A la fin de la campagne, ou lorsque le Ministre en donnera l'ordre, tous les extraits mortuaires reçus par le bureau de comptabilité et de renseignements seront déposés au Ministère de la guerre (Bureau des archives administratives) avec tous les registres des actes de l'état-civil.

§ III. — Décès survenus pendant l'évacuation.

Décès dans une évacuation par train sanitaire permanent.

22° *Si l'évacuation a lieu par un* train sanitaire permanent, *celui-ci fonctionnant comme formation sanitaire*, l'officier d'administration gestionnaire qui accompagne l'évacuation remplit les fonctions d'officier de l'état-civil et dresse l'acte de décès. Il se conforme à toutes les dispositions applicables aux *formations sanitaires.* Le corps du décédé est remis par ses soins au commandant, au commissaire militaire ou au chef de gare qui prend ou provoque les mesures nécessaires pour le faire inhumer S'il existe un hôpital dans la localité, le corps y est reçu à titre de dépôt: l'inhumation a lieu conformément aux dispositions du règlement sur le service de santé à l'intérieur.

Décès dans une évacuation par train sanitaire improvisé.

23° Si l'évacuation a lieu par un *train sanitaire improvisé*, celui-ci fonctionnant comme annexe d'un hôpital d'évacuation, l'officier d'administration gérant l'annexe remplit les fonctions d'officier de l'état-civil et se conforme à toutes les dispositions indiquées au paragraphe précédent.

Décès dans une évacuation par trains ordinaires.

24° Lorsqu'un décès se produit parmi les malades ou blessés évacués dans les trains ordinaires, l'officier d'administration ou, à défaut, le sous-officier qui accompagne l'évacuation remet le corps du décédé au commissaire militaire ou chef de gare, comme il est dit ci-dessus, § 220 et se conforme aux dispositions ci-après en ce qui concerne l'acte de décès.

Décès dans les convois d'évacuation.

25° *Évacuation par les routes ordinaires, par les voies fluviales ou par les canaux.* — Si le décès est survenu *hors du territoire national*, l'officier d'administration qui accompagne l'évacuation recueille tous les éléments nécessaires pour dresser l'acte de décès (notamment le livret individuel, la plaque d'identité et le billet d'hôpital), ainsi que les effets et valeurs composant la succession, et les rapporte à l'officier d'administration gestionnaire de la formation sanitaire d'où est partie l'évacuation, auquel incombe le soin de dresser l'acte de décès et de remplir les autres formalités.

A l'arrivée au gîte d'étape, le corps du décédé est remis au commandant d'étapes, qui prend les mesures nécessaires pour le faire inhumer s'il n'y a pas d'hôpital dans la localité ; la dépense qui pourra en résulter sera supportée par le service de santé.

Si l'évacuation a lieu en dehors des lignes d'étapes, l'officier d'administration remet le corps à l'autorité civile qui prend les mesures nécessaires pour le faire inhumer.

En territoire national, on se conforme aux dispositions du règlement sur le service de santé à l'intérieur. L'officier d'administration qui accompagne l'évacuation adresse la déclaration réglementaire au maire de la commune chargé de dresser l'acte de décès, et tient à la disposition de ce magistrat municipal les deux militaires qui doivent servir de témoins ; l'un de ceux-ci doit être du grade de sous-officier.

Le corps est remis à l'autorité civile qui prend les mesures nécessaires pour le faire inhumer. La dépense qui pourra en résulter sera, autant que possible, acquittée par les soins de l'officier d'administration qui accompagne l'évacuation.

Cas de décès en mer.

26° *Évacuation par mer.* — L'acte du décès est dressé par les soins du bord, conformément aux dispositions de l'article 86 du code civil.

§ IV. — RÉPERTOIRE ALPHABÉTIQUE DES DÉCÉDÉS

Répertoire établi par le bureau de comptabilité et de renseignements.

27° Pour tous les décédés il est établi par les soins du

bureau de comptabilité et de renseignements, une fiche spéciale donnant tous les renseignements utiles sur le décédé. La réunion de ces fiches constitue le répertoire alphabétique des décédés qui doit être tenu constamment à jour de manière à permettre de répondre à toute demande de renseignements.

§ V. — DISPOSITIONS PARTICULIÈRES CONCERNANT LES DÉTENUS

Détenus décédés dans une formation sanitaire

28° En cas de décès d'un détenu dans une formation sanitaire le billet de décès est adressé sur le champ au gardien-chef de la prison qui dresse procès-verbal et envoie un gendarme pour reconnaître le décédé.

Dans aucun cas, le procès-verbal ou sa copie ne doit être joint à l'acte de décès. (Article 92 de l'instruction ministérielle du 18 avril 1890, sur le service prévôtal de la gendarmerie aux armées.)

E. INHUMATIONS
ASSAINISSEMENT DES CHAMPS DE BATAILLE

Une des fonctions les plus importantes du service de santé militaire en temps de guerre est l'assainissement du champ de bataille.

Il lui appartient de proposer les mesures qui doivent présider aux inhumations, à quelque nation qu'appartiennent les morts, et préserver les populations des épidémies que ne manqueraient pas de causer l'infection de l'air, de l'eau et du sol produite par la décomposition des cadavres et par celle des détritus de toutes sortes provenant d'une bataille sanglante et du passage des armées.

C'est à l'armée victorieuse, maîtresse du champ de bataille, qu'incombe le devoir de faire enterrer les morts ; son service de santé doit prendre les plus grandes précautions hygiéniques pour ses ambulances et ses hôpitaux de campagne dont quelques-uns vont être immobilisés sur le lieu même de l'action. Quelquefois aussi tout ou partie des troupes devront camper à proximité du champ de bataille comme, par exemple, dans les guerres de siège. Enfin, il y aurait danger à créer des foyers épidémiques derrière l'armée parmi les populations civiles avec lesquelles elle est et restera en constantes relations.

Dans l'assainissement du champ de bataille, il y a deux questions à considérer : les inhumations et la désinfection.

Inhumations. — On doit commencer le plus tôt possible après le combat à faire disparaître les cadavres d'hommes et d'animaux.

Aux médecins militaires incombe la constatation de la réalité de la mort d'autant plus indispensable que les inhumations suivront de plus près le combat; un médecin peut seul, en effet, se prononcer avec compétence scientifique et légale, le officiers d'administration des ambulances sont chargés de dresser les actes de l'état-civil auxquels la constatation de la mort donne lieu.

Des corvées militaires sont habituellement commandées pour creuser les fosses et procéder aux inhumations, mais on doit également réquisitionner dans la population civile la plus rapprochée du lieu du combat tous les hommes en état de participer à ce travail. Les corvées ainsi constituées procèdent aux inhumations d'une manière méthodique et continue, d'après les ordres du commandement et selon les indications du médecin : elles ne doivent se dissoudre qu'après le parfait accomplissement de leur tâche.

Dans le but d'établir l'identité des décédés, chaque homme est porteur, en temps de guerre, d'une médaille en maillechort, dite *plaque d'identité*, contenant les indications suivantes :

Au recto, le nom, le prénom usuel et la classe à laquelle l'homme appartient;

Au verso, la subdivision de région et le numéro du registre matricule du recrutement. Cette plaque d'identité se porte au cou au moyen d'un cordonnet. On doit l'enlever au cadavre avant son inhumation en même temps que le livret individuel de l'homme et les faire parvenir au bureau de comptabilité et de renseignements (art. 41 et 111).

C'est à l'inhumation que l'on devra toujours avoir recours, quel que soit le nombre des morts. Mais, si urgente qu'elle puisse être, quelque nombreux que soient les cadavres humains, elle exige des précautions toutes particulières dont l'inexécution ou l'inobservation ont sur l'hygiène du champ de bataille et sur celle des localités qui l'avoisinent, une action directe.

Le premier soin est de choisir un terrain convenable. Assurément, à la suite d'une grande bataille qui a occupé plusieurs lieues, on ne peut pas songer au transport des cadavres à trop longue distance ; on sera donc porté à les enterrer à proximité de l'endroit où ils sont tombés ; mais encore faut-il choisir le terrain et l'endroit favorables. Ainsi, on ne doit pas enterrer les morts auprès des fermes ou des points que l'on a choisis pour l'emplacement d'un hôpital de campagne ; à plus forte raison doit-on s'abstenir d'enterrer dans les lieux habités, comme, du reste, l'interdit le décret du 23 prairial an XII.

En principe, un cimetière doit être situé en bas et non en haut, par rapport à un lieu habité.

On doit éviter de l'établir près d'une route fréquentée, près d'une rivière, d'une source ou d'une chute d'eau, ou dans tout endroit pouvant à un moment donné être inondé.

Les terrains secs, perméables, légèrement inclinés, dépourvus d'arbres, sont choisis de préférence.

La nature du terrain a, en effet, beaucoup d'influence sur la décomposition des cadavres, et on a classé les terres en trois catégories : 1º terres à décomposition rapide des matières animales (terrains siliceux et calcaires) ; 2º terres mixtes (terrains schisteux, calco-schisteux et schisteux à fond granitique) ; 3º terres à décomposition lente (sols d'alluvion argileux ou argilo-calcaires).

Comme il a été dit plus haut, il faut éviter la proximité

de l'eau, et cela, non seulement parce qu'il y a danger d'infecter de l'eau potable, mais aussi parce que l'action de l'eau sur les cadavres retarde considérablement la putréfaction.

D'autre part, il n'est pas sans inconvénient d'étendre sans absolue nécessité la surface du terrain à consacrer aux sépultures, aussi, est-on obligé d'établir des fosses communes.

Dans ce cas il est indispensable de creuser très profondément le sol, de telle sorte que la rangée de cadavres la plus superficielle soit au moins à deux mètres au-dessous du niveau du sol.

Au fond de la fosse, on dispose quelques branchages pour faciliter l'écoulement de l'eau et le drainage du sol, puis les cadavres sont superposés par couches, et de préférence, en séries perpendiculaires entre elles.

Il y a tout avantage à dépouiller les corps de leurs vêtements, car les parties couvertes de pièces d'habillement résistent beaucoup plus longtemps à la destruction ; on conçoit cependant que ce qui peut se faire après de petites affaires soit souvent impraticable après les batailles importantes.

Lorsque les ressources le permettent, il convient de recouvrir les cadavres avec de la chaux vive ; on peut encore arroser les corps avec de l'acide sulfurique ou chlorhydrique : il est bon, en outre, de couvrir la dernière couche de cadavres de charbon de bois et de coke, de scories ou de cendres provenant des gares ou des usines et destinés à absorber les gaz putrides.

Les déblais enlevés pour creuser les fosses servent à recouvrir les cadavres et à élever des tumuli.

Tout le terrain devra être semé de plantes fourragères à croissance rapide et particulièrement de celles qui sont avides d'azotes, comme le trèfle ou l'avoine, ou encore la luzerne, le maïs, le chanvre. Les racines pénétrant profondément dans le sol conviennent le mieux.

Les officiers sont enterrés isolément ; il arrive très fréquemment que leurs familles demandent à les faire transporter auprès d'elles, et ces autorisations sont toujours accordées, lorsque la santé publique ne doit pas être compromise par l'exhumation et le transfèrement des corps.

Les mêmes principes d'inhumation s'appliquent aux animaux tués pendant le combat; dans ce cas, les fosses doivent être notablement plus profondes ; mais pour ceux-ci on peut avoir d'emblée recours à la crémation.

Après que l'on a mis à profit les ressources alimentaires que fournit la viande des chevaux et mulets tués pendant le combat, il reste une masse énorme de carcasses à enfouir; travail considérable et excessif que l'on peut simplifier, en les brûlant, comme d'ailleurs tous les détritus laissés par l'armée. Cette pratique a fait ses preuves dans des circonstances très nombreuses.

Pour des animaux récemment tués, on peut sans inconvénient opérer à l'air libre : on creuse légèrement le sol; dans son excavation on dispose une sorte de bûcher sur lequel on place les cadavres d'animaux et que l'on arrose de pétrole pour activer la combustion.

Si, au contraire, on opère sur des cadavres inhumés depuis plusieurs mois, on peut employer le procédé suivant: enlever la terre de la fosse jusqu'à ce qu'on arrive sur la couche noire fétide en contact immédiat avec les cadavres; au cours de ce travail, arroser la terre avec une solution antiseptique puis la faire enlever ; quand les cadavres sont à découvert, faire couler sur eux une épaisse couche de goudron et de pétrole et l'enflammer ensuite avec de la paille. L'opération dure une heure environ, au bout de ce temps il ne reste guère que des os calcinés et le contenu de la fosse est réduit des trois quarts.

Dans les places assiégées, l'enterrement des morts doit être l'objet des précautions les plus minutieuses, attendu que la négligence en pareille matière peut amener les suites les plus dangereuses pour l'état sanitaire de la place.

Lorsque dans certains forts isolés ou dépendant d'une place, la nature du terrain empêche l'inhumation, lorsqu'il n'y a aucune installation spéciale, lorsqu'il n'est pas possible non plus de songer à enterrer en dehors du fort, on pourra recourir aux contrescarpes avec revêtement en décharge, dans lesquels on place les corps complètement entourés de chaux.

En cas de besoin absolu, par exemple, pendant un bombardement, les corps nus sont enveloppés dans un drap imbibé d'une solution de sublimé corrosif 1/1.000, d'acide phénique ou de crésyl à 1/20, et placés, *momentanément,* dans un réduit isolé, où on les recouvre, à défaut de cercueils, d'une poudre absorbante, telle que le charbon, la sciure de bois, les cendres ou les scories, ou même d'une couche de terre.

L'inhumation devra être faite aussitôt que possible quand l'investissement du fort aura pris fin.

Désinfection du champ de bataille. — La désinfection méthodique du champ de bataille qui ne se fera vraisemblablement que quelque temps après les hostilités, pourra avec avantage être confiée, sous la direction et la surveillance de l'autorité militaire, à des commissions d'hygiène régionales ou aux sociétés d'assistance.

Les Commissions peuvent être formées par les commandants d'étapes ou par les directeurs des étapes, dans chaque armée. Les instructions spéciales concernant cet important point d'hygiène militaire émanent des médecins-inspecteurs, directeurs du service de santé des armées.

L'inhumation d'un corps dans une fosse où il est recouvert de plusieurs pieds de terre n'empêche pas les gaz résultant de la putréfaction de pénétrer le sol environnant et de s'échapper dans l'air qui est au-dessus ou dans les nappes d'eau souterraines.

Pour supprimer ces gaz et les odeurs méphitiques qui se dégagent d'un champ de bataille, il faut désinfecter le sol lui-même, faire combler les fosses que les pluies ont excavées et surcharger, au contraire, celles dont le sol aurait été soulevé par la poussée des gaz résultant de la putréfaction. C'est ici surtout, et quand il s'agit de cadavres d'animaux, que la crémation, selon le procédé décrit plus haut, peut rendre de grands services, car il y a un danger réel à mettre les hommes de corvée en contact avec des cadavres en décomposition putride.

Pour les corps enterrés à une profondeur insuffisante, on peut agir ainsi qu'il suit : placer à la surface de la tombe une couche de chaux de 20 centimètres d'épaisseur, creuser ensuite un fossé circulaire dont on rejette la terre sur la chaux de façon à former un tumulus important.

Une autre méthode consiste à faire une tranchée, allant à une certaine profondeur sous les cadavres; on étaye ceux-ci au moyen de planches et de fascines; puis après avoir fait un lit de chaux vive et de désinfectants on retire les étais et on précipite dans la nouvelle fosse la totalité de la tombe; enfin, partout on doit élever des tumuli et semer des plantes fourragères.

La Commission d'assainissement devra opérer la désinfection des hôpitaux, des maisons ayant servi d'ambulance, des effets, des vêtements, de literie, etc., du sol des camps et du champ de bataille, des rivières, cours d'eau, étangs, etc., situés dans le voisinage, drainer le terrain s'il est marécageux ou inondé facilement, épurer les eaux d'alimentation, veiller à l'enlèvement ou l'enfouissement des matières fécales, à la destruction, par le feu des détritus et immondices de toutes sortes, élever partout des tumuli, exécuter des plantations d'arbres, des semailles de plantes fourragères hâtives etc.

On aura avantage à employer les vaporisations de soufre dans les habitations, et pour la désinfection du sol, les sulfates de fer, de cuivre, de zinc, les chlorures de chaux, de zinc, etc., les acides sulfurique, chlorhydrique, nitrique, l'acide phénique, le bichlorure de mercure, la chaux vive, la poudre de charbon, le pétrole, le crésyl, l'huile lourde de houille, et d'une manière générale tous les antiseptiques et corrosifs que l'on pourra se procurer localement En ce qui concerne les vêtements des travailleurs et les objets d'habillement et de literie qui auraient servi à l'hospitalisation, on fera usage des étuves locomobiles dont disposera le service de l'arrière.

Il faut tout faire pour détruire sur place les germes des affections contagieuses et épidémiques, telles que le typhus, la fièvre typhoïde, la variole, etc., plus meurtrières pendant et après les opérations de guerre que ne le sont toutes les batailles.

Le service de santé possède des approvisionnements importants de désinfectants dans toutes les places de guerre, ainsi que dans les formations sanitaires et les stations-magasins.

Notions élémentaires pour la lecture de la carte d'Etat-Major.

En campagne, il est indispensable de pouvoir reconnaître le terrain sur lequel on doit se diriger et stationner. La carte d'état-major a pour but de permettre cette reconnaissance.

Les parties constitutives de la carte d'état-major sont :

> l'échelle,
> les méridiens et les parallèles,
> les écritures,
> la planimétrie,
> le nivellement.

Echelle. — L'échelle de la carte est le rapport constant qui existe entre les dimensions de toutes les lignes du dessin et celles de la nature.

La carte de l'état-major français est faite à l'échelle de $\frac{1}{80000}$, ce qui veut dire que si on prend sur la carte une longueur de un mètre, la longueur naturelle du terrain sera 80000 fois plus grande ou de 80000 mètres et inversement.

Pour éviter ce calcul, au bas de chaque carte se trouve une échelle graphique qui donne immédiatement en chiffres les dimensions du terrain représenté sur la carte.

Si donc l'on veut mesurer sur une carte la distance qui sépare deux points à vol d'oiseau, il suffit de mesurer sur la carte cette longueur avec un compas, de la rapporter sur l'échelle graphique et de lire le chiffre donné par cette échelle.

Si l'on veut maintenant mesurer sur une carte la distance de deux points en tenant compte des sinuosités de la route, il faut suivre avec un fil toutes ces sinuosités et reporter la longueur obtenue sur l'échelle.

Un petit instrument appelé *curvimètre* permet d'effectuer rapidement cette opération.

Il consiste en une roue dentée avec laquelle on parcourt la route et que l'on fait rouler en sens inverse sur l'échelle de la carte. On lit sur cette échelle la longueur cherchée :

Dans la pratique, il sera bon de se rappeler qu'à l'échelle du $\frac{1}{80000}$, un centimètre représente 800 mètres et que le diamètre d'une pièce de cinq centimes représente à cette échelle 2 kilomètres.

En France, il existe, en dehors de la carte au $\frac{1}{80000}$, des cartes faites aux échelles suivantes : $\frac{1}{320000}$, $\frac{1}{500000}$, $\frac{1}{100000}$.

En Allemagne, les échelles des cartes principalement employées sont : $\frac{1}{25000}$, $\frac{1}{50000}$, $\frac{1}{100000}$, $\frac{1}{350000}$.

En Autriche, les principales échelles sont : $\frac{1}{75000}$, $\frac{1}{144000}$, $\frac{1}{200000}$.

En Italie, les échelles employées sont les mêmes qu'en Allemagne, en y ajoutant toutefois le $\frac{1}{86400}$.

Méridiens et parallèles. — Les méridiens et les parallèles sont représentés sur la carte par des traits fins se coupant à angle droit et se reconnaissant à ce qu'ils aboutissent à des divisions tracées sur le cadre de la carte. Les chiffres de ces divisions servent à donner la longitude et la latitude du lieu.

Les méridiens indiquent exactement la direction Nord-Sud.

Écritures. — Les écritures sont faites sur la carte d'Etat-major d'après la règle suivante :

Les noms des habitations, villes, villages, hameaux sont inscrits de l'Est à l'Ouest.

Les chefs-lieux de préfecture sont en capitale droite accompagnés de l'abréviation P. F.

Les sous-préfectures sont écrites en caractères un peu plus petits et accompagnés de l'abréviation S. P.

Les chefs-lieux de canton sont en capitale penchée et accompagnés de l'abréviation CT.

Les chefs-lieux de communes sont tous en romaine droite.

Les hameaux et les propriétés importantes sont en romaine penchée, enfin les détails moins importants sont en italique.

Pour les noms que l'on rencontre le plus souvent le service géographique a adopté une série d'abréviations que l'usage fera rapidement connaître; exemple : Ch^{lle} pour chapelle; Cit^{elle} pour citadelle ; Ch^{au} pour château ; Emb^{re} pour embarcadère ; F^{bg} pour faubourg ; F^{ne} pour fontaine; R^{au} pour ruisseau ; S^{al} pour signal ; St^{on} pour station ; T^{ie} pour Tuilerie, etc., etc.

Les noms des voies de communication, des cours d'eau suivent la direction de la route, du cours d'eau, en s'appuyant constamment dessus, les noms des bois sont inscrits dans leur plus grande largeur.

Planimétrie. — La planimétrie est la représentation à l'échelle de toutes les lignes naturelles ou artificielles du terrain et de tous les objets ou du contour des objets qui se trouvent à la surface du sol. C'est l'indication sur le papier des routes, chemins de fer, canaux, fleuves, rivières, lacs, divisions de culture, prés, jardins, vergers, forêts, localités, hameaux, fermes, constructions de toutes sortes, limites administratives, etc., etc.

Toute la planimétrie est représentée sur la carte au moyen de signes conventionnels, petits dessins faciles à connaître et permettant de rappeler le plus possible par leur forme les différents objets existant à la surface du sol.

Le tableau de ces signes conventionnels a été dressé par le service géographique pour la carte d état-major.

L'étude de ce tableau permet de classer les signes conventionnels en cinq groupes :

1° Eaux ; 2° Voies de communication ; 3° Constructions ; 4° Cultures ; 5° Limites administratives.

1° *Eaux.* — Les eaux sont représentées par des traits parallèles à la rive, plus gros près de celle-ci et plus fins vers le centre du cours d'eau.

Le trait qui représente la rive Nord-Ouest est toujours plus fort que l'autre.

Les cours d'eau d'une largeur inférieure à 10 mètres sont représentés par un seul trait allant en grossissant de la source au confluent.

Les canaux sont représentés par un gros trait noir, doublé de chaque côté par un trait léger figurant les rives ou chemins de halage.

Le gros trait noir est interrompu lorsque le canal passe sous un tunnel.

Les canaux d'irrigation et fossés sont représentés par un simple trait.

Les eaux stagnantes de peu d'étendue, marais, marécages, salines, etc., sont représentés par des traits parallèles horizontaux, les plus forts à la partie supérieure de la carte.

Pour les marais on ajoute dans l'intérieur des petites hachures verticales et obliques pour figurer des touffes d'herbe.

Les tourbières sont représentées comme des marais sillonnés de fossés.

Les ponts sont représentés par deux traits parallèles lorsque le cours d'eau est marqué par deux traits. Ils sont représentés par deux petits crochets opposés de chaque côté de la rive lorsque le cours d'eau est figuré par un trait unique. *Les passages à gué ou en bac* sont indiqués en toutes lettres.

2° *Voies de communication.* — Les routes nationales sont représentées par deux traits parallèles dont l'un est plus fort que l'autre ; les routes départementales par deux traits égaux ; les chemins carrossables en tout temps par deux traits fins plus rapprochés ; les chemins carrossables en tout temps par un trait fin et un trait pointillé ; tous les autres chemins ou sentiers par un simple trait plein. Si le sentier n'est accessible qu'aux piétons il est représenté par un trait pointillé.

Les chemins de fer sont représentés par un gros trait noir. Ce trait est interrompu lorsque la voie passe sous un tunnel.

3° *Constructions.* — Les habitations isolées sont représentées par de petits rectangles ou des petits cercles noircis à l'intérieur et portant presque toujours à côté la désignation : château, église, moulin, etc.

Les groupes de maisons sont figurés par un grisé limité par des traits plus forts ; leur forme se rapproche le plus possible du plan réel du lieu représenté.

Pour les villages, bourgs et villes, le grisé représente le plan réel de la localité en le limitant aux rues principales.

Les édifices publics sont toujours signalés par un grisé plus intense ; les églises sont figurées par un petit cercle.

4° *Cultures.* — Les terres labourables sont laissées en blanc sur la carte ; les vignes sont représentées par des lignes pointillées très rapprochées ; les prés par de petits losanges très serrés ; les forêts et les bois sont figurés par un feuillé plus serré vers la lisière et aux abords des routes ; les arbres isolés sont indiqués par de petits points ronds.

Les buissons, bruyères, broussailles, rochers sont représentés par un petit dessin imitatif.

5° *Limites administratives.* — Les limites administratives sont marquées par une ligne d'autant plus forte que le territoire est plus important.

Les frontières d'état sont indiquées par des traits et des croix alternés ; les limites de département par des éléments de gros traits ; les limites de communes par une série de petits points de même grosseur.

Un peu d'habitude apprendra rapidement la lecture de tous ces signes conventionnels qui sont à la carte topographique ce que sont les lettres de l'alphabet à l'écriture ordinaire.

Nivellement. — Le nivellement ou l'expression du terrain constitue l'indication des diverses hauteurs du sol et des mouvements de terrain.

La hauteur des différents points du sol a été prise par rapport au niveau moyen de la mer, prolongé sous les terres, et l'expression numérique de cette hauteur s'appelle cote ou altitude. Tous les cotes ou chiffres qui sont sur la carte indiquent la hauteur de ces points au-dessus du niveau de la mer.

La traduction des mouvements de terrain est obtenue sur la carte d'état-major par des hachures (1), lignes uniformes, disposées les unes à côté des autres, en les rapprochant plus ou moins suivant la pente du terrain. On donne ainsi au papier une teinte d'autant plus foncée que la pente est plus forte, le terrain horizontal étant complètement laissé blanc. Les hachures qui terminent tout mouvement de terrain s'achèvent en pointes très fines pour fondre la teinte et raccorder ainsi les pentes avec le terrain horizontal. A partir de la pente de 45°, considérée comme pente limite du sol, on ne trace plus de hachures, on a des escarpements que l'on représente par de grosses hachures coupées de traits allant dans divers sens, de manière à imiter la nature.

Le terrain affecte les formes les plus variées, mais il est facile de les ramener à quelques figures élémentaires qui sont les suivantes :

1° La croupe formée par la réunion en forme de saillant ou convexe, de deux plans ou facettes dont les eaux ont fait ébouler l'arête vive.

L'arête de la croupe s'appelle la ligne de faîte ou de partage des eaux et les deux plans sont les versants.

2° La vallée formée par la réunion en forme concave de ces deux plans. L'arête de la vallée est appelée thalweg (chemin de la vallée); dans ce fond se trouve souvent un ruisseau, car les eaux pluviales tombant sur les plans se réunissent dans le creux. Les deux plans sont les flancs, les pentes ou les berges de la vallée.

Suivant la forme de son profil, la vallée prend le nom d'étranglement, de gorge, de cluse ou de ravin.

3° Le mamelon est constitué par la réunion de deux croupes accolées dos à dos. Le point le plus élevé s'appelle le sommet du mamelon.

Suivant la forme que présente son profil, ce mouvement de terrain s'appelle dôme, table, dent, pic ou aiguille; suivant sa hauteur, au contraire, il prend le nom de butte, tertre, colline ou montagne.

---

(1) La hachure n'est autre chose, au point de vue mathématique, que la projection d'une portion de ligne de plus grande pente du sol.

4° Le col est formé par la réunion de deux croupes
et de deux vallées disposées de telle sorte que les deux
lignes de faîte et de thalweg viennent aboutir à un
même endroit qui est le sommet du col. Les deux
croupes se font face et les deux vallées sont dos à dos.

Le col est ordinairement marqué sur la carte par une
place blanche plus ou moins grande d'où partent les
croupes et les vallées.

Les cols s'appellent aussi ports ou brèches dans les
Pyrénées.

Ces définitions établies, le terrain, dans son ensemble, présente des plaines, des élévations et des dépres-
sions qui ne sont que la combinaison des mouvements
élémentaires indiqués ci-dessus. Sur la carte la présentation du terrain ne sera donc que la figure combinée
des divers mouvements du sol.

Avec un peu d'habitude et en examinant attentive-
ment les côtes relatives du terrain et le cours d'eau
(ravins, ruisseaux, rivières), on arrivera à lire le nivellement sur la carte, c'est-à-dire à reconnaître les croupes,
vallées, cols, montagnes, en un mot, tout le relief du sol.

EMPLOI DE LA CARTE SUR LE TERRAIN

La première opération consiste à orienter sa carte,
c'est-à-dire à disposer les lignes qui y sont tracées,
parallèlement à celle du terrain.

La manière la plus simple de s'orienter c'est d'avoir
une boussole. On place la boussole sur la carte, de
manière que la ligne des repères du limbe soit parallèle
à la direction Nord-Sud de la carte, puis on tourne
ensemble la carte et la boussole jusqu'à ce que la
pointe bleue de l'aiguille marque le Nord, augmentée de
la déclinaison du lieu (15° Ouest à Paris). Dans cette
position la carte est orientée, le Nord de la carte coïn-
cide avec le Nord vrai.

On peut aussi s'orienter d'après le soleil; pour cela
on plante une épingle en un point de la carte et à midi
l'ombre de cette épingle donne la direction Nord-Sud.

On peut également se servir d'une montre. Il suffit

de tenir la montre horizontalement à la main et tournée de façon que la petite aiguille soit dans la direction de l'ombre de l'observateur. La bissectrice de l'angle formé par cette aiguille et le rayon qui aboutit à XII donne sensiblement la direction du Nord.

Enfin un procédé qui peut aussi être employé, c'est la situation de l'Étoile polaire. Cette étoile se trouve en prolongeant la ligne formée par les roues de derrière du chariot de la grande ourse de cinq fois sa valeur. Quand on a cette étoile, il suffit de se tourner face à elle pour avoir à peu de chose près la direction du méridien.

La carte une fois orientée et l'endroit où l'on se trouve étant connu, il est facile de suivre le terrain sur la carte. La lecture rapide ne devient plus qu'une question d'attention et de pratique.

On compare d'abord le terrain et la carte au point de vue de la planimétrie, puis on se rendra compte du nivellement dont on cherche à voir d'abord l'ensemble, puis les détails.

En suivant un itinéraire déterminé, il sera bon de s'arrêter de temps à autre, pour faire ce qu'on appelle un tour d'horizon. Le point où l'on s'arrête étant connu et la carte orientée, on cherche par des visées sur tous les objets importants environnants, à reconnaître ces points sur la carte.

Dans la traversée des localités, la reconnaissance des routes et chemins est souvent très difficile. Le clocher, qui est toujours marqué par un cercle, est un repère très important; il indique, suivant le cas, s'il doit être laissé à droite ou à gauche, en avant ou en arrière.

Il peut arriver enfin que la carte étant orientée, on ne connaisse pas le point où l'on se trouve.

La question sera facile à résoudre si l'on connaît deux points A et B (deux clochers par exemple) du terrain et que ces objets soient sur la carte en a et b.

Il suffira de tracer les lignes Aa et Bb et leur intersection en O sera le point cherché.

Si la carte n'est pas orientée, on pourrait, tout en l'orientant, trouver le point de station.

Supposons que l'on voit à l'endroit où l'on se trouve deux points importants A et B sur le même alignement. Ces deux points étant en a et b sur la carte, on tournera la carte jusqu'à ce que la ligne a b soit dans la direction des deux points de la nature. On visera ensuite un troisième point comme marqué en c sur la carte et l'intersection des deux lignes de visée donnera le point de station.

Enfin pour faciliter l'étude du relief du terrain, on peut ajouter les indications suivantes : une route qui présente des lacets accentués et suffisamment rapprochés indique une pente très forte ; les déblais, remblais, tunnels, points de passage du chemin de fer, donnent des renseignements sur la pente du terrain traversé. Les moulins à vent indiquent une croupe ou un plateau élevé. Les prairies indiquent des parties basses et humides.

Ces quelques principes généraux donneront des premières indications pour la lecture des cartes, mais il ne faut pas oublier que c'est surtout par l'habitude qu'on arrivera à résoudre les différentes difficultés qui se présenteront dans la pratique.

DEUXIÈME PARTIE

———

LOIS, DÉCRETS, DÉCISIONS, RÈGLEMENTS ET CIRCULAIRES

CONCERNANT

LES ÉTUDIANTS, LES DOCTEURS EN MÉDECINE

ET LES PHARMACIENS

dans leurs rapports avec l'autorité militaire

———

DEUXIÈME PARTIE

Lois, décrets, décisions, règlements, circulaires concernant les étudiants en médecine et en pharmacie, les docteurs en médecine et pharmaciens de 1re classe dans leurs rapports avec l'autorité militaire.

TITRE I

Recrutement des étudiants en médecine et en pharmacie

Conditions auxquelles la dispense de deux ans de service leur est accordée. — Circulaire ministérielle du 28 mai 1890 et Décret du 23 novembre 1889. — Service militaire des étudiants. — Conditions auxquelles ils accompliront leur année de service et Décision ministérielle du 7 octobre 1890. — Circulaire ministérielle du 21 juillet 1892 relative à l'application de la loi du 11 juillet 1892 sur le recrutement de l'armée. — Loi du 11 juillet 1892 (Engagement des étudiants en médecine).

La loi du 19 juillet 1892 modifiant certaines dispositions des lois des 24 juillet 1873, 13 mars 1895, 15 juillet 1889, impose à tout Français le service militaire pendant :

3 ans dans l'armée active ;

10 ans dans la réserve de l'armée active ;

6 ans dans l'armée territoriale ;

6 ans dans la réserve de l'armée territoriale.

Mais l'article 23 de la loi du 15 juillet 1889 spécifie que, en temps de paix, après un an de présence sous les drapeaux, sont envoyés en congé dans leurs foyers, sur leur demande (modèle A, ci-contre), jusqu'à la date de leur passage dans la réserve, les jeunes gens qui ont obtenu ou qui poursuivent leurs études en vue d'obtenir : soit un diplôme de docteur en médecine, de pharmacien de 1ʳᵉ classe, soit le titre d'interne des hôpitaux nommé au concours dans une ville où il existe une Faculté de médecine.

— En cas de *mobilisation*, les étudiants en médecine et en pharmacie sont versés dans le service de santé. — Tous les jeunes gens énumérés ci-dessus sont rappelés pendant quatre semaines dans le cours de l'année qui précédera leur passage dans la réserve de l'armée active; ils suivront ensuite le sort de la classe à laquelle ils appartiennent.

Modèle A.

Articles 1 et 35 du décret
du 23 novembre 1889.

Modèle de demande de dispense à déposer par les jeunes gens qui se trouvent dans les situations déterminées par l'article 23 de la loi du 15 juillet 1889.

Je soussigné [1] ...., né le..... 18.., à....., canton de..............., département de. ...., domicilié à..... ...., résidant à..... ...., fils de......... ..... et de..............., domiciliés à..................., canton d........., département d................., appelé par la loi du 15 juillet 1889 sur le recrutement de l'armée à concourir au tirage au sort de la classe d.............., dans le canton d......., département de..............., demande à bénéficier de la dispense prévue par l'article 23 de ladite loi, et dépose à l'appui de cette demande la pièce ci-jointe [2] ....

Fait à............., le..........., 18...

(*Signature légalisée*).

---

1. Noms et prénoms.
2. Indiquer la nature de la pièce produite.

CONDITIONS AUXQUELLES LA DISPENSE DE DEUX ANS
DE SERVICE LEUR EST ACCORDÉE

Circulaire ministérielle du 28 mai 1890, relative aux conditions de conduite et d'instruction militaire que devront remplir les jeunes gens visés par l'article 23. Décret du 23 novembre 1889 portant règlement d'administration publique pour l'exécution de l'article 23 de la loi du 15 juillet 1889 sur le recrutement de l'armée.

Les jeunes gens qui n'auraient pas obtenu avant l'âge de vingt-sept ans les diplômes spécifiés à l'article 23, ceux qui n'auraient pas satisfait dans le cours de leur année de service aux conditions de conduite et d'instruction militaire déterminées par le Ministre de la guerre, ceux qui ne poursuivraient pas régulièrement les études en vue desquelles la dispense a été accordée, seront tenus d'accomplir les deux années de service dont ils avaient été dispensés. (Art. 24 de la Loi du 15 juillet 1889).

La circulaire ministérielle du 28 mai 1890 spécifie les conditions de conduite et d'instruction militaire indiquées ci-dessus : Les jeunes gens visés à l'article 23 peuvent être conservés sous les drapeaux pour mauvaise conduite ou indiscipline ; dans le cas où ils auraient encouru 60 jours de salle de police, ou 30 jours de prison, ils passent devant un conseil de discipline. Ils doivent, d'autre part, posséder toutes les connaissances exigées des simples soldats, telles qu'elles sont définies par les règlements.

Les passages du règlement d'administration du 29 novembre 1889 relatifs à la mise en pratique des dispositions de l'article 23 de la loi du 15 juillet 1889 qu'il faut connaître sont les suivants :

ARTICLE Iᵉʳ. — La dispense est accordée, sur leur

(1) Voir page 30.

demande, pourvu qu'ils aient une année de présence sous les drapeaux, aux jeunes gens qui obtiennent ou ont obtenu un des diplômes ou titres mentionnés ci-dessus, soit avant leur incorporation, soit pendant leur présence sous les drapeaux à titre d'appelés, soit pendant leur séjour en congé dans leurs foyers.

Les jeunes gens qui ont obtenu avant leur comparution devant le conseil de révision un de ces diplômes ou titres, doivent produire au conseil les pièces officielles constatant cette obtention.

Pour les jeunes gens présents sous les drapeaux, l'envoi en congé est prononcé par l'autorité militaire sur le vu des diplômes ou pièces officielles. Pour les jeunes gens présents dans leurs foyers avant leur incorporation ou qui sont envoyés en congé, la dispense est également prononcée par l'autorité militaire, après remise des pièces justificatives au commandant du bureau de recrutement de la subdivision de région à laquelle appartient le canton où ils ont encouru au tirage au sort. Dans ces deux derniers cas, la production des pièces justificatives doit avoir lieu dans le mois qui suit l'obtention des diplômes ou titres.

Sous aucun prétexte ces jeunes gens ne pourront être détournés de leurs obligations militaires ni recevoir des exemptions de service à l'effet de poursuivre leurs études.

ARTICLE 12. — Les jeunes gens qui poursuivent leurs études en vue d'obtenir, soit le diplôme de docteur en médecine, de pharmacien de 1ʳᵉ classe, soit le titre d'interne des hôpitaux nommé au concours dans une ville où il existe une faculté de médecine, doivent, *pour obtenir la dispense*, présenter un certificat du doyen de la faculté ou du directeur de l'école de pharmacie, ou de médecine et de pharmacie à laquelle ils appartiennent, constatant qu'ils sont régulièrement inscrits sur les registres et que leurs inscriptions ne sont pas périmées. (Modèle G, page 460).

ARTICLE 13. — Les jeunes gens visés à l'article précédent doivent jusqu'à l'obtention des dipômes ou titres spécifiés audit article, produire annuellement, jusqu'à l'âge de 27 ans, un certificat établi par les doyens des facultés ou par les directeurs des écoles dont il s'agit, constatant qu'ils continuent à être en cours régulier d'études.

Ledit certificat doit être visé par le recteur de l'Académie (modèle G).

Les registres d'inscription des facultés, écoles supérieures de pharmacie, écoles de plein exercice et préparatoires de médecine et de pharmacie sont tenus à la disposition de l'autorité militaire qui peut en prendre connaissance sans dérangement.

Les étudiants en médecine et en pharmacie, qui obtiennent après concours le titre d'interne des hôpitaux dans une ville où il existe une faculté de médecine justifient de leur situation : à Paris par un certificat du directeur de l'Assistance publique visé par le préfet de la Seine; dans les départements par un certificat du maire, président de la commission administrative, visé par le préfet (modèle G).

ARTICLE 35. — Les pièces justificatives que les jeunes gens doivent produire à l'appui de leurs demandes (modèle A) sont présentées : 1º au conseil de révision; 2º au commandant du bureau de recrutement, avant l'incorporation, si ces pièces n'ont été délivrées qu'après la comparution de l'intéressé. La dispense est prononcée, dans le premier cas, par le conseil de révision et, dans le second, par l'autorité militaire, sur le vu desdites pièces justificatives.

ARTICLE 36. — Les dispensés doivent produire, du 15 septembre au 25 octobre de chaque année, jusqu'à l'âge de vingt-sept ans, au commandant du bureau de recrutement de la subdivision à laquelle appartient le canton où ils ont concouru au tirage, les certificats prévus dans le but d'établir qu'ils continuent à remplir les conditions sous lesquelles la dispense leur a été accordée.

ARTICLE 38. — Les diplômes ou titres obtenus avant la promulgation du décret du 23 novembre 1889 réglementant l'application de l'article 23 de la loi du 15 juillet 1889, procurent la dispense prévue à cet article.

Modèle G.

Articles 12 à 25 du décret du 23 novembre 1889.

Modèle du certificat à délivrer aux jeunes gens qui, poursuivant leurs études dans les conditions énumérées au paragraphe 2 de l'article 23 de la loi du 15 Juillet 1889, réclament la dispense ou doivent justifier de la continuation du droit de dispense.

Nous[1]........, certifions que le sieur[2]............, né le........ 18.., à........, canton de...... département d........, fils d........ et de........, domiciliés à..........., canton de........., département d ...., appelé par la loi du 15 juillet 1889 sur le recrutement de l'armée à concourir au tirage au sort de la classe d ...., dans le canton d........, département d........., est actuellement.........

Fait à........, le........ 18...   *(Signature)*

Vu : Le[3]....................

---

1. Se reporter pour la qualification du signataire du certificat, pour la manière dont il doit être formulé, et pour le visa à y apposer, aux articles du décret spéciaux à chaque catégorie.
2. Nom et prénoms.
3. Recteur de l'académie ou préfet, selon les cas.

A la date du 16 décembre 1889, le Ministre de l'instruction publique a adressé aux recteurs, relativement à l'exécution des dispositions contenues dans le décret du 23 novembre précédent, la circulaire suivante :

« Vous savez que l'article 23 de la loi du 15 juillet dispose qu'en temps de paix, après un an de présence sous les drapeaux, sont envoyés en congé dans leurs foyers, sur leur demande, jusqu'à la date de leur passage dans la réserve, les jeunes gens qui ont obtenu ou qui poursuivent leurs études en vue d'obtenir, soit le diplôme de docteur en médecine, de pharmacien de 1re classe, ou le titre d'interne des hôpitaux nommé au concours dans une ville où il existe une faculté de médecine.

» Je crois devoir vous faire remarquer tout d'abord que cette liste est strictement limitative, et qu'aucun des autres grades conférés par les facultés ou écoles de pharmacie, par exemple le diplôme de pharmacien de 2e classe, ne saurait donner droit à la dispense prévue par la loi.

» Le règlement du 23 novembre détermine les justifications à produire par les jeunes gens visés dans l'article 23 de la loi, soit au moment de leur demande, soit chaque année pendant la durée de leurs études.

» Il y a lieu de distinguer deux cas : ou bien ces jeunes gens ont obtenu les diplômes ou titres dont il s'agit avant d'être appelés sous les drapeaux, ou ils poursuivent leur études en vue de les obtenir.

» Dans le premier cas, ils produisent les pièces officielles, constatant l'obtention des diplômes ou titres, à savoir les diplômes, ou, à défaut, les certificats d'aptitude aux diplômes, s'il s'agit de grades universitaires, ou bien un certificat du directeur de l'Assistance publique visé par le préfet de la Seine à Paris, ou du maire, président de la commission administrative, visé par le préfet, à Bordeaux, Lille, Lyon, Montpellier, Nancy, s'il s'agit du titre d'interne en médecine ou en pharmacie. Ces pièces sont présentées au conseil de révision, si les postulants ont obtenu lesdits grades ou titres avant leur comparution devant le conseil, ou au commandant du bureau de recrutement de la subdivision à laquelle appartient le canton où ils ont concouru au tirage, et ce, avant leur incorporation et dans le délai d'un mois avant l'obtention des diplômes, s'ils les ont obtenus seulement entre leur comparution devant le conseil de révision et leur incorporation. (Article 1er, paragraphes 2 et 3 du décret du 23 novembre 1889).

» Dans le second cas, c'est-à-dire s'ils poursuivent eurs études en vue d'obtenir les diplômes ou titres mentionnés ci-dessus, et ce sera le cas de beaucoup le plus fréquent, ils doivent, à l'appui de leur demande, présenter un certificat du doyen de la faculté ou du directeur de l'école de pharmacie, ou de l'école de médecine et de pharmacie à laquelle ils appartiennent, constatant qu'ils sont régulièrement inscrits sur les registres et que leurs inscriptions ne sont pas périmées. (Modèle G).

» Qu'il s'agisse des établissements d'enseignement supérieur de l'État ou des facultés libres, ce certificat doit être visé par le recteur.

» Ce certificat est remis par les intéressés avec une demande conforme au modèle A, soit au conseil de révision, soit au commandant du bureau de recrutement : au conseil de révision, lorsque l'inscription sur les registres de la Faculté ou de l'école est antérieure à la comparution devant le conseil de révision ; au commandant du bureau de recrutement, mais avant l'incorporation, lorsque l'inscription est postérieure à la révision ; *il en résulte qu'un jeune homme qui, au moment du tirage au sort ou de la révision, n'aurait pu, pour une cause ou pour une autre, prendre inscription sur les registres d'un établissement d'enseignement supérieur en vue des grades prévus par la loi, mais qui l'aurait prise dans l'intervalle qui sépare la tenue des conseils de révision de l'incorporation de la classe à laquelle il appartient, est en droit de la faire valoir en vue de la dispense, à la condition de remettre sa demande avec les pièces à l'appui à l'autorité militaire avant son incorporation.*

» La dispense de deux années de service est prononcée, suivant les cas, soit par le conseil de révision, soit par l'autorité militaire. Il importe de remarquer ici qu'elle demeure toujours subordonnée à la condition suivante énoncée dans la loi : « Les jeunes gens qui n'auraient pas satisfait dans le cours de leur année de service aux conditions de conduite et d'instruction militaire déterminées par le Ministre de la guerre seront tenus d'accomplir les deux années de service dont ils avaient été dispensés. »

» En outre, la dispense, lorsqu'elle a été prononcée, non sur la production des diplômes, mais sur le vu des certificats constatant les études qui conduisent aux diplômes, demeure subordonnée à l'obtention de ces diplômes dans un délai déterminé et à des études régulièrement poursuivies pendant la durée de ce délai.

» La loi dispose (Article 24) : « Les jeunes gens qui n'auraient pas obtenu avant l'âge de vingt-sept ans les diplômes spécifiés aux alinéas du paragraphe 2 et ceux qui ne poursuivraient pas régulièrement leurs études en vue desquelles la dispense a été accordée, seront tenus d'accomplir les deux années de service dont ils avaient été dispensés. »

» Les justifications à produire chaque année sont déterminées par le décret du 23 novembre (1).

» Elles consistent en un certificat établi par les doyens des Facultés ou par les directeurs des écoles auxquelles les jeunes gens appartiennent, constatant qu'ils continuent à être en cours régulier d'étude et que leurs instructions ne sont pas périmées. Ce certificat doit être produit chaque année jusqu'à l'obtention des diplômes ou titres jusqu'à l'âge de vingt-sept ans ; il est remis, du 15 septembre au 15 octobre, au commandant du bureau de recrutement de la subdivision à laquelle appartient le canton où les étudiants ont concouru au tirage au sort (Modèle G).

» *C'est aux intéressés et non à l'administration qu'incombe le soin de retirer et de produire leurs certificats.* »

» Ces certificats, qu'il s'agisse des établissements d'enseignement supérieur de l'État ou des Facultés libres, doivent être visés par le recteur.

» Vous remarquerez la disposition spéciale du règle-

(1) Elles devaient se faire le jour où le dispensé atteignait l'âge de vingt-sept ans. Or, les cours commencent généralement en novembre et les examens clôturant les études sont passés en fin d'année scolaire à des dates fixes que les candidats ne peuvent changer à leur gré, suivant l'époque où ils atteignent l'âge de vingt-six ans ; d'autre part, c'est au mois de novembre seulement, lors de l'incorporation de la classe, que sont rappelés les dispensés déchus de leurs droits.

En conséquence le Ministre de la guerre a décidé le 30 mars 1895 que les dispensés de l'article 23, qui ont atteint l'âge de vingt-six ans, conserveraient le bénéfice de la dispense jusqu'au 1ᵉʳ novembre suivant, sous la condition qu'avant cette date ils auront obtenu les titres ou diplômes définitifs prévus par la loi et qu'ils en auront justifié.

ment relative aux jeunes gens qui poursuivent leurs études en vue d'obtenir le titre d'interne en médecine ou en pharmacie des hôpitaux dans les villes où il existe une Faculté de médecine. Étudiants en médecine et en pharmacie, ils ne sont pas tenus d'avoir obtenu avant l'âge de vingt-sept ans le diplôme afférent à leurs études ; il suffit qu'ils justifient, avant cet âge, de l'obtention du titre d'interne pour que leur dispense devienne définitive.

» Les études terminées et les diplômes ou les titres obtenus, les jeunes gens sont tenus de remettre au commandant du bureau de recrutement les pièces officielles qui en constatent l'obtention, et ce dans le délai d'un mois après l'obtention des titres ou diplômes.

» Il importe, monsieur le recteur, que ces dispositions soient portées sans aucun retard à la connaissance des jeunes gens qui sont en ce moment en cours d'études dans les facultés et de ceux qui achèvent leurs études d'enseignement secondaire. Vous voudrez bien leur donner toute la publicité possible. »

SERVICE MILITAIRE DES ÉTUDIANTS

Conditions auxquelles ils accompliront leur année de service.

D'après une circulaire ministérielle du 7 octobre 1890, les étudiants pour le diplôme de docteur en médecine, ou de pharmacien de 1re classe, seront répartis et incorporés dans les mêmes régiments d'infanterie que les recrues de leur subdivision de région, et quel que soit leur nombre d'inscriptions, soumis pendant six mois aux obligations du service imposé aux hommes de leur classe.

Ils suivront ensuite, sous la direction des médecins

des régiments, les cours et exercices spéciaux aux infirmiers et brancardiers régimentaires, et des confé rences sur le service de santé en campagne.

Ceux d'entre eux qui posséderont le plus grand nombre d'inscriptions et auront fait preuve des connaissances nécessaires rempliront, pendant les manœuvres, les fonctions de médecin auxiliaire dans les bataillons alpins.

Tous les cours et exercices professionnels spéciaux donneront lieu, de la part des médecins-majors des régiments, à des notes dont il sera tenu compte pour le revoi de ces étudiants, ou leur maintien sous les drapeaux, conformément à la loi.

Pendant la période des quatre semaines qui précédera leur passage dans la réserve, ces jeunes gens suivront, dans les hôpitaux militaires, des cours et exercices professionnels en conformité des programmes arrêtés par les généraux, sur la proposition des directeurs du service de santé. A cet effet, les étudiants qui, leur année de service accomplie, auront été versés dans une section d'infirmiers militaires appartenant à un corps d'armée ne possédant pas d'hôpital militaire, seront, après avoir rejoint le dépôt de cette section, dirigés sur les hôpitaux militaires suivants :

Ceux de la 2ᵉ section, sur l'hôpital de Lille.

»	3ᵉ	»	»	du Gros-Caillou.
»	4ᵉ	»	»	de St-Martin.
»	9ᵉ	»	»	de Versailles.
»	11ᵉ	»	»	de Rennes.
»	12ᵉ	»	»	de La Rochelle.
»	13ᵉ	»	sur les hôpitaux de Lyon.	

En cas de *mobilisation*, ceux des étudiants qui auront subi avec succès l'examen de médecin auxiliaire, seront employés comme tels ; tous les autres feront le service incombant aux infirmiers militaires.

Une décision ministérielle du 25 avril 1895 supprime l'obligation du service militaire pendant *six* mois et autorise les chefs de corps à mettre les étudiants en médecine à la disposition du médecin chef de service dès qu'ils jugent leur instruction militaire suffisante.

LOI DU 11 JUILLET 1892, QUI A POUR OBJET LA MODIFICATION DE L'ARTICLE 59 DE LA LOI DU 15 JUILLET 1889 SUR LES ENGAGEMENTS.

Elle est ainsi conçue :

« L'engagé volontaire qui remplira l'une quelconque des conditions fixées par l'article 23 pourra bénéficier des dispositions dudit article, après un an de présence sous les drapeaux, à la condition que la demande ait été formulée au moment de l'engagement. »

A la date du 21 juillet suivant, le ministre de la guerre a adressé aux généraux en chef et aux préfets la circulaire suivante, pour l'application de la loi du 11 juillet 1892.

« Désormais, tous les jeunes gens se trouvant dans l'une quelconque des situations indiquées à l'article 23, qu'ils soient en cours d'étude ou déjà diplômés, pourront, en contractant un engagement volontaire, conserver le bénéfice de l'envoi en congé sous la condition d'en faire la demande par écrit au moment où ils s'engageront, et de produire, à l'appui de cette demande, les pièces justificatives qu'ils auraient à présenter au conseil de révision, après avoir tiré au sort, pour obtenir la dispense (page 456).

» Les actes d'engagement devront, conformément aux

prescriptions de l'article 8 du décret du 28 septembre
1889, porter mention de ces demandes et des pièces justificatives produites, qui seront annexées à la minute de
l'acte.

» Ils ne seront reçus qu'à partir du 1ᵉʳ octobre et
jusqu'à la date annuellement fixée pour la mise en route
de la classe.

» Les jeunes gens s'engageront exclusivement pour
les régiments d'infanterie, d'artillerie et du génie désignés par la circulaire de répartition pour recevoir les
hommes du contingent appelés pour un an dans la sub.
division où leur famille est légalement domiciliée. »

TITRE II

Rapport, avec l'autorité militaire, des étudiants en médecine et en pharmacie, des docteurs en médecine et des pharmaciens de 1re classe, n'ayant pas encore rang d'officiers, c'est-à-dire n'étant pas encore en possession du grade d'aide-major de 2e classe de réserve ou de l'armée territoriale.

Changements de domicile ou de résidence (voir page 38). — Mariages (voir page 39). — Convocations (voir page 34). Demandes à adresser à l'autorité militaire. — Maladies. — Dispenses et ajournements. — Feuilles, indemnités et délais de route. — Permissions et congés. — Prolongations de permission et de congé. — Congés de convalescence. — Tenue des militaires en permission et en congé.

DEMANDES A ADRESSER A L'AUTORITÉ MILITAIRE

Les hommes appartenant aux diverses classes de la réserve et de l'armée territoriale, maintenus ou renvoyés dans leurs foyers, transmettent les demandes qu'ils ont à adresser à l'autorité militaire au commandant de la gendarmerie, qui les fait parvenir au commandant du bureau de recrutement, chargé de les instruire et de les transmettre au général commandant la subdivision de région· de leur domicile ou de leur résidence.

En dehors des demandes d'ajournement pour raisons de santé, les maladies sont constatées à l'arrivée des hommes, à leur première destination (corps ou bureau de recrutement) lors des convocations. Ceux qui en font la demande sont visités par le médecin du corps ou de la place.

Les chefs de corps et les commandants de recrutement ont soin, en outre, de soumettre au même examen les hommes qui paraissent devenus inaptes au service actif ou au service de leur arme, ou qui semblent hors d'état de supporter les fatigues de la période d'instruction.

Ceux qui sont reconnus momentanément hors d'état d'accomplir leur période d'instruction sont ajournés et renvoyés immédiatement dans leurs foyers. Le résultat de la visite est consigné sur un certificat médical qui est adressé au général commandant la subdivision pour obtenir la confirmation de l'ajournement prononcé. Les hommes qui paraissent inaptes au service actif ou au service de leur arme, sont immédiatement soumis à l'examen de la commission de réforme qui, s'il y a lieu, se réunit extraordinairement dans les premiers jours de la convocation.

Les hommes réformés sont renvoyés dans leurs foyers ; ceux appelés à changer d'arme sont dirigés sans retard sur leur nouveau corps (article 224 de l'instruction du 28 décembre 1895 sur l'administration des hommes des différentes catégories de réserve dans leurs foyers).

DISPENSES ET AJOURNEMENTS (I).

Les dispensés de l'article 23 ne peuvent en aucun cas être dispensés de la période d'instruction à laquelle ils sont assujettis par ce même article.

---

(1) En ce qui concerne les appels pour exercices et manœuvres, l'expression « ajournement » a été adoptée à l'exclusion de « sursis » pour indiquer que la convocation des militaires de tous grades a été reportée à une époque ultérieure. Le mot sursis doit, en conséquence, toujours être compris comme ajournement.

- L'homme dispensé, au contraire, est considéré comme ayant satisfait à la convocation : il ne doit pas être appelé l'année suivante.

Exception est faite seulement pour les élèves en pharmacie du service de santé militaire qui sont attachés à un hôpital militaire ou mixte (article 238 de l'instruction du 28 décembre 1895).

Les ajournements (art. 212) sont accordés par les généraux commandant les subdivisions. Les demandes à cet effet sont remises par les intéressés vingt jours au moins avant la date de la convocation (art. 214) à la brigade de gendarmerie dont relève leur résidence.

Toutefois, dans les cas exceptionnels et urgents, elles peuvent être reçues jusqu'au moment du départ.

Les demandes d'ajournement motivées sur l'état de santé des pétitionnaires (art. 215) sont soumises à une enquête médicale. Le titulaire est invité par la gendarmerie à se présenter, si son état le permet, et muni de son livret matricule, au service de la place de la garnison la plus voisine de sa résidence pour y être visité par un médecin militaire. S'il ne peut se déplacer, et s'il réside dans une ville de garnison, il est visité localement par un médecin militaire de la place. S'il réside en dehors de toute garnison, il est visité par un médecin civil en présence d'un militaire de la gendarmerie.

Dans tous les cas, si le réserviste ou territorial est reconnu malade, le résultat de la visite est consigné sur un certificat qui est remis en principe à l'intéressé, pour être envoyé *par ses soins* à la gendarmerie à l'appui de sa demande. Les certificats établis par les médecins civils doivent spécifier que l'homme a été dans l'impossibilité de se présenter à l'autorité militaire et être revêtus du visa du maire pour légalisation de la signature du médecin. L'homme est, s'il y a lieu, ajourné. Il peut encore être convoqué, le cas échéant, pour être examiné par la commission de réforme.

Un ajournement ou plusieurs ajournements successifs peuvent être accordés (art. 211) sur toute demande basée sur une situation vraiment digne d'intérêt et qui serait compromise ou aggravée si l'appelé répondait à sa convocation (maladie d'un enfant, d'un proche..., stations thermales, ouvertes à certaines époques de l'année seulement et qui constituent le principal moyen d'existence des réservistes ou territoriaux convoqués).

En dehors des cas précédents les généraux commandant les subdivisions prononcent d'office l'ajournement (art. 216) — sur demande légitimement motivée — des internes des hôpitaux qui, ayant subi les épreuves spéciales exigées pour l'obtention des grades ou emplois dé médecin ou pharmacien, ne peuvent, faute du diplôme de docteur en médecine ou de pharmacien de 1re classe, être nommés à ces grades ou emplois.

Sont autorisés aussi à ne pas rejoindre en cas de *mobilisation* les pharmaciens internes des services pénitentiaires, maisons centrales, pénitenciers (art. 51 de la Loi du 15 juillet 1889 sur le recrutement de l'armée).

L'article 239 dispose que les étudiants en médecine susceptibles de devenir médecins de réserve peuvent être autorisés à avancer ou à reculer leurs appels quand la demande en est basée sur des raisons de santé ou sur des motifs d'une gravité exceptionnelle, telle que la coïncidence de l'appel avec l'époque des épreuves ou de la préparation immédiate des épreuves de leurs examens ou concours.

Enfin, la loi du 15 juillet 1889 permet d'accorder annuellement, sur leur demande, aux hommes de la réserve ou de l'armée territoriale, remplissant effectivement les devoirs de soutiens indispensables de famille, convoqués pour des périodes d'exercices et domiciliés dans la subdivision, des dispenses jusqu'à concurrence de 6 °/₀ du nombre des hommes appelés momentanément sous les drapeaux (Articles 207 et 208 de l'instruction du 28 décembre 1895).

Ces dispenses ne créent point aux hommes une situation particulière, elles n'ont aucun caractère permanent et n'affranchissent que de la convocation pour laquelle elles ont été obtenues. Elles sont délivrées sans que l'on se préoccupe en rien de la position antérieure de l'homme au point de vue du recrutement.

L'homme ainsi dispensé n'est pas, bien entendu, considéré comme ajourné et ne doit pas être rappelé l'année suivante.

Les dispenses ne doivent porter que sur les membres des familles qui se trouveraient privées de moyens d'existence par suite du départ de l'homme appelé.

La direction d'un établissement, d'une usine, d'une maison de commerce, etc., la maladie ou la mort d'un parent, ne sauraient motiver d'autre mesure qu'un ajournement.

Les demandes sont remises au Maire de la commune du domicile, qui en donne récépissé. Elles sont accompagnées : 1° d'un relevé des contributions payées par la famille, certifié par le percepteur. Ce relevé indique non seulement les contributions payées par les ascendants, mais encore celles payées par le postulant et par sa femme s'il est marié; 2° d'un avis motivé de trois pères de famille, résidant dans la commune et ayant un fils sous les drapeaux, ou à défaut, dans la réserve de l'armée active et jouissant de leurs droits civils et politiques. Cet avis est consigné sur un certificat, dit n° 5 bis, modèle 55 ci-contre.

Lorsqu'à défaut de pères de famille ayant un fils sous les drapeaux, on a recours au témoignage de pères de famille ayant un fils dans la réserve de l'armée

Certificat
dit N° 5 *bis*.

—

DÉPARTEMENT

d ....

—

CANTON

d ....

—

COMMUNE

d ....

CERTIFICAT D'UN [1] ....

INDISPENSABLE SOUTIEN

. DE SA FAMILLE

—◆—

ARTICLE 208

de l'Instruction

ministérielle

du 28 décembre 1895

—

Modèle N° 55

Nous, soussigné [2] ...., maire de la commune d ....
assisté des sieurs [3] .... pères de fils, faisant partie
de [4] .... certifions conjointement et sous notre responsabilité personnelle que le sieur [5] ...., soldat de la classe 18..,
du canton d ...., département d ...., est l'unique et indispensable soutien de sa famille, qui est composé comme il est dit ci-
dessous et dont les ressources sont indiquées au tableau suivant :

NOMS et PRÉNOMS de la femme, des enfants du réclamant et des ascendants dont il est le soutien.	Degré de parenté.	Age.	Sexe.	Profession.	Infirmités ou autres causes qui l'empê-chent de travailler	OBSERVATIONS On indique ici les circonstances particulières qui rendent le réclamant indispensable à sa famille.

Certifié par nous, maire et témoins susnommés.

A ...., le .... 18....

Signature des témoins,   *Signature du maire,*

1. D'un réserviste ou d'un homme de l'armée territoriale.
2. Nom du maire.
3. Noms et prénoms des trois témoins.
4. L'armée active ou de sa réserve.
5. Nom et prénom du réclamant.

Les trois signataires du certificat doivent être pères de famille, résidant dans
la commune, ayant un fils sous les drapeaux, ou à défaut, dans la réserve de
l'armée active, et jouissant de leurs droits civils et politiques. Lorsqu'à défaut
de pères de famille ayant un fils sous les drapeaux, on doit avoir recours au
témoignage de pères de famille ayant un fils dans la réserve de l'armée active,
ces derniers doivent, autant que possible, être pères de fils appartenant aux
classes convoquées au courant de l'année.

active, ils doivent, autant que possible, être pères de fils appartenant aux classes convoquées dans le courant de l'année. Si l'homme a changé de résidence, il remet ou envoie sa demande au maire de la commune du domicile.

Le maire soumet les demandes au Conseil municipal qui émet un avis motivé.

Le maire dresse ensuite une liste de tous les hommes ayant demandé une dispense, y porte l'avis motivé du Conseil municipal, et l'envoie, au plus tard, quinze jours avant la date fixée pour la convocation, avec les dossiers des demandes de dispense des intéressés, au général commandant de la subdivision, qui statue.

Cet officier général se renseigne préalablement auprès des commandants des bureaux de recrutement sur la situation militaire des postulants et sur le nombre d'hommes appelés par arme.

Il se fait, en outre, adresser, sur chaque homme, par le commandant de la brigade de gendarmerie du domicile ou de la résidence, suivant le cas, quelques renseignements au moyen d'un bulletin d'appréciation dont le modèle figure à l'Instruction.

Le général accorde les dispenses par arme dans la proportion indiquée de 6 p. 100.

Le général peut, lorsque dans certaines armes le nombre des demandes est inférieur à 6 p. 100, reporter sur d'autres armes où ont été signalées des situations plus nombreuses de nature à justifier des concessions de dispense, le bénéfice de ces différences, de façon à atteindre, s'il y a lieu, sans le dépasser, le chiffre total de 6 p. 100, sur l'ensemble de la subdivision. Il fait connaître au commandant de recrutement le nom des hommes auxquels la dispense est accordée, et le commandant de recrutement en informe les intéressés par une note de service.

ARTICLE 239. — Les dispensés de l'article 23 fixés ou voyageant à l'étranger, aux colonies ou pays de protectorat autres que la Tunisie sont considérés comme en ajournement renouvelable jusqu'à leur rentrée en France. Les dispensés de l'article 23 naviguant au commerce sont également considérés comme ajournés jusqu'à leur retour en France.

FEUILLES, INDEMNITÉS ET DÉLAIS DE ROUTE.

(Extrait du décret du 19 juin 1888, modifiant le décret du 12 juin 1867 portant règlement sur le service des frais de route).

La feuille de route est indispensable à tout militaire qui se déplace étant en possession du droit de l'indemnité de route.

Elle contient les renseignements suivants : l'arme, le corps, le bataillon et la compagnie, l'escadron ou la batterie, le numéro matricule, les noms, prénoms, grade, signalement et mutation du militaire, le lieu d'où il part, celui où il se rend, la date du départ et celle de l'arrivée, l'inscription des sommes qu'il reçoit pour faire sa route, enfin l'itinéraire qu'il doit suivre, en y comprenant les points d'arrêt des voies ferrées, les communications des diligences et les gîtes des étapes à franchir à pied.

Elle est destinée à recevoir aussi l'inscription de toutes les allocations en argent qui peuvent être faites en route, ainsi que le détail des effets emportés par les militaires dirigés sur les hôpitaux thermaux.

La feuille de route est valable pour toute la durée

d'un voyage (aller et retour) ; elle ne peut servir pour un nouveau voyage qu'après avoir reçu, selon le cas, le visa du chef de corps (régiments ou détachements) ou du sous-intendant militaire (officiers sans troupe, militaires isolés) ; les militaires appartenant à des détachements non commandés par un officier sont considérés comme isolés.

Les maires ne délivrent pas de feuilles de route, mais seulement des sauf-conduits pour aller jusqu'à la résidence la plus rapprochée d'un sous-intendant ou d'un suppléant sur la route à suivre. Les suppléants légaux du sous-intendant sont, en dehors des maires (dans les villes où il n'y a pas de garnison et dans celles où la garnison ne comporte pas d'officier du grade de capitaine), le major de place ou de garnison, et, s'il n'y en a pas, un officier du grade de capitaine désigné par le général commandant la subdivision de région. Dans les localités dépourvues à la fois d'un officier du grade de capitaine et d'un maire, les fonctions de suppléant du sous-intendant militaire pourront être conférées par l'autorité militaire, suivant les besoins du service, à un lieutenant ou un sous-lieutenant de la garnison.

Dans les corps de troupes et établissements, la feuille de route est délivrée par le chef de corps, du détachement ou de l'établissement. Il peut déléguer, sous sa responsabilité, le soin de délivrer les feuilles de route au trésorier, ou, à défaut, à un officier ou agent placé sous ses ordres.

Les feuilles de route sont délivrées *aux officiers sans troupe et aux militaires isolés* par le sous-intendant militaire chargé du service des frais de route, ou son suppléant militaire qui délivre également des feuilles de route pour tous les chevaux.

Ces mêmes autorités (maires exceptés) ont dans leurs attributions l'appréciation des droits et l'ordonnancement des allocations.

L'officier sans troupe, l'employé militaire ou le militaire isolé qui réclame une feuille de route du sous-intendant militaire ne pourra l'obtenir que s'il produit, à l'appui de sa demande, un des titres ci-après :

Une lettre de service émanant du Ministre ;

Un ordre émanant de l'autorité compétente;

Une commission ;

Un congé ;

Un billet d'hôpital.

Sont considérés comme feuilles de route et en tiennent lieu les titres ci-après :

1º L'ordre d'appel individuel ;

2º Le livret individuel (feuille spéciale aux appels, *ordre de route pour le cas de mobilisation*, mention spéciale au renvoi des classes) ;

3º Le récépissé du livret individuel signé par la gendarmerie ou par l'autorité municipale ;

4º L'ordre de mouvement rapide ;

5º La *lettre de service* pour les officiers de réserve et de l'armée territoriale en temps de paix et pour *tous les officiers en cas de mobilisation.*

6º L'ordre de convocation devant la commission spéciale de réforme.

La feuille de route confère au titulaire les droits suivants :

1º Transport à prix réduit sur les chemins de fer, sans s'écarter toutefois de la direction tracée par l'itinéraire ;

— Consulter à cet égard le tableau annexé à la note

ministérielle du 17 octobre 1888 pour l'application des tarifs militaires au transport sur les voies ferrées des diverses catégories de personnel et de chevaux ressortissant aux départements de la guerre et de la marine (1). Le droit des militaires de la réserve et de l'armée territoriale (officiers, sous-officiers, soldats) au tarif réduit ne s'applique qu'au parcours *le plus direct* à effectuer pour obéir à l'ordre de convocation ou regagner ensuite le lieu de leur domicile ou de leur résidence. Un ordre de convocation ou de retour ne saurait donc autoriser un militaire à se détourner de son itinéraire le plus direct pour passer par une localité en dehors de cet itinéraire. —

2° Transport gratuit de 30 kilogrammes de bagages lorsque le voyage est effectué en chemin de fer ; l'excédent est taxé au prix fixé par le cahier des charges (*en cas de mobilisation, les hommes de troupe appelés ne peuvent être porteurs que de bagages à la main.*)

3° Le droit au logement chez l'habitant dans les gîtes d'étapes compris sur l'itinéraire.

Les officiers ou assimilés qui se déplacent isolément, en vertu de décisions leur donnant droit à des allocations spéciales en sus de leur solde réglementaire, telles que : indemnité extraordinaire de voyage, indemnité de déplacement, allocations de voyage payées soit sur les fonds de service de l'indemnité de route, soit par des fonds étrangers à ce service, etc., ne doivent pas réclamer le bénéfice des logements en nature dans les localités où ils auront à séjourner.

Dans ces cas particuliers, un avis dans ce sens sera donné par écrit par les soins de l'autorité militaire qui délivrera la feuille de route, à l'officier effectuant le

(1) Voir page 569.

déplacement ; mais comme il peut arriver que, dans certaines circonstances et dans certaines localités, il soit impossible de se procurer un logement de gré à gré, l'officier qui se trouvera dans cette situation conservera le droit de réclamer du maire de la localité qu'il lui soit fourni, durant trois nuits, un logement en nature chez l'habitant. (Circulaire du 4 juin 1879, non insérée au *Journal militaire.*)

Les sous-officiers et soldats *en uniforme* ne peuvent voyager en 1re classe que dans les trains comprenant uniquement des voitures de cette classe. Ils doivent, dans ce cas être pourvus d'une autorisation spéciale donnée par le chef de corps ou de détachement sous sa responsabilité, et inscrite par lui sur la feuille de route ou le titre qui la supplée. Cette autorisation n'est accordée que pour des raisons de service ou des situations exceptionnelles résultant de circonstances imprévues (maladies graves, décès de parents, etc.). (Règlement du 18 novembre 1889 sur les transports ordinaires par chemin de fer.)

En cas d'insuffisance de matériel ordinaire, dit également ce règlement, les compagnies de chemin de fer sont autorisées à employer dans une certaine mesure les wagons à marchandises aménagés pour le transport des hommes de troupe appelés sous les drapeaux ou renvoyés dans leurs foyers. Ces hommes ne peuvent se refuser à prendre place dans lesdits wagons. Les commandants de recrutement ou les chefs de corps qui ont mis en route les hommes embarqués dans les wagons aménagés rendent compte au Ministre de l'emploi de ce matériel.

L'arrêté du ministère des travaux publics du 15 juin 1866 spécifie que :

1° Les compagnies seront tenues de refuser aux sous-officiers ou soldats en uniforme des billets de 1re classe quand bien même ils les réclameraient sous leur responsabilité personnelle ou offriraient de payer place entière, mais elles doivent satisfaire aux demandes de billets de 1re classe à prix réduit qui leur seraient adressées par des sous-officiers ou soldats en habit bourgeois.

Les officiers seuls et assimilés seront admis de plein droit à voyager dans les voitures de 1re classe, soit en uniforme, soit en habit bourgeois. Ils peuvent occuper, si bon leur semble, des autres places que celles de 1re classe.

Les compagnies sont autorisées à demander en route aux porteurs de billets militaires l'exhibition de leur feuille de route quand ceux-ci ne sont pas en uniforme.

Il est interdit aux compagnies d'exiger en route cette exhibition lorsque les porteurs de billets militaires sont en uniforme.

Lorsqu'un militaire *ayant reçu au départ les indemnités* auxquelles il avait droit se présente en route devant un sous-intendant militaire et lui demande *une avance en argent*, en déclarant être à bout de ressources, ce fonctionnaire le remet entre les mains de l'autorité militaire qui le fait conduire à pied, sous l'escorte de la gendarmerie, jusqu'à la station du chemin de fer la plus rapprochée ou jusqu'à la première étape, selon que le reste du voyage doit être effectué par les voies ferrées ou à pied par étapes.

Les dispositions de l'article précédent s'appliquent aux militaires qui, n'étant pas sur leur route, se trouvent sans ressources pour atteindre leur destination.

L'autorité militaire peut, si elle le juge convenable, renvoyer à leur corps, par mesure disciplinaire, les militaires qui, allant en congé ou en permission, se sont écartés de leur route. Dans ce cas, ils reçoivent l'indemnité de route pour rejoindre leur corps.

L'homme de troupe qui entre, sur sa route, à l'hôpital ou à l'hospice, est tenu de déposer entre les mains du comptable ou de l'économe le montant des sommes qu'il a reçues à titre d'indemnité de route et dont il n'a pas encore fait emploi.

Le dépôt est constaté sur la feuille de route du militaire.

Ces sommes lui sont rendues, à sa sortie de l'établissement, si sa position n'est pas modifiée; dans le cas contraire, le comptable ou l'économe reverse au Trésor les sommes auxquelles n'aurait plus droit le militaire pour se rendre à sa nouvelle destination, lui paye le supplément d'indemnité auquel il pourrait avoir droit, ou, s'il s'agit d'un hospice, provoque l'ordonnancement à son profit.

En cas de décès dans l'établissement, la somme déposée est reversée au Trésor.

Les mêmes formalités sont observées si le militaire est arrêté ou incarcéré dans une prison civile ou militaire.

Si les exigences du service ou toute autre circonstance s'opposent à ce que le retour ait lieu le jour du départ, la constatation peut être faite par l'autorité civile ou militaire auprès de laquelle les militaires remplissent leur mission.

Un militaire qui a *perdu sa feuille de route* en fait la déclaration au sous-intendant militaire ou à son suppléant, qui prend les mesures suivantes :

S'il s'agit d'un officier, il reçoit sa déclaration et lui délivre une nouvelle feuille de route sur laquelle il mentionne les allocations perçues depuis le départ d'après les allégations et sous la responsabilité de l'officier.

S'il s'agit d'un sous-officier ou soldat, et que le sous-intendant n'ait aucun doute sur son identité, il lui délivre une feuille de route en y mentionnant qu'elle ne confère aucun droit à l'indemnité de route.

Si l'identité du militaire ne peut être établie, le sous-intendant le remet à l'autorité militaire, qui le place en subsistance dans un des corps de la garnison ou l'envoie à la maison d'arrêt, selon que, d'après sa déclaration, elle le juge appartenir à l'armée ou lui être étranger.

Ce fonctionnaire écrit aussitôt à son collègue qui a délivré la feuille de route, ainsi qu'au conseil d'administration du corps auquel l'homme déclare appartenir.

Si les renseignements obtenus confirment la déclaration du militaire, il reçoit une nouvelle feuille de route sans indemnité pour continuer son voyage.

Ces dispositions sont obligatoires pour les suppléants des sous-intendants militaires autres que les maires, et, si la déclaration de perte de la feuille de route est faite au maire d'une commune dans laquelle il ne réside ni sous-intendant ni suppléant, le militaire est renvoyé avec un sauf-conduit devant celle de ces autorités qui se trouve le plus à proximité sur la route à suivre.

INDEMNITÉS DE ROUTE. — *Lorsqu'un militaire n'arrive pas à destination dans les délais assignés par sa feuille de route, il est puni disciplinairement, mais il conserve le droit à l'indemnité de route qu'il n'aurait pas reçue au départ.*

Les indemnités qui n'ont pas été perçues au point de départ peuvent être touchées en route et même à l'arrivée à destination.

Elles doivent être réclamées dans un délai de quinze jours après l'arrivée à destination.

Ce délai n'est pas applicable au rappel des indemnités dues à des personnes étrangères au ministère de la guerre.

DÉCRET DU 18 JUIN 1888 MODIFIANT LE DÉCRET DU 12 JUIN 1867 SUR LE SERVICE DES FRAIS DE ROUTE :

ARTICLE 13. — Les *indemnités de route* se divisent en indemnité de *transport* et en indemnité *journalière*:

L'indemnité de route (Art. 23 du décret du 12 juin 1867 sur les frais de route) ne peut se cumuler avec aucune allocation de voyage : indemnité de déplacement, indemnité extraordinaire de voyage, frais spéciaux autorisés par le Ministre, solde de route, indemnité de séjour.

Toute fourniture de vivres exclut également le droit à l'indemnité de route.

Les instructions ministérielles des 7 et 21 mai 1891 spécifient que les droits des officiers de réserve et de l'armée territoriale aux indemnités sont les mêmes que ceux des officiers du même grade ou assimilés de l'armée active, droits déterminés par le règlement du 12 juin 1867, le décret du 18 juin 1888 et le tarif du 27 décembre 1890.

L'allocation de l'indemnité de séjour ne se cumule jamais avec la solde,

Les officiers convoqués pour des périodes d'instruction, stages, manœuvres, inspections, ne cumulent jamais la solde avec l'indemnité de route qui leur est acquise pour les journées d'aller et retour.

ARTICLE 14. — *L'indemnité de transport* comprend une indemnité kilométrique et une indemnité fixe ; cette dernière n'est attribuée qu'aux officiers. L'indemnité kilométrique est allouée, quelle que soit la distance.

Aux officiers, en raison du nombre de kilomètres à parcourir au point de départ jusqu'à destination, tant sur les chemins de fer seulement et à moins de décisions spéciales ordonnant leur transport en diligence.

L'indemnité kilométrique sur voies ferrées reste de o fr. o31 pour tout ainsi que l'indemnité fixe de 5 francs.

Mais l'indemnité kilométrique sur routes ordinaires est élevée à 18 francs pour les officiers supérieurs et assimilés et à 16 francs pour les officiers subalternes et assimilés.

L'indemnité fixe pourvoit au transport de l'officier et de son bagage, de son domicile à la gare du chemin de fer ou aux bureaux de la dilligence et vice versâ, tant au point de départ qu'au lieu de destination. Elle est allouée pour chacun des déplacements successifs auxquels est assujetti l'officier par son ordre ou sa lettre de service, sauf dans des cas particuliers.

L'indemnité fixe n'est jamais allouée, lorsque, d'après l'ordre de convocation, l'officier ne doit pas être absent plus de 3 jours de sa résidence à moins que les exigences du service ou des circonstances dûment constatées par l'autorité militaire ou civile, auprès de laquelle l'officier est en mission, s'opposent à ce que le retour ait lieu le jour du départ. Si l'officier est convoqué au lieu même de sa résidence pour assister à une conférence ou être inspecté, il n'a droit à aucune allocation de route ou de solde.

Article 15. — *L'indemnité journalière* est destinée à pourvoir à la subsistance des militaires en route, quel que soit le mode de transport ou de locomotion.

La décision présidentielle du 27 décembre 1890, complétée par la note ministérielle du 17 janvier 1891, porte l'indemnité journalière à 10 fr. pour les officiers supérieurs et assimilés ;

8 fr. pour les capitaines et assimilés ;

6 fr. pour les lieutenants, sous-lieutenants et assimilés.

ARTICLE 27. — *Délais de route.* — Les militaires auxquels il est fait des allocations de transport sont tenus de franchir pour chaque journée les distances suivantes, savoir : sur les voies ferrées : officiers, sous-officiers et soldats, 360 kilomètres ; en diligence : officiers, sous-officiers et soldats, 120 kilomètres.

ARTICLE 32. — *Délais de tolérance.* — Les officiers jouissent d'un délai de tolérance de quatre jours pleins.

Ce délai s'ajoute aux délais de route ; il est accordé dans toutes les positions à moins d'une mention contraire dans l'ordre ou la lettre de service. Les délais comptent à partir du lendemain du jour de la réception par le titulaire de sa lettre de service.

PERMISSONS ET CONGÉS

EXTRAITS DU DÉCRET DU 1ᵉʳ MARS 1890 PORTANT RÈGLEMENT SUR LA CONCESSION DES CONGÉS ET DES PERMISSIONS, ABROGEANT LE DÉCRET DU 1ᵉʳ DÉCEMBRE 1888.

Principes généraux. — ARTICLE 1ᵉʳ. — Les demandes de permission ou de congé doivent être adressées par la voie hiérarchique aux autorités qui ont qualité pour les accorder.

ARTICLE 2. — Les militaires en congé ou en permission doivent toujours être porteurs du titre en vertu duquel ils s'absentent ; les hommes de troupe doivent, en outre, être munis de leur livret.

ARTICLE 3. — Les généraux commandant les subdivisions de région peuvent accorder aux hommes de troupe en permission ou en congé dans l'étendue de leur commandement, l'autorisation de se rendre dans les localités autres que celles désignées sur leur titre d'absence.

Ils peuvent également autoriser les militaires de tous grades, en instance de prolongation, à attendre dans leurs foyers la décision à intervenir de l'autorité supé. rieure. Ces autorisations sont inscrites sur le titre d'absence et l'avis en est donné directement aux chefs de corps et de service.

ARTICLE 4. — Les officiers de tous grades et assimilés, *en position d'absence, qui désirent changer de résidence*, peuvent le faire sans autorisation préalable. Ils sont seulement tenus d'en informer, par écrit, l'autorité militaire supérieure de laquelle ils relèvent normalement, en lui faisant connaître leur nouvelle adresse. Ils sont également tenus de porter eux-mêmes, sur leur titre d'absence, les changements successifs de résidence qu'ils ont pu faire pendant la durée de leur permission ou congé.

ARTICLE 5. — Les demandes de permission et de congé des militaires appartenant à des corps de troupe ou services détachés d'une région dans une autre sont faites à l'autorité locale qui statue.

ARTICLE 6. — Les demandes d'absence au-delà de huit jours faites en faveur des médecins des corps de troupe doivent porter l'avis du Directeur du service de santé, lorsque ces médecins sont en même temps chargés d'un service dans un hôpital.

ARTICLE 9. — Les demandes formées par les militaires (hommes de troupe) en permission ou congé sont transmises au commandant de la subdivision de région par l'intermédiaire du commandant d'armes et, à défaut, par la gendarmerie, à laquelle les intéressés doivent remettre leurs demandes.

Les officiers adressent directement leurs demandes au général commandant la subdivision.

ARTICLE 11. — Les congés et les permissions pour *aller à l'étranger* sont demandés dans les mêmes conditions que pour l'intérieur. En ce qui concerne les congés, le Ministre statue et règle les conditions au point de vue de la solde (art. 44). Le titulaire de la permission ou du congé doit laisser à son corps ou à son service les moyens de lui faire parvenir toute communication le concernant (1).

Les militaires rentrant en France à la suite d'une absence régulière à l'étranger ne sont plus tenus d'en rendre compte par lettre spéciale au Ministre de la guerre.

ARTICLE 13. — Les hommes de troupe qui, pour se rendre à leur destination, ont à *passer par Paris*, ne peuvent y séjourner plus de quarante-huit heures.

Permissions. — ARTICLE 16. — Il peut être accordé des permissions : avec *solde de présence* à tous les officiers, aux fonctionnaires, assimilés ou employés militaires ; sans solde à tous les autres militaires.

ARTICLE 17. — Les militaires de tous grades changeant isolément de résidence peuvent obtenir, à titre de

(1) Le Ministre a décidé, le 28 février 1893, qu'à l'avenir les officiers ou assimilés qui demandent des congés pour se rendre à l'étranger, devront, autant que possible, faire connaître, dans leur demande, les itinéraires qu'ils ont l'intention de suivre à le'tranger.

sursis, des permissions dont la durée ne doit pas dépasser quinze jours, abstraction faite des délais ordinaires de route et de tolérance.

Ces sursis sont accordés dans les mêmes conditions de solde que les autres permissions et par l'autorité militaire du point de départ; — Une note ministérielle du 26 avril 1889 spécifie qu'il y a lieu d'entendre par ces mots (point de départ) que le sursis doit être accordé par l'autorité même du point de départ qui aurait eu qualité pour délivrer une permission ordinaire de même durée à l'intéressé, si celui-ci n'avait pas eu à changer de résidence.

AUTORITÉS PAR LESQUELLES LES PERMISSIONS SONT ACCORDÉES.

ARTICLE 18. — *Chefs de corps ou de service :* aux offficiers et assimilés, quinze jours avec solde de présence; aux sous-officiers, brigadiers, caporaux et soldats, trente jours sans solde.

Généraux de brigade ou Directeurs de service assimilés : aux chefs de corps ou de service, huit jours avec solde de présence ; aux autres officiers et assimilés trente jours avec solde de présence.

Généraux de division ou Directeurs de service assimilés : aux chefs de corps ou de service, quinze jours avec solde de présence.

Prolongations de permission. — ARTICLE 24. — Le droit de prolonger les permissions est réservé aux généraux exerçant un commandement territorial, qui peuvent accorder des prolongations dans les conditions déterminées par les articles 16 et 18.

ARTICLE 25. — Tout militaire en permission doit, pour obtenir une prolongation, demander au préalable l'assentiment de son chef de corps ou de service.

Congés. — ARTICLE 27. — Les absences dont la durée doit dépasser trente jours sont autorisées sous forme de congés.

ARTICLE 30. — Les congés pour affaires personnelles sont accordés, par délégation du Ministre, dans la limite de trois mois, par les gouverneurs militaires et les généraux commandant le corps d'armée ; au delà de trois mois, par le Ministre.

ARTICLE 32. — Les congés pour affaires personnelles sont accordés avec *solde d'absence* aux officiers ou assimilés ; sans solde à tous les autres militaires.

Prolongations de congé. — ARTICLE 33. — Les demandes de prolongation sont adressées ainsi qu'il est dit à l'article 9 (1).

Congés de convalescence. — ARTICLES 34 et 38. — Sont *accordés* par les généraux de brigade commandant les subdivisions de région, par délégation des commandants de corps d'armée — dans la limite de trois mois pour les officiers, de six mois pour les hommes de troupe. Ils peuvent être *prolongés* dans les mêmes conditions de durée ; toutefois les propositions en faveur des officiers sont transmises au Ministre quand elles ont pour effet de porter à plus de six mois la durée totale de l'absence. Les demandes de congé et de prolongation sont appuyées des certificats de visite et de contre-visite délivrés par les médecins traitants et les médecins-chefs des hôpitaux militaires (2), ou, à leur défaut, par ceux des hospices civils où les militaires postulants sont en traitement ou se font visiter. Dans ce dernier cas, la contre-visite est passée par des médecins militaires des

(1) Au général commandant la subdivision territoriale.
(2) Ou hôpitaux mixtes.

corps de troupe ou, en cas d'impossiblité, par des médecins civils spécialement désignés par le général commandant la subdivision de région. Si les militaires se trouvent dans une localité où il n'existe ni hôpital militaire ni hospice civil, et qu'ils soient hors d'état d'être transportés, ils joignent à leur demande un certificat du médecin de la localité ou une attestation du maire. Le général commandant la subdivision prescrit une enquête par la gendarmerie. Les certificats de visite et de contre-visite doivent être libellés conformément aux prescriptions de la notice n° 5 du règlement sur le service de santé à l'intérieur et établis selon les indications du modèle de la page 494.

Les congés de convalescence ne donnent droit en principe qu'à la solde d'absence.

Les généraux de brigade qui accordent les congés de convalescence peuvent, par délégation des pouvoirs attribués aux généraux commandant les corps d'armée par la décision présidentielle du 11 septembre 1887, accorder la solde de présence pour la durée d'un mois. La solde de présence pour une durée plus longue peut être accordée par les généraux commandant les corps d'armée (1).

NOTE MINISTÉRIELLE RELATIVE AUX TITRES DE CONGÉ DE CONVALESCENCE DÉLIVRÉS AUX SOUS-OFFICIERS, CAPORAUX ET SOLDATS (9 NOVEMBRE 1889).

Le modèle de titre adopté (décret du 7 mars 1895) pour les congés et permissions de toute nature porte, *qu'en cas de mobilisation, le porteur du titre de congé ou de permission devra se mettre immédiatement en route,*

(1) Toute demande tendant à prolonger un congé de cette nature est adressée au général commandant la subdivision de région, ainsi qu'il est dit à l'article 9.

sans attendre aucune modification individuelle, et rejoindre son corps.

Une seule exception est mentionnée pour les militaires (officiers ou soldats) qui sont en congé de convalescence et qui ne sont tenus de rejoindre qu'à l'expiration de ce congé.

TENUE DES MILITAIRES EN PERMISSION ET EN CONGÉ.

L'Instruction du 14 juin 1884, complétée par la note ministérielle du 3 mai 1888, réglemente ainsi la tenue que doivent porter les militaires en permission ou en congé :

1º *Officiers et adjudants* : Tenue prescrite dans la garnison où ils se trouvent en position d'absence.

2º *Sous-officiers en permission* : Coiffure en usage dans le corps auquel ils appartiennent, pantalon d'ordonnance, tunique avec épaulettes ou dolman, sabre épée ou épée-baïonnette.

3º *Sous-officiers en congé* : Même tenue, en képi et sans armes.

4º *Caporaux ou brigadiers et soldats* : Même tenue que les sous-officiers en congé.

Du 1ᵉʳ octobre au 1ᵉʳ mai, les hommes de troupe emporteront, *en outre*, la capote, ou le manteau, ou le collet à capuchon.

Pendant cette période les hommes de troupe se conformeront, pour le port de ce deuxième vêtement, aux ordres qui leur seront donnés à leur arrivée par le commandant d'armes de la place où ils seront en permission ou en congé.

Par exception, les hommes de troupe se rendant en

permission pour assister à une cérémonie de famille (mariage, obsèques), pourront être autorisés (sauf le cas où ils iraient à l'étranger), par leur chef de corps, à emporter la grande tenue et à la revêtir pour la cérémonie.

Les militaires susceptibles d'être libérés du service actif ou d'être maintenus définitivement dans leurs foyers, étant en permission ou en congé, n'emporteront que les effets d'habillement qui doivent leur être abandonnés.

SERVICE DE SANTÉ

(1)

CERTIFICAT DE VISITE

Exécution de l'ordre de M. le [2]............, en date
du. ....

Nous soussigné, médecin [3]..........., certifions que
le sieur..................., né à.....................
département d........ ...., âgé de.....ans, (A). ....

Indications spéciales au personnel n'appartenant pas à l'armée active	domicilié à.................... .. département d........... ... ... titulaire d'une pension de retraite de......................, sous le n°...., titulaire d'un traitement de réforme de............., titulaire d'une gratification de réforme de............................

est atteint d (B)..................... ....
En conséquence, estimons que les accidents ci-dessus
relatés ont pour résultat :
(C) ....
A..............., le...........18...

CERTIFICAT DE CONTRE-VISITE

Exécution de l'ordre de M. le [2] ...., après
avoir contre-visité le sieur..................., ci-dessus
dénommé, certifions qu'il est atteint d (B) ....
En conséquence, estimons que les accidents ci-dessus
relatés ont pour résultat :
(C)...
A..............., le... ... ...18...

1. Désigner l'établissement.
2. Général, commandant d'armes, directeur du service de santé.
3. Indiquer le grade.
A. Indication du corps ou service et du grade de chaque militaire.
B. Détail des maladies, blessures ou infirmités.
C. La nécessité d'un congé de convalescence de... (indiquer la durée), à passer dans sa famille à..., ou la nécessité d'un congé de convalescence de.. mois, à passer au dépôt de convalescents de...
(2) Général, commandant d'armes, directeur du service de santé.
(3) Indiquer le grade.
(B) Détail des maladies, blessures ou infirmités.
(C) La nécessité d'un congé de convalescence de... (indiquer la urée), à passer dans sa famille à..., la nécessité d'un congé de nvalescence de... mois, à passer au dépôt de convalescents de...

TITRE III

Médecins auxiliaires, pharmaciens de 2e classe. — Règlement du 6 Avril 1888, relatif aux médecins auxiliaires.

Décisions relatives aux étudiants en Pharmacie. — Décision relative aux étudiants en médecine classés dans les services auxiliaires. — Recrutement et inscription des candidats au grade de médecin auxiliaire — Règlement du 6 avril 1888 concernant les médecins auxiliaires.

Les étudiants en médecine et en pharmacie, qui poursuivent leurs études en vue d'obtenir le diplôme de docteur-médecin ou de pharmacien de 1re classe, une fois leur année de service accomplie, seront rappelés, dit l'article 23, pendant quatre semaines dans le cours de l'année qui précèdera leur passage dans la réserve de l'armée active.

Cette période d'instruction, les premiers peuvent l'accomplir comme médecins auxiliaires s'ils ont subi avec succès l'examen d'aptitude professionnelle (page 508), car par une circulaire en date du 20 janvier 1896, le Ministre a décidé que le règlement qui dispose que les dispensés de l'art. 23 ne peuvent être promus sous-officiers qu'après cette période de 4 semaines, ne pouvait être appliqué aux étudiants en médecine qui, renvoyés dans leurs foyers après une année de service militaire, doivent être considérés comme disponibles. Cette disposition est également applicable aux étudiants en médecine qui ont été nommés médecins auxiliaires après leur passage dans la réserve de l'armée active, mais avant d'avoir accompli, par suite d'ajournement, la période d'instruction dont il s'agit.

DÉCISION RELATIVE AUX ÉTUDIANTS EN PHARMACIE.

Quant aux étudiants en pharmacie, un décret présidentiel portant la même date a dû supprimer pour eux l'emploi de pharmacien auxiliaire, « l'expérience ayant démontré, dit le rapport annexé, que le nombre des pharmaciens aides-majors de réserve et de l'armée territoriale suffit largement pour combler tous les emplois prévus en cas de mobilisation. »

La note ministérielle du 21 septembre 1890 sur le recrutement et l'instruction militaire et professionnelle des infirmiers militaires stipule qu'on choisira de préférence. pour les affecter aux sections d'infirmiers militaires, les étudiants en pharmacie aspirant au diplôme de pharmacien de 2ᵉ classe. Incorporés d'abord dans un corps d'infanterie, ils y recevront l'instruction spéciale aux infirmiers et brancardiers régimentaires, mais n'accompliront pas le stage hospitalier prévu pour ces derniers par la notice 6 du règlement sur le service de santé à l'intérieur.

Ils seront astreints à tous les exercices militaires proprement dits. Au moment de la première libération de classe qui suivra leur appel, ils seront versés dans les sections d'infirmiers et répartis entre les divers établissements du service de santé.

DÉCISION RELATIVE AUX ÉTUDIANTS EN MÉDECINE
CLASSÉS DANS LES SERVICES AUXILIAIRES.

Une note ministérielle du 1ᵉʳ novembre 1890 spécifie que : ne sont pas exclus de l'emploi de médecins auxiliaires les étudiants en médecine qui, lors du tirage au sort, ont été classés dans les services auxiliaires. En demandant à être nommés à ce grade ils se soumettent aux obligations qu'il leur impose et ne peuvent exciper de leur situation au point de vue du recrutement pour se dispenser de répondre aux convocations qui leur seraient adressées.

Le fait de ne pas répondre aux appels pour les exercices et manœuvres du temps de paix, entraîne leur radiation des contrôles des médecins auxiliaires.

RECRUTEMENT ET INSCRIPTION DES CANDIDATS AU GRADE DE MÉDECIN AUXILIAIRE. — RÈGLEMENT DU 6 AVRIL 1888 CONCERNANT LES MÉDECINS AUXILIAIRES.

Le Ministre de la guerre a arrêté au sujet de l'application du décret du 6 avril 1888, relatif aux médecins auxiliaires, les dispositions suivantes :

ARTICLE 1er. — Le recensement des étudiants en médecine possédant douze inscriptions valables pour le doctorat s'opère d'une manière permanente, au moyen de l'envoi régulier au Ministre de la guerre, par les soins des secrétaires des facultés et des écoles de plein exercice et préparatoires de médecine et de pharmacie, de bulletins individuels certifiant la prise de douze inscriptions pour les étudiants en médecine.

Ces bulletins individuels sont envoyés par le Ministre aux généraux commandant les corps d'armée dans lesquels est situé le domicile des dits étudiants en médecine (1).

ARTICLE 2. — Les généraux commandant les corps d'armée font faire, après constatation de la situation des intéressés au point de vue du recrutement, une enquête relative à leur honorabilité.

_____

(1) Les candidats peuvent se faire inscrire directement aux bureaux des directions du service de santé en y déposant une demande de subir l'examen, leur livret matricule ou l'état signalétique et de leurs services, un certificat de scolarité et l'extrait de leur casier judiciaire (pièces légalisées).

Les candidats devront fournir un extrait de leur casier judiciaire, qui sera joint au résultat de l'enquête. Les commandants de corps d'armée transmettent aux directeurs du service de santé tous les bulletins individuels précités, moins ceux qui rentrent dans une des catégories visées par l'article 5 ci-après.

Dans le cas où l'enquête faite au domicile de l'intéressé donnerait des renseignements insuffisants, le général commandant le corps d'armée demanderait au général commandant le corps d'armée sur le territoire duquel est située la résidence éventuelle du candidat, de prescrire une enquête et de lui en transmettre les résultats.

ARTICLE 3. — Au moyen de ces documents, les directeurs du service de santé établissent et adressent aux généraux commandant les corps d'armée une liste de propositions pour l'emploi de médecin auxiliaire, comprenant les étudiants en médecine possédant douze inscriptions pour le doctorat, ayant subi avec succès l'examen d'aptitude indiqué plus loin. Sur cette liste, les directeurs proposent l'affectation qui leur paraît devoir être donnée aux candidats en se basant sur leur aptitude.

ARTICLE 4. — Les candidats, régulièrement présentés, sont nommés par *les directeurs du service de santé de leur résidence* (1) et affectés, suivant les besoins, soit aux régiments, soit aux sections d'infirmiers. Il ne leur est pas délivré de lettre de nomination.

Lorsque, dans un corps d'armée, tous les emplois de médecin auxiliaire sont occupés, les nouveaux nommés sont placés à la suite et affectés aux sections d'infirmiers.

(1) Circulaire ministérielle du 28 février 1894. Les directeurs notifient ensuite les nominations et affectations aux commandants de recrutement intéressés.

Les médecins auxiliaires ainsi mis à la suite peuvent être, par décision du Ministre, versés dans un autre corps d'armée où le recrutement de ces auxiliaires est insuffisant. Dans ce cas, ils sont, suivant les besoins, affectés aux régiments ou aux sections d'infirmiers. Ces affectations sont faites par les commandants des corps d'armée dans lesquels les auxiliaires ont été versés.

ARTICLE 5. — Ne peuvent être nommés à l'emploi de médecin auxiliaire :

1° Les candidats à qui l'enquête prescrite par l'article 2 ci-dessus a été défavorable ;

2° Ceux qui ont été l'objet d'une des condamnations visées à l'article 1er du décret du 31 août 1878, portant règlement sur l'état des officiers de réserve et de l'armée territoriale (page 55).

3° Ceux qui ont été exemptés pour infirmités par les conseils de révision ;

4° Ceux qui, après avoir été reconnus bons pour le service par les conseils de révision, ont été réformés par les commissions spéciales de réforme.

ARTICLE 6. — Les généraux commandant les corps d'armée donnent avis :

1° Des nominations et affectations, ainsi que des exclusions, au Ministre de la guerre (direction du service de santé, bureau des hôpitaux) ;

2° Des nominations et affectations aux directeurs du service de santé et aux commandants des bureaux de recrutement ; ces derniers inscrivent sur les contrôles la mention :

« Nommé à l'emploi de médecin auxiliaire de réserve ou de l'armée territoriale, par décision du général commandant le......corps d'armée, en date du...... et affecté à...... »

Les commandants des bureaux de recrutement prennent les mesures nécessaires pour que les étudiants en médecine qui ont été l'objet de ces nominations, soient désaffectés des corps pour lesquels ils avaient été désignés en cas de mobilisation, et affectés aux régiments ou à la section à laquelle ils sont rattachés ; ils se font remettre sans retard, par les intéressés, les livrets individuels dont ceux-ci sont porteurs, y inscrivent, d'une manière apparente, la même mention que ci-dessus, à la partie réservée aux incorporations et immatriculations successives (pages 4, 5 et 6), et modifient en conséquence l'ordre de route.

Les livrets individuels sont ensuite rendus aux intéressés.

Lorsque les médecins auxiliaires de réserve sont affectés à un corps alimenté en réservistes par la subdivision de région où ils sont domiciliés, ils se *mobilisent* dans les mêmes conditions que les réservistes affectés à ce corps.

Dans tous les autres cas, ils rejoignent directement leur lieu de *mobilisation,* où ils doivent être rendus avant midi, le jour de la mobilisation fixé par le général commandant la région de corps d'armée, sur le territoire de laquelle est domicilié et se mobilise le personnel ou par le général commandant le corps d'armée auquel est affecté le personnel, lorsque l'affectation est faite à une région de corps d'armée voisine. A cet effet les commandants de bureau de recrutement détermineront eux-mêmes, s'il y a lieu, le jour et l heure auxquels les intéressés devront se présenter à la gare d'embarquement.

ARTICLE 7. — *En temps de paix, les médecins auxiliaires sont soumis aux mêmes obligations que les hommes de troupe, en ce qui concerne les changements de domicile et de résidence.*

Les commandants de recrutement préviennent directement et sans retard les directeurs du service de santé de ces changements.

Si le changement de domicile est effectué pour une subdivision de la même région de corps d'armée, le directeur du service de santé peut, s'il le juge utile, proposer au général commandant le corps d'armée une nouvelle affectation pour l'intéressé. Lorsque le changement de domicile a pour conséquence un changement de région de corps d'armée, les médecins auxiliaires sont, comme cela a lieu pour les sous-officiers, désaffectés du corps auquel ils étaient attachés dans la région qu'ils quittent, pour être affectés à un autre corps de cette nouvelle région.

En ce qui concerne les convocations pour les exercices et manœuvres du temps de paix, ils sont soumis aux mêmes obligations que les hommes de leur classe et de leur corps d'affectation.

La feuille spéciale aux appels est établie en conséquence.

ARTICLE 8. — *Chaque année, du 15 au 31 novembre, les médecins auxiliaires qui passent dans l'armée territoriale le 31 octobre suivant, doivent déposer leur livret à la mairie ou à la gendarmerie de leur résidence.*

Les livrets individuels sont transmis du 1er au 5 janvier, par la gendarmerie, aux commandants des bureaux de recrutement, qui signalent aux généraux commandant les corps d'armée, du 5 au 10 janvier, les médecins auxiliaires appelés à passer dans l'armée territoriale pendant l'année courante.

Il est procédé d'une manière identique pour les médecins auxiliaires dont le passage dans l'armée territoriale peut être devancé, par suite d'engagement conditionnel ou de toute autre cause.

Après leur affectation dans l'armée territoriale, les livrets individuels sont rendus aux intéressés dans les conditions déterminées par l'article 81 de l'instruction du 28 décembre 1879 (édition refondue), c'est-à-dire par la gendarmerie et pour le 1er mars.

ARTICLE 9. — Au moment de leur passage dans l'armée territoriale, les médecins auxiliaires sont, par les soins des généraux commandant les corps d'armée sur le territoire duquel ils sont domiciliés, nommés médecins auxiliaires de l'armée territoriale et ils reçoivent, s'il y a lieu, une nouvelle affectation.

Les médecins auxiliaires de l'armée territoriale affectés à un corps territorial alimenté par la subdivision de région de leur domicile, se mobilisent dans les mêmes conditions que les hommes de ladite subdivision affectés à ce corps. Dans tous les autres cas ce personnel devra être rendu à sa première destination (corps ou bureau de recrutement) au jour fixé par les soins du général commandant le corps d'armée qui possède ou reçoit des médecins auxiliaires.

La notification de ces nominations et affectations est faite conformément aux prescriptions de l'article 6 cidessus. Les commandants de bureaux de recrutement inscrivent sur les contrôles la mention : Nommé à l'emploi de médecin auxiliaire de l'armée territoriale, par décision du général commandant le...... corps d'armée en date du..... et affecté à.... », et prennent les autres mesures prescrites à l'article 6 précité.

Les médecins auxiliaires de l'armée territoriale, qui sont en excédent des formations sanitaires de leur région, sont placés à la suite et affectés à la section territoriale d'infirmiers militaires du corps d'armée. Le Ministre peut les mettre à la disposition des généraux commandant les régions où le recrutement de ce personnel est insuffisant. Dans ce cas, on opère comme il est dit à la fin de l'article 4.

ARTICLE 10. — *Le médecin auxiliaire qui a accompli dans l'armée active, dans la réserve de l'armée active, et dans l'armée territoriale, les 25 années de service imposées par la loi sur le recrutement, est rayé de droit.* Le général commandant le corps d'armée en avise le directeur du service de santé et le Ministre.

ARTICLE 11. — Le général commandant le corps d'armée peut, sur le rapport du directeur du service de santé, et dans les conditions déterminées par l'article 125 de l'instruction ministérielle du 28 décembre 1879 (édition refondue) sur l'administration des hommes de tout grade de la réserve et de l'armée territoriale (actes d'indiscipline, punitions disciplinaires réitérées, excitation à la désobéissance, etc., condamnations au titre civil), retirer leur emploi aux médecins auxiliaires.

A cet effet, le rapport du commandant de gendarmerie est transmis au directeur du service de santé.

ARTICLE 12. — Les médecins auxiliaires peuvent, pour convenance personnelle, renoncer à l'emploi dont ils ont été pourvus. Ils sont alors tenus d'adresser cette renonciation au directeur du service de santé du corps d'armée auquel ils ont été affectés.

L'offre de *renonciation* est conçue dans la forme suivante :

« Je, soussigné (nom, emploi, corps), offre ma démission de l'emploi qui m'a été conféré, par décision (indiquer la date), dans le cadre des médecins auxiliaires (de réserve ou de l'armée territoriale).

» Je déclare, en conséquence, renoncer volontairement et d'une manière absolue aux prérogatives attachées à cet emploi et me fixer à...., département d...

« A....., le 18... »

Le directeur du service de santé, en transmettant cette offre de renonciation au général commandant le corps d'armée, lui fait connaître, avec son avis, les motifs invoqués par l'intéressé. Si le général accepte cette renonciation, il en prévient le Ministre, le directeur du service de santé et le commandant du bureau de recrutement d'où dépend l'intéressé.

ARTICLE 13. — Ceux à qui leur emploi aurait été retiré seraient considérés comme simple soldats et resteraient soumis aux obligations imposées aux hommes de la classe à laquelle ils appartiennent.

Il en sera de même de ceux qui renoncent volontairement à l'emploi de médecin auxiliaire; toutefois, ces derniers rentreront, s'il y a lieu, en possession du grade qu'ils possédaient avant leur nomination à l'emploi de médecin auxiliaire.

ARTICLE 14. — Au point de vue de la discipline générale, les médecins auxiliaires sont soumis à toutes les règles de la hiérarchie.

Ils ont, dans la hiérarchie militaire, la même position que les adjudants-élèves d'administration des hôpitaux, et leur pouvoir disciplinaire, réglé d'après leur correspondance de grade, s'exerce dans les mêmes conditions que celui des membres du corps de santé militaire.

ARTICLE 15. — Leur solde est la même que celle des adjudants-élèves d'administration des hôpitaux (2 fr. 65 par jour, d'après le nouveau tarif du 16 août 1889).

ARTICLE 16. — Les médecins auxiliaires sont autorisés, s'ils s'habillent à leur frais, à porter la tenue des adjudants des corps auxquels ils sont affectés, ou celle des adjudants-élèves d'administration, s'ils sont rattachés à des sections d'infirmiers, sauf les modifications indiquées plus loin.

En campagne les adjudants des troupes à pied portent le képi, la tunique ample (régiment), la vareuse (sections), le pantalon de drap avec ou sans jambières en cuir noir, des brodequins ou des bottes, des gants en peau de chien de nuance rouge brun, la capote modèle de la troupe et le collet à capuchon en drap bleu foncé ou en caoutchouc) portés en sautoir, le révolver avec 18 cartouches dont 12 dans l'étui et 6 dans la caisse à bagages, le sabre avec dragonne de cuir, la sacoche portée indifféremment en bandoulière ou sur le dos comme le havresac un paquet individuel de pansement. — L'usage de la jumelle est facultatif. Il est délivré aux médecins auxiliaires un brassard de la convention de Genève (Décision ministérielle du 7 janvier 1895, déterminant la tenue des officiers et des troupes en campagne).

Ceux des médecins auxiliaires qui, au moment d'un appel, ne possèderont pas d'uniforme, recevront une tenue de sous-officier par les soins et à l'uniforme du corps ou de la section d'affectation, suivant le cas.

Cette tenue se composera d'effets neufs.

Ces effets seront les suivants :

Tunique ou dolman de sous-officier ;

Capote ou manteau de troupe ;

Pantalon de sous-officier ;

Képi de sous-officier ;

Ceinturon de sergent-major ou de maréchal des logis chef ;

Dragonne en cuir ;

Etui de revolver.

La décision ministérielle du 7 février 1893 substitue dans les régiments au dolman et à la vareuse l'usage unique de la tunique ample, semblable à celle des officiers, sauf les différences ci-après :

Numéros ou attributs brodés en filet d'or ou d'argent façon dite au passé selon le métal du bouton ;

Galon de grade en trait côteliné largeur 6ᵐᵐ, d'or ou d'argent (métal opposé au bouton), mélangé d'un tiers de soie rouge en trois raies longitudinales également espacées ;

Brides d'épaulettes en galon dit trait côteliné de 10ᵐᵐ (or ou argent, métal opposé au bouton) mélangé de soie rouge comme ci-dessus.

La tunique des adjudants de l'armée territoriale porte au collet la boutonnière distinctive de cette armée.

Les effets d'habillement recevront les modifications ci-après :

Tunique ou *dolman*. — Les angles du collet seront ornés d'écussons, taillés en accolade, de 60 millimètres de longueur, en drap cramoisi ; sur ces écussons sera brodé, en cannetille d'or mat, sans paillettes, l'attribut spécial du corps de santé (hauteur, 30 millimètres ; largeur, 45 milimètres). Sur la tunique, les brides et les boutons qui servent à fixer les épaulettes seront supprimés.

A la date du 5 juillet 1889, le Ministre de la guerre à décidé que les adjudants de toutes armes feront usage, en tenue du jour comme en grande tenue, des pattes d'épaule en mohair noir.

Insignes de grade. — Immédiatement au-dessus du parement et parallèlement à son bord supérieur, sera

placé un galon de 6 millimètres de largeur, façon dite
en trait côtelé, mélangé d'un tiers de soie rouge en trois
raies longitudinales également espacées, et de deux tiers
d'argent ou d'or, du métal opposé aux boutons.

Capote ou *manteau.* — Le collet de la capote sera
orné, à la place de la patte à numéros, d'un écusson
brodé semblable à celui de la tunique.

Les brides et boutons d'épaulettes seront supprimés.

Les angles du collet du manteau recevront un écusson rectangulaire, en drap cramoisi (hauteur, 35 millimètres ; largeur, 50 millimètres), sur lequel sera brodé
en cannetille d'or mat, sans paillettes, l'attribut spécial
du corps de santé (hauteur, 30 millimètres ; largeur, 35
millimètres).

Cet écusson sera appliqué perpendiculairement au
bord antérieur du collet, ainsi qu'il est prescrit pour la
pose des écussons à numéros.

Les manches de la capote ou du manteau ne recevront aucun insigne de grade.

Pantalon. — En drap de sous-officier à l'uniforme du
corps.

Képi. — Les cordonnets qui ornent le calot, les coutures verticales, et celle qui réunit le bandeau au turban,
seront remplacés par une tresse plate de 3 millimètres,
en or ou en argent, du métal opposé aux boutons, mé-
langée d'un tiers de soie rouge. Le calot ne comporte
pas de nœud hongrois.

Armement. — L'armement des médecins auxiliaires
comprendra un révolver et, suivant le cas, un sabre
d'adjudant ou un sabre de cavalerie légère.

Tous les autres effets, tels que ceux de linge et
chaussures, resteront à leur charge.

Par exception aux dispositions précitées, les médecins auxiliaires affectés à des régiments de zouaves et de tirailleurs, qu'ils soient habillés à leurs frais ou aux frais de l'État, feront usage de la tenue de sous-officier des sections d'infirmiers militaires.

ARTICLE 17. — Les examens que doivent subir les candidats portent sur les matières suivantes :

Notions sur l'organisation du service de santé à l'intérieur (règlement sur le service de santé à l'intérieur) ;

Notions sur l'organisation du service de santé en campagne (règlement sur le service de santé en campagne);

Fonctionnement des infirmeries régimentaires ; compositions des sacs et sacoches d'ambulance, des voitures médicales régimentaires ;

Infirmiers et brancardiers régimentaires ; postes et secours ; hôpitaux militaires ;

Secours à donner aux blessés sur les champs de bataille, bandages et appareils improvisés ; relèvement et transport des blessés, brancards et voitures improvisés;

Composition et fonctionnement des ambulances et hôpitaux de campagne, hôpitaux d'évacuation, trains d'évacuation, infirmeries de gare ; convention de Genève.

ARTICLE 18. — Après la prise de la douzième inscription, les étudiants en médecine doivent demander à prendre part à ces examens, par une lettre adressée au directeur du service de santé du corps d'armée où ils résident.

Ils font connaître dans cette lettre, d'une manière très précise, leurs nom et prénoms et l'adresse à laquelle la convocation doit leur être adressée par le directeur du service de santé.

Tant qu'ils n'ont pas subi ces examens avec succès, ils ne peuvent être nommés à l'emploi de médecin auxiliaire ; ils conservent leur position militaire antérieure et continuent à faire partie de leurs corps respectifs.

Ceux d'entre eux qui ne demandent pas à prendre part aux examens reçoivent, d'office, une convocation à leur domicile.

S'ils ne répondent pas à cette convocation, ils ne peuvent prétendre à passer ultérieurement l'examen que s'ils justifient de motifs légitimes les ayant empêchés de se rendre à cette convocation.

L'examen aura lieu chaque année à partir du 20 août.

Afin de préparer les candidats à cet examen, les généraux commandant les corps d'armée pourront, sur la proposition du directeur du service de santé, faire faire chaque année, au mois de juillet, par un médecin militaire, des leçons sur les matières du programme.

ARTICLE 19. — Les examens sont passés devant un jury composé d'un médecin-major de 1ʳᵉ classe, président. et de deux médecins-majors de 2ᵉ classe.

Ils ont lieu dans chaque ville siège de Faculté ou d'École de médecine.

Les membres du jury sont désignés par MM. les généraux commandant les corps d'armée, sur la proposition des directeurs du service de santé.

Les examens terminés, le président du jury remet à chaque candidat reçu un certificat du modèle E ci-dessous:

CERTIFICAT D'APTITUDE ADMINISTRATIVE

Les membres de la commission chargée, en exécution des décrets et règlements du 10 janvier 1884 et du 6 avril 1888, d'examiner les candidats au grade de médecin auxiliaire et de médecin ou pharmacien aide-major de 2ᵉ classe de réserve ou de l'armée territoriale, au point de vue de leurs connaissances administratives, certifient

que M................., né à................., département de................., candidat au grade de
.... de réserve ou de l'armée territoriale,
a subi les épreuves prescrites par ces décisions et a
obtenu la note suivante : ......

A........, le...... 18..

Les membres de la commission :
Le médecin-major de 2ᵉ classe,

Le médecin-major de 2ᵉ classe,
Le médecin-major de 1ʳᵉ classe,

..... modèle fixé par la décision ministérielle du
16 septembre 1885, et adressé aux directeurs du service
de santé, qui la transmettent aux généraux commandant
les corps d'armée où se trouve le domicile des intéressés,
la liste nominative des candidats admis.

*Les étudiants en médecine joindront ce certificat à leur
demande lorsque, reçus docteurs en médecine, ils se mettront
en instance pour être nommés aides-majors de réserve ou
de l'armée territoriale.*

ARTICLE 20. — Le règlement du 7 juillet 1887, relatif
aux médecins et aux pharmaciens auxiliaires, est abrogé.

ARTICLE 21. — Transitoirement, les pharmaciens
auxiliaires actuellement affectés soit à des ambulances,
soit à des places, seront maintenus dans leur emploi
jusqu'à leur remplacement, qui aura lieu au fur et à
mesure des nominations au grade de pharmacien aide-
major de réserve et de l'armée territoriale.

Ils seront alors placés à la suite dans les sections
d'infirmiers.

Les pharmaciens de 2ᵉ classe qui, avant la publication du présent réglement, auraient satisfait à l'examen
d'aptitude, pourront être nommés à l'emploi de phar·
macien axiliaire et seront placés à la suite dans les
sections d'infirmiers.

TITRE IV

Docteurs en médecine et Pharmaciens de 1re classe. — Candidats au grade d'aide-major de 2me classe.

Demande à adresser à l'effet d'être nommé aide-major de 2me classe. — Examen et certificat d'aptitude administrative. — Lettres de service et de mobilisation. — Immatriculation.

DEMANDE A ADRESSER A L'EFFET D'ÊTRE NOMMÉ AIDE-MAJOR DE 2me CLASSE. — EXAMEN ET CERTIFICAT D'APTITUDE ADMINISTRATIVE.

La loi du 13 mars 1875 constitutive des cadres et effectifs de l'armée active et de l'armée territoriale spécifie (article 39) que les jeunes gens appartenant à la disponibilité ou à la réserve de l'armée active et exerçant des professions médicale ou pharmaceutique, ne pourront être nommés officiers de réserve que s'ils sont pourvus du titre de docteur en médecine ou de pharmaciens de 1re classe.

Une fois pourvu de son diplôme, le docteur ou le pharmacien de 1re classe, pour être mis en possession du grade de médecin ou pharmacien aide-major de 2me classe de réserve ou de l'armée territoriale, suivant le cas, doit adresser à cet effet une demande au général commandant le corps d'armée auquel il appartient.

Cette demande sera accompagnée des pièces suivantes légalisées par l'autorité locale (maire en province, commissaire de police à Paris) :

1° Extrait de l'acte de naissance ;

2° Etat signalétique et des services (cette pièce sera

fournie au candidat, sur sa demande, par le bureau de recrutement dont il relève, ou par le corps auquel il appartient) ;

3° Extrait du casier judiciaire ;

4° Copie du certificat d'aptitude (modèle E; page 443) ;

5° Copie du diplôme de docteur en médecine ou de pharmacien de 1re classe.

Le candidat est ensuite convoqué, d'une part par le commandement qui annote son mémoire de proposition au point de vue de sa situation et de ses aptitudes militaires, d'autre part par le directeur du service de santé qui donne son appréciation au point de vue technique.

Le dossier est alors transmis au Ministre de la guerre, qui nomme à l'emploi d'aide-major de 2° classe.

Nul ne pourra obtenir de prime abord que le grade d'aide-major de 2° classe.

L'aptitude à ce grade sera constatée par l'examen dont le programme, pour les médecins qui ne l'auraient pas déjà subi, est le même que celui demandé aux candidats à l'emploi de médecins auxiliaires (page 508).

Pour les pharmaciens de 1re classe, l'examen comprend les matières suivantes :

1° Notions sur l'organisation générale de l'armée, la discipline et la hiérarchie militaires ;

3° Notions sur l'organisation du service de santé à l'intérieur ;

3° Notions sur l'organisation du service de santé en campagne ;

4° Composition en médicaments et en objets de pharmacie des approvisionnements d'infirmeries régimentaires, d'ambulances, hôpitaux de campagne, d'hôpitaux temporaires ; convention de Genève.

— Programme arrêté par le règlement ministériel du

10 janvier 1884, inséré au Bulletin officiel du Ministère de la guerre, partie supplémentaire. —

Le jury est composé : pour les docteurs en médecine comme il est dit à la page 509 ; pour les pharmaciens de 1ʳᵉ classe, d'un médecin-major de 1ʳᵉ classe président et de deux pharmaciens-majors de 2ᵉ classe ; l'un de ces deux pharmaciens peut être remplacé par un médecin-major de 2ᵉ classe.

Les membres du jury sont désignés par les généraux commandants les corps d'armée sur la proposition des directeurs du service de santé.

Un jury fonctionne pour les médecins et les pharmaciens dans chaque ville, siège d'une faculté ou d'école de médecine.

Les examens ont lieu chaque année à des époques fixées par les directeurs du service de santé.

Au sujet des examens d'aptitude des docteurs en médecine et des pharmaciens de 1ʳᵉ classe, le Ministre a décidé, par lettres collectives insérées au *Journal militaire* les 19 mars et 18 avril 1885, que, afin de combler en temps utile les vacances qui se produisent dans les cadres des officiers du corps de santé de réserve ou de l'armée territoriale, chaque année et dans chaque corps d'armée, à des époques déterminées d'après le nombre des demandes, les docteurs en médecine et les pharmaciens de 1ʳᵉ classe appartenant à la disponibilité, à la réserve de l'armée active, à l'armée territoriale et à sa réserve, non pourvus de leur certificat d'aptitude, seron admis à se présenter auxdits examens, aux dates *notifiées par voie d'affiches* dans les écoles, facultés, hôpitaux, etc.

Les candidats doivent demander à prendre part à ces examens par une lettre adressée au directeur du service de santé du corps d'armée où ils résident, lettre à laquelle ils joindront un certificat établissant leur situation au point de vue de la scolarité (certificat provisoire du diplôme de docteur en médecine ou de pharmacien de 1re classe), ou, pour ces derniers, un certificat attestant qu'ils sont pourvus de toutes les inscriptions nécessaires pour l'obtention du diplôme. Ils font connaître dans cette lettre d'une manière très précise leurs noms, prénoms et l'adresse à laquelle la convocation doit leur être envoyée par le directeur du service de santé.

Les examens terminés, le président du jury fait parvenir au directeur du service de santé du corps d'armée la liste des candidats qui les ont subis avec succès : sur le vu de ces listes les généraux commandants les corps d'armée peuvent établir en leur faveur des mémoires de proposition dans la forme indiquée ci-dessus.

Une décision ministérielle du 31 janvier 1892 stipule que les pharmaciens de 1re classe ne peuvent être nommés au grade d'aide-major de réserve ou de l'armée territoriale que s'ils ont satisfait avec la note « bien » à l'examen d'aptitude administrative. A la date du 19 septembre 1894 le Ministre de la guerre rappelle que l'intérêt du service exige que l'on appelle seulement les candidats qui ont fait preuve de connaissances supérieures.

En conséquence il doit être bien entendu que les dispositions de la décision du 31 janvier 1892 sont applicables en principe à tous les pharmaciens quelle que soit l'époque à laquelle ils ont passé l'examen. Ceux d'entre eux qui n'auraient pas obtenu la note « bien » pourront d'ailleurs être admis à subir à nouveau les épreuves dont il s'agit.

LETTRES DE SERVICE ET DE MOBILISATION

Les docteurs en médecine et les pharmaciens de
1re classe, une fois nommés aides-majors de 2e classe par
décret paru au *Journal officiel*, reçoivent une lettre de
service et une lettre de mobilisation.

La première leur confère leur grade, la seconde désigne le corps de troupe ou la formation sanitaire à
laquelle ils sont affectés et le jour auquel ils doivent
avoir rejoint en cas de mobilisation. Cette seconde lettre
est strictement confidentielle et fait connaître les obligations de l'intéressé, en cas de déclaration de guerre
ou de mobilisation.

IMMATRICULATION

(Art. 289 de l'Instruction du 28 décembre 1879).
Les médecins et pharmaciens de réserve et de l'armée
territoriale affectés, en cas de mobilisation, aux hôpitaux
militaires et aux ambulances, sont immatriculés par les
soins des directeurs du service de santé.

Les médecins appartenant à des corps de troupe
sont inscrits sur le registre matricule et du personnel
des officiers de l'armée active, dès que leur nomination
est notifiée au corps ; une section leur est réservée sur
ce registre.

L'instruction du 28 décembre 1879 reste toujours en
vigueur en ce qui concerne l'administration des officiers
de réserve et de territoriale. Elle a été remplacée par celle
du 28 décembre 1895 en ce qui a trait seulement aux
hommes de troupe.

TITRE V

Médecins et pharmaciens de réserve et de l'armée territoriale après leur nomination au grade d'aide major de 2ᵉ classe. Leurs obligations et leurs droits. Leurs rapports avec l'autorité militaire.

Situation des médecins et pharmaciens de réserve et de l'armée territoriale vis-à-vis des officiers de l'armée active.—Passage des médecins et pharmaciens de réserve dans l'armée territoriale.— Extrême limite d'âge comportant la radiation définitive. — Dispositions particulières prises en suite du vote de la loi du 15 juillet 1889 relativement à l'obligation du service militaire pendant 25 ans. — Cas où le grade peut être retiré aux médecins et pharmaciens de réserve et de l'armée territoriale. — Réformes. — Mises hors cadres. — Suspensions disciplinaires du grade.— Révocations. — Conseils d'enquête. —Obligation de la tenue militaire.—Indemnité pour première mise d'équipement et délivrance d'effets de sous-officiers. — Port du sabre et modèle adopté pour les médecins et pharmaciens de réserve et de l'armée territoriale. — Description des diverses tenues. — Insigne de service. — Giberne.— Gants.— Culottes, bottes et jambières. — Pelisse.— Harnachement. — Manteau. — Port du deuil.— Tenue aux obsèques.— Surveillance de la tenue.—Port de l'uniforme en dehors des réunions de service.— Admission dans les cercles militaires. — Port d'habits bourgeois en dehors du service. — Solde. — Tarifs des soldes.— Honneurs.— Salut.— Appellations.—Visites.— Punitions.— Tables d'officiers. — Décès. — Voie hiérarchique et suppression des formules de salutation dans la correspondance militaire. — Mariage. — Démission. — Notification à l'autorité militaire des distinctions honorifiques. — Publication d'ouvrages. — Changements de domicile et de résidence. — (Pour les feuilles de route et permissions, voir pages 476 et 486 — Tenue des militaires en permission ou en congé, page 492.

SITUATION DES MÉDECINS ET PHARMACIENS DE RÉSERVE ET DE L'ARMÉE TERRITORIALE VIS-A-VIS DES OFFICIERS DE L'ARMÉE ACTIVE.

Le Décret du 20 octobre 1892, portant règlement sur le service intérieur des troupes, décide que :

A grade égal, les officiers, fonctionnaires et agents de l'armée active ont le commandement sur les officiers, fonctionnaires et agents de réserve et sur ceux de l'armée territoriale. Toutefois, l'officier retraité, classé avec son grade dans la réserve, a le commandement sur les officiers du même grade de l'armée active promus à une date postérieure à celle de sa nomination à ce grade.

L'officier retraité, classé dans l'armée territoriale, conserve les mêmes droits au commandement, mais à l'égard des officiers de l'armée territoriale seulement.

Les officiers démissionnaires, à qui il est tenu compte du temps qu'ils ont passé comme officiers dans l'armée active, ne conservent pas les droits au commandement que leur conférait leur ancienneté au moment où ils ont quitté l'armée.

Les officiers de l'armée active ont le commandement sur les officiers de réserve du même grade provenant des officiers retraités, plus anciens qu'eux, mais qui sont arrivés à ce grade par avancement dans la réserve.

Les anciens officiers de l'armée active, revêtus dans la réserve du grade qu'ils possédaient dans l'armée active, ont, à égalité de grade, le commandement sur les autres officiers même plus anciens, qui n'ont pas servi dans l'armée active avec ce grade.

Les officiers de réserve et les officiers de l'armée territoriale qui n'ont pas servi dans l'armée active ne peuvent, dans aucun cas, exercer les fonctions, soit de chef de corps ou de service, soit de commandant de dépôt.

L'art. 119 du règlement ministériel du 23 mars 1894, complété par la circulaire du 25 juillet suivant, spécifie que les officiers de réserve et de l'armée territoriale, domiciliés dans la subdivision, sont pour tout ce qui concerne la moralité, la conduite, la tenue, la police générale et la discipline, sous l'autorité et le contrôle immédiat du général commandant la subdivision.

PASSAGE DES MÉDECINS ET PHARMACIENS DE RÉSERVE DANS L'ARMÉE TERRITORIALE

Article 44 de la loi du 13 mars 1875. — A l'expiration de leur temps de service dans l'armée active et sa réserve, les officiers de réserve passeront dans le cadre des officiers de l'armée territoriale, à moins qu'ils ne demandent à être maintenus dans le cadre des officiers de réserve.

Les officiers qui auront été maintenus dans le cadre des officiers de réserve pourront encore, à l'expiration de leurs vingt-cinq années de service exigées par la loi, être conservés sur leur demande dans le cadre, pourvu qu'ils continuent à remplir les conditions d'aptitude nécessaires. Il en est de même pour les officiers de l'armée territoriale.

Le passage des officiers de réserve dans l'armée territoriale (art. 280 de l'instruct. du 28 déc. 1879) s'effectue à des époques différentes, selon que ces officiers ont commencé leur service avec leur classe ou que, par suite de circonstances particulières, ils ont accompli leurs dix années de service dans l'armée active et sa réserve, avant ou après l'entrée dans l'armée territoriale de la classe à laquelle ils appartiennent par leur âge.

Les chefs de corps ou de service peuvent en même mps établir un mémoire de proposition pour l'avancement, en faveur de ceux des officiers qui possèdent l'aptitude au grade supérieur et comptent au moins deux ans d'ancienneté dans leur grade actuel. — Mention de cette proposition est faite sur le Bulletin individuel.

En temps opportun, les chefs de corps ou de service envoient aux médecins et pharmaciens de réserve susceptibles de passer dans l'armée territoriale une déclaration modèle n° 73.

DÉCLARATION

ARTICLES 278-293
de l'instruction ministérielle du
28 décembre 1879
(*Édition refondue*)

Modèle n° 73

de M. [1] . . . .,[2] . . . . de réserve ayant atteint l'époque de son passage légal dans l'armée territoriale.

Je soussigné [1] . . . .,[2] . . . . de réserve au [3] . . . . déclare demander à [4] . . . .

A . . . . le . . . . .18. . .

(*Signature*).

Cette déclaration, remplie par les intéressés, est soumise à l'approbation du Ministre, auquel il appartient de prendre une décision d'après les besoins respectifs de ces deux cadres d'officiers.

Il est fait de même pour les officiers de réserve ou de territoriale qui, à l'expiration de leurs vingt-cinq ans de service, demandent à être maintenus dans les cadres. La déclaration qu'ils ont à remplir et qui leur est

[1] Nom et prénoms.
[2] Grade.
[3] Indiquer le corps ou le service.
[4] Rester dans le cadre des officiers de réserve ou à passer dans l'armée territoriale.

adressée par les soins du directeur de service de santé est conforme au modèle n° 74 ci-dessous.

ARTICLES 293-294

de l'instruction ministérielle du

28 décembre 1879

DÉCLARATION   (*Édition refondue*)

Modèle n° 74

de M. [1].................., [2]..............., [3].......... ayant accompli le temps de service exigé par la loi de recrutement.

Je soussigné [1]..........., [2]...........,à [4]........ .... déclare demander rester dans les cadres de [3]..............

A..............., le............ 18...

(*Signature*).

Les déclarations modèle 73 et 74 sont transmises au Ministre accompagnées d'un bulletin individuel modèle 72 de l'Instruction du 28 décembre 1879.

EXTRÊME LIMITE D'AGE COMPORTANT LA RADIATION DÉFINITIVE.

Tous les officiers de réserve ou de l'armée territoriale qui ont atteint l'extrême limite d'âge fixée par l'article 56 de la loi du 13 mars 1875 sont rendus définitivement à la vie civile. Cette extrême limite est de

1 Nom et prénoms.
2 Grade.
3 Indiquer le corps ou le service.
4 Rester dans le cadre des officiers de réserve ou à passer dans l'armée territoriale.

soixante-cinq ans pour les officiers supérieurs (médecins et pharmaciens principaux et majors de 1ᵉ classe)
et de soixante pour les autres (médecins et pharmaciens, majors de 2ᵉ classe et aides-majors).

DISPOSITIONS PARTICULIÈRES PRISES EN SUITE DU VOTE DE LA LOI DU 15 JUILLET 1889 RELATIVEMENT A L'OBLIGATION DU SERVICE MILITAIRE PENDANT VINGT-CINQ ANS.

Conformément aux prescriptions des articles 2 et 37
de la loi sur le recrutement de l'armée impliquant l'obligation de servir dans les diverses armées pendant
vingt-cinq ans, le Ministre de la guerre a décidé à la
date du 13 septembre 1889 que :

Les officiers et assimilés de réserve qui, aux termes
de la loi du 27 juillet 1872, devraient passer cette année
dans l'armée territoriale, seront maintenus dans leur
situation actuelle.

Ceux d'entre eux dont le passage dans l'armée territoriale aurait été déjà prononcé seront réintégrés dans
le cadre des officiers de réserve.

Les officiers et assimilés de l'armée territoriale qui
ont été rayés des cadres comme ayant accompli le temps
de service imposé par la loi du 27 juillet 1892 et qui,
par suite de leur âge, sont encore astreints aux obligations militaires en vertu de la loi du 15 juillet 1889, qui
sont âgés de moins de quarante-cinq ans et qui deman-
deraient à être rayés des cadres, devront donner leur
démission. Ils seront alors tenus d'achever comme soldats, avec les hommes de la classe à laquelle ils appartiennent, le temps de service imposé par la nouvelle loi.

CAS OU LE GRADE PEUT ÊTRE RETIRÉ AUX MÉDECINS ET PHARMACIENS DE RÉSERVE ET DE L'ARMÉE TERRITORIALE

L'état des officiers de réserve et de l'armée territoriale est réglé par les décrets des 31 août 1878 et 3 février 1880, dont suivent les extraits sommaires (1).

Le grade des officiers de réserve et des officiers de l'armée territoriale est conféré par décret du Président de la République sur la proposition du Ministre de la guerre ; il constitue l'état de l'officier et ne se perd, en *dehors de la radiation légale*, que par l'une des causes ci-après :

Démission acceptée par le Président de la République ;

Perte de la qualité de Français prononcée par jugement ;

Condamnations dans l'ordre civil ou destitution prononcée par un conseil de guerre ;

Révocation prononcée pour faute contre l'honneur, inconduite habituelle, faute grave dans le service ou contre la discipline, ou pour avoir adressé à un de ses supérieurs militaires ou publié contre lui un article injurieux ou commis envers l'un d'eux un acte offensant, etc.

RÉFORMES

Si, par suite de raisons de santé, les médecins et pharmaciens de réserve et de l'armée territoriale viennent à se trouver dans l'impossibilité de faire un service actif, ils doivent en rendre compte au directeur du service de santé de leur corps d'armée, auquel appartient le soin, après avis de l'autorité militaire supérieure, de

---

(1) Voir 1re partie, page 55.

les faire visiter et contre-visiter au point de vue de savoir s'ils sont dans le cas d'être *mis hors cadres* ou *rayés* définitivement *des cadres.*

Les officiers de réserve et de l'armée territoriale rayés des cadres pour raison de santé et qui sont encore assujettis aux obligations du service militaire doivent être rayés des contrôles de l'armée.

MISES HORS CADRES

Sont placés hors cadres (c'est-à-dire pourvus d'un grade sans avoir d'affectation en cas de mobilisation) les officiers de réserve ou ceux de l'armée territoriale reconnus, par les médecins militaires désignés à cet effet, incapables d'exercer leurs fonctions militaires pendant six mois au moins ; cette situation ne peut se prolonger plus de trois années.

A l'expiration de la troisième année les certificats médicaux concernant ces officiers sont examinés par le conseil de santé des armées, qui émet son avis sur la question de savoir s'il y a lieu de prononcer leur radia-tion définitive des cadres.

SUSPENSIONS DISCIPLINAIRES DU GRADE

Tout officier, durant la période d'activité ou en dehors de cette période, peut être suspendu disciplinairement de ses fonctions par décision du Président de la Répu-blique sur le rapport du Ministre de la guerre, pendant trois mois au moins et un an au plus (1).

(1) Un décret présidentiel du 20 Mars 1890 rendu après avis du Conseil d'Etat permet au Ministre de la guerre de *révoquer*, sur l'avis d'un conseil d'enquête, l'officier de réserve ou de l'armée territoriale qui, après avoir été suspendu pour un an pour n'avoir pas fait de déclaration lors d'un changement de domicile, n'aurait pas, à l'expiration de cette peine disciplinaire, fait connaître officiellement sa résidence, ou a commis une nouvelle infraction à ces dispositions.

Tout officier suspendu ne peut porter l'uniforme ni prendre part à aucune réunion.

En cas de *mobilisation*, tout officier suspendu pour moins d'un an est réintégré dans ses fonctions; celui qui est suspendu pour un an est, dans le même cas, envoyé devant un conseil d'enquête; il peut être révoqué sur avis conforme de ce conseil, sinon réintégré dans un emploi de son grade.

RÉVOCATIONS, CONSEILS D'ENQUÊTE

Les médecins de réserve et ceux de l'armée territoriale au sujet desquels peut se poser la question de révocation sont traduits devant un conseil d'enquête par décision du ministre de la guerre.

Cette décision peut être prise d'office ou sur le rapport des autorités militaires desquelles relèvent ces officiers.

La composition des conseils d'enquête (voir pages 60 et 61) est régie par le décret du 29 juin 1878.

Une note ministérielle du 30 avril 1890 relative aux allocations attribués aux officiers de réserve et de l'armée territoriale appelés à faire partie d'un conseil d'enquête, spécifie que tout officier de réserve et de l'armée territoriale qui ne répond pas à la convocation de siéger dans un conseil d'enquête quand son tour l'appelle, peut être *suspendu* de son emploi ou traduit devant un conseil d'enquête pour faute grave dans le service ou contre la discipline (art. 14 et 7 du décret du 31 août 1878).

OBLIGATION DE LA TENUE MILITAIRE, INDEMNITÉ POUR PREMIÈRE MISE D'ÉQUIPEMENT ET DÉLIVRANCE D'EFFETS DE SOUS-OFFICIERS.

Une fois en possession de son grade, le médecin ou le pharmacien aide-major doit se munir de la tenue militaire réglementaire en conformité des prescriptions de la note ministérielle du 25 décembre 1886, ainsi conçue:

1° Tout officier du corps de santé de réserve ou de l'armée territoriale, nouvellement promu, sera tenu de se présenter en uniforme au directeur du service de santé qui lui donnera à cet effet un délai suffisant ;

2° Les officiers du corps de santé de réserve qui ne reçoivent pas de première mise d'équipement pourront, comme ceux de l'armée territoriale, toucher gratuitement des vêtements neufs de sous-officiers sur lesquels ils feront apposer à leurs frais les attributs du corps et les insignes de leur grade ;

3° Les officiers du corps de santé de réserve ou de l'armée territoriale qui, ne pouvant prendre à leur charge la dépense d'une tenue militaire, ne voudraient pas faire usage d'effets de sous-officiers, seront mis en demeure de donner leur *démission;*

4° Ceux qui se présenteront en bourgeois lors d'un appel seront mis en demeure de se faire préparer une tenue au moyen d'effets de sous-officiers; en cas de refus, ils seront traduits devant un conseil d'enquête.

Les officiers du corps de santé désireux de bénéficier des dispositions de la note précitée devront s'adresser à cet effet au directeur du service de santé de leur corps d'armée et lui envoyer le détail des mesures nécessaires. Il leur sera également, sur leur demande, délivré un sabre par un établissement d'artillerie que désignera le Ministre de la guerre.

La décision ministérielle du 22 mai 1891 (1), relative au port de la vareuse n'est pas applicable aux officiers de réserve et de l'armée territoriale pourvus d'effets de sous-officiers provenant des magasins de l'État.

(1) Page 528.

L'*indemnité pour première mise d'équipement* n'est octroyée sur leur demande aux sous-lieutenants et assimilés de réserve et de l'armée territoriale *que dans les limites du crédit inscrit au budget*, au fur et à mesure des nominations (art. 331 de l'instruction du 28 décembre, modifié par l'annexe du 7 août 1886).

La quotité individuelle de cette indemnité est fixée à 300 francs pour les officiers du personnel de santé.

L'officier de réserve et l'officier de l'armée territoriale rayés des cadres par suite de *révocation* ou de condamnation doit effectuer le remboursement au trésor de l'indemnité prévue, ou le reversement dans les magasins des effets réglementaires.

Cette disposition est applicable aux officiers de la réserve et aux officiers de l'armée territoriale en instance de *démission*.

La description de l'uniforme attribué aux officiers du corps de santé militaire (armée active et réserve), par décision ministérielle du 24 juillet 1883, est en détail insérée à cette date au *Journal militaire officiel*, partie réglementaire.

Les officiers du corps de santé de l'armée territoriale portent au collet du dolman la boutonnière distinctive de cette armée, conformément à la décision ministérielle du 15 mars 1883.

PORT DU SABRE ET MODÈLE ADOPTÉ POUR LES MÉDECINS ET PHARMACIENS DE RÉSERVE ET DE L'ARMÉE TERRITORIALE

Dans cette décision il est dit également que le sabre doit se porter habituellement au crochet, la poignée en arrière et le bout en avant, la bélière faisant un tour autour du fourreau. Le sabre ne doit jamais traîner à terre, ni être porté sous le bras. Le ceinturon doit être à boucle et à fourreau nickelé. Pour les principaux et majors de 1ʳᵉ classe, l'épée est à ciselures avec poignée en corne de buffle et coquille extérieure ornée de 4 drapeaux croisés derrière l'attribut médical. Pour les majors de 2ᵉ classe et les aides-majors elle est sans ciselures et l'attribut médical de la coquille y est appliqué sur fond uni.

Note ministérielle du 12 *février* 1890. Les officiers et assimilés de réserve et de l'armée territoriale *qui ne sont pas pourvus à leurs frais de l'épée réglementaire*, recevront sur demande *adressée au Ministre par voie hiérarchique*, un sabre de cavalerie 1882, à titre de prêt. La demande doit contenir l'indication du nom, de l'adresse, de la profession de l'intéressé, de la catégorie du sabre (dragon ou cavalerie légère) qui convient à sa taille, ainsi que l'engagement de le restituer en cas de *radiation*, quel que soit le motif.

Les officiers territoriaux qui ont reçu à titre gratuit des revolvers 1873, ou des sabres autres que le modèle 1882 doivent les réintégrer à l'établissement d'artillerie le plus voisin. Ils adresseront ensuite au Ministre une demande pour faire régulariser leur armement comme il est dit ci-dessous (1).

DESCRIPTIONS DES DIVERSES TENUES (2) (VAREUSE, BRASSARD, REVOLVER (3) ETC.), INSIGNE DE SERVICE.

Le décret du 20 octobre 1892 portant règlement sur

(1) En campagne tous les médecins ont un sabre du modèle de l'infanterie, remplaçant l'épée du temps de paix (Voir p. 531).

(2) Une décision ministérielle du 7 février 1893 adopte, comme modèle unique de vêtement pour les officiers d'infanterie, la tunique ample avec épaulettes en grande tenue. Mais les officiers de réserve et de l'armée territoriale sont autorisés à faire usage des vareuses et dolmans pendant un temps indéterminé. *D'ailleurs rien n'est changé en ce qui concerne la tenue des officiers du corps de santé militaire.*

(3) A la date du 18 juillet 1893 le ministre de la guerre a pris des

le service intérieur des corps de troupe dit (article 279) qu'il y a quatre tenues :

Tenue du matin portée jusqu'à une heure par les officiers et par la troupe ;

Tenue du jour, qui se prend à partir de une heure et qui est la tenue habituelle ;

Grande tenue (*non obligatoire pour les officiers de réserve et de l'armée territoriale*) ;

Tenue de campagne (marches militaires, manœuvres, routes, baignades... et temps de guerre).

La *tenue du matin* se compose de la *vareuse*, pantalon ou culotte et bottes, sans épée.

Le Ministre de la guerre a prescrit par décision du 22 mai 1891 que, pour les officiers de toutes armes et assimilés, le port de la *vareuse* sera obligatoire en campagne, aux grandes manœuvres, dans les routes, pendant les exercices, pour la tenue du matin ainsi que dans les bureaux. Modifiée par la note ministérielle du 17 juin 1892 (page 532).

Cette vareuse doit être confectionnée en drap du dolman et de même couleur, avec galons de grade sur les manches sans velours et à chaque extrémité du collet un porte-écusson sur lequel est brodé, en cannetille et paillettes d'or, l'attribut médical. — Elle sera garnie : 1° De deux pattes d'épaule en drap du fond de la forme des pattes dont on fait usage en grande tenue, mais sans aucun ornement ni broderie ; elles seront fixées, pour le passage de la *giberne*, par une couture à la partie inférieure et munies, à la partie supérieure, d'une agrafe s'engageant dans un gousset et surmontée d'un petit bouton d'uniforme ; 2° De deux gros boutons

mesures pour la livraison par les manufactures d'armes de revolvers modèle 1892, aux officiers de réserve et de l'armée territoriale, à titre onéreux ou à titre d'échange révolvers modèle 1874.

d'uniforme placés sur les coutures d'assemblage du dos, à la hauteur de la ceinture pour recevoir la petite martingale en cuir du coffret de la giberne et empêcher celle-ci de balloter (Note ministérielle du 17 août 1891).

La *tenue du jour* comporte le dolman avec pattes noires aux épaules et l'épée ou le sabre avec dragonne (1) à cordon tressé en cuir noir. Une décision ministérielle du 1er décembre 1887 autorise les officiers montés de toutes armes à conserver la culotte et la botte toute la journée, à la condition de prendre le *sabre* à partir de une heure.

Le Ministre a décidé, à la date du 30 mai 1892, que les officiers montés d'infanterie et des différents services porteront le *sabre à la selle* au moyen d'un baudrier porte-sabre en cuir jaune.

Le képi doit toujours être porté avec la *jugulaire* au-dessus de la visière; passée sous le menton, soit à pied, soit à cheval, elle constitue l'*insigne de service* commun à toutes les armes, la *giberne* demeurant l'*insigne de service spécial* aux médecins militaires, sans, par conséquent, qu'elle les dispense du port de la jugulaire.

La *grande tenue* consiste dans le port du képi de 1re tenue, conforme au modèle décrit dans une décision ministérielle du 9 février 1887;

(1) La dragonne doit former un nœud coulant autour de la partie supérieure de la poignée immédiatement au-dessous de la branche, autour de laquelle le cordon en double fait ensuite plusieurs tours. Il revient se croiser au bas de la poignée et retombe en avant, de manière que le haut de la tête du gland de la dragonne arrive à 40mm environ au-dessous de la croisée de la hanche de la garde.

Du dolman avec pattes brodées d'or, de l'épée avec dragonne à gland d'or au bout d'un cordon de frisure d'or mat, dont la frange est en grosses torsades mates pour les principaux et les majors de 1re classe, en petites torsades pour les autres.

Dans la tenue du jour et la grande tenue, la *giberne* et la banderolle qui l'attache se portent découvertes, excepté, avec la tenue du jour, dans les circonstances de service où les médecins accompagnent les troupes et où la giberne se porte enveloppée de son étui en maroquin rouge.

Les *sous-pieds* sont supprimés pour les officiers non montés ; les officiers montés, quand ils ne portent pas la botte, doivent avoir les *éperons* ; les *chaussures* ne doivent présenter ni boutons, ni piqûres, ni lacets apparents.

Le *col* noir en satin turc fin, garni d'un liséré blanc, est également supprimé ; il est remplacé par un blanc, en toile, fixé à la doublure du collet du dolman, qu'il ne doit dépasser que de 2 millim., au moyen de cinq petits doubles boutons noyés en partie dans ladite doublure. Une patte en satin de Chine noir est fixé à la partie gauche du collet, de manière à fermer l'ouverture de ce dernier lorsque le dolman est boutonné.

La *tenue de campagne* comprend (décision ministérielle du 17 janvier 1895) :

Le képi, la vareuse, la culotte de drap avec bottes pour les médecins montés, la pantalon de drap et bottes ou brodequins pour les médecins et les pharmaciens non montés.

Le manteau et le collet à capuchon de drap ou de caoutchouc.

Le révolver du calibre de 11 millimètres, monture en corne à 4 rayures, 6 cheminées, 18 cartouches, dont 12 placées dans l'étui de révolver et 6 dans la charge du

cheval ou dans la caisse à bagages (décision ministérielle du 13 juillet 1894).

L'épée avec dragonne de cuir pour les pharmaciens,
le sabre avec dragonne de cuir pour les médecins
(décision ministérielle du 29 décembre 1894).

Les gants en peau de chien de nuance rouge brun.

La giberne dans son étui avec trousse.

Le brassard de la convention de Genève.

Un paquet individuel de pansement.

L'usage de la *jumelle* est obligatoire.

Le *col* blanc fixé à la doublure du collet de l'effet
peut être remplacé, sur la tunique ou la vareuse, par le
col blanc avec une cravate en soie noire.

Décision ministérielle du 6 juin 1890. En campagne
les officiers ou assimilés sont autorisés à faire usage
d'une *sacoche* portée soit en bandoulière, soit sur le dos
comme un havre-sac ; elle doit être de couleur noire ou
foncée et n'avoir pas de dimensions exagérées. (Circulaire ministérielle du 4 juillet 1877).

Les médecins chefs de service font en outre usage
d'un *porte-cartes* en vache vernie noire, doublée à
l'intérieur de toile de lin écrue de 26 centimètres de haut
sur 28 de large, placé sur le côté droit du ceinturon ou
sur les sacoches.

Chaque officier ou assimilé peut se munir d'une
caisse à bagages dans les conditions indiquées par la
décision ministérielle du 26 avril 1890 complémentaire
de la note ministérielle du 6 novembre 1884 ; (longueur
o m. 65, largeur o m. 3o, hauteur o m. 22, poids 7 k. 600
à 7 k. 800, prix 23 fr. 5o).

A la date du 30 juillet 1890, le Ministre a décidé que
tous les médecins et pharmaciens de réserve et de
l'armée territoriale auraient à se pourvoir dès le temps

de paix, du *brassard* de la Convention de Genève, en drap fin blanc doublé sur sa face interne d'une cretonne croisée blanc fin.. Ce brassard, de forme elliptique, est garni à chaque bord d'une soutache en or fin. Il est *obligatoire* en temps de guerre aux armées ; en temps de paix aux grandes manœuvres seulement. Il est porté au bras gauche sur le vêtement extérieur (vareuse, manteau).

Les brassards d'officiers doivent être timbrés sur leur face interne du cachet du Directeur du service de santé du corps d'armée ; ils recevront en outre un numéro de série.

Une note ministérielle du 17 juin 1892 décide que, pour parer aux inconvénients qui résultent, pour les officiers et assimilés, d'une interprétation trop rigoureuse de la décision Ministérielle du 22 mai 1891, le port de la *vareuse* ne sera *obligatoire* que pour la tenue de campagne et pour les routes.

En dehors de ces circonstances, les officiers et assimilés sont autorisés à faire usage du dolman.

Les officiers de réserve et de l'armée territoriale pouvant n'être pourvus que des effets composant la tenue de campagne, le port du dolman ne sera plus exigé d'eux, mais ils pourront faire usage des vareuses et dolmans dont ils sont pourvus pendant un temps indéterminé.

GIBERNE

Le port de la giberne, rétabli par note ministérielle du 24 novembre 1887, est ainsi réglementé :

Les médecins militaires de tout grade, les médecins inspecteurs exceptés, qu'ils soient attachés aux corps de troupe ou fassent partie des hôpitaux, ambulances, écoles ou états-majors, sont tenus de porter *dans tout service commandé* et particulièrement dans *toutes les circonstances de service où ils accompagnent les troupes* (baignades, marches militaires, etc.), une giberne contenant la trousse d'instruments de chirurgie de la composition ci-après :

1 rasoir, châsse en corne noire ;

1 bistouri droit, manche en corne noire ;

1 bistouri convexe, manche en corne noire ;

1 bistouri boutonné, manche en corne noire.

Ce bistouri comprend, en outre, un tenaculum articulé à la partie opposée à la lame du bistouri.

1 paire de ciseaux droits, en acier poli, articulés à vis, avec cran d'arrêt ;

1 pince hémostatique, en acier poli, à pression continue ;

1 pince à torsion, à verrou démontant ;

1 spatule en acier poli, dont une extrémité est à rugine ;

1 sonde cannelée en acier nickelé ;

1 stylet aiguillé en argent ;

1 stylet mousse et cannelé en argent ;

1 porte-mèche en acier nickelé ;

1 porte-pierre ;

1 sonde pour homme et femme se joignant à vis en argent ;

3 lancettes ;

5 aiguilles à sutures ;

1 écheveau de soie ;

20 épingles à sutures ;

1 portefeuille en maroquin, à patelettes sans bouton, avec fermoir en maillechiort.

La giberne se porte sur l'épaule gauche, la banderole passée sous la patte du dolman ou de la vareuse.

GANTS

Les gants d'uniforme à l'usage des officiers sont des gants blancs en peau de castor ou de chien glacée (tenue du jour et grande tenue).

Toutefois, par décision ministérielle en date du 24 juillet 1886, les officiers de toutes armes sont autorisés à faire usage de gants en peau façon castor, de nuance chamois foncé, ainsi que des gants dits en peau de chien, de nuance rouge brun pour le service intérieur, les exercices et l'équitation, les détails du service journalier, les promenades à cheval en dehors du service.

En campagne les gants doivent être en peau de chien, rouge brun.

CULOTTE, BOTTES ET JAMBIÈRES

Quelle que soit la tenue, les officiers portent à cheval la culotte et la botte. A la date du 30 juillet 1886, sans apporter de modification à cette règle, le Ministre a autorisé les officiers montés, en route, aux manœuvres et en campagne, à faire usage en dehors du service, avec la culotte, et dans les conditions où est toléré le port du pantalon d'ordonnance, de la jambière en drap simulant le bas du pantalon. Et, pour faire suite à cette prescription, le Ministre a décidé (note du 16 mars 1887) que les officiers montés ou non montés et les adjudants d'infanterie pourront, pendant les grandes manœuvres, les routes, les exercices en terrains variés, les marches militaires et en campagne, porter, avec des *brodequins*, des jambières de cuir noir ciré ou verni, placées indifféremment sur la culotte ou le pantalon ; avec cette chaussure les officiers montés continueront à porter des éperons à la chevalière.

L'usage des jambières en drap ou en cuir en campagne dans les mêmes conditions qu'en temps de paix est sanctionné par la décision ministérielle du 17 janvier 1895 déterminant la tenue des officiers et des troupes en campagne.

En dehors des circonstances indiquées ci-dessus, les officiers continuent à faire usage : 1° de la botte nouveau modèle, dont la description détaillée est indiquée par une décision ministérielle du 9 février 1888 (tige en vache vernie de hauteur telle que, la botte étant chaussée, le bord d'ouverture vienne effleurer à 30 millim. environ de manière à laisser complètement libre la flexion du genou ; avant-pied en veau ciré, semelle et talon plat en cuir fort, le taquet est supprimé et l'éperon est placé à hauteur du contrefort ; l'éperon doit être à la chevalière en fer limé ou poli ; 2° de la culotte dite hongroise (décision ministérielle du 30 septembre 1888), c'est-à-dire collante dans toute sa partie inférieure et très ample dans toute sa partie supérieure au-dessus du genou ; poches sur le côté.

Cette dernière décision se termine par l'alinéa suivant :

Un modèle de bottes de campagne dont il serait fait usage dans les routes et aux manœuvres est actuellement à l'étude et sera prochainement réglementé.

PELISSE

Enfin les dispositions de la note ministérielle du 25 octobre 1887, qui autorisait les officiers de cavalerie à faire usage, *en dehors des prises d'armes*, d'une pelisse de la nuance du drap du fond de leur subdivision d'arme, ont été étendues, par décision ministérielle du 23 mars 1889, aux officiers montés de toutes armes

et de tous services. La description du modèle adopté
figure au Bulletin officiel du Ministre de la guerre, à la
date du 10 mai 1889.

Une note ministérielle du 11 novembre 1894, abrogeant les précédentes, décide que tous les officiers,
fonctionnaires, militaires et assimilés ont, sans distinction de grade, le droit de faire usage de la pelisse.

Le port de la pelisse n'est pas autorisé en campagne.
A la date du 8 mars 1893 le Ministre a décidé que, pour
toutes les armes et pour tous les services, la pelisse,
quel que soit le vêtement sur lequel elle sera portée,
devra toujours être fermée au moyen des olives à ce
destinées.

HARNACHEMENT

Le harnachement des chevaux des officiers montés
de toutes armes et des différents services est régi par la
décision ministérielle du 13 octobre 1886.

La selle est en cuir fauve de la forme dite à l'anglaise
à prolongement mobile avec sacoches en cuir fauve à
l'avant, bissac en vache vernie noire à l'arrière. Le
manteau roulé est placé sur le prolongement mobile où
on le fixe par trois courroies. Tapis en feutre noir avec
passepoil en drap garance : il ne doit pas former de
pointe à la partie postérieure ni porter d'attributs aux
angles ; couverture en laine bleue analogue à celle de
la troupe ; en campagne et en route, elle se place sous le
tapis de manière à être entièrement cachée ; dans ce cas
également la bride est doublée d'un licol.

Sangle en ficelle blanche, bride et étrivières en cuir
jaune, étriers semblables à ceux de troupe. Sont supprimés le fouet et le bouton coulant de la bride ainsi
que les attributs des bossettes du mors. Le dessus de
tête de la bride est muni d'une gourmette en acier nikelé.

En campagne, le harnachement des officiers montés du corps de santé est ainsi défini par la décision ministérielle du 17 janvier 1895 : selle et bride complète, baudrier porte-sabre, tapis, couverture placée sous le tapis, étui porte-avoine, bissac de campagne, musette mangeoire.

La capote est portée en sautoir par les officiers et assimilés non montés ; à cheval, le manteau est roulé en deux parties et placé en arrière du troussequin de la selle ; le collet mobile sur les sacoches.

En résumé, comme le définit une note ministérielle complémentaire du 15 février 1895, les chevaux des officiers montés des différents services ont trois paquetages ou tenues :

1º Paquetage de parade	2º Paquetage de route et de campagne	3º Tenue d'exercice
Bride complète avec licol.	y compris les grandes manœuvres	Selle et bride ne comprenant pas d'accessoires autres qu'un tapis non apparent et limité aux contours de la selle.
Selle avec prolongement mobile.	—	
Longe-poitrail.	Même composition que le paquetage de parade en y ajoutant :	
Sacoches.		
Courroies.	Collet à capuchon sur les sacoches.	
Sangle.		
Étrivières.	Etui porte-avoine.	
Étriers.	Bissacs de campagne.	
Porte-Sabre.	Couverture sous le tapis.	
Tapis (avec ou sans couverture).	Musette-mangeoire.	
Manteau roulé sur le prolongement mobile.		

Les chefs de corps fixent, d'après les exigences du service, l'emploi des paquetages et tenues sus-indiqués.

Le Ministre a décidé qu'un cheval tout harnaché serait prêté à chacun des officiers de l'armée territoriale qui, en raison de son grade ou de son emploi, serait monté s'il appartenait à l'armée active, lorsqu'il y aura des chevaux dans la garnison (voir page 568).

MANTEAU

Les officiers et la troupe prennent la capote ou le collet dans toutes les tenues, quand l'ordre en est donné. La capote est du modèle des officiers montés, sans insignes sur les manches. Les angles du collet sont ornés du même attribut brodé que le collet du dolman.

La décision ministérielle du 5 juillet 1895, qui attribue aux officiers et adjudants d'infanterie la capote de soldat pour la tenue de campagne, n'est pas applicable aux médecins. (Circulaire ministérielle du 9 février 1895.)

En dehors du service, les officiers sont autorisés à prendre la capote ou la pèlerine mobile à capuchon, quand la température l'exige.

Le port de la capote et manteau en caoutchouc sans insigne de grade, ni attribut, ni bride d'épaule, est entièrement facultatif.

PORT DU DEUIL. — TENUE AUX OBSÈQUES

Le deuil de famille se porte par un crêpe au bras gauche ; le deuil militaire par un crêpe à l'épée.

Une décision ministérielle du 8 juin 1881 spécifie que les officiers, fonctionnaires et employés militaires qui assisteront à des obsèques en dehors des cas de convocations officielles indiquant que la grande tenue est de rigueur, devront être en tenue de jour.

SURVEILLANCE DE LA TENUE

Dans chaque place de guerre et ville de garnison la surveillance de la tenue des officiers de réserve et de l'armée territoriale incombe au commandant d'armes (article 109 du décret du 4 octobre 1891 portant règlement sur le service des places).

La tenue militaire est obligatoire dans le service et dans les réunions officielles (article 135 du règlement).

PORT DE L'UNIFORME EN DEHORS DES RÉUNIONS DE SERVICE

Le port de l'uniforme, en dehors des réunions de service auxquelles les officiers de réserve et de l'armée territoriale sont convoqués par l'autorité militaire, est régi par l'article 321 de l'instruction du 28 décembre 1879 ainsi conçu :

1° Les officiers de réserve et les officiers de l'armée territoriale peuvent porter leur uniforme en public dans toutes les cérémonies officielles ;

2° Ils peuvent se présenter en tenue dans toutes les réunions ou fêtes (dîners, bals, soirées) ayant lieu chez les fonctionnaires de l'État, lorsqu'ils sont invités à titre officiel ;

3° Ils peuvent aussi accomplir publiquement en tenue, sans une autorisation préalable, tous les actes qui se rattachent directement à leur situation d'officier, tels par exemple, qu'assistance à un mariage ou à un convoi de militaire, etc. ;

4° Lorsqu'en dehors des circonstances énoncées ci-dessus, ces officiers veulent paraître publiquement en uniforme, ils doivent adresser une demande par l'intermédiaire du commandant d'armes de leur résidence, ou, en cas d'extrême urgence, directement au général commandant la subdivision de région dans laquelle ils sont domiciliés, qui statue s'il a reçu, à cet effet, les pouvoirs du commandant de corps d'armée ou transmet la demande à cet officier général.

Une note ministérielle du 3 septembre 1891 dit que les officiers de réserve et de l'armée territoriale doivent toujours être, sans invitation spéciale, admis en tenue, à la gauche des officiers sans troupe, à toutes les revues extérieures, réunions ou cérémonies officielles où figurent les officiers de la garnison. — Ils seront avisés par des affiches apposées aux portes extérieures des bureaux de la place, des mairies, sous-préfectures et préfectures dépendant de la place où auront lieu les revues, réunions ou cérémonies.

Les officiers de réserve et les officiers de l'armée territoriale, lorsqu'ils revêtent leur uniforme, doivent toujours être en tenue régulière.

Il leur est formellement interdit d'assister en tenue à aucune manifestation ou réunion publique ou privée ayant un caractère politique ou électoral, ou dont l'accès serait défendu aux officiers de l'armée active.

Il est également interdit à ces officiers de réserve ou d'armée territoriale de revêtir leur uniforme dans l'exercice de toute fonction, même publique, ne se rattachant pas directement à leurs attributions militaires, ainsi que dans l'accomplissement de toute profession industrielle, commerciale, financière, libérale ou manuelle.

L'uniforme militaire ne doit jamais être porté en pays étranger, sans une autorisation spéciale du Ministre de la guerre.

Le port de l'uniforme est interdit aux officiers *suspendus* de leurs fonctions.

Les dispositions du paragraphe 4 de l'article 321

cité ci-dessus ont été modifiées, par décision ministérielle du 24 juin 1889, ainsi qu'il suit :

Au moment où vous allez donner, dit le Ministre, aux troupes sous vos ordres des instructions pour la revue du 14 juillet, qui, en raison de la célébration du centenaire, aura, cette année, un caractère particulier de solennité, je crois devoir vous faire connaître que j'attache la plus grande importance à ce que les officiers de réserve et de l'armée territoriale soient toujours régulièrement convoqués aux cérémonies officielles, et même que, dans les villes où il n'y a pas de garnison, ils puissent y assister en tenue, lorsqu'elles sont présidées par l'autorité civile.

A cette occasion, je vous invite à interpréter dans un sens très large les prescriptions de l'instruction du 28 décembre 1879, en ce qui concerne le port de l'uniforme. Par modification au paragraphe 4 de l'article 321 de cette instruction, l'autorisation de paraître publiquement en uniforme, en dehors des circonstances énoncées aux paragraphes 1, 2 et 3, sera accordée, désormais, aux officiers de réserve et de l'armée territoriale *par le commandant d'armes*. A défaut du commandant d'armes, elle sera accordée par le général commandant la subdivision de région, sans que celui-ci ait besoin d'en référer au commandant du corps d'armée.

ADMISSION DANS LES CERCLES MILITAIRES

Je profite également de cette circonstance, ajoute la note ministérielle, pour vous rappeler que l'admission, dans les cercles militaires, des officiers de réserve et de l'armée territoriale est prévue et réglementée par le décret du 12 juillet 1884. J'estime qu'il y a un grand intérêt à leur faciliter l'accès de ces réunions. Il importe, en effet, de multiplier, entre ces officiers et ceux de l'armée active, les occasions d'un rapprochement qui ne peut manquer d'être fécond sous tous les rapports.

Les cercles militaires ou réunions d'officiers sont particulièrement propres à atteindre ce but. Les officiers de réserve et de l'armée territoriale sont, d'ailleurs, assurés d'y recevoir un accueil sympathique, et on ne saurait trop les engager à s'y faire admettre et à les fréquenter.

Il ne vous échappera pas que ces dispositions sont de nature à augmenter encore le prestige de ces officiers, à resserrer les liens de bonne camaraderie qui les unissent à leurs collègues de l'armée active, par suite à accroître d'autant la valeur de l'armée nationale.

PORT D'HABITS BOURGEOIS EN DEHORS DU SERVICE

Par décision ministérielle du 3o juillet 1883, le Ministre de la guerre a décidé que le port d'habits bourgeois sera toléré, en dehors des établissements militaires, pour les officiers qui ne seront pas de service, ainsi que dans toutes les circonstances où leur présence n'aura aucun caractère officiel.

Cette décision porte en outre que l'autorité militaire devra désormais se montrer encore plus sévère à l'égard des officiers qui ne se présenteraient pas en tenue absolument régulière dans le service, ou qui, faisant usage de la faveur qui leur est accordée, seraient signalés comme ayant compromis la dignité de leur grade.

SOLDE

Les médecins et pharmaciens de réserve et de l'armée territoriale, en service, ont droit aux honneurs, à la solde et aux prestations en usage dans l'armée active conformément à l'article 41 de la loi du 13 mars 1875 constitutive des cadres et effectifs de l'armée active et de l'armée territoriale.

TARIF DES SOLDES

Le décret du 6 janvier 1888 qui régit le service de la solde et des tarifs (unification des soldes) attribue les allocations suivantes :

	Solde nette par mois.	Solde d'absence par jour.
Médecin inspecteur général............... ..	1575 fr.	26 fr. 25
Médecin ou pharmacien inspecteur..........	1050	17 50
Médecin ou pharmacien principal de 1re classe.	678	11 30
Médecin ou pharmacien Principal de 2e classe.	549	9 15
Médecin ou pharmacien major de 1re classe..	459	7 65
Médecin ou pharmacien major de 2e classe, après 6 ans de grade....................	255	4 25
Médecin ou pharmacien major de 2e classe, après 6 ans de grade....................	285	4 75
Médecin ou pharmacien major de 2e classe, après 10 ans de grade....................	315	5 25
Médecin ou pharmacien major de 2e classe, après 13 ans dans le grade	345	5 75
Médecin ou pharmacien aide-Major de 1re classe (moitié la moins ancienne de la liste)......	210	3 50
Médecin ou pharmacien aide major de 1re classe (moitié la moins ancienne de la liste)......	225	3 75
Médecin ou pharmacien aide-major de 2e classe.	195	3 25

De plus, l'indemnité de monture est fixée :

Pour les officiers subalternes possédant un ou plusieurs chevaux à titre gratuit, à 15 francs par mois.

Pour les officiers supérieurs possédant un cheval à titre onéreux à 30 francs par mois.

Pour les officiers supérieurs possédant deux chevaux à titre onéreux, à 45 francs par mois, et à 60 pour ceux qui en détiennent trois au même titre.

L'indemnité pour les troupes en marche, en corps et en détachement est de 10 francs par jour pour les officiers généraux, de 5 francs pour les officiers supérieurs et de 3 francs pour les officiers subalternes.

L'indemnité de rassemblement (camps, etc.) varie suivant les grades de la façon suivante :

Inspecteurs........................	2 fr. 00 à 2 50 par jour
Principaux .... Majors de 1re classe..	1 fr. 50 à 2.00 par jour
Majors de 2e classe...	1 fr 05 à 1.40 par jour
Aides-majors	0 fr. 75 à 1.00 par jour

HONNEURS

Dans les cérémonies publiques ou officielles, les corps d'officiers de l'armée territoriale marchent après les corps d'officiers de l'armée active de leur arme ou de leur service. (Article 247 du décret du 4 octobre 1891 sur le service des places.)

Dans toutes les circonstances où les troupes doivent rendre les honneurs, les membres du corps de santé militaire qui ne mettent pas l'arme à la main saluent dans les mêmes conditions que les officiers de troupe auxquels ils sont assimilés. Ce salut s'exécute en portant la main droite à la coiffure (Article 280 du décret du 4 octobre 1891 portant règlement sur le service des places).

SALUT

L'article 309 dit que tout inférieur doit le salut à son supérieur, soit de jour, soit de nuit; dans le service le fonctionnaire ou employé assimilé doit le premier le salut à l'officier revêtu de ses insignes qui est son supérieur ou son égal en grade. — Le salut ne se renouvelle pas dans une promenade ou dans tout autre lieu public.

Il s'exécute en portant la main droite au côté droit
de la visière, quelle que soit la coiffure, la paume de la
main en avant, le coude légèrement levé, en regardant
la personne qu'on salue.

Dans les visites de corps, les officiers, à l'exception
de ceux qui ont pour coiffure le chapeau, mettent la
jugulaire sous le menton et restent couverts.

Chez le Président de la République et chez leurs
supérieurs hiérarchiques en uniforme, les officiers se
découvrent, arès avoir salué réglementairement ; chez
les autorités civiles et chez un supérieur qui n'est pas
en tenue ils se présentent découverts (note ministérielle
du 5 janvier 1889).

APPELLATIONS

(Article 222 du décret du 29 octobre 1892 sur le
service intérieur des corps de troupe). — Le supérieur
parlant à un inférieur l'appelle par son grade en
ajoutant le nom, s'il le juge à propos.

L'inférieur parlant à un supérieur, l'appelle par son
grade, précédé du mot « Mon »; quand il s'adresse à un
caporal ou à un sous-officier autre qu'un adjudant il
l'appelle seulement par son grade.

Tout militaire parlant à un dignitaire, à un fonctionnaire ou à un employé militaire, l'appelle par sa qualification, sans distinction de classe, précédée des mots
« Monsieur le ».

Le Ministre de la Guerre, les maréchaux de France,
le grand chancelier de la Légion d'honneur, les gouverneurs militaires de Paris et de Lyon, les gouverneurs
désignés pour les places fortes, sont toujours désignés
par leur titre précédé des mots « Monsieur le ».

VISITES

Par une note du 27 mai 1890, le Ministre de la Guerre rappelle que les visites de corps ou individuelles qui ont lieu à *titre* officiel, *à l'occasion du service*, doivent toujours être faites en grande tenue de service ; seules les visites qui ont *un caractère officiel ou de relations du monde* peuvent être faites en tenue du jour ou en habits bourgeois.

Art. 225 du décret du 20 octobre 1892 et 134 du règlement sur le service de santé du 25 novembre 1889. — Les officiers arrivant au régiment (ou formation sanitaire) ou promus à un grade supérieur se présentent au colonel (ou au médecin-chef) en grande tenue de service le jour où ils sont reconnus; ils font dans la même tenue une visite aux officiers sous les ordres directs desquels ils sont placés, et, dans le chef-lieu du corps d'armée, au Directeur du service de santé (la grande tenue n'étant pas obligatoire pour les médecins et pharmaciens de réserve et de l'armée territoriale, ces visites peuvent être faites en tenue du jour).

Dans les mêmes circonstances, les officiers supérieurs (médecins et pharmaciens principaux et majors de 1ʳᵉ classe) doivent faire une visite aux officiers généraux des armées de terre et de mer et aux commandants d'armes.

Les officiers qui quittent le régiment ou la formation sanitaire doivent faire les mêmes visites avant leur départ, mais ils sont en tenue du jour.

Les officiers rentrant de position d'absence se présentent en tenue du jour au colonel ou médecin-chef ou à leur chef immédiat lorsque leur absence a duré plus de huit jours.

Les visites sont rendues dans les vingt-quatre heures.

PUNITIONS

Les punitions à infliger aux officiers pour fautes contre la discipline, sont :

1° Les *arrêts simples*, auxquels un officier peut être mis par tout officier d'un grade supérieur au sien, ou même d'un grade égal, si ce dernier est plus ancien et s'il exerce un commandement.

Un officier du grade de lieutenant peut ordonner les arrêts pendant quatre jours ; un officier du grade de capitaine pendant huit ; un officier supérieur pendant quinze ; le colonel et les généraux pendant trente jours.

Un officier aux arrêts simples n'est exempt d'aucun service ; il est tenu de garder la chambre sans recevoir personne, excepté pour affaires de service ;

2° La *réprimande* du colonel ;

3° Les *arrêts de rigueur* ;

4° Les *arrêts de forteresse.*

Ces deux punitions ne peuvent être ordonnées que par le colonel : les arrêts de rigueur pendant trente jours ; les arrêts de forteresse pendant quinze. Ces punitions suspendent de toutes fonctions militaires et imposent à l'officier les mêmes obligations que les arrêts simples.

5° La *réprimande des généraux* ;

Les réprimandes ont lieu en présence d'un ou de plusieurs officiers du grade supérieur, ou en présence d'officiers du même grade et plus anciens que l'officier réprimandé.

Les arrêts peuvent être ordonnés par écrit ou de vive voix. La punition commence dès qu'elle est infligée. Un billet cacheté fait connaître, sous forme d'ordre, à l'officier puni le motif de la punition, ainsi que le jour et l'heure de l'expiration des arrêts ; il est donné reçu de cet avis.

Les arrêts simples et les arrêts de rigueur cessent à l'époque ainsi fixée et sans autre formalité.

Si un officier aux arrêts simples commet une faute, tout supérieur peut lui infliger une nouvelle punition ; le colonel peut seul changer les arrêts simples en arrêts de rigueur et ceux-ci en arrêts de forteresse. (Artic. 3o5 à 311 du décret du 20 octobre 1892 sur le service intérieur des corps de troupe).

Tout officier recevant l'ordre d'une punition doit d'abord s'y soumettre ; mais il lui est permis d'adresser à son chef de corps ou de service une *réclamation* dès que la punition a commencé.

Ensuite seulement, ainsi que dans le cas où la réclamation concernerait personnellement le chef de corps ou de service, il peut réclamer par écrit au général ou directeur du service de santé.

Les réclamations individuelles sont les seules autorisées. (Articles 329 à 332 du décret précité). (1).

Les médecins peuvent infliger aux sous-officiers, caporaux et soldats à l'infirmerie, à la salle des convalescents, ou à la salle de visite, ainsi qu'au caporal d'infirmerie et aux infirmiers régimentaires les mêmes punitions que les officiers du grade dont ils ont la correspondance.

---

(1) Les réclamations par écrit formées par des hommes de troupe doivent toujours passer par la voie hiérarchique, sans pouvoir être retenues par les autorités intermédiaires, qui les accompagnent d'un avis motivé s'il y a lieu. Les militaires qui ont des réclamations verbales à adresser au Colonel ou au Conseil d'administration doivent au préalable faire prévenir de leur intention le Colonel ou le Président du Conseil d'administration par la voie hiérarchique. (*Note ministérielle du 30 mars 1895*).

Aux sous-officiers, par les sous-lieutenants et lieutenants, 8 jours de privation de sortir après l'appel, ou 8 jours de consigne au quartier, ou 4 jours de consigne à la chambre.

Par les capitaines, 15 jours de privation de sortir après l'appel, ou huit jours de consigne au quartier, ou 8 jours de consigne à la chambre.

Par les officiers supérieurs, 30 jours de privation de sortir après l'appel, ou 15 jours de consigne au quartier, ou 15 jours de consigne à la chambre, ou 8 jours de prison, ou la réprimande.

Aux caporaux et soldats, par les sous-lieutenants et lieutenants, 8 jours de consigne au quartier, ou 4 jours de salle de police.

Par les capitaines, 15 jours de consigne au quartier, ou 8 jours de salle de police.

Par les officiers supérieurs, 30 jours de consigne au quartier, ou 15 jours de salle de police, ou 8 jours de prison.

Ils s'adressent au lieutenant-colonel lorsqu'ils ont une punition à demander contre un officier d'un grade supérieur à celui dont ils ont la correspondance, ou contre un sous-officier, caporal et soldat autres que ceux ci-dessus désignés. De même les capitaines s'adressent au lieutenant-colonel quand ils ont une punition à demander contre le médecin aide-major.

Le médecin-major de 1re classe ne peut être puni que par le colonel ou le lieutenant-colonel; le médecin-major de 2me classe et l'aide-major que par les officiers supérieurs ou le médecin-major de 1re classe, sans préjudice des droits équivalents à ceux des officiers supérieurs qu'attribue à l'officier subalterne chef de détachement l'article 302 du Décret du 20 octobre 1892.

Les officiers du corps de santé militaire peuvent être punis :

En ce qui concerne la police et la discipline générales, par le général commandant le corps d'armée, par les généraux exerçant le commandement territorial, par les généraux commandant les divisions ou les brigades non endivisionnées (lorsque les officiers du corps de santé sont attachés auxdites divisions ou brigades), par les commandants d'armes et par leurs chefs hiérarchiques.

Les punitions à infliger aux officiers du corps de santé sont les mêmes que celles à infliger aux officiers de l'armée.

Vis-à-vis des membres de *leur hiérarchie*, les officiers du corps de santé ont les mêmes droits de punition que les officiers dont ils ont la correspondance de grade.

Les plaintes formées par les membres de la *hiérarchie militaire* ou par les membres d'un corps ayant une *hiérarchie propre* contre les officiers du corps de santé sont adressées, par la voie hiérarchique, au général sous les ordres duquel est placé l'officier du corps de santé objet de la plainte.

Cet officier général apprécie et inflige, s'il y a lieu, une punition à qui de droit.

Il en est de même pour les plaintes que les officiers du corps de santé auraient à formuler, soit contre les membres de la *hiérarchie militaire*, soit contre des membres d'un corps ayant une *hiérarchie propre*, autres que ceux qui sont placés directement sous leurs ordres. (Article 130 du règlement sur le service de santé du 25 novembre 1889.)

Le médecin-chef d'un établissement hospitalier, lorsqu'il a le grade d'officier supérieur, a sur tout le personnel placé sous ses ordres les droits disciplinaires d'un chef de corps; lorsqu'il est d'un autre grade, il a ceux qui sont attribués à l'officier chef de détachement, du grade correspondant au sien.

Toutefois, les arrêts de rigueur et la prison ne peuvent être infligés aux officiers du corps de santé que par le directeur du service de santé, et dans la limite de trente jours.

Les médecins en sous-ordre n'ont le droit de punition que dans leur hiérarchie propre, et sur les infirmiers militaires.

Le pharmacien le plus élevé en grade a, sur les pharmaciens et les infirmiers, les droits disciplinaires du grade correspondant au sien. Les autres pharmaciens n'ont le droit de punition que dans leur propre hiérarchie et sur les infirmiers. (Article 131 du règlement précité.)

L'officier d'administration gestionnaire a sur les officiers et les adjudants élèves d'administration placés sous ses ordres, et sur les infirmiers attachés à l'hôpital, les droits disciplinaires d'un commandant de compagnie.

Les autres officiers d'administration n'ont le droit de punition que dans leur propre hiérarchie, et sur les infirmiers; ils l'exercent dans les limites attribuées par le règlement sur le service intérieur des corps de troupe; aux capitaines adjudants-majors pour les officiers d'administration de 1re et de 2e classe, aux lieutenants et sous-lieutenants pour les officiers d'administration adjoints de 1re et de 2e classe.

Lorsqu'un médecin, un pharmacien ou un officier d'administration a à formuler des plaintes contre un officier appartenant au personnel de l'hôpital, qu'il n'a pas le droit de punir directement, il les adresse au médecin-chef, qui, s'il y a lieu, prononce et fixe la durée de la punition.

Le médecin chef tient le registre des punitions (modèle n° 33) de tout le personnel de l'hôpital : tous les officiers lui rendent compte des punitions infligées.

Il informe immédiatement, par billet cacheté, le commandant d'armes et le directeur du service de santé du corps d'armée, des punitions infligées pour des faits graves ; et périodiquement, de celles infligées pour des fautes légères.

L'officier d'administration gestionnaire est chargé d'assurer l'exécution des punitions infligées aux infirmiers.

TABLES D'OFFICIERS.

Dans un corps de troupe les officiers supérieurs et le médecin-major de 1re classe vivent ensemble.

Les capitaines, le médecin-major de 2e classe forment une ou plusieurs tables ; les lieutenants, les sous-lieutenant et le médecin aide-major en forment une ou plusieurs autres.

En route et aux manœuvres, tous les officiers vivent à la même table ou par fraction constituée.

L'officier le plus élevé en grade, ou le plus ancien dans le grade le plus élevé, est le président de la table ; il use de son autorité pour y maintenir l'ordre et la bonne harmonie.

Les officiers mariés dont la famille réside dans la garnison, sont autorisés à vivre chez eux ; cette autorisation subsiste quand leur famille s'absente momentanément (Article 398 du décret du 20 octobre 1882).

DÉCÈS

L'article 323 du décret du 4 octobre 1891 spécifie que les officiers et soldats de la réserve et ceux de l'armée territoriale ont droit, lorsqu'ils décèdent, étant sous les drapeaux, aux mêmes honneurs que les officiers et soldats de l'armée active.

VOIE HIÉRARCHIQUE, SUPPRESSION DES FORMULES DE SALUTATIONS DANS LA CORRESPONDANCE MILITAIRE

La voie hiérarchique comprend :

Au premier degré :

Le chef de corps ou de service, c'est-à-dire colonel ou officier exerçant le commandement, quel qu'en soit le grade, dans les corps de troupe ;

Médecin-chef des hôpitaux, ambulances, etc. ;

Au second degré :

Le directeur du service de santé ;

Au troisième degré :

Les généraux commandant les brigades et subdivisions de région ;

Au quatrième degré :

Les généraux commandant les divisions ;

Ensuite les généraux de division commandant les corps d'armée ;

Et enfin le Ministre de la guerre.

- L'article 129 du Règlement du 23 mars 1894 dit que les officiers ou assimilés de réserve et de la territoriale adressent leurs demandes aux chefs de corps ou de service dont ils relèvent.

Celui-ci les fait parvenir, avec son avis, au chef de corps ou de service correspondant de l'armée active qui, suivant le cas, statue sur ces demandes ou les transmet avec ses propositions.

Dans le doute, les médecins et pharmaciens de

réserve et de l'armée territoriale pourront toujours s'adresser au directeur du service de santé de leur corps d'armée qui transmettra à l'autorité militaire leur demande s'il y a lieu.

L'article 13 du règlement du 25 novembre 1889 sur le service de santé de l'armée spécifie que l'autorité du Directeur s'exerce sur les médecins et pharmaciens de réserve et de l'armée territoriale affectés à des corps ou à des services du corps d'armée, ou domiciliés dans la région.

A ce propos, il convient de citer les dispositions arrêtées par le Ministre, dans une circulaire du 28 mai 1880, relativement à la correspondance adressée aux ou par les autorités militaires.

En tête de toute *dépêche* officielle, on mentionne le *grade*, le *nom* et *l'emploi* du *signataire* de la dépêche, le *grade* et *l'emploi seulement* de la personne à laquelle elle est adressée.

Cette dernière indication sera suivie, pour les dépêches adressées au Ministre et aux officiers et fonctionnaires assistés d'états-majors importants, de la désignation de la direction et du bureau auxquels l'affaire traitée ressortit plus particulièrement.

On continuera à porter en vedette le titre que l'on doit donner réglementairement à la personne à laquelle on s'adresse, mais on terminera, *sans aucune formule de salutation*, par une simple signature.

En marge de chacune des dépêches, on mentionnera les unités constituées auxquelles appartient le signataire, et, s'il y a lieu, pour les états-majors importants, le bureau ayant traité l'affaire. En dessous on indiquera sommairement l'objet de la lettre.

Dans le texte même des dépêches, tout ce qui est

superflu doit être rigoureusement évité ; l'exposé de la question doit être simple, la discussion nette et brève et toujours suivie de conclusions clairement formulées. Il importe que toute autorité, en recevant une dépêche, puisse toujours prendre sa décision immédiatement, sans être obligée de dégager, au préalable, des détails inutiles qui l'obscurcissent, la pensée de celui qui lui écrit.

Les *transmissions* de pièces ou de documents de toute nature entre les diverses autorités militaires seront faites, exclusivement, au moyen des bordereaux sur lesquels figureront les désignations d'ordre strictement nécessaires.

Les *rapports* doivent toujours être rédigés sous une forme impersonnelle. Comme ils sont destinés à passer successivement de main en main, leur suscription doit mentionner uniquement le nom et la qualité du signataire du rapport et l'analyse très sommaire de l'affaire traitée.

Toutes les fois qu'un commandement sera exercé par un intérimaire, mention en sera faite dans la suscription des dépêches, bordereaux ou rapports.

Les indications figurant en tête des communications de service peuvent être autographiées ou imprimées, de manière à éviter tout travail d'écriture inutile.

Dans la correspondance officielle avec les autorités civiles, on continuera à se servir des formules de salutation actuellement en usage.

Ci-contre les modèles :

^e CORPS D'ARMÉE

^e Division d'infanterie

^e Brigade

^e Régiment d'infanterie

OBJET :

Au sujet de (5)

1. Indiquer le grade et le nom.
2. Indiquer l'unité commandée.
3. Indiquer le grade et l'emploi.
4. Indiquer le grade, ou Monsieur le Ministre, si la lettre est adressée au Ministre.
5. Indiquer sommairement le but de la lettre.

Art. 223 du Règlement (1).

Format :
Papier du format prescrit
suivant le cas,
Papier écolier ordinairement.

MODÈLE XIII

A   le   189 .

Le (1)   commandant

le (2)

au (3)

à

Mon (4)

J'ai l'honneur

(Signature, sans indiquer le grade).

^e CORPS D'ARMÉE

^e Division d'infanterie

^e Brigade

^e Régiment d'infanterie

OBJET :

Au sujet de : (4)

1. Indiquer le grade, le nom et l'espèce d'unité commandée.
2. Indication succincte du fait pour lequel le rapport a été rédigé.
3. Indiquer la date et exposer sommairement les faits.
4. Indication succincte de l'objet du rapport.
NOTA. — Les avis des chefs hiérarchiques sont consignés, s'il y a lieu, à la suite du rapport.

Art. 223 du Règlement (1).

Format :
Papier du format prescrit
suivant le cas,
Papier écolier ordinairement.

MODÈLE XIII

A   le   189 .

RAPPORT

du (1)

sur (2)

Le (3)

(Signature sans indiquer le grade).

(1) Sur le service intérieur des troupes.

Dans la correspondance de service on se conforme, pour les appellations, aux prescriptions de l'article 222 du décret du 20 octobre 1892 sur le service intérieur des corps de troupe (page 545).

Ci-dessous un modèle de la façon dont doivent être libellées les enveloppes renfermant la correspondance de service.

```
NÉCESSITÉ DE FERMER              Sce   Mre

     MONSIEUR LE MÉDECIN (Inspecteur ou Principal),

            Directeur du Service de Santé

        du Gouvernement Mre ou    e Corps d'Armée.

                à (indiquer la localité).
```
Le (indiquer le grade) de (réserve ou de l'armée territoriale). Signature

MARIAGE

Les officiers de réserve et de l'armée territoriale ont le droit de contracter mariage sans autorisation ministérielle, mais ils doivent en informer leurs chefs de corps ou de service (Article 310 de l'instruction du 28 décembre 1879, édition refondue). Il en est de même en cas de divorce.

A la date du 10 janvier 1893 le ministre de la guerre a décidé que les officiers de réserve, qui accomplissent une année de service effectif par application de l'article 28 de la loi du 15 juillet 1889 doivent, pour se marier pendant la durée de cette période, demander au préalable l'autorisation de l'autorité militaire.

DÉMISSION

Les offres de démission sont conçues dans les termes ci-après (Article 313 de ladite instruction) :

Je, soussigné (nom, grade, corps ou service) offre ma démission du grade qui m'a été conféré dans le cadre des officiers de réserve ou de l'armée territoriale.

Je déclare, en conséquence, renoncer volontairement et d'une manière absolue aux prérogatives attachées à ce grade et me fixer à...., département de..., arron- dissement de.....,

A....., le.....

L'officier démissionnaire joint à sa lettre de démission l'ordre de mobilisation sur papier rouge dont il est détenteur.

A l'offre de démission doit être jointe une lettre du chef de corps ou de service faisant connaître le motif pour lesquels l'officier demande à se retirer.

L'officier démissionnaire qui n'a pas accompli ses vingt-cinq ans de service est tenu de les achever avec les hommes de la classe à laquelle il appartient.

Les médecins et pharmaciens de réserve et de l'armée territoriale démissionnaires sont en principe affectés comme simples soldats. Mais ceux d'entre eux qui ont été sous-officiers antérieurement ou qui sortent d'une école militaire sont affectés avec le grade de sous-officier, s'ils n'expriment point un désir contraire, et sous la condition d'offrir toutes les garanties exigées.

Afin d'éviter le trouble qu'apportent, dans les opérations de l'appel, les démissions données par certains officiers, le ministre *n'accepte, qu'après l'appel, les démissions qui sont adressées après l'envoi des ordres de convocation.* (Article 302 de l'instruction précitée).

Permutations. — Le Ministre de la guerre a décidé, à la date du 19 janvier 1895, que le décret du 18 décembre 1894, aux termes duquel les généraux commandant les corps d'armée sont autorisés à prononcer directement les permutations pour convenances personnelles entre les officiers des grades de capitaine, lieutenant ou sous-lieutenant des corps de troupe de même arme, dans l'étendue de leurs corps d'armée, sera applicable aux officiers de réserve et de l'armée territoriale.

NOTIFICATION A L'AUTORITÉ MILITAIRE DES DISTINCTIONS HONORIFIQUES.

Toutes les nominations ou promotions, soit dans la Légion d'honneur, soit dans les ordres étrangers, et les diverses distinctions honorifiques dont les officiers de réserve et les officiers de l'armée territoriale peuvent être l'objet, *à tout autre titre qu'à celui du département de la guerre,* doivent être exactement portées, par les intéressés, à la connaissance de l'autorité militaire et du Ministre de la guerre (article 314 de l'instruction du 28 décembre 1879, édition refondue).

PUBLICATIONS D'ÉCRITS

Les officiers de réserve et de l'armée territoriale ont toute latitude pour faire, sans l'autorisation de l'autorité militaire, telles publications qu'ils jugeront convenables relativement à des affaires littéraires, industrielles et commerciales, *mais à la condition de ne pas faire mention de leur qualité d'officier.*

Ils doivent, au contraire, conformément à la règle à laquelle sont soumis les militaires de l'armée active, se munir de l'autorisation du Ministre lorsqu'ils désirent publier des ouvrages relatifs à l'art militaire.

Une circulaire ministérielle du 2 septembre 1865, défendait formellement aux officiers du service de santé militaire de publier, sans autorisation préalable, aucun écrit en dehors de la science proprement dite.

Le 16 décembre 1891, le Ministre de la guerre a décidé que, tout en communiquant au public médical, sous formes de notes académiques, articles de journaux, brochures ou livres, leurs productions scientifiques, ces officiers ne devront jamais manquer de mentionner leurs titres et qualités militaires, et d'adresser un exemplaire manuscrit ou imprimé de leurs travaux à leurs chefs de service pour le faire parvenir par la voie hiérarchique au comité technique de santé.

Il est formellement interdit aux officiers de réserve et de l'armée territoriale de faire insérer dans les journaux aucun article, signé de leur nom suivi de leur qualité militaire, sans en avoir préalablement demandé et reçu l'autorisation (article 322 de l'instruction précitée).

CHANGEMENT DE DOMICILE OU DE RÉSIDENCE

Il résulte des prescriptions d'une dépêche ministérielle du 9 juillet 1884 que les médecins et pharmaciens de réserve et de l'armée territoriale feront connaître eux-mêmes au Ministre leur domicile exact.

A cet effet, chaque médecin ou pharmacien de réserve et de l'armée territoriale recevra, imprimée sur une feuille, une série de bulletins de déclarations de domicile. Tous les six mois il indiquera par écrit, sur un de ces bulletins, son domicile exact, le découpera, et, après l'avoir placé dans une enveloppe fermée, l'adressera directement au Ministre sans affranchissement (7ᵉ direction, service de santé, bureau des hôpitaux).

De plus l'article 115 de l'instruction du 28 décembre 1879, édition refondue, relatif aux changements de domicile ou de résidence des officiers de réserve et de l'armée territoriale, est ainsi conçu :

L'officier *changeant de domicile* ne fait plus les déclarations prescrites par la loi, à la mairie du départ et de l'arrivée ; il lui suffit de se présenter ou d'écrire au commandant de gendarmerie *de l'arrivée*, afin que ce dernier lui délivre un extrait du carnet à souche dont il va être parlé. Lorsque la déclaration est faite par écrit, la gendarmerie peut envoyer le récépissé par lettre (non affranchie) si l'officier ne demeure pas sur le parcours des tournées.

Il en est de même, en ce qui concerne la gendarmerie, lorsqu'il *change de résidence*.

Enfin, lorsqu'il *se déplace pour voyager* pendant deux mois et au delà ou pour se rendre à l'étranger, il est tenu d'accomplir les mêmes formalités à la gendarmerie du départ. Il doit également, dans ce dernier cas, faire devant le consul français les déclarations prescrites par la loi.

Mais, si l'officier ne se rend à l'étranger que pour y voyager seulement, il en fait la déclaration, non à la mairie, mais à la gendarmerie de la résidence qu'il quitte, et à l'un des agents consulaires de France à l'étranger. Durant son séjour à l'étranger, il a le plus grand soin de prévenir l'agent consulaire de ces divers changements de résidence.

Dans tous les cas, il doit avoir le plus grand soin de

donner l'indication exacte de la classe à laquelle il appartient, de la subdivision dans laquelle il a satisfait à la loi, ainsi que du canton et du numéro du tirage.

La gendarmerie refuse le récépissé à l'officier qui ne lui fournit pas ces renseignements ; cependant l'officier qui n'est plus astreint par son âge aux obligations militaires n'est pas tenu de fournir cette indication.

L'officier est tenu en outre, *et cette obligation résulte de sa situation d'officier*, d'informer toujours, par lettre, de sa nouvelle adresse le chef du corps ou du service auquel il est affecté.

L'article 122 du règlement du 23 mars 1894 spécifie que tout officier ou assimilé qui arrive dans une subdivision pour y résider pendant plus d'un mois en informe par lettre le général commandant la subdivision. Il lui fait connaître de même le jour de son départ.

L'article 116 de l'instruction du 28 décembre 1879, complète ainsi ces dispositions :

La gendarmerie délivre à tous les officiers ou assimilés qui se déplacent *pour changer de domicile ou de résidence, pour voyager ou se rendre à l'étranger*, un récépissé extrait d'un carnet à souche envoyé aux commandants de brigades par le Ministre de la guerre. La première partie à détacher de cette feuille est remise à l'officier, la seconde envoyée au commandant de recrutement de la subdivision dont relève la brigade de gendarmerie qui reçoit la déclaration, quel que soit le régiment ou service auquel appartienne l'officier.

TITRE VI

Stages et convocations de médecins de réserve et de l'armée territoriale. — Dispenses. — Sursis

Convocations et stages obligatoires. — Stages volontaires avec solde. — Stages volontaires sans solde.— Décret et règlement du 23 mars 1894. — Circulaire du 25 juillet 1894 relative à son application. — Autorisation d'accomplir le stage au lieu de la résidence. — Autorisation d'emmener des chevaux en en cas de stage ou de mobilisation.— Ajournements accordés aux candidats au grade d'aide-major de 2ᵉ classe en instance régulière de proposition.— Dispenses de stages. — Dispenses en cas de mobilisation. — Dispenses de stages en faveur des médecins requis et indemnités qui leur sont allouées. — Pharmaciens civils requis.

CONVOCATIONS ET STAGES OBLIGATOIRES

En cas d'insuffisance du personnel médical ou pharmaceutique, dit l'article 17 du règlement sur le service de santé à l'intérieur, le directeur du service de santé rend compte au général commandant le corps d'armée qui informe le Ministre. S'il y a urgence, le général prescrit au directeur de convoquer des médecins et pharmaciens de réserve ou de l'armée territoriale. Le directeur tient, à cet effet, des listes spéciales des médecins et des pharmaciens de réserve ou de l'armée territoriale domiciliés sur le territoire de la région, avec l'indication des époques de l'année, fixées d'avance par chacun d'eux, pendant lesquelles ils peuvent sans inconvénient se rendre aux convocations prescrites par la loi.

Ces *convocations* périodiques constituent les périodes normales d'instruction. (Art. 39 du décret du 23 mars 1894.) Elles doivent être adressées aux intéressés au moins deux mois à l'avance et pour les stages en dehors des convocations périodiques la date des appels est fixée de manière à concilier autant que possible les intérêts des officiers avec leur degré d'instruction.

Les *stages* sont au contraire des périodes d'exercices ou de manœuvres accomplies volontairement ou par ordre, en dehors des périodes nouvelles dont elles ne dispensent pas.

Les stages volontaires, avec ou sans solde, d'une durée d'un mois au moins pour les officiers de réserve, et de quinze jours au moins pour les officiers de l'armée territoriale, comptent dans le nombre des périodes d'exercices exigées pour l'avancement; chacun de ces stages, quelle qu'en soit la durée, ne pouvant d'ailleurs être compté que pour une seule période d'exercices. (Circulaire du 11 avril 1894).

Il est tenu compte également de ces stages volontaires dans l'établissement des propositions pour les récompenses et l'examen des demandes de dispenses, d'ajournement, de devancement d'appel ou de changement de destination.

L'instruction ministérielle du 8 avril 1889, contenant les dispositions relatives au développement et à l'entretien des connaissances militaires des cadres de la réserve et de l'armée territoriale, stipule que les officiers de réserve du personnel du service de santé sont astreints à une période d'instruction de 28 jours, dans l'année qui suit celle de leur nomination dans le cadre des officiers de réserve.

L'article 301 de l'instruction du 28 décembre 1879, édition refondue, dit que les médecins et pharmaciens sont convoqués dans l'année qui suit celle de leur nomination ou de leur passage dans le cadre de l'armée territoriale.

Enfin, aux termes du règlement ministériel du 23

mars 1894, les officiers et assimilés de réserve ou de l'armée territoriale sont, en principe, convoqués : ceux-ci pour 15 jours, ceux-là pour 28 jours, *tous les deux ans.* Toutefois, en ce qui concerne les officiers ou assimilés affectés aux différents service de l'armée, l'époque et la durée de leurs convocations sont subordonnées à l'importance des crédits alloués pour cet objet aux chefs des services auxquels il sont affectés.

Ils reçoivent des ordres spéciaux de convocation établis par les directeurs du service de santé militaire (article 302 de l'instruction du 28 décembre 1879, édition refondue). Ces ordres leur servent de *feuille de route* pour eux et pour les chevaux qu'ils auront obtenu l'autorisation d'emmener.

Il y est joint un reçu qui doit être rendu au gendarme ou, s'il est envoyé par la poste, renvoyé par la même voie sous bande en franchise à l'officier ou au fonctionnaire militaire qui aura contresigné l'envoi et signé la transmission en marge de l'ordre. La bande devra être contresignée par l'officier convoqué : le contreseing portera le grade ou la fonction de l'officier avec la mention « de réserve » ou « de l'armée territoriale. » Un nota placé au bas du récépissé fait d'ailleurs connaître la manière de procéder dans les cas de renvoi par la poste.

Lorsque les ordres dont il s'agit seront utilisés au retour ils devront être revêtus du visa ci-après :

Vu bon pour rentrer dans ses foyers, partant (indication de la place) le (indication du jour, du mois et de l'année), pour se rendre à (indication de la résidence de l'officier porteur de l'ordre).

Ce visa sera apposé sur l'ordre de convocation par les fonctionnaires de l'intendance militaire, ou leurs suppléants chargés du service de marche, lorsqu'il y aura

16*

lieu à la délivrance d'un mandat d'*indemnité de route*.

Dans le cas contraire, il pourra être donné par les chefs de corps ou de service sous les ordres desquels les officiers de réserve et de l'armée territoriale sont directement placés.

Le stage est prescrit obligatoirement en cas d'insuffisance d'instruction constatée.

STAGES VOLONTAIRES AVEC SOLDE

Les officiers ou assimilés de réserve et de l'armée territoriale désireux de développer leur instruction militaire peuvent, dans la limite des crédits budgétaires, être autorisés à accomplir des stages avec solde d'une durée d'un mois pour les officiers ou assimilés de réserve, et de quinze jours au moins à un mois au plus pour les officiers ou assimilés de l'armée territoriale (Art. 65 du règlement du 23 mars 1894). Aucun officier ou assimilé ne peut, au cours de la même année, être convoqué avec solde pendant plus de deux mois à quelque titre que ce soit.

Les demandes de stage volontaire avec solde sont soumises aux chefs de corps ou de service de l'armée active qui statuent et convoquent s'il y a lieu les intéressés. Il est rendu compte au général commandant le corps d'armée (Art. 66).

Pendant ces stages, l'officier ou assimilé est considéré à tous les points de vue comme accomplissant une période normale d'exercices.

STAGES VOLONTAIRES SANS SOLDE

Le même règlement du 23 mars 1894 dispose (article 69) que les officiers ou assimilés de réserve et de

l'armée territoriale peuvent, sur leur demande, être autorisés à faire un stage sans solde d'une durée de huit
jours au moins et de trois mois au plus; ce stage peut
être fait dans un corps ou service autre que celui auquel
appartient l'officier ou assimilé; il est soumis aux mêmes
dispositions que les autres stages, avec cette différence
qu'il ne donne droit à aucune solde ou indemnité.

La demande est adressée au chef de corps ou de
service de l'officier; elle est transmise par la voie
hiérarchique au chef du corps ou du service dans lequel
il désire faire son stage volontaire. Ce dernier statue et
rend compte au commandant du corps d'armée.

*Les médecins de réserve et de l'armée territoriale sont
tous convoqués par le Directeur du service de santé du corps
auquel ils appartiennent. Ceux qui sont affectés à des corps
de réserve ou de l'armée territoriale sont appelés en même
temps que leurs unités, après concert entre le chef de corps
de l'armée active et le Directeur du service de santé.*

MANŒUVRES ET EXERCICES

Les officiers ou assimilés de réserve et de l'armée
territoriale peuvent être autorisés à prendre part ou à
assister aux manœuvres, exercices ou travaux exécutés
par les corps de troupes ou services stationnés dans le
lieu où ils résident ou dans les localités voisines.

Ils adressent, dans ce cas, leurs demandes directement
au chef de corps, de détachement ou de service qui a la
direction de ces manœuvres, exercices et travaux en
indiquant le temps pendant lequel ils désirent pouvoir
y participer.

Le chef de corps, de détachement ou de service
statue à l'égard de ces demandes en tenant compte,
toutefois, de leur opportunité et des exigences du service.
Il rend compte au général commandant le corps d'armée.

L'article 133 du règlement du 23 mars 1894, modifiant les prescriptions de l'article 303 de l'instruction du 28 décembre 1879, stipule qu'il est établi, pour chacun des officiers ou assimilés accomplissant un *stage* ou une *période d'exercices*, une feuille de notes du modèle prescrit par les instructions sur les inspections générales pour les officiers de l'armée active.

AUTORISATION D'ACCOMPLIR LE STAGE AU LIEU DE LA RÉSIDENCE

Les officiers du corps de santé de réserve ou de l'armée territoriale sont généralement appelés à faire leurs périodes d'appels dans une autre localité et un autre corps d'armée que ceux où ils sont domiciliés.

Si, pour des raisons impérieuses, un médecin ou pharmacien désire accomplir sa période d'appel dans la ville où il réside, il doit adresser à cet effet à son chef de corps ou de service une demande que celui-ci fait parvenir par la voie hiérarchique au général commandant le corps d'armée. Ce dernier, si l'officier réside en dehors de la région, la transmet, s'il le juge convenable, à son collègue du corps d'armée de la résidence, qui statue, étant à même d'apprécier très exactement la valeur des motifs invoqués (article 304 de l'instruction du 28 décembre 1879, édition refondue).

AUTORISATION D'EMMENER DES CHEVAUX EN CAS DE STAGE OU DE MOBILISATION

Instruction ministérielle du 12 février 1890 relative au transport, sur les voies ferrées, des militaires voyageant avec bons de chemin de fer, chevaux, etc.

Les officiers de réserve et de l'armée territoriale ont droit, en cas d'appel à l'activité ou de convoca˙˙ ins pour les manœuvres, exercices ou revues, au nombre de chevaux déterminé par la note ministérielle du 17 octobre 1888 pour les officiers du même grade et de la même arme de l'armée active, savoir :

Médecin principal : sur le pied de paix, 1 ; sur le pied de guerre, 2.

Médecin-major de 1re classe du service hospitalier : sur le pied de paix et de guerre, 1.

Médecin-major de 1re classe d'infanterie et du génie : sur le pied de paix, 1 ; sur le pied de guerre, 2.

Médecin-major de 1re classe d'artillerie : sur le pied de paix, 2 ; sur le pied de guerre, 2.

Médecin-major de 1re classe dans une formation de campagne : 2.

Médecin-major de 2me classe : des corps de troupe : en paix, 1 ; sur le pied de guerre, 2 ; de formations de campagne, 2.

Médecin-aide-major des corps de troupe en paix, 1 ; sur le pied de guerre, 1 ; des formations de campagne, 1.

Le transport de ces chevaux a lieu au quart du tarif et aux frais de l'État sous les réserves imposées aux officiers de l'armée active, c'est-à-dire si le déplacement est d'au moins 60 kilomètres et à la condition d'être accompagnés soit par les officiers eux-mêmes, soit *à l'exclusion de tout domestique civil* par une ordonnance militaire ou un cavalier, que le général commandant le corps d'armée mettra *sur leur demande* momentanément à leur disposition.

En cas de *mobilisation* les officiers de réserve et de l'armée territoriale, sans distinction de grade, peuvent emmener avec eux les chevaux leur appartenant en propre jusqu'à concurrence du nombre affecté à leur grade sur le pied de guerre. Toutefois ces montures ne sont transportées gratuitement sur les voies ferrées qu'accompagnées de leur propriétaire et pour un trajet supérieur à 60 kilomètres.

Les officiers supérieurs de réserve se rendant de France en Tunisie ou en Algérie et réciproquement, peuvent faire accompagner, aux frais de l'État, leur monture par un homme de troupe.

AU SUJET DES PÉRIODES D'INSTRUCTION AUXQUELLES SONT SOUMIS LES PHARMACIENS DE 1re CLASSE CANDIDATS AU GRADE DE PHARMACIEN AIDE-MAJOR DE 2e CLASSE DANS LA RÉSERVE DE L'ARMÉE ACTIVE OU DANS L'ARMÉE TER-RITORIALE.

Aux termes de l'article 164 de l'ancienne instruction du 28 décembre 1879 sur l'administration des hommes de tout grade de la disponibilité, de la réserve et de l'armée territoriale dans leurs foyers, les pharmaciens acceptés comme candidats pour un emploi de leur spécialité dans la réserve de l'armée active ou dans l'armée territoriale, étaient dispensés, en attendant leur nomination au dit emploi, des périodes d'instruction militaire.

Le ministre ayant été consulté sur le point de savoir si les prescriptions de cet article sont toujours applicables aux pharmaciens de 1re classe, qui, ayant subi avec la note bien ou très bien l'examen d'aptitude pour le grade de pharmacien aide-major de 2e classe, sont considérés comme candidats à ce grade, il a décidé que cette question devait être résolue par la négative ; aucune dispense de période d'instruction ne pouvant être actuellement accordée en dehors des cas prévus aux articles 205, 206 et 207 de l'instruction du 28 décembre 1895 sur l'administration des différentes catégories de réserve dans leurs foyers.

Les pharmaciens de 1re classe, dont il s'agit, ne peuvent que bénéficier d'un ou plusieurs ajournements, dans les conditions fixées par les articles 24 à 27 de l'instruction précitée du 28 décembre 1895.

Ces dispositions s'appliquent aux médecins candidats au grade d'aide-major.

AJOURNEMENTS AUX CONVOCATIONS

Le règlement du 23 mars 1894 dispose :

ARTICLE 58. — Les officiers et assimilés convoqués pour une période d'exercices peuvent être ajournés sur leur demande, si cette mesure est justifiée par des motifs légitimes ou si l'appel de ces officiers ou assimilés est de nature à compromettre le fonctionnement des services publics auxquels ils sont attachés.

Toute demande d'ajournement est transmise par le chef de corps ou de service au général commandant la subdivision du domicile ou de la résidence de l'officier intéressé. Cet officier général, après enquête, statue et rend compte au commandant du corps d'armée.

ARTICLE 59. — L'appel de l'officier assimilé est reporté à une date ultérieure, fixée par le chef de corps ou de service de l'armée active, d'après les nécessités du service en tenant compte, autant que possible, des convenances personnelles de l'officier.

DISPENSES DE STAGES

Aucune dispense ne peut être accordée si ce n'est en cas de force majeure ou dans l'intérêt des populations.

Ces cas devront être dûment constatés.

Les demandes, qui doivent être adressées *par la voie hiérarchique* aux généraux commandant les corps d'armée, ne seront accueillies qu'autant que les motifs, sur lesquels elles s'appuieront, paraîtront nécessiter impérieusement qu'il y soit fait droit.

Sont dispensés des convocations, dit l'article 304 précité, les officiers en instance régulière de démission, alors même qu'ils n'auraient pas reçu avis de l'acceptation de leur *démission* :

Les officiers de l'armée territoriale qui, en qualité d'officiers de réserve, ont assisté à une réunion d'exercice dans le courant d'une période de moins de douze mois avant l'appel de l'unité à laquelle ils sont affectés dans l'armée territoriale ;

Les officiers de réserve qui, ayant accompli avant l'époque des manœuvres le temps de service (armée active et réserve) exigé par la loi, ont demandé à passer dans l'armée territoriale et n'ont pas encore reçu une affectation dans cette armée ;

Les médecins ou pharmaciens de réserve ou de l'armée territoriale provenant de médecins de l'armée active, retraités ou démissionnaires ;

Les officiers et assimilés, dégagés de toute obligation militaire, qui ont été maintenus dans les cadres de la réserve ou de l'armée territoriale, ne sont convoqués en temps de paix que s'ils y ont préalablement consenti (Article 57 du Règlement du 23 mars 1894).

DISPENSES EN CAS DE MOBILISATION

Les annexes à la loi du 15 juillet 1889, sur le recrutement de l'armée, désignent les fonctionnaires et agents qui, en cas de *mobilisation*, sont autorisés, en vertu de l'article 51 de ladite loi, à ne pas rejoindre immédiatement dans le cas de convocation par voie d'affiches et de publications sur la voie publique, sous la condition qu'ils occupent ces fonctions ou emplois depuis six mois au moins.

Y figurent les médecins et chirurgiens des hospices, les médecins chefs de service des hospices ;

Les médecins et les chirurgiens des services pénitentiaires, maisons centrales, pénitenciers (ce personnel est placé sous les ordres du Ministe de la guerre et de la marine ou mis à leur disposition en cas de mobilisation et attend les ordres dans la situation qu'il occupe) ;

Les médecins en chef des établissements nationaux de bienfaisance. Les directeurs, les médecins titulaires des asiles publics d'aliénés, quand ils n'appartiennent pas à la réserve de l'armée active, sont également autorisés a ne pas rejoindre immédiatement et à attendre des ordres spéciaux ;

Les personnes autorisées à ne pas rejoindre immédiatement sont, dès la publication de l'ordre de mobilisation, soumis à la juridiction des tribunaux militaires.

DISPENSES DES STAGES EN FAVEUR DES MÉDECINS REQUIS ET INDEMNITÉS QUI LEUR SONT ALLOUÉES, PHARMACIENS CIVILS REQUIS.

De plus le ministre a décidé, le 16 juin 1887, que les médecins de réserve ou de l'armée territoriale, qui seront requis pour suppléer temporairement des médecins militaires, seront considérés comme ayant accompli un *stage*, si la réquisition a duré, dans le cours d'une année, vingt-huit jours au moins pour les médecins de réserve, et 13 jours au moins pour les médecins de l'armée territoriale.

Les indemnités à allouer aux médecins civils requis pour l'exécution du service de santé dans les corps de troupe, dans les hôpitaux militaires et dans les salles militaires des hospices mixtes sont déterminées ci-après :

La constatation des dépenses résultant du service fait a lieu au moyen de la déclaration ci-après établie par le médecin civil requis, en double expédition, dont une timbrée.

Il est alloué :

1° 800 francs par an aux médecins requis dans le lieu de leur domicile ;

2° 1.200 francs par an aux médecins requis hors le lieu de leur domicile. Ces derniers auront droit, en outre, à l'indemnité de route pour l'aller et le retour.

3° 3 francs par homme et par an. Cette indemnité est calculée sur le nombre de journées de présence que donne l'effectif du corps ou de la portion de corps en station, pendant la durée du service.

La somme à payer ne doit jamais dépasser 100 francs par mois, alors même que le décompte ferait ressortir une somme supérieure.

Afin de mettre le montant de la rétribution en rapport avec la position sociale de celui qui exerce la profession de médecin, le maximum au-dessous duquel il n'y aura rien à payer est fixé à 15 francs, à moins d'une réclamation formelle du médecin requis pour les soins qu'il aura pu donner à des militaires.

Dans ce cas, on se conformera aux dispositions de l'article 179 du règlement du 3 avril 1879, pour éviter le timbre sur les décomptes de 10 francs et au-dessous.

La somme maximum de 100 francs par mois dont il est question au 3° paragraphe ci-dessus pouvant être atteinte, en raison de l'importance du service, pour une période inférieure à un mois, il y a lieu, dans ce cas, de payer la somme due au médecin requis, et dans la limite de 100 francs pour un laps de temps moindre de trente jours, pendant lequel il aurait exercé ces fonctions.

Dans le cas ou le médecin civil aura fait simultanément le service dans plusieurs corps ou détachements, les déclarations du service fait, par corps ou détachements, seront récapitulées dans un décompte général timbre établi par le directeur du service de santé et arrêté, ne varietur, par lui, avec mention de l'ordonnancement. L'établissement de ce bordereau dispense du timbre les déclarations qui y sont annexées.

Dans le cas exceptionnel où il serait nécessaire de déroger aux fixations qui précèdent, le général commandant le corps d'armée adresserait au Ministre des propositions pour le taux de l'indemnité à allouer.

Les pharmaciens civils peuvent être requis pour le service hospitalier dans des conditions identiques aux médecins, c'est-à-dire, ainsi que le spécifie l'article 17 du règlement sur le service de santé à l'intérieur, à défaut de pharmaciens de réserve et de l'armée territoriale, sur la proposition du directeur du service de santé.

.....e corps d'armée
Département d...... ....
Place d....................
Exercice 189

Règlement sur le service
de santé
—
Article 17.

M............._....., médecin civil,

Je, soussigné, médecin civil, demeurant à............
déclare avoir fait le service (1).............. du........
au.............., en exécution de la réquisition de M. le
général commandant le........ ^e corps d'armée, en date
du.............

A...... ......, le.........18...

Vu pour la légalisation de la signature de M......
..........., médecin civil.

Le maire de.....

Nous(2)........ .., certifions que M........, médecin
civil, a fait le service(1)........., du...... au..... 18...

Vu et vérifié par nous la présente déclaration, qui
donne lieu au décompte ci-après :

Somme nette à payer.... ......

A............., le........18...

Le sous-intendant militaire,

Arrêté, ne varietur, à la somme totale de...........
laquelle a été ordonnancée au profit de M.............
suivant mandat N°...., en date.....

A............., le... ....18...

Le directeur du service de santé.

1) A l'hôpital militaire d...., ou dans les salles militaires de
'hospice civil d.....
(2) Directeur du service de santé ou médecin-chef.

....ᵉ corps d'armée Département d....... .... Place d .... Exercice 189........... .	Règlement sur le service de santé. — Article 17.

M....,......, médecin civil,

Je, soussigné, médecin civil, demeurant à..........
déclare avoir donné mes soins aux militaires du... ....
en garnison dans cette place, et avoir fait, du..........·
au..·......, les diverses visites prescrites par la réquisition de M. le général commandant le.....ᵉ corps
d'armée en date du...·.........

A............., le........... .18...

Vu pour légalisation de la signature de M........
médecin civil.

Le maire de..........

Nous (membres du conseil d'administration, du détachement), certifions que M............., médecin civil, a
donné ses soins, du........ au........., aux militaires
du........ régiment ou du détachement d......, ...
dont l'effectif moyen a été de (en toutes lettres).........

Vu et vérifié par nous la présente déclaration, qui
donne lieu au décompte ci-après :

Sommé nette à payer........

A........., le...........18...

, Le sous-intendant militaire.

Arrêté, ne varietur, à la somme totale de ....:
laquelle a été ordonnancée au profit de M ....
suivant mandat Nᵒ...., en date.....

A........... le........18...·

Le directeur du service de santé.

Nota. — Ce modèle s'applique exclusivement aux corps de
troupe et aux détachements.

Guide Militaire. — 17.

TITRE VII

Instruction, avancement et inspection des officiers de réserve et de l'armée territoriale.

Décret du 19 décembre 1889. — Note ministérielle du 28 du même mois. — Règlement ministériel du 23 mars 1894. — Avancement aux divers grades de la hiérarchie. — Fixation exceptionnelle du temps d'ancienneté. — Décompte des services.

Lorsque les bases de la réorganisation générale du service de santé eurent été arrêtées, on dut, afin de pouvoir assurer sans retard la mobilisation, prendre des dispositions exceptionnelles pour constituer le cadre des médecins de réserve et de l'armée territoriale.

C'est à cet effet que furent rendus les décrets du 10 janvier 1884, 2 mai et 27 août 1887, qui accordaient aux médecins et aux pharmaciens appartenant au corps enseignant ou aux hôpitaux un avancement spécial.

Aujourd'hui le cadre des médecins et pharmaciens de réserve et de l'armée territoriale est assez solidement constitué pour que l'on puisse revenir aux règles du droit commun, dont la loi du 14 avril 1832 sur l'avancement dans l'armée et le décret du 25 juin 1888 sur l'avancement des sous-lieutenants et lieutenants de toutes armes constituent les bases.

Aussi Monsieur le Président de la République a-t-il signé, à la date du 19 décembre 1889, le décret qui suit *et qui abroge toutes les dispositions antérieures* relatives à l'avancement des médecins et pharmaciens dans le cadre des officiers de réserve et de l'armée territoriale.

Il a paru indispensable, sans exiger, comme cela a lieu dans les diverses armes, un examen avant la nomination à chaque grade, de subordonner à cet examen la nomination au grade de médecin-major de 2e classe.

Un grand nombre d'officiers de ce grade sont, en effet, en temps de guerre, chefs de service dans les corps de troupe ou médecins-chefs des formations sanitaires, emplois qui nécessitent des connaissances militaires et administratives précises, pour être à la hauteur des obligations nouvelles édictées par la loi du 1er juillet 1889 donnant une autonomie complète au corps de santé militaire.

C'est dans le même ordre d'idées que le décret nouveau impose l'obligation d'accomplir une période d'instruction dans chaque grade, pour pouvoir obtenir de l'avancement.

D'autre part, il a semblé convenable d'avantager tout particulièrement les médecins et pharmaciens qui occupent des chaires de l'Université dans les facultés et écoles de médecine et de pharmacie et les médecins et pharmaciens des hôpitaux dans les villes où ces emplois sont obtenus au concours, de façon à leur donner, dans la réserve et l'armée territoriale, une situation en rapport avec leur position scientifique.

Tout en facilitant leur nomination rapide à un grade supérieur, on a cru devoir régler la progression de cet avancement exceptionnel suivant qu'ils appartenaient, soit à une faculté ou aux hôpitaux d'une ville de faculté, soit à une école ou aux hôpitaux d'une ville qui ne possède pas une faculté de médecine.

En raison de ces considérations on abrège autant que possible leur stage dans les grades inférieurs, en les inscrivant d'office au tableau d'avancement aussitôt qu'ils sont pourvus d'un des emplois universitaires ou hospitaliers visés ci-dessus et qu'ils ont passé dans leur grade le minimum de temps exigé par la loi.

Pour l'obtention des grades supérieurs à ceux pour lesquels ils sont inscrits d'office à titre exceptionnel, ils suivent les règles générales de l'avancement et peuvent être proposés dans les formes ordinaires.

C'est ainsi qu'un professeur de faculté arrivera vers l'âge de trente-six ans au grade de major de 1re classe, et vers l'âge de quarante ans à celui de principal de 2e classe, — avancement en réalité très supérieur à celui des officiers du corps de santé de l'armée active.

D'autre part, alors qu'en conformité de ce qui a lieu dans les autres armes ou services, on n'autorise la généralité des médecins et pharmaciens de réserve et de l'armée territoriale à obtenir le grade supérieur qu'après les médecins et pharmaciens de l'armée active de la même ancienneté, le décret ci-dessous accorde aux médecins et pharmaciens pourvus de situations universitaires la faveur de passer au grade supérieur immédiatement après les officiers du corps de santé de l'armée active de leur ancienneté *promus au tour du choix*.

Le règlement ministériel du 23 mars 1894 crée des écoles d'instruction pour les officiers de réserve et de l'armée territoriale.

L'article 82 de ce règlement qui concerne les médecins, est ainsi conçu : « L'instruction des médecins de réserve et de l'armée territoriale est soumise à des dispositions spéciales et est assurée par les soins du directeur de service de santé du corps d'armée.

Ils sont inscrits pour ordre, à l'hôpital militaire

régional, au chef-lieu du corps d'armée. » (1) Cette ins_
cription (art. 74) est seule obligatoire. Les officiers sont
engagés à suivre le plus fréquemment possible les cours
ou exercices pratiques des écoles d'instruction, mais ils
n'y sont pas tenus.

DÉCRET DU 19 DÉCEMBRE 1889 PORTANT RÈGLEMENT SUR L'AVANCEMENT DES MÉDECINS ET PHARMACIENS DE RÉSERVE ET DE L'ARMÉE TERRITORIALE.

Le Président de la République française :

Vu les lois du 14 avril 1832 sur l'avancement dans
l'armée,

Vu les lois du 15 juillet 1889 sur le recrutement de
l'armée et du 24 juillet 1873 sur l'organisation de l'armée ;

Vu la loi du 13 mars 1875 relative à la constitution
des cadres et effectifs de l'armée ;

Vu le décret du 31 août 1878 portant règlement sur
'état des officiers de réserve et de l'armée territoriale ;

Vu la loi du 16 mars 1882 sur 'administration de
l'armée complétée par celle du 1er juillet 1889,

DÉCRÈTE :

ARTICLE 1er. — Les médecins et pharmaciens de
réserve et de l'armée territoriale peuvent obtenir de
l'avancement dans les conditions ci-après indiquées :

Toutefois, en temps de paix, ils ne peuvent parvenir
à un grade supérieur à celui de major de 2e classe dans
la réserve, et de principal de 2e classe dans l'armée
territoriale.

L'avancement a lieu sur l'ensemble des médecins et

(1) NOTA. Depuis quelques années déjà les médecins de réserve
et de l'armée territoriale sont réunis au moment de leurs périodes
d'appel, pour suivre des conférences spéciales à leur service en
temps de paix et en campagne.

et pharmaciens de réserve et de l'armée territoriale dans chaque hiérarchie respective.

ARTICLE 2. — L'avancement à tous les grades de la hiérarchie est donné exclusivement au choix.

Les propositions pour l'avancement sont établies soit au moment où les officiers quittent l'armée active par retraite ou démission, soit au moment du passage des médecins et pharmaciens de réserve dans l'armée territoriale, soit à la suite d'une période d'instruction ou à l'occasion de *l'inspection générale*.

Les médecins et pharmaciens sont inspectés au point de vue de leurs connaissances militaires et administratives au moins une fois tous les deux ans.

Le règlement du 23 mars 1894 ajoute (art. 132) que cette inspection a lieu en principe au moment des périodes de convocation.

Et l'article 133 du dit règlement que le général de brigade ou le directeur du service de santé peut être délégué spécialement pour cette inspection par l'inspecteur général de l'arrondissondissement médical dans lequel les médecins de réserve ou de l'armée territoriale sont appelés.

Les propositions pour l'avancement et la Légion d'honneur acceptées par l'inspecteur général sont soumises aux commissions de classement générales (article 136).

Aux termes du décret du 23 mars 1894 et du règlement en date du même jour, les propositions concernant les officiers de réserve ou de l'armée territoriale sont établis dans les mêmes formes que pour les officiers de l'armée active. Elles sont soumises à l'examen des commissions générales de classement qui se réunissent dans la 2e quinzaine d'octobre, ce qui fait que les propositions établies en faveur des officiers de réserve et de l'armée territoriale convoqués après les manœuvres d'automne, ne peuvent plus être examinées en temps utile par les commissions compétentes.

En conséquence le Ministre de la Guerre a décidé le 23 octobre 1894 que, seront seules examinées par les commissions régionales ou générales de classement, les propositions établies en faveur des officiers de réserve ou de l'armée territoriale convoqués du 1er janvier aux manœuvres d'automne inclusivement.

Les propositions concernant les officiers de réserve ou de l'armée territoriale convoqués pour les périodes d'exercices après les manœuvres d'automne, seront conservées par les chefs de corps ou de service pour être comprises dans le travail d'inspection de l'année suivante.

Mais, afin qu'il n'en résulte aucun préjudice pour les officiers, ceux-ci pourront être l'objet de propositions lorsqu'ils rempliront, au 31 décembre de l'année qui suivra celle de leur convocation, les conditions exigées pour l'avancement ou les décorations par les décrets, règlements ou instructions ministériels.

ARTICLE 3. — Nul ne pourra, en temps de paix, être proposé pour le grade de médecin-major de 2e classe s'il n'a subi avec succès un examen spécial portant sur des connaissances militaires et administratives dont le programme est fixé par le Ministre de la guerre. — *Le programme de cet examen et la composition du jury sont indiqués à la suite du décret.*

— Cet examen n'est pas exigé de MM. les pharmaciens de réserve et de l'armée territoriale qui n'ont à exercer que des fonctions professionnelles dans les diverses formations sanitaires auxquelles ils sont affectés. —

ARTICLE 4. — Les propositions sont arrêtées chaque année à la suite de *l'inspection générale*, de concert entre le général commandant le corps d'armée auquel est affecté le candidat et l'inspecteur général du service de santé.

Les candidats maintenus sont classés par ordre de mérite sur une liste dressée par grade pour chaque profession.

Les listes régionales ainsi établies sont adressées au Ministre, qui fixe le nombre de candidats à prendre en tête de chacune d'elles ; ces listes réduites sont fusionnées par profession et par grade en une liste unique établie par ordre d'ancienneté, qui constitue le tableau définitif d'avancement.

Les candidats inscrits au tableau d'avancement sont nommés au fur et à mesure des vacances.

Ils ne peuvent être rayés du tableau d'avancement que dans les mêmes conditions que les officiers de l'armée active. — *Un officier porté sur le tableau d'avancement ne peut être rayé, dans l'intervalle d'une inspection à l'autre, que par le ministre de la guerre. Cette radiation a lieu d'après le rapport du chef de corps transmis hiérarchiquement avec avis motivé (art. 89 de l'ordonnance du 16 mars 1838 portant règlement sur la progression de l'avancement, en exécution de la loi du 14 avril 1832).*

ARTICLE 5. — Les médecins et pharmaciens de réserve et de l'armée territoriale ne peuvent être proposés pour l'avancement que s'ils réunissent les conditions d'ancienneté absolue exigée par la loi du 14 avril 1832 (p. 589).

— *Par une circulaire en date du 14 septembre 1894 le Ministre de la guerre rappelle que seuls les médecins et pharmaciens réunissant les conditions exigées par le décret du 23 mars 1894 peuvent être présentés pour l'avancement, savoir : les aides-majors de 2ᵐᵉ classe ayant quatre ans d'ancienneté et deux périodes d'instruction.*

Les aides-majors de 1re classe ainsi que les médecins-majors de 2me classe de l'armée territoriale ayant six ans d'ancienneté et trois périodes d'instruction. —

ARTICLE 6. — Les médecins et pharmaciens de réserve ne sont nommés au grade supérieur qu'après tous les officiers du corps de santé de l'armée active de leur catégorie respective, ayant une ancienneté égale ou supérieure à la leur.

ARTICLE 7. — L'ancienneté du grade des officiers du corps de santé de réserve ou de l'armée territoriale est déterminée par la date du décret de nomination à ce grade, soit dans l'armée active, soit dans la réserve, soit dans l'armée territoriale. Le temps passé dans leurs foyers par les médecins et pharmaciens de réserve et de l'armée territoriale compte pour l'ancienneté de grade, déduction faite des interruptions de service par suite de mise hors cadres, de suspension d'emploi ou de démission.

ARTICLE 8. — Les médecins de réserve et de l'armée territoriale devront, avant d'être proposés pour l'avancement, avoir accompli au moins une période d'instruction dans leur dernier grade.

ARTICLE 9. — Pourront être inscrits d'office au tableau d'avancement, successivement pour les grades d'aide-major de 1re classe, de major de 2me classe dans la réserve ou l'armée territoriale et de major de 1re classe dans l'armée territoriale, sous les réserves des articles 3, 5 et 8, les médecins et pharmaciens appartenant à une des catégories ci-après : médecins professeurs titulaires dans les facultés de médecine et les facultés mixtes de l'Etat, pharmaciens professeurs titulaires dans les écoles supérieures de pharmacie et dans les facultés mixtes.

ARTICLE 10. — Pourront être inscrits d'office au

tableau d'avancement, successivement pour les grades d'aide-major de Ire classe et de major de 2e classe, sous les réserves des articles 3, 5 et 8, les médecins et pharmaciens professeurs agrégés dans les facultés de l'Etat, les professeurs dans les écoles de plein exercice ou préparatoires de médecine et de pharmacie, les pharmaciens professeurs agrégés des écoles supérieures de pharmacie et des facultés mixtes, ainsi que les médecins et pharmaciens qui sont médecins, chirurgiens, accoucheurs ou pharmaciens des hôpitaux dans les villes de faculté où ces emplois sont donnés au concours.

ARTICLE II. — Pourront être inscrits d'office au tableau d'avancement pour le grade d'aide-major de Ire classe, sous les réserves des articles 5 et 8, les médecins et pharmaciens professeurs suppléants dans les écoles de plein exercice ou préparatoires de médecine et de pharmacie, les chefs de clinique, les prosecteurs des Facultés de l'Etat ou des dites écoles de médecine nommés au concours, les médecins et pharmaciens qui sont médecins, chirurgiens, accoucheurs ou pharmaciens d'hôpitaux dans les villes autres que celles de la Faculté, où ces emplois sont donnés au concours, ainsi que les anciens internes des hôpitaux des villes qui possèdent une Faculté ou une Faculté mixte de l'Etat.

ARTICLE 12. — Les médecins et pharmaciens spécifiés aux articles 9, 10 et 11 ne peuvent être promus au grade supérieur dans la réserve qu'avec les officiers du corps de santé de l'armée active, d'une ancienneté égale ou supérieure à la leur, promus au tour du choix.

ARTICLE 13. — A grade égal, les médecins et pharmaciens de l'armée active auront, dans leur hiérarchie propre, le commandement sur ceux de réserve et de l'armée territoriale.

Toutefois ceux de ces derniers qui ont servi dans l'armée active, conservent les droits que leur conférait leur rang d'ancienneté au moment où ils ont quitté l'armée.

Les médecins et pharmaciens servant dans la réserve ou l'armée territoriale avec le grade dont ils étaient pourvus dans l'armée active, auront le commandement sur les autres officiers du corps de santé militaire de réserve et de l'armée territoriale de leur hiérarchie ayant le même grade.

ARTICLE 14. — En temps de guerre, les officiers du corps de santé de réserve et de l'armée territoriale peuvent obtenir de l'avancement au choix dans les mêmes conditions que les médecins et pharmaciens de l'armée active (*fixation exceptionnelle du temps d'ancienneté, loi du 14 avril 1832*), sans que les grades ainsi obtenus leur créent des droits à être maintenus dans ladite armée (voir page 591).

ARTICLE 15. — Sont et demeurent abrogées toutes les dispositions des décrets et règlements contraires au présent décret, et notamment celles des décrets des 10 janvier 1884, 2 mai et 26 août 1887.

ARTICLE 16. — Le Ministre de la guerre est chargé de l'exécution du présent décret.

NOTE MINISTÉRIELLE POUR L'APPLICATION DU DÉCRET DU 19 DÉCEMBRE 1889, PORTANT RÈGLEMENT SUR L'AVANCEMENT DES MÉDECINS ET PHARMACIENS DE RÉSERVE ET DE L'ARMÉE TERRITORIALE. .

Le Ministre de la guerre a décidé, à la date du 28 décembre 1889 que l'examen spécial imposé par l'article 3 du décret du 19 décembre 1889 à tous les candidats au grade de médecin-major de 2ᵉ classe de réserve et de l'armée territoriale, sera subi devant un jury composé ainsi qu'il suit:

Président: le médecin inspecteur, inspecteur général du service de santé de l'arrondissement;

Membres: le directeur du service de santé du corps d'armée;

Un médecin principal.

Lorsque le directeur du service de santé du corps d'armée sera un médecin inspecteur, il sera remplacé comme membre du jury par un deuxième médecin principal.

L'examen sera passé chaque année au commencement des opérations de l'inspection générale du service de santé, au chef-lieu de chaque corps ou gouvernement militaire; il consistera en des interrogations d'une durée de vingt minutes, portant sur les matières suivantes:

Loi du 15 juillet 1889, sur le recrutement de l'armée;

Lot du 24 juillet 1873; relative à l'organisation générale de l'armée;

Loi du 19 mars 1882, et 1ᵉʳ juillet 1889, sur l'administration de l'armée;

Loi du 19 mai 1834, sur l'état des officiers;

Décrets des 31 août 1878 et 3 février 1880, portant règlement sur l'état des officiers de réserve et de l'armée territoriale;

Décrets des 29 juin 1878 et 8 juin 1879, sur la composition et le fonctionnement des conseils d'enquête;

Note ministérielle du 20 juillet 1881, sur les conseils d'enquête des officiers de réserve ou de l'armée territoriale;

Décret du 19 décembre 1889, portant règlement sur l'avancement des médecins et pharmaciens de réserve et de l'armée territoriale;

Règlement sur le service de santé à l'intérieur, lois, décrets et notices annexés (réquisitions, transports militaires, convention de Genève, sociétés de secours, etc.);

Décret du 20 octobre 1892, portant règlement sur le service intérieur des corps de troupe;

Décret du 4 octobre 1891, sur le service dans les places de guerre et les villes ouvertes.

Notions sur la composition en personnel et en matériel des formations sanitaires de campagne (service régimentaire, ambulances, hôpitaux de campagne et d'évacuation, trains sanitaires).

Les médecins aides-majors de 1re classe de réserve et de l'armée territoriale désirant être proposés pour l'avancement ou remplissant les conditions exigées pour pouvoir être inscrits d'office au tableau d'avancement devront faire parvenir, avant le 1er mai, au directeur du service de santé du corps d'armée *dans lequel ils résident*, une demande de subir l'examen spécial.

Le directeur leur fera connaître la date à laquelle ils devront se présenter en tenue militaire (tenue du jour), pour subir le dit examen au chef-lieu du corps d'armée de leur résidence.

Il fera immédiatement parvenir au directeur du service de santé du corps d'armée auquel le candidat est affecté, le résultat de l'examen qui sera mis à l'appui de la proposition soumise au général commandant le corps d'armée, et à l'inspecteur général du service de santé de l'arrondissement correspondant.

AVANCEMENT AUX DIVERS GRADES

La loi du 14 avril 1832 (art. 15, 16 et 17), le décret du

23 mars 1852 (art. 21 et 22), l'article 2 du décret du 23 avril 1859, réglementent l'avancement aux divers grades de la hiérarchie des officiers du corps de santé.

Nul ne peut être nommé aide-major de 1ʳᵉ classe s'il n'a servi au moins deux ans dans le grade d'aide-major de 2ᵉ classe.

Nul ne peut être nommé major de 2ᵉ classe s'il n'a servi au moins deux ans dans le grade d'aide-major de 1ʳᵉ classe. Ces conditions ont été modifiées par le décret du 23 mars 1894. (Voir page 516.)

Nul ne peut être nommé major de 1ʳᵉ classe s'il n'a servi au moins quatre ans dans le grade de major de 2ᵉ classe.

Nul ne peut être nommé principal de 2ᵒ classe s'il n'a servi au moins trois ans dans le grade de major de 1ʳᵉ classe.

Nul ne peut être nommé principal de 1ʳᵉ classe s'il n'a servi au moins deux ans dans le grade de principal de 2ᵉ classe.

Nul ne peut être nommé inspecteur s'il n'a servi au moins trois ans dans le grade de principal de 1ʳᵉ classe.

Les aides-majors de 2ᵉ classe passent à la 1ʳᵉ classe après deux années de service effectif.

Les deux premiers tiers des emplois vacants dans le grade de major de 2ᵉ classe sont attribués au tour de l'ancienneté. Le dernier tiers de ces emplois est attribué au tour du choix.

La moitié des emplois vacants dans le grade de major de 1ʳᵉ classe est attribuée au tour de l'ancienneté. Le dernier tiers de ces emplois est attribué au tour du choix.

La totalité des emplois vacants dans les grades de

médecin et de pharmacien principal des deux classes et dans celui de médecin et de pharmacien inspecteur est attribuée au tour du choix.

FIXATION EXCEPTIONNELLE DU TEMPS D'ANCIENNETÉ

Le temps d'ancienneté exigé pour passer d'un grade à un autre pourra être réduit de moitié à la guerre ou dans les colonies.

Il ne pourra être dérogé aux conditions d'ancienneté imposées pour passer d'un grade à un autre si ce n'est :

1° Par acte de dévouement ou de courage dûment justifié et mis à l'ordre du jour de l'armée ou de la division ;

2° Lorsqu'il ne sera pas possible de pourvoir autrement au remplacement des vacances.

DÉCOMPTE DES SERVICES

Une note ministérielle du 3 mars 1891 décide que le décompte du temps de service des officiers et assimilés de réserve et de l'armée territoriale comprendra :

1° Le temps de présence effective sous les drapeaux jusqu'à la nomination au grade d'officier.

2° Le temps écoulé depuis cette nomination jusqu'au 31 décembre de l'année courante, en déduisant, s'il y a lieu, le temps pendant lequel l'intéressé aurait été rendu à la vie civile par une radiation des cadres.

Une note ministérielle du 25 janvier 1892 décide que le décompte du temps de service des officiers et assimilés de réserve et de l'armée territoriale comprendra dorénavant tout le temps écoulé depuis la première incorporation à un titre quelconque de ces militaires dans l'armée jusqu'au 31 décembre de l'année courante, en déduisant, s'il y a lieu, le temps pendant lequel ils auraient cessé de faire partie de l'armée par suite de radiation définitive des contrôles ou des cadres.

Toutefois, à la mention des services décomptés comme il vient d'être dit, on ajoutera l'indication de la durée de la présence effective sous les drapeaux, en y comprenant les périodes d'exercices et stages accomplis.

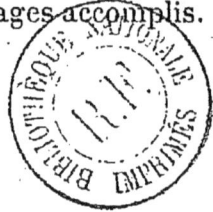

TABLE ALPHABÉTIQUE

A

E

F

G

H

I

J

L

M

R

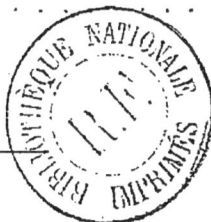

LILLE. — IMP. LE BIGOT FRÈRES.

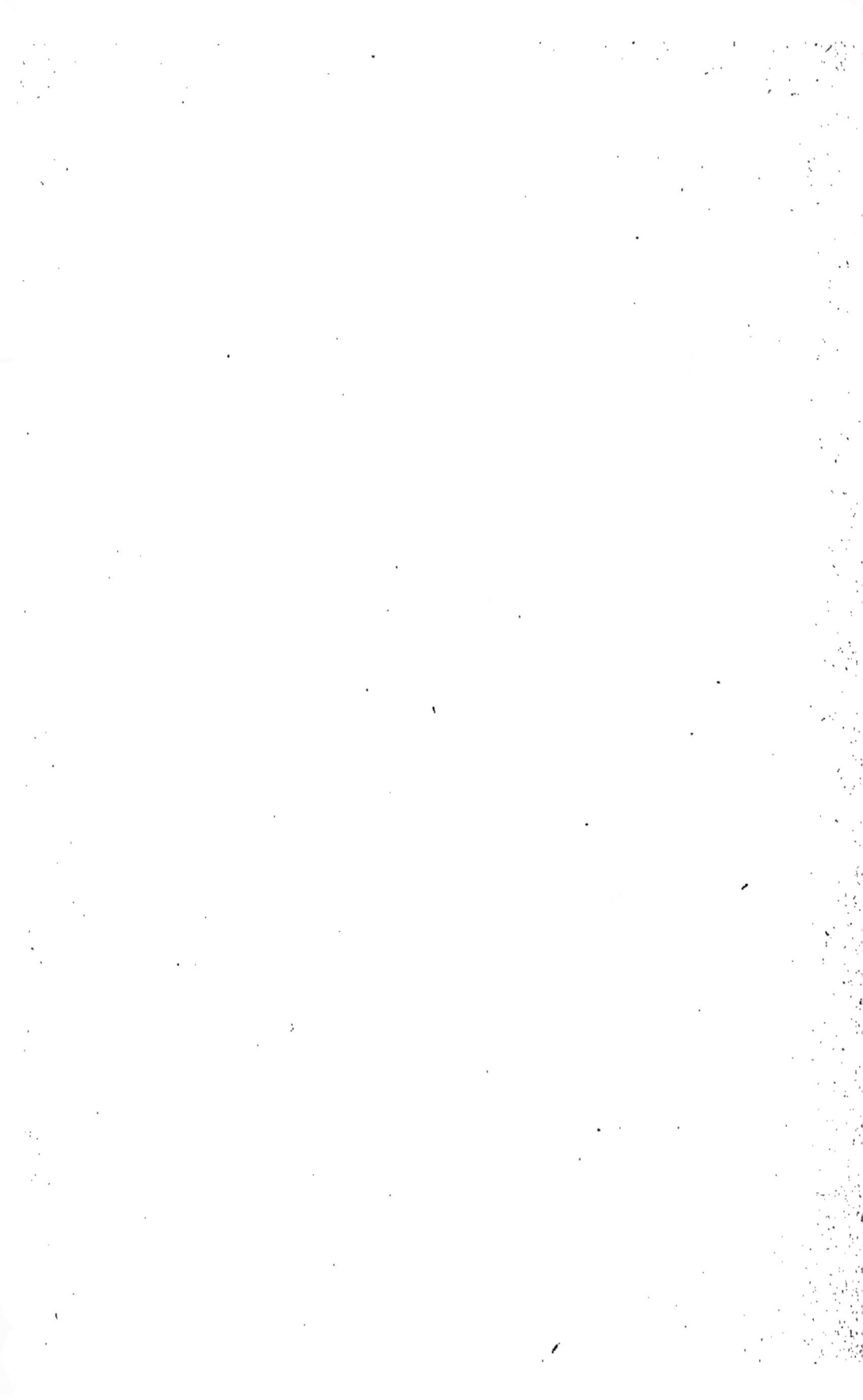

A LA MÊME SOCIÉTÉ D'ÉDITIONS

Lille. — Imprimerie Le Bigot Frères, rue Nicolas-Leblanc, 25.

www.ingramcontent.com/pod-product-compliance
Lightning Source LLC
Chambersburg PA
CBHW060835220326
41599CB00017B/2321